中华医学会儿科学分会神经学组抽动障碍协作组　组织编写

# 儿童抽动障碍

## TIC DISORDERS
### in Children

第3版

主编　刘智胜

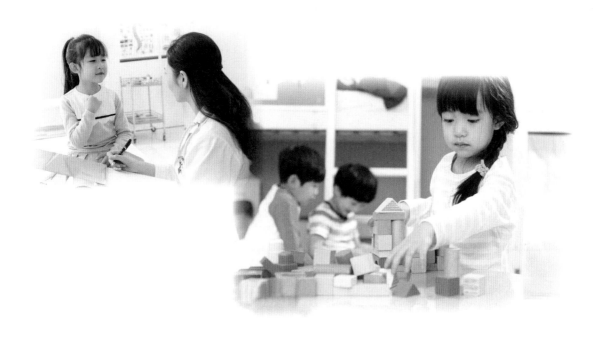

人民卫生出版社
·北　京·

**图书在版编目（CIP）数据**

儿童抽动障碍 / 刘智胜主编 . —3 版 . —北京：
人民卫生出版社，2024.2（2024.11重印）
ISBN 978-7-117-36056-2

Ⅰ.①儿…　Ⅱ.①刘…　Ⅲ.①小儿疾病 －神经系统疾
病 －诊疗　Ⅳ.①R748

中国国家版本馆 CIP 数据核字（2024）第 039469 号

| | | |
|---|---|---|
| 人卫智网 | www.ipmph.com | 医学教育、学术、考试、健康，<br>购书智慧智能综合服务平台 |
| 人卫官网 | www.pmph.com | 人卫官方资讯发布平台 |

儿童抽动障碍
Ertong Choudong Zhang'ai
第 3 版

主　　编：刘智胜
出版发行：人民卫生出版社（中继线 010-59780011）
地　　址：北京市朝阳区潘家园南里 19 号
邮　　编：100021
E - mail：pmph @ pmph.com
购书热线：010-59787592　010-59787584　010-65264830
印　　刷：北京盛通印刷股份有限公司
经　　销：新华书店
开　　本：889×1194　1/16　印张：24
字　　数：507 千字
版　　次：2002 年 6 月第 1 版　　2024 年 2 月第 3 版
印　　次：2024 年 11 月第 3 次印刷
标准书号：ISBN 978-7-117-36056-2
定　　价：98.00 元
打击盗版举报电话：010-59787491　E-mail：WQ @ pmph.com
质量问题联系电话：010-59787234　E-mail：zhiliang @ pmph.com
数字融合服务电话：4001118166　E-mail：zengzhi @ pmph.com

## 编委名单（以姓氏笔画为序）

王　华　中国医科大学附属盛京医院

王海勤　华中科技大学同济医学院附属武汉儿童医院

王家勤　新乡医学院第三附属医院

刘　健　山东医学高等专科学校

刘智胜　华中科技大学同济医学院附属武汉儿童医院

江　军　华中科技大学同济医学院附属武汉儿童医院

孙　丹　华中科技大学同济医学院附属武汉儿童医院

孙锦华　复旦大学附属儿科医院

张久平　南京医科大学附属脑科医院

陈文雄　广州医科大学附属妇女儿童医疗中心

陈燕惠　福建医科大学附属协和医院

罗　蓉　四川大学华西第二医院 / 华西妇产儿童医院

赵　滢　复旦大学附属儿科医院

胡　玲　华中科技大学同济医学院附属武汉儿童医院

柯晓燕　南京医科大学附属脑科医院

柯钟灵　福建医科大学附属协和医院

高　峰　浙江大学医学院附属儿童医院

崔永华　首都医科大学附属北京儿童医院

符　娜　北京大学人民医院

彭雪华　华中科技大学同济医学院附属武汉儿童医院

韩　颖　北京大学第一医院

熊小丽　华中科技大学同济医学院附属武汉儿童医院

# 主编简介

儿科学医学博士,主任医师(二级),研究生导师。1995年毕业于北京大学医学部,曾赴美国俄亥俄州立大学附属Nationwide儿童医院、美国耶鲁大学医学院儿童研究中心、日本北九州市立综合疗育中心和新加坡国际管理学院研修学习。现任华中科技大学同济医学院附属武汉儿童医院副院长、小儿内科和儿童神经中心学科带头人,湖北省儿童神经发育障碍疾病临床医学研究中心主任,湖北省儿童神经内科临床重点专科学科带头人,华中科技大学同济医学院儿科学系副主任,享受国务院政府特殊津贴专家,湖北省第二届医学领军人才,武汉首届黄鹤英才。荣获第四届中国医师奖、第八届中国儿科卓越贡献医师奖、第十二届宋庆龄儿科医学奖、湖北省五一劳动奖章、武汉市劳动模范等。

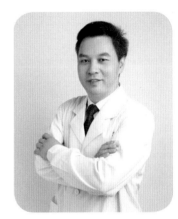

刘智胜　教授

学术任职为中华医学会儿科学分会委员,中华医学会儿科学分会神经学组副组长,中华医学会儿科学分会神经学组抽动障碍协作组组长,中国医师协会儿科医师分会常委和神经学组副组长,中国医师协会毕业后医学教育儿科专业委员会委员,中国医师协会神经内科医师分会儿童神经专业委员会副主任委员,中国抗癫痫协会常务理事,中国抗癫痫协会精准医学与药物不良反应监测专业委员会副主任委员和结节性硬化症与罕见病专业委员会副主任委员,国家卫生健康委能力建设和继续教育儿科学专家委员会神经学组委员,福棠儿童医学发展研究中心神经内科专业委员会主任委员,湖北省医学会儿科学分会副主任委员和神经学组组长,湖北省抗癫痫协会副会长,武汉医学会儿科学分会主任委员。担任《中华儿科杂志》《中华实用儿科临床杂志》《中国实用儿科杂志》《中国当代儿科杂志》《临床儿科杂志》《中国小儿急救医学》《儿科药学杂志》和《癫痫杂志》等杂志编委。

从事小儿内科和儿童神经内科临床、科研与教学工作37年,主要从事儿童抽动障碍、癫痫及神经发育障碍性疾病研究。主持省市级科研课题10余项,参与国家重点研发计划和国家自然科学基金项目3项。荣获中华医学科技奖三等奖1项,省市级科学技术进步奖二等奖2项、三等奖9项。牵头制定《儿童癫痫长程管理专家共识》《新诊断儿童癫痫初始单药治疗专家共识》和《儿童抽动障碍诊断与治疗专家共识(2017实用版)》及2020英文版。以第一作者和通信作者发表论文170余篇。主编图书6部,副主编图书3部,参编图书12部。

# 第 3 版序言

抽动障碍（tic disorders）是儿童时期常见的一种神经发育障碍疾病，分为暂时性抽动障碍、慢性抽动障碍和 Tourette 综合征三种类型。早在 1825 年法国学者 Itard 首先描述了本病症状，于 1885 年由法国神经科医生 Charcot 以他学生的名字 "Gilles de la Tourette" 命名此病为 Tourette 综合征，但直到 20 世纪 60 年代以后国际上对此病的关注与研究才逐渐增多。我国学者从 20 世纪 70 年代以后开始对抽动障碍进行临床报道与相关研究工作。虽然抽动障碍不是重危疾病，也没有明显的脏器损害，但发病后不能很快控制，对患者的学习、生活和社会交往等造成不良影响，给家庭造成较大的心理负担和经济负担。对此病我们应给予足够的重视。

本书主编刘智胜教授从他读研究生期间开始就对儿童抽动障碍进行了系列研究，在日后多年工作中又继续关注这个疾病，牵头制定了我国中英文版本的《儿童抽动障碍诊断与治疗专家共识》，并于 2018 年在武汉牵头成立了中华医学会儿科学分会神经学组抽动障碍协作组（简称中国抽动障碍协作组），大力推进了我国抽动障碍患者的规范诊疗、临床研究、学术交流、多学科协作及健康科普工作。刘智胜教授于 2002 年曾编著了我国第一本抽动障碍专著《小儿多发性抽动症》，并于 2015 年对本书进行了改版修订，出版了《儿童抽动障碍》（第 2 版），对儿童抽动障碍的病因与发病机制、流行病学、临床表现、诊断与鉴别诊断、治疗策略及预后等方面做了全面详细的阐述。该书出版 20 多年来深受专业医师及患儿家长的欢迎，对推动抽动障碍的认识与发展起到了很好的促进作用。为了更好地诠释近些年来抽动障碍的研究进展，拓展内容的广度与深度，刘智胜教授组织中国抽动障碍协作组及相关专业领域专家联合撰稿，编写修订本书第 3 版。

第 3 版是众多专家集体智慧的结晶，在前两版的基础上进行了全新的修订、扩充及增加部分章节内容，如抽动障碍的中医诊治、难治性抽动障碍的综合诊治、成年抽动障碍、抽动障碍的动物实验研究与转化应用等。本书增加抽动障碍的中医观点，有利于中西医结合诊疗工作的开展；增加成年抽动障碍章节，注重儿童抽动障碍转化为成年抽动障碍的诊疗，诠释了抽动障碍全生命周期慢病管理的理念；更新抽动障碍动物模型的建立方法和增加动物实验研究与转化应用的内容，为进一步开展抽动障碍基础研究提供参考。为了紧跟时代的步伐，本书提供了抽动障碍有关网上信息资源，在附录中列出了本病的国际联络组织及成员，便于读者进行国际交流，这在其他医学书籍上也是很少见到的。

希望本书对儿童抽动障碍的防治工作及基础研究能有所贡献。

**林 庆**

北京大学第一医院儿科教授

2024 年 2 月于北京

# 第 3 版前言

在恩师北京大学第一医院林庆教授的鼓励和指导下，本人于 2002 年编著了《小儿多发性抽动症》这本专著，2015 年从全新的视角修订编著《儿童抽动障碍》（第 2 版），均由人民卫生出版社出版，近 20 多年来共进行了 7 次印刷。该书受到专业医生和患儿家长的广泛好评。本书自第 2 版出版距今又过去了 9 年多时间，其间有关儿童抽动障碍的研究领域在多个方面取得了长足的进步与发展，国内外有关儿童抽动障碍的专家共识和诊疗指南进行了更新。为了及时、全面地反映儿童抽动障碍研究的新进展，邀请中华医学会儿科学分会神经学组抽动障碍协作组（简称中国抽动障碍协作组）及相关专业领域多位专家共同撰稿，在人民卫生出版社的大力支持与帮助下，我们决定对第 2 版进行较大幅度的更新和修改，进行再版修订。

第 3 版秉承第 2 版的编排顺序，共分 20 章，各章节内容均有不同程度的修改、更新和扩展，部分章节内容做了较大篇幅的改写或重写，力求追踪前沿动态、贴近临床实践、规范诊疗观念和多学科协作理念。新增加 3 个章节，分别是"第十二章抽动障碍的共患病及心理行为问题""第十四章成年抽动障碍"和"第十八章抽动障碍的中医诊断与治疗"，丰富了编写内容。另外，第十九章由"抽动障碍的动物模型研究"改为"抽动障碍的动物实验研究"，除了对抽动障碍的动物模型研究做了较大篇幅的内容更新与修订外，增加了抽动障碍的动物实验研究与转化应用，为进一步开展抽动障碍基础研究提供参考。

第 3 版编委共计 22 人，系来自国内 13 所院校从事抽动障碍的知名专家，涉及儿童神经内科、精神心理科、发育行为科、中西医结合科、放射影像科、神经电生理学及护理学等多个专业领域。对于所有编委在非常繁忙的医、教、研工作之余，能够拨冗参加此书的编写，在此表示衷心的感谢！本书在编写过程中，还承蒙中国抽动障碍协作组资深顾问秦炯教授、郑毅教授、姜玉武教授和特邀顾问沈扬董事长的悉心指导，以及得到抽动在线公益基金会的鼎力支持，编写秘书汤丽芳和卢青的辛勤付出，在此一并致以诚挚的谢意！

本书是集体智慧的结晶，力求内容新颖，理论结合实际，语句精练通顺。希望能够为从事儿科、儿童神经科、精神心理科、发育行为儿科、儿童保健科、中西医结合科、中医科及相关专业医务工作者和科研人员提供一本专业参考书籍，并对抽动障碍患者及家属等人员提供有益的帮助。

本书出版之际，恳切希望广大读者在阅读过程中不吝赐教，欢迎发送邮件至邮箱 renweifuer@pmph.com，或扫描下方二维码，关注"人卫儿科学"，对我们的工作予以批评指正，以期再版修订时进一步完善，更好地为大家服务。

**刘智胜**

中国抽动障碍协作组组长

2024 年 2 月于武汉

# 目录

## 第八章　抽动障碍的诊断

## 第九章　抽动障碍病情严重程度的评估

## 第十章　抽动障碍的鉴别诊断

## 第十一章　抽动障碍的治疗

## 第十二章　抽动障碍的共患病及心理行为问题

第二十章　**互联网上与抽动障碍有关的信息资源**

**附录**

# 第一章

# 抽动障碍概述

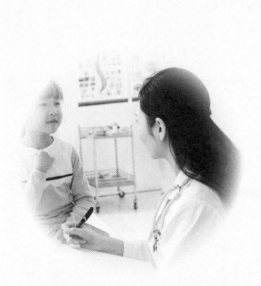

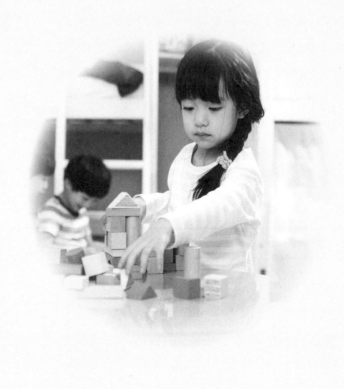

抽动障碍(tic disorders，TD)是一种起病于儿童时期，以抽动(tic)为主要临床表现的神经发育障碍性疾病。根据其临床特点和病程长短的不同，分为暂时性抽动障碍(provisional tic disorders，PTD)、慢性运动或发声抽动障碍(chronic motor or vocal tic disorders，CTD)和Tourette综合征(Tourette syndrome，TS)三种类型，实质为同一疾病的三个不同临床表型。抽动障碍的临床表现多种多样，儿科临床医师的诊疗水平有待提高。近年来对难治性抽动障碍(refractory tic disorders，RTD)的关注比较多，成年期起病的抽动障碍则相对少见。

# 第一节 抽动的概念

## 一、定义

抽动(tic)一词是从法语"tique"演变而来，原意为"扁虱"，当扁虱去叮咬牛马时，牛马出现急促、欲甩掉扁虱的皮肌收缩动作，用于表达原发性三叉神经痛时所伴随的面肌痉挛。抽动与抽动障碍不同，它是一个形象的概念，并不是一个疾病的名称，有许多神经和精神病学者，如Meige和Feindel(1903)等，很早就开始研究"抽动"，但迄今仍很难相当完善、肯定和清楚地阐明"抽动"这一现象的本质。抽动被认为是一种突然的、快速的、反复的、无特定目的动作，但有时则是刻板式的(stereotyped)动作；但抽动还包括动作以外、不自主的发声或异样感觉，也就是说全身上下任何部位，只要会动、会出声、会有感觉的部位，都可以出现抽动。"抽动"这一现象在西欧等国家十分多见，并被重视。国内在20世纪70年代后也日益重视这方面的研究，并发现"抽动"患者并不少。Boncour(1910)估计儿童抽动的发病率为23.6%。Lapouse等(1964)报道在纽约的布法罗(Buffalo)区内，6~12岁的儿童有12%患过抽动。Pringle等(1966)报道在7岁以前的儿童中，有抽动史者约5%。

抽动被认为是固定或游走性的身体任何部位肌肉群出现不自主、无目的、重复和快速的收缩动作。与其他运动障碍不同，抽动是在运动功能正常的背景下发生的，且非持久地存在。抽动可以发生于身体某一部位的某一组肌肉，也可以同时或先后出现在多个部位的多组肌肉；可以是连续性的天天出现，也可以是间断性发作。每一次抽动动作均急速完成，可重复出现，其表现十分类似。抽动有时可带有阵挛性，但无强直。其累及范围和频率因人而异，可以有急速挤眉、眨眼、噘嘴、转颈、耸肩等，也可以有躯干的急速抖动或扭转，喉部的抽动出现如清喉时发出的"哼"音、其他怪异叫声或秽语。在一定时间内，如注意力集中或用意志控制时，抽动可减少或短时间消失。这种意志控制的时间并不长，一旦意志上松懈，抽动可重复出现。有些患者可假扮抽动动作为"自然"动作，显得"若无其事"的样子。

抽动具有多变性的特点，表现在解剖部位的改变，即抽动并不固定在一个部位，如运动抽动的分布通常起始于头面部肌肉，可出现眨眼、摇头、扮鬼脸等动作。随着病情进展，抽动逐渐累及身体各部位,分布的模式不同,也无一定的规律性。抽动的多变性还表现在情绪变化方面,当情绪紧张、焦虑时,可使抽动频率增加、强度增大。抽动变化与时间也有关系,每年、每一季节或每天都可能影响抽动的频率和强度。

## 二、分类

根据抽动部位的不同,抽动被分为运动抽动(motor tics)和发声抽动(vocal tics)。运动抽动是指头面部、颈、肩、躯干及四肢肌肉的不自主、突发、快速收缩运动。发声抽动实际上是累及呼吸肌、咽肌、喉肌、口腔肌和鼻肌的抽动,这些部位的肌肉收缩通过鼻、口腔和咽喉的气流产生发声。

根据抽动复杂程度可以分为简单抽动及复杂抽动,运动抽动或发声抽动均可以分为简单和复杂两类;但严格来讲,有时简单与复杂抽动之间的界限是不易分清的。简单运动抽动(simple motor tics)是指突然、迅速、孤立和无意义的肌肉收缩运动,如眨眼、摇头、点头、皱额、皱鼻、噘嘴、张口、歪颈、耸肩、腹肌抽动、臂动、手动、腿动或脚动等。复杂运动抽动(complex motor tics)是指突然、似有目的性、协调和复杂的肌肉收缩运动,如扮"鬼脸"、拍手、挥舞上臂、弯腰、扭动躯干、眼球转动、嗅、下蹲、踩脚、蹦、跳、扔、敲打、打自己、修饰发鬓、走路转圈或突然停下来、重复触摸物品或身体某部分等。复杂运动抽动还包括模仿行为(echopraxia)和猥亵行为(copropraxia)。简单发声抽动(simple vocal tics)是指抽动累及发声器官,表现为频频发出不自主的、无意义的、单调的声音,如"喔、噢、啊、嗯……"等,或者吸鼻声、犬吠声、清嗓子声、咳嗽声、咕噜声、吐唾沫、尖叫声、喊叫声、吹口哨声、吸吮声、动物叫声、鸟叫声

等。复杂发声抽动(complex vocal tics)是由有意义的单词、词组或句子组成,表现为与环境不相符地、不自主地发出音节、单字、词组、短语、短句、唠叨、秽语(coprolalia)、重复言语(palilalia)或模仿言语(echolalia)等。其中秽语是指说脏话或无故骂人,重复言语是重复自己的发声或词句,模仿言语是重复所听到的别人的词或短句。可见,抽动的表现复杂多样,分类见表1-1。

表1-1 抽动的分类

| 抽动类型 | 简单抽动 | 复杂抽动 |
| --- | --- | --- |
| 运动抽动 | 眨眼、斜眼、皱眉、扬眉、张口、伸舌、噘嘴、歪嘴、舔嘴唇、动鼻子、露牙齿、点头、仰头、摇头、转头、斜颈、耸肩、动手指、搓手、握拳、动手腕、举臂、伸展或内旋手臂、动脚趾、伸腿、抖腿、踮脚、蹬足、伸膝、屈膝、伸髋、屈髋、挺胸、收腹、扭腰等 | 挤眉弄眼、摇头晃脑、扮"鬼脸"、眼球转动、拨弄手指、甩手、拍手、下颌触胸、挥舞上臂、刺戳动作、四肢甩动、用拳击胸、弯腰动作、扭动躯干、跳动、下蹲、跪姿、翘臀部、踢腿、屈膝、靠膝、跺脚、蹦、跳、扔、敲打、触摸、嗅、修饰发鬓、走路转圈、后退动作等 |
| 发声抽动 | 单音、吸鼻声、吼叫、哼哼声、清嗓子、咳嗽声、吱吱声、尖叫声、喊叫声、咕噜声、吐唾沫、吹口哨、吸吮声、犬吠声、鸟叫声等 | 单词、词组、短语、短句、重复单词或短语、重复语句、模仿言语、突然改变音量或声调、秽语等 |

根据抽动的持续时间和运动特征,还可以将抽动分为阵挛抽动、肌张力不全抽动或强直抽动。阵挛抽动(clonic tics)表现为单个或一组肌肉快速的收缩运动,其收缩时间短暂(<100ms),如眨眼、耸肩、噘嘴、挤鼻、头部和肢体的抽动等;肌张力不全抽动(dystonic tics)表现为短暂的持续性肌肉收缩,其收缩时间较长(>300ms),或

伴随扭曲或异常姿势,如眼睛偏斜、眼球转动、张口、斜颈、扭肩、旋转运动等。强直抽动(tonic tics)表现为肌肉的等张收缩,如腹肌抽动、肢体肌肉的紧张等。

Lees 将抽动分为五大类,包括特发性抽动、多发性抽动症(即 Tourette 综合征)、与脑器质性损害有关的抽动、药物性抽动以及其他有关抽动(如习惯动作、恐吓反应等)。其中特发性抽动又可再分为急性暂时性抽动、持续单纯或多发性抽动、慢性单纯或多发性抽动三个亚型。Lees 的分类是根据目前所获得的临床资料人为作出的,尚缺乏生物化学和分子生物学的依据。在这一分类中,多发性抽动症是以发声器官抽动和秽亵言语为主要特征,同时有遗传倾向。与脑器质性损

害有关的抽动需有明确脑卒中、脑炎、一氧化碳中毒及脑外伤等病史,颅脑 CT 或 MRI 检查有异常发现。药物性抽动是由药物引起的,有明确的使用左旋多巴、抗精神病药物及其他药物史。

另外,还有一种特殊的抽动形式是感觉抽动(sensory tics),又称先兆冲动(premonitory urges),是指抽动障碍患者于运动抽动或发声抽动之前出现的身体局部不适感,包括压迫感、痒感、痛感、热感、冷感或其他异样感。有研究认为近 1/2 的抽动障碍患者有先兆冲动表现,尤其在 10 岁以上的年长患儿容易被感知。感觉抽动是先于运动抽动或发声抽动之前的异常感觉,被认为是先兆症状,运动抽动或发声抽动的发生很可能与对局部不适感的释放缓解有关。

## 第二节 抽动障碍的概念

### 一、定义

抽动障碍(tic disorders,TD)是一种起病于儿童时期,以抽动为主要临床表现的神经发育障碍疾病。为一组原因未明的运动障碍,主要表现为不自主的、反复的、快速的、无目的的一个部位或多部位肌肉运动抽动或发声抽动,并可伴有多动、注意力不集中、强迫性动作和 / 其他精神行为症状。有关抽动症状的记述可以追溯到远古时代,首次对抽动障碍的主要类型——Tourette 综合征进行详细描述与命名,至今已有 130 多年的历史。长期以来,抽动障碍被当作罕见病而未受到应有的重视,对抽动障碍进行系统的临床分类并制定相应的诊断标准是 1980 年美国精神

病学会制定的《精神障碍诊断与统计手册》(第 3 版)(DSM-3)开始的,至今有大约 40 多年的时间。

抽动障碍的抽动症状可以时轻时重,呈波动性和多变性特点,表现为波浪式进展,间或静止一段时间。新的抽动症状可以代替旧的抽动症状,或在原有抽动症状的基础上出现新的抽动症状。

抽动障碍的病因尚不明确,其发病是遗传、生物、心理和环境等因素相互作用的综合结果。症状较轻者无需特殊治疗,症状影响了学习、生活和社交活动等情况的患儿需及时治疗,采用心理行为干预和药物治疗相结合的综合治疗方法。抽动障碍经常共患注意缺陷多动障碍、强迫障

碍、睡眠障碍、焦虑/抑郁障碍等心理行为障碍，给病情带来一定的复杂性和严重性，同时也给临床治疗带来一定的难度。

## 二、分类

### （一）按临床特征和病程分类

根据临床特点、病程长短和是否同时伴有发声抽动的不同，抽动障碍分为暂时性抽动障碍（provisional tic disorders，PTD）、慢性运动或发声抽动障碍（chronic motor or vocal tic disorders，CTD）和 Tourette 综合征（Tourette syndrome，TS）三种类型。暂时性抽动障碍是最多见的一种类型，病情最轻；而 Tourette 综合征又称多发性抽动症（multiple tics），是病情相对较重的一型；而慢性运动或发声抽动障碍又称慢性抽动障碍（chronic tic disorders），其病情严重程度介于暂时性抽动障碍和 Tourette 综合征两者之间。暂时性抽动障碍可向慢性抽动障碍转化，而慢性抽动障碍也可向 Tourette 综合征转化。这种形式的分类是人为的分类，三者之间具有连续性，属同一类疾病，只是病情程度和病程长短不同而已，可以认为三者为同一疾病的不同临床表型。这种分类方法是国内外目前比较公认的分类。

上述三种类型抽动障碍的区别主要在抽动症状的构成和持续时间的长短。抽动症状构成的不同在于：暂时性抽动障碍可以仅有运动抽动或发声抽动，也可以两者兼有；慢性运动或发声抽动障碍则要求只有一种或多种运动抽动，或只有一种或多种发声抽动，两者不兼有；Tourette 综合征必须有一种或多种运动抽动，兼有一种或多种发声抽动，但运动抽动和发声抽动不一定同时出现。持续时间长短的不同在于：暂时性抽动障碍的病程在一年之内，而慢性抽动障碍和

Tourette 综合征的病程在一年以上。

孙圣刚等学者认为，从临床实践的角度上来看，上述三种类型抽动障碍之间有时是不易分清的，这种人为的分类不是很切合实际，例如在时间概念上，暂时性抽动障碍的抽动时间要求至少持续 2 周以上，但连续期不超过 1 年，而慢性运动或发声抽动障碍和 Tourette 综合征则规定病程超过 1 年，但在临床实践中这些患者往往在发病 2~3 个月内被家属觉察异常而送到医院诊治，极少超过 1 年者，并且药物治疗后疗效显著，势必给分型带来困难。他们建议将抽动障碍分为简单抽动症和 Tourette 综合征两种类型即可。其中简单抽动症（或习惯性痉挛）的诊断标准为：①以少年儿童最常见，但可持续到成年；②有不自主的、快速、重复无目的的单一运动抽动，以反复眨眼、噘嘴或头颈部其他肌肉抽动最常见；③抽动能受意志短暂克制，入睡后消失，神经系统检查无阳性体征。Tourette 综合征的诊断标准可以根据 Shapiro（日本）的标准加以修改：

（1）诊断必需条件：①起病在 21 岁以前；②有 2 组或 2 组以上的肌肉抽动和发声抽动；③症状呈慢性经过，至少持续 2 个月以上，但可有波动，可由新症状替代旧症状，或在原有症状基础上增加新症状；④需排除风湿性舞蹈症、肝豆状核变性、癫痫肌阵挛性发作及其他锥体外系疾病。

（2）有助于诊断的条件：①伴有秽语或模仿语言等复杂性发声抽动；②伴有强迫动作、猥亵等行为问题；③对抗多巴胺活动增高的药物有明显疗效。

至于不能归于上述三种类型的抽动障碍，被认为是属于其他尚未界定的抽动障碍，如成年期发病的抽动障碍（迟发性抽动障碍）。在成年抽动障碍（adult tic disorders）中，绝大多数患者是从儿

童时期起病而后转化为成年期抽动障碍的,即成年抽动障碍主要代表儿童期起病患者的复发或加重;只有少数患者是从成年期起病的,并且成年发病的抽动障碍,多数与感染、外伤、可卡因使用、精神抑制药暴露等继发因素有关。

难治性抽动障碍(refractory tic disorders,RTD)是近些年来在儿童神经/精神科临床逐渐形成的一个新概念,系指重度抽动障碍患者使用两种及以上不同作用机制的足量足疗程抗抽动障碍药物如硫必利、氟哌啶醇、阿立哌唑或可乐定等综合治疗1年以上,仍无明显疗效而迁延不愈者。在诊断难治性抽动障碍患者时,需要考虑共患病的影响;并应排除诊断错误,药物治疗不规范(如剂量不足及选药不当)、耐受性差、依从性低等假性难治性因素。崔永华和郑毅研究发现,难治性抽动障碍的一般临床特征包括发病年龄较小,平均年龄在(5.12±2.81)岁;病前有社会心理学诱因者较多,占53.1%;病程较长;以颜面部为首发抽动症状者所占比例较低,而表现秽语者所占比例较高;母孕期异常、围产期异常、非母乳喂养、有脑外伤、昏迷史者所占比例较高;在发育过程中有较多的心理行为问题;81.2%的患者家庭教养方式不良,71.9%的患者社会功能中度以上损害。何凡等于2020年对Tourette综合征难治性因素进行研究,结果表明母孕期不良事件、治疗依从性差、起病年龄早、病程长、发声抽动评分高、共患强迫障碍及情绪障碍等均是导致本病难治性的危险因素。难治性病例多与诊断和治疗延误有关(占75%),诊断延误时间平均为3年,因此难治性抽动障碍应予以早期诊断和采用综合性治疗策略。

Leckman和Cohen研究证实,抽动障碍的个体除了抽动症状以外可出现诸多行为问题,包括讲话粗鲁或品行障碍、冲动行为、注意力不集中、多动和强迫症状。由此,逐渐形成了"Tourette综合征谱系障碍(Tourette syndrome spectrum disorders)"这一概念。近年来提出"抽动谱系障碍(tic spectrum disorders,TSD)"这一病名,可以认为是指原发性抽动障碍这一疾病的总称,类似于大家熟知的"独孤症谱系障碍(autism spectrum disorders,ASD)"称谓,表明抽动障碍是一个连续性的疾病整体。抽动谱系障碍主要涵盖两层含义:一是抽动障碍可以不再进行具体的分类诊断,为一个疾病的连续体;二是伴发的注意缺陷多动障碍、强迫障碍等共患病与抽动障碍有密切关联,被看作抽动障碍整体的一部分,即伴发的共患病包含在其中之列。

**(二)按生理性和病理性分类**

**1. 生理性抽动障碍**　如矫揉造作。

**2. 病理性抽动障碍**

(1)原发性:

1)散发性:①暂时性运动抽动或发声抽动(病程少于1年);②慢性运动抽动或发声抽动(病程超过1年);③成年期起病(晚发的)抽动障碍;④Tourette综合征。

2)遗传性:①Tourette综合征;②亨廷顿舞蹈症(Huntington's chorea);③原发性肌张力不全;④神经棘红细胞病(neuroacanthocytosis)。

(2)继发性:抽动障碍可继发于以下各种原因。

1)感染性:如脑炎、风湿性舞蹈症(rheumatic chorea)、神经梅毒、克-雅病(Creutzfeldt-Jakob disease)。

2)药物性:某些药物可诱发或加重抽动,如中枢兴奋剂(哌甲酯、匹莫林、安非他明和可卡因)、抗精神病药、抗抑郁药、抗组胺药、抗胆碱药、阿片制剂、抗癫痫发作药(如卡马西平、苯巴比妥、苯妥英钠、拉莫三嗪)、左旋多巴等。

3)中毒性:如一氧化碳中毒。

4)发育性:如染色体异常、先天性代谢缺陷、智力障碍/发育迟缓(intellectual disability/developmental delay)、Asperger综合征(属于全面发育障碍亚型)等。

5)其他:见于脑卒中、精神分裂症、神经皮肤综合征、颅脑外伤等。

### (三)按病因分类

从病因学的角度来讲,抽动障碍可以被分为原发性和继发性,但这种分类其实是有点武断,因为尚不能肯定他们的病理生理和发病机制。其中继发性抽动障碍是与各种神经疾病相关联。

**1. 原发性抽动障碍** 包括小儿急性暂时性抽动障碍、慢性运动抽动障碍、慢性发声抽动障碍、Tourette综合征、成人起病的抽动障碍、老年抽动障碍等。

**2. 继发性抽动障碍** 分为以下几种类型:

(1)遗传性:包括染色体异常(如唐氏综合征、脆性X综合征及其他染色体病)、亨廷顿舞蹈症、肌张力障碍(如Meige综合征)、过度惊吓反应症(hyperekplexia)等。

(2)发育性:包括Rett综合征、静止性(static)脑病(如缺氧等)、全面发育迟缓(pervasive developmental delay)等。

(3)神经变性:包括神经棘红细胞病,进行性核上性麻痹(progressive supranuclear palsy)等。

(4)精神性:包括精神分裂症、强迫障碍等。

(5)中毒-代谢性:包括一氧化碳中毒、低血糖等。

(6)药物性:包括精神抑制药(致迟发性抽动)、中枢兴奋剂、抗惊厥药、左旋多巴(L-dopa)等。

(7)感染性:包括风湿性舞蹈症、脑炎、脑炎

后帕金森综合征、克-雅病、Rubella综合征等。

(8)习惯性身体动作(habitual body manipulations):包括吸吮手指、咬指甲、擦眼睛、触摸耳朵、挖鼻孔、触摸外生殖器等。

(9)刻板动作(stereotypies):包括点头或击头、摇动身体、手臂抽动(arm jerking)等。

### (四)Kurlan分类

Kurlan等于1995年按病因将抽动障碍分为以下2型:

**1. 原发性抽动障碍** 包括Tourette综合征、慢性多形性动作性抽动障碍、慢性多形性发音抽动障碍、慢性单纯性动作性抽动障碍、慢性单纯性发音抽动障碍、短暂性抽动障碍等。

**2. 继发性抽动障碍**

(1)很多神经科疾病如亨廷顿舞蹈症、神经棘红细胞病、扭转痉挛、染色体异常和其他遗传性疾病等都可以引起抽动,这些情况属于继发性抽动障碍。与原发性抽动障碍不同的是,这些继发性抽动障碍伴发其他运动障碍,如舞蹈、肌张力障碍(dystonia)等。

(2)获得性:药物性(左旋多巴、抗精神病药物、抗惊厥药)、外伤性引发的抽动障碍,脑炎、风湿性舞蹈症、皮质纹状体脊髓变性等感染性疾病,发育异常,智力发育障碍,孤独症,卒中(中风),累及基底节的神经变性病如帕金森病、进行性核上性麻痹,中毒(如一氧化碳中毒)等。

### (五)Weingarten分类

Weingarten于1968年按病因、疾病范围和严重程度将抽动障碍分为以下4型:

**1. 无器质性病因的抽动障碍** 2岁儿童就可起病,6~12岁明显增多,以后随年龄增长而发病率减少。故就年龄来看,本组抽动在10岁以内的发病率最高。在30岁以前,全部抽动障碍

的 3/4 左右都属于无器质性病因的抽动障碍。在 40 岁以后,本组抽动障碍则占全部抽动障碍患者总数的 1/2 左右。尽管本组抽动障碍无病因可寻找,但遗传因素、环境因素、精神因素和出生时外伤对本组抽动障碍的产生有一定影响。本组抽动障碍常累及面部和颈部,使得患者有种不愉快的感觉。面部的抽动可有眼部抽动(瞬目抽动)、耳朵抽动、鼻部抽动、口唇抽动、舌头抽动、咽喉部抽动等形式,大多较轻,呈单一性,患者不一定就医。其他部位的抽动少见。颈部和胸部的抽动可有扭转样发作。肩、臂、手的抽动常与面部抽动合并发生,但也有单独发生,呈现上臂突然一个扭动。下肢抽动十分少见,偶尔患者发生时的表现为行走中突然跳一下。咽喉部的发声抽动表现为喉中有"哼、噢"等声音。内脏的抽动相当罕见,有食管和呼吸道的抽动,如呕吐和打嗝。本组患者的预后不一,绝大多数预后良好,短时间(1 年)内痊愈,但也有患者间隔数年或数十年后复发,复发的严重程度也不一样。

**2. Tourette 综合征** 在本书以后的章节中将做全面详细的介绍。

**3. 由锥体外系器质性疾病等原因引起的抽动障碍**

(1)纹状体抽动(striatal tics):由各种原因的纹状体损害造成。如脑炎后(如昏睡性脑炎)、神经棘红细胞病、脑血管病、颅脑外伤、脑肿瘤、脑软化灶、中毒性损害(一氧化碳中毒、锰中毒)、神经梅毒等造成纹状体损害时均可出现抽动样运动障碍(tic-like dyskinesias)等。

脑炎后的抽动常可与扭转痉挛样动作、手足徐动症、舞蹈样动作合并一起发生,抽动出现在四肢;若咀嚼和吞咽时出现抽动,则可出现特殊的声响。脑炎后出现的眼球痉挛(ocular spasms)可视为一种特殊类型的抽动。总之,脑炎后的抽动主要局限在面部和舌头,一般较为稳定,不会进行性加重。

原发性肌阵挛(也称为 Friedreich 多元性副肌阵挛)患者也可以伴发抽动。Biemond(1963)报道过 1 例原发性肌阵挛患者,该患者面肌出现抽动,躯干和腿部出现肌阵挛。

(2)痉挛性斜颈(spasmodic torticollis):又称颈肌张力障碍(cervical dystonia),属于锥体外系运动障碍,是临床上一种常见的局灶型肌张力障碍,主要是由于胸锁乳突肌、斜方肌等颈部肌群间断或持续的不自主收缩,导致头颈部扭曲、歪斜、姿势异常。痉挛性斜颈是肌张力障碍疾病中的一种,局限于颈部肌肉,但功能性反射性抽动(reflex tic)导致颈部肌肉一侧的抽动,也可产生斜颈。

(3)药物性原因:大剂量、长时间应用精神抑制药(neuroleptics)可引起抽动样多动,以口周为多见。吩噻嗪(phenothiazine)治疗精神病时的副作用可为抽动样多动。左旋多巴、卡马西平等药物都可引起抽动样多动。

**4. 头颈部严重的抽动障碍** 该型包括反射性抽动(reflex tic)、偏侧面肌痉挛(hemifacial spasms)和面瘫后抽动(tic following facial paresis)等。与功能性抽动障碍的区别在于它们只累及面神经支配的肌群,而不影响颈、肩和肢体的肌群。该型多见于成人,女性多于男性。抽动以一束束的形式发作,每一次发作持续时间不等(半秒钟到 1 分钟),总共持续数秒钟到数分钟。通常在睡眠时抽动也不消失,甚至在麻醉的情况下抽动也不消失,且抽动难以通过主观意志来控制。多数学者认为这种抽动事实上是对周围面神经损害的一种反射或反应。治疗上,传统的苯二氮韦类药物无效,可局部注射肉毒杆菌毒素。

### (六) Robertson 分类

Robertson 等于 1998 年提出的临床分类,此分类实用简捷。

**1. 单纯性抽动障碍** 临床上主要表现为或几乎表现为运动抽动或发声抽动者。

**2. 全面发展的抽动障碍** 除多发性抽动障碍外,可有秽语、模仿言语、应声性发声,或回文现象(paliphenomena)即语句既顺着说又倒着说。

**3. 抽动障碍附加症(tic disorders plus)** 与前面提及的抽动谱系障碍类同,除了有抽动障碍外,还可伴有注意缺陷多动障碍、强迫障碍或自残自伤行为等。此外,抽动障碍伴有严重抑郁、焦虑、性格改变、社会和学校生活适应困难,甚至有反社会行为者,也可列入此类。此型在儿科病例中并不少见,提出抽动障碍附加症作为一种分型对指导临床全面治疗,并在一定程度上满足家长或患者求治渴望,是有帮助的。例如单纯抽动障碍用多巴胺受体阻滞剂氟哌啶醇等,通常能取得满意疗效;对于抽动障碍伴有注意缺陷多动障碍者,宜同时使用其他药物(如可乐定等);伴有强迫障碍者,同时使用利培酮等会有帮助。

## 三、复发

大多数抽动障碍患儿经过治疗病情能得到有效控制,但仍有少部分患儿病情控制情况不佳,症状可延续至成人。抽动障碍的抽动症状呈现波动性和多变性的特点,病情容易反复和复发。因此在抽动障碍治疗过程中,关键一点在于如何减少该病的反复和复发,但目前临床上对于抽动障碍反复和复发的定义尚无统一标准。一般来讲,在抽动障碍患儿服药治疗且抽动症状日渐减轻阶段,由于某些因素使抽动症状再次加重者可以看作疾病反复;而以治疗结束停药 3 个月及以上再次出现抽动症状者,则认为是抽动障碍复发(recurrence of tic disorders)。有文献报道抽动障碍的复发率为 20%~60%,2022 年最新报道为 45.10%。影响抽动障碍复发的危险因素有:出生胎位异常,手术 / 外伤,呼吸道感染,过敏(食物和药物),应激(压力 / 疲劳),情绪刺激,看电子屏幕时间过长,疾病严重程度及是否服用硫必利等。此外,长期吃含有色素或添加剂等食物,可能对神经递质产生影响,也可能与抽动障碍的复发有关。

---

**第三节** ## 抽动障碍的临床分型

抽动障碍的临床分型源于国内外目前比较公认的抽动障碍分类,即根据临床特点和病程长短的不同,将抽动障碍分为暂时性抽动障碍、慢性运动或发声抽动障碍和 Tourette 综合征三种类型。这三种类型被认为是同一疾病的三种不同临床表型,它们的病因与发病机制、临床表现、诊断与鉴别诊断、治疗等诸多方面,均有相同或相似之处,将在本书以后各章节中加以详细阐述。

## 一、暂时性抽动障碍

暂时性抽动障碍(provisional tic disorders,PTD)又称为短暂性抽动障碍(transient tic disorders,

TTD)、一过性抽动障碍或习惯性痉挛,是指表现有一种或多种运动抽动和/或发声抽动,可以仅有运动抽动或发声抽动,也可以两者相继出现,病程在一年之内。暂时性抽动障碍是抽动障碍中最多见的一种类型,也是最轻的一型。抽动症状的频率和严重程度不一,通常对患儿日常生活、学习和社交活动等无明显影响。多见于内向、怕羞、胆小、遇事敏感、不合群的儿童,当遇到不顺心的事情后就容易产生这类抽动症状。

在暂时性抽动障碍中,抽动可能仅局限于某一部位肌群收缩,即仅累及一组肌肉的简单抽动,表现为一种短暂、孤立的急跳(jerk)状肌肉收缩运动,或一种简单、无意义、不连续的(unarticulated)发声,诸如眨眼、摇头、嗅鼻、清喉声等,这种反复的单一抽动只是在他人看起来有点别扭,自己觉得有点不自然,往往把这种仅局限于某一组肌肉的简单抽动称为习惯性抽动或习惯性抽搐。认为其是由于不良习惯、精神因素或模仿他人等原因所造成的。发病前常有某些诱因,如眼结膜炎、倒睫、咽炎、鼻炎等,之后出现眨眼或咳嗽样清嗓子声音。也可以因衣着不适、皮肤发痒等诱发,成为一种保护性或习惯性的动作,久而久之就固定下来。在一定的时间里,大多数习惯性抽动通常可以自然缓解,仅有部分人持续时间比较长,还有少部分患者发展成一个以上部位肌群的抽动。

顺便提及,2018年修订出版的《国际疾病分类第十一次修订本(ICD-11)》中强调抽动障碍是慢性发育障碍性疾病,则在原发性抽动障碍分类中分为慢性运动抽动障碍、慢性发声抽动障碍和Tourette综合征,并只提及了暂时性运动抽动这个类型。

## 二、慢性运动或发声抽动障碍

慢性运动或发声抽动障碍(chronic motor or vocal tic disorders,CTD)又称为慢性抽动障碍(chronic tic disorders)、持久运动或发声抽动障碍,是指仅表现有运动抽动或发声抽动,两者不兼有,病程在一年以上。抽动形式可以是简单抽动或复杂抽动,抽动部位可以是单一的也可以是多种的。有人将慢性抽动障碍分为保持不变型和慢性波动型,前者抽动症状刻板不变,可持续多年甚至终生;而后者抽动症状此起彼伏,部位多变。若短暂性抽动障碍症状迁延不愈,病程超过1年,即为转变成了慢性抽动障碍。

## 三、Tourette 综合征

Tourette综合征是一种以慢性、波动性、多发性运动抽动,伴有不自主发声为特征的神经发育障碍疾病。既表现有运动抽动,也兼有发声抽动,但运动抽动和发声抽动不一定同时出现,病程在一年以上。

### (一) 命名

Tourette综合征(Tourette syndrome,TS)又称为Gilles de la Tourette综合征、多发性抽动症(multiple tics)和抽动秽语综合征。本病的名称还有进行性抽搐、多动秽语综合征、多发性抽动秽语综合征、图雷特病(Tourette's disorder)、慢性多发性抽动(chronic multiple tics)、全身性抽动合并秽语病(generalized tics with coprolalia)、发声与多种运动联合抽动障碍、多种抽动症、多种抽动综合征、冲动性抽动症(impulsive tics)、全身抽动症(general tics)以及冲动性肌阵挛(myospasm impulsive)等。中国台湾省将本病称为妥瑞症。其中"抽动秽语综合征"这一病名欠妥,现已被弃用,因为秽语(脏话、痞话)在本病中的发生率不到10%,且秽语并非诊断本病的必备条件,又具有明显的贬义。孙圣刚等学者建议将本病的汉语命名改用"多发性抽动发声综合征",他们认为将"秽语"改为"发声"一方面可以避免患者及家属由此产生的不良心理影响,另一方面也更符合临床实际。目前我国大多数学者主张称谓Tourette综合征或多发性抽动症较为妥当。

### (二) 历史沿革

关于Tourette综合征的研究历史,首先描述本病的人是19世纪的一位法国神经病学家JeanMarc Itard,他于1825年报告了一个法国贵族女人,名字叫Marquise,她在7岁时开始出现不自主的抽动,开始为头部和手臂抽动,以后累及面部和肩部,并伴有不自主尖叫和哭喊,一些年后又有秽亵言语;有鉴于此,她被隔离生活,继续着她不自主的抽动和难以自制的咒骂声,直到85岁死去。在Itard的报告后大约60年,1885年法国医生Gilles de la Tourette(Gilles de la Tourette是他的姓,名字是Georges Albert Edouard Brutus,照片见图1-1)报告了8例相似的病例,连同1825年Itard描述的那位晚年的Marquise,他一共报道了9例患者,从而确立了Tourette综合征的存在。同年,Gilles de la Tourette的导师——19世纪欧洲神经病学权威专家之一,Jean Martin Charcot用他学生的名字命名此病为Gilles de la Tourette syndrome,简称Tourette综合征。

基于自主功能抑制、奇特的抽动形式及紧张时加重的特点,在20世纪的大部分时间里,Tourette综合征一直被认为是一种精神疾病,而且屡见于精神分析的著作中。近60多年来,由于陆续证明了包括药物的功效(如1961年发现氟哌啶醇能够有效控制抽动症状)及遗传等生物学因素的存在,Tourette综合征又被划入神经运动性疾病。事实上,本病既有运动障碍,又有行为障碍,所以应当说是一种神经精神疾病。

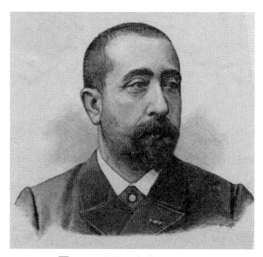

图1-1　Gilles de la Tourette
(1857.10.30—1904.05.26)

### (三) 研究历史

Tourette综合征自1885年被命名以来,一直被认为是一种罕见病,进行了为数不多的研究工作。直到20世纪60年代(1961年)由于发现氟哌啶醇能够有效控制抽动症状,人们才对本病的研究产生兴趣,相应临床病例报道及实验研究均日益增多。我国学者是从20世纪70年代开始,陆续向国内介绍有关Tourette综合征的国外研究动态。国内有关Tourette综合征的研究报道,是从20世纪60年代开始的,南京脑科医院儿童精神病学专家林节教授(照片见图1-2)于1963年在国内首先报道3例Tourette综合征,均为男性患儿;Singer于1970年在国外首先报道了中国第一例Tourette综合征患者。20世纪70年代以后,国内陆续有较多的Tourette综合征病例被报道。在迄今50多年的时间里,我国学者主要从Tourette综合征的临床病例总结分析、脑电图和神经影像学分析、神经心理学缺陷、流行病学调查、病因学探讨、伴发的共患病、药物疗效观察、非药物治疗疗效、神经生化及分子遗传学研究等诸多方面,进行了比较多的研究工作。

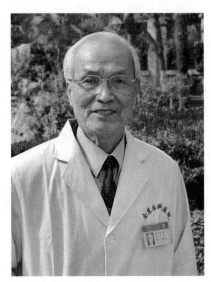

图1-2 林节(1928.08.23—2021.04.11)

近年来,Tourette综合征的发病有明显增多的趋势,引起了国内外许多学者的广泛关注,进行了大量的研究工作。世界各国已逐渐认识到Tourette综合征系一种由儿科、神经科、精神心理科、发育行为儿科、遗传学、心理学和教育学等多学科交叉的重要慢性疾病,需要进行全生命周期管理。美国、英国、加拿大和澳大利亚等多个国家已先后成立了近30个Tourette综合征协会,专门从事本病的管理与研究工作。为了与国际接

轨,我国于2018年9月7日在湖北武汉正式成立了中华医学会儿科学分会神经学组抽动障碍协作组[简称中国抽动障碍协作组(Tic Disorders Association of China)],旨在搭建一个多学科与多维度交流合作平台,助力Tourette综合征及其他抽动障碍患者的医疗服务、科学研究、学术交流及健康教育等。目前对于Tourette综合征的研究热点主要集中在分子遗传学、病因学、神经心理学、神经影像学、临床治疗学、教育学和动物实验研究等方面。预计在不久的将来,Tourette综合征的致病基因将会被阐明,本病的治疗将会有重大突破。

 **专家提示**

- 抽动障碍是一种起病于儿童时期、以抽动为主要临床表现的神经发育障碍疾病。

- 抽动可以分为感觉抽动(先兆冲动)、运动抽动和发声抽动。

- 通常将抽动障碍分为暂时性抽动障碍、慢性运动或发声抽动障碍和Tourette综合征三种类型,其中Tourette综合征于1885年首先被命名报道,是病情较重的一型。

- 临床上需要关注难治性抽动障碍、抽动谱系障碍和成年抽动障碍。

(刘智胜 辛莹莹)

**参考文献**

1. 王辉雄, 郭梦菲. 超越又抖又叫妥瑞症. 台北: 一家亲文化有限公司, 2007.
2. 陶国泰. 儿童少年精神医学. 北京: 人民卫生出版社, 1999.
3. LECKMAN JF, COHEN DJ. Tourette's Syndrome—Tics, Obsessions, Compulsions: developmental psycho-pathology and clinical care. New York: John Wiley & Sons, INC., 1999.
4. FREEMAN R. Tic and Tourette syndrome: key clinical perspectives. London: Mac Keith Press, 2015.
5. 辛莹莹, 孙丹, 刘智胜. 儿童抽动障碍及其共患病治疗进展. 中华儿科杂志, 2022, 60 (3): 263-266.

6. JANKOVIC J. Tourette syndrome. N Engl J Med, 2001, 345 (16): 1184-1192.

7. JANKOVIC J, GELINEAU-KATTNER R, DAVIDSON A. Tourettes syndrome in adults. Mov Disord, 2010, 25 (13): 2171-2175.

8. EAPEN V, SNEDDEN C, ČRNČEC R, et al. Tourette syndrome, co-morbidities and quality of life. Aust N Z J Psychiatry, 2016, 50 (1): 82-93.

9. LIU ZS, CUI YH, SUN D, et al. Current Status, Diagnosis, and Treatment Recommendation for Tic Disorders in China. Front Psychiatry, 2020, 11: 774.

10. ZHANG Y, XIAO N, ZHANG X, et al. Identifying factors associated with the recurrence of tic disorders. Brain Sci, 2022, 12 (6): 697.

# 第二章

# 抽动障碍的流行病学

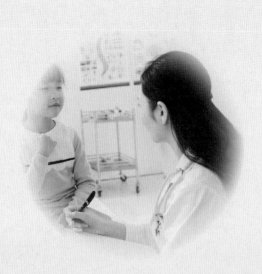

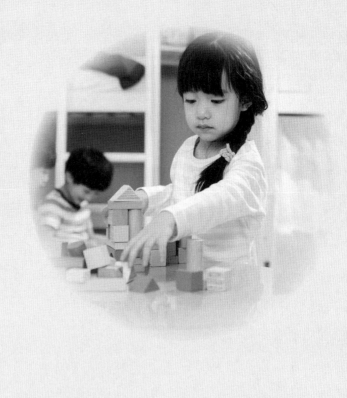

抽动障碍可以在各种不同的种族、社会阶层和文化背景中发病，以犹太教徒发病最为多见，而黑色人种罕见发病。关于抽动障碍的流行病学研究有较大难度，迄今国内外仅见到涉及不同地区的有关抽动障碍局部性流行病学调查，缺乏大样本、前瞻性、跨地区的纵向研究，更没有本病全国范围内的流行病学调查。由于选择的人群、地区、诊断标准及调查的方法与时段不同，因而抽动障碍的发病率及患病率调查结果差别较大。

# 一、目前流行病学研究存在的问题

流行病学研究是通过观察分析疾病的人群现象而获得科学推断的一种论证方法，从群体的角度观察疾病，从分析疾病的人群现象入手探索病因，拟定防治对策，检验防治效果。流行病学要研究从健康演变为疾病的影响因素以及影响疾病转归的预后因素，所以能够观察疾病发生、发展、转归的全过程。好像一座漂浮在海面的冰山，临床医学家注重观察露在水面上的那一部分，流行病学家则必须看到整个冰山的全貌。流行病学研究是在现场进行的，这个"现场"，可以是一个医院、一个社区、一个城市，或是一个或数个国家。公众健康计划制订者（public health planners）可以根据某一疾病准确的流行病学资料，去建立其有效的预防措施和治疗策略。对于像抽动障碍等一些病因与发病机制尚不明确的疾病，流行病学调查还有可能帮助人们得到与病因有关的重要线索。

抽动障碍的流行病学很难研究，首要的是因为诊断的不确定性。目前对抽动障碍的诊断采用的是临床描述性的诊断方法，尚没有一个明确统一的诊断标准，各个地区或各个国家对其诊断存在着不同的诊断标准。这主要是因为既没有

一个特异性的病理生理学实验指标用于肯定诊断，也没有一个协助诊断的抽动障碍基因标志物（maker）。鉴于抽动障碍的症状表现（expression）和强度极为不同，存在很大的变异性，且没有一个症状是抽动障碍所特有的，加上人们对其症状类型和强度的认识不尽相同，所以，仅根据病史和临床检查来对抽动障碍进行诊断，就使得其流行病学研究特别容易出错。

由于抽动障碍症状的频率和强度随年龄的增长而降低，对于调查对象以年轻人群为主体的研究，抽动障碍的症状表现将会更容易被观察到，这可能会过高估计本病在人群中的患病情况。所以，在不同年龄分布人群中的比较，只能在对这些年龄差异予以调整后才能进行。类似地，由于抽动障碍的发病在男性要多于女性，对于男性占很大比例人群的研究，将会报告出本病较高的患病情况。在这两个研究人群之间的比较，只能在对不同的性别比例予以调整后才能进行。

抽动通常很少在公共场合发生。如果抽动障碍的诊断不能采信患者及家长所提供的病史资料，而必须要求有医生被临床观察到的症状，那么就可能会过低估计本病在人群中的患病情况。抽动障碍在临床上的长期误诊时有发生。如在1991年进行的一项研究中，Wand等发现从抽动障碍的症状出现到其被确定诊断之间，延误诊断时间长达7年以上，且发现首诊误诊率高达70%。除了抽动障碍的误诊问题之外，以临床或专科医生记录为基础的研究，还将会遗漏那些没有寻求治疗的少数严重患者。如果抽动障碍的诊断或筛查是以自我评估的问卷调查表为基础，则轻症患者可能被漏诊，这是因为他们的家庭成员通常没有意识到他们有抽动症状发生。Kurlan

等调查了加拿大一个有抽动障碍家族史的159名家庭成员,结果发现有54名可被诊断或疑诊为Tourette综合征或慢性运动或发声抽动障碍,但其中高达30%的成员没有意识到他们患有抽动障碍,只有18.5%的成员寻求过医学治疗。抽动障碍患者误诊和漏诊的发生,将导致其流行病学的研究出现信息偏倚(information bias)。

另外,由于一些抽动障碍和其他神经精神障碍共存(共患病),使抽动障碍的诊断变得进一步复杂。一些抽动障碍患者除了表现有抽动症状外,也可以伴有强迫障碍(OCD)、注意缺陷多动障碍(ADHD)或其他心理行为障碍等共患病症状表现。如果共患病症状表现构成了抽动障碍的一部分,但是在做抽动障碍的流行病学调查时,对于这些伴有共患病的抽动障碍不被包括在统计之列,那么本病在人群中的患病率将会被过低估计。

到目前为止,可以见到的有关抽动障碍流行病学研究大多较零散和局限,缺乏大样本的系统研究,而国内这方面的研究则更显滞后。国内外有关抽动障碍的流行病学调查资料显示,由于选择的人群、地区、诊断标准及调查的方法与时段不同,因而抽动障碍及各临床亚类型的发病率及患病率的差别就很大。其中如果研究仅采用问卷表初筛及电话核查,缺乏专科医师面对面的审核诊断,极易混杂假阳性病例,这是导致患病率偏高(失真)的主要原因。

## 二、发病率

抽动障碍可以在各种不同的种族、社会阶层和文化背景中发病,是一种世界广泛性的疾病。在英国、美国、新西兰、巴西、日本和中国等许多国家均有抽动障碍发病的报道。而在美国黑色人种(Afro-Americans)、非洲南撒哈拉地区黑色人种(sub-Saharan Black Africans)罕见发病,在北欧犹太教徒(Ashkenazi Jews)发病最为多见,这可能与种族差异有关。但不论人种或文化差异如何,本病的临床现象学(phenomenology)都表现相似,这提示抽动障碍有一个共同的遗传学基础。据报道,世界上有些著名的人士也曾患有抽动障碍,他们在自己喜爱的职业中表现出色。下面列举的是患有抽动障碍的几位著名人士的典型例子:沙米尔·约翰逊(Samuel Johnson)博士(1709—1784),英国著名的作家和词汇学家,他是18世纪后半期的文坛领袖。许多医药史学家推测他患有抽动障碍。约翰逊博士的朋友描述他总是不断地抽动或打手势,这些动作令初次见到他的人感到非常吃惊。他有不自主发声,吹口哨,重复语言,发出不规则的呼吸声。另外,他有强迫性行为,如触摸邮箱,离开房间时丈量步子,在跨过门槛时做出古怪的复杂手势和走姿。这些运动抽动和不自主发声以及强迫性行为困扰了约翰逊博士的大半生。有人认为莫扎特(Mozart)(1756—1791)也可能患有抽动障碍。吉米·埃森瑞克(Jim Eisenreich)是美国麦吉尔棒球队的外野手,当他作为一名年轻选手刚进入球队时也曾被诊断患有抽动障碍,经过一段较长时间的治疗后痊愈,最终成为一名优秀的棒球职业球员。对那些患有抽动障碍的儿童来说,他是他们学习的榜样,无论他在哪里进行比赛,他都会在球员休息室接待这些孩子。他在全国作有关抽动障碍的巡回演讲,通过广播进行公益宣传,并在Tourette综合征协会组织的慈善高尔夫和保龄球活动中表演。他还积极参与到一个叫作"应付自如"(Handling It Like a Winner)的节目中去,这是每个月一个专为儿童开办的著名电视节目。

发病率（incidence rate）是指在一定人群中，一定时期内发生某病新病例的频率，通常用每 10 万人中每年发生新患者的数目来表示。抽动障碍的年发病率一般为 0.5~1.0/10 万。但由于流行病学研究的现场、对象、方法或地区等的不同，抽动障碍的发病率也有低于 0.5/10 万的报道，如 1982 年 Lucas 等人的研究，所有病例均来源于 1968—1979 年到美国明尼苏达州罗切斯特的梅奥诊所就诊过的患者，结果发现 Tourette 综合征的发病率为 0.46/10 万，因此认为抽动障碍是一种特别少见的疾病。由于这项研究依赖于回顾性资料（医疗记录）来诊断，得到确认的只是患病后寻求治疗的那些患者，临床医生也只是大致地由文献记载的抽动障碍症状来进行诊断；但往往有一大部分的慢性抽动障碍患者没有寻求治疗，加之临床内科医生误诊抽动障碍患者的情况也比较普遍，只有那些病情严重的病例才被确诊，这就低估了抽动障碍的实际发病率，此研究是为数不多的有关发病率的研究。丹麦学者报告了 13 岁儿童 Tourette 综合征累计发病率为 6.6/ 万，且 Tourette 综合征患儿的出生季节没有变化。2006 年 Shiau 等引用报道 Tourette 综合征的发病率为 3~5/10 万，而实际可接受的发病率要高近 100 倍。Leivonen 等于 2014 年报道芬兰全国医院出院登记中诊断抽动障碍的特征和发病率，包括 1991—2010 年间发病率的变化，期间出院登记中确诊抽动障碍患者共 3 003 例，其中 Tourette 综合征诊断的有效性约为 95%，首次诊断抽动障碍的平均年龄为 7.9 岁，诊断 Tourette 综合征的平均年龄为 9.4 岁，所有抽动障碍的发病率在研究期间都有所增加，呈逐年上升趋势；根据出生年份的不同，11 岁儿童诊断为 Tourette 综合征的发病率为 2.4~10.8/ 万，而慢性抽动障碍和其他抽动障碍的发病率分别为 2.0~5.2/ 万和 14.9~24.7/ 万；Tourette 综合征共患注意缺陷多动障碍的发生率为 28.2%。中国台湾学者于 2022 年报道了利用台湾医保研究数据库估算 2007—2015 年关于 Tourette 综合征和慢性抽动障碍的年发病率，结果发现总体年发病率从 5.34/10 万增加到 6.87/10 万，男性与女性的发病率比例为 3.74：1；其中在儿童和青少年中的 Tourette 综合征和慢性抽动障碍年发病率从 19.58/10 万增加到 31.79/10 万，在成人中的 Tourette 综合征和慢性抽动障碍年发病率从 2.01/10 万下降到 1.24/10 万；本研究提示 2007—2015 年关于 Tourette 综合征和慢性抽动障碍的年发病率在儿童和青少年时期上升，但在成年时期下降。近些年来，抽动障碍的发病有明显增多的趋势，其原因尚不明确，可能与对本病的认识提高，加上环境因素及心理因素等影响有关。

抽动障碍在男性的发病明显多于女性，文献报告的研究结果差异较大，男女之比为（1.6~10）：1。据 Staley 等于 1997 年对抽动障碍的跨文化研究的综合资料显示，本病多见于男性，男女发病之比为（3~4）：1，平均起病年龄为 7 岁，典型病例起病于 2~15 岁，不同文化背景的患者，在临床特征、家族史、伴发症状和治疗结果等方面甚为相似，这可能是因为该病具有相同的生物学和遗传学基础的缘故。Freeman 等于 2000 年进行的一项队列研究，涉及 22 个国家的 3 500 名 Tourette 综合征患儿，结果发现其男女发病比例为 4.3：1，平均发病年龄为 6.4 岁。一般认为抽动障碍发病的男女比例为（3~5）：1，这是一个多数学者都比较公认的数字。抽动障碍在伴发心理行为障碍方面的表现也随性别而不同，在男性患者中更多的是伴有注意缺陷多动障碍

（ADHD），而在女性患者中更多的是伴有强迫障碍（OCD）。Kurlan 推测抽动障碍的这种性别差异，可能是缘于中枢神经系统在早期发育过程中受性激素的影响所致。

## 三、患病率

患病率（prevalence rate）也称现患率，是指某特定时间内总人口中，某病新旧病例所占的比例。流行病学调查时，常用调查当时新旧病例数与调查人口数相比求得某病的患病率。患病率的高低和发病率呈正比，和病程长短也呈正比。患病率 ≈ 发病率 × 平均病程。在做流行病学调查结果分析时，发病率常常作为反映病因强度和预防效果的指标，而患病率不仅反映预防效果，同时也反映治疗、康复效果。

### （一）总体患病率

关于 Tourette 综合征的患病率，由于本病的诊断标准不同，加上调查对象、方法、年龄范围以及地区的差异等因素，文献报告的调查结果相差很大，在 0.000 5%~3.83%；而儿童抽动障碍总的患病率为 0.035%~8.02%（详见表 2-1），从表中可以看出，早期研究报道的患病率较低，近期报道的患病率较高，这与认识水平提高有一定的关系。Robertson 等总结了世界各国对 420 312 名儿童的调查资料，结果有 3 989 名儿童患有 Tourette 综合征，得出 Tourette 综合征患儿总的患病率为 0.949%（接近 1%）。Tourette 综合征的患病率其实存在着年龄和性别的差异，年幼患者的患病率要比年长患者高，男性患者的患病率要比女性患者高。Shapiro 认为 Tourette 综合征患儿的患病率估计为 0.1%~0.5%，男孩患病率为 0.049%~1.05%，女孩患病率为 0.009 9%~0.13%。有关学龄期 Tourette 综合征患儿的患病率，美国报道为 0.3%~0.8%，瑞典报道为 0.15%~1.1%，并且发现大约有 2/3 的 Tourette 综合征患儿伴有心理行为障碍，如注意缺陷多动障碍等共患病。Jafari 等（2022）对全球 1986—2022 年 30 个（39 项）Tourette 综合征患病率研究资料纳入系统综述和荟萃分析，该研究使用大样本（超过 110 万人）估算了不同人群的 Tourette 综合征全球患病率（the global prevalence），结果显示 Tourette 综合征的全球患病率为 0.5%；其中在美洲患病率最高（0.6%），这与儿童、青少年人群及男性患病率高有关，分别为 0.7% 和 0.5%。

表 2-1　儿童 Tourette 综合征的患病率

| 作者 | 年份 | 国家或地区 | 患病率 /% |
| --- | --- | --- | --- |
| Koester | 1899 | 德国莱比锡（Leipzig） | 0.08 |
| Ascher | 1948 | 美国巴尔的摩（Baltimore） | 0.007 |
| Salmi | 1961 | 芬兰（Finland） | 0.019 |
| Field 等 | 1966 | 美国明尼苏达（Minnesota） | 0.000 5 |
| Debray-Ritzen 等 | 1980 | 法国巴黎（Paris） | 0.23 |
| Bruun 等 | 1984 | 美国（America） | 0.05 |
| Burd 等 | 1986 | 美国北达科他州（North Dakota） | 0.052 |

续表

| 作者 | 年份 | 国家或地区 | 患病率/% |
|---|---|---|---|
| Caine 等 | 1988 | 美国纽约（New York） | 0.029 |
| Shapiro 等 | 1988 | 美国纽约（New York） | 0.007 |
| Comings 等 | 1990 | 美国洛杉矶（Los Angeles） | 0.495 |
| Nomoto 等 | 1990 | 日本（Japan） | 0.5 |
| Comings 等 | 1991 | 美国加利福利亚（California） | 0.59 |
| Wong 等 | 1992 | 中国香港（Hongkong） | 0.42 |
| Apter 等 | 1993 | 以色列（Israel） | 0.043 |
| Robertson 等 | 1994 | 新西兰（New Zealand） | 0.007 |
| Pelser 等 | 1994 | 南非（South Africa） | 0.96 |
| Costello 等 | 1996 | 北美洲（North America） | 0.103 |
| Mason 等 | 1998 | 英国（England） | 2.99 |
| Robertson 等 | 1998 | 英国伦敦（London） | 0.05 |
| Kalesjo 等 | 2000 | 瑞典（Sweden） | 1.15 |
| Zeitlin 等 | 2001 | 英国（England） | 0.76 |
| Kurlan 等 | 2001 | 北美洲（North America） | 3.83 |
| Hornsey 等 | 2001 | 英国（England） | 0.76 |
| Gadow 等 | 2002 | 北美洲（North America） | 8.02[*] |
| Khalifa 等 | 2003 | 瑞典（Sweden） | 0.559 |
| Wang 等 | 2003 | 中国台湾（Taiwan） | 0.56 |
| Lanzi 等 | 2004 | 意大利（Italy） | 2.89[*] |
| Zheng 等 | 2004 | 中国温州（Wenzhou） | 0.43 |
| Scahill 等 | 2006 | 美国（America） | 0.7 |
| Linazasoro 等 | 2006 | 西班牙（Spain） | 6.57[*] |
| Heiervang 等 | 2007 | 挪威（Norway） | 0.16 |
| Stefanoff 等 | 2008 | 波兰（Poland） | 0.57 |
| 疾病预防控制中心 | 2009 | 北美洲（North America） | 0.246 |
| Scahill 等 | 2009 | 美国（America） | 0.3 |
| Liu 等 | 2009 | 中国北京（Beijing） | 0.47 |
| Banerjee 等 | 2009 | 印度（India） | 0.035[*] |
| Scharf 等 | 2012 | 英国（England） | 0.739 |

续表

| 作者 | 年份 | 国家或地区 | 患病率/% |
|---|---|---|---|
| Kraft 等 | 2012 | 丹麦（Denmark） | 0.552（1.439[*]） |
| Liu 等 | 2013 | 中国龙江（Longjiang） | 2.98[*] |
| Alves 等 | 2014 | 巴西（Brazil） | 0.43 |
| Scharf 等 | 2014 | 美国（America） | 0.52 |
| Yang 等 | 2016 | 加拿大（Canada） | 0.33 |
| Yu 等 | 2018 | 中国黔南（Qiannan） | 1.29[*] |
| Li 等 | 2021 | 中国（China） | 2.5[*] |
| Charania 等 | 2022 | 美国（America） | 0.3 |

注：[*] 系指儿童抽动障碍所有类型（all tic disorders）总患病率。

Knight 等（2012）对加拿大 1985—2011 年 35 个抽动障碍流行病学研究资料进行了系统综述，结果表明 Tourette 综合征患儿的患病率为 0.77%，其中男孩高于女孩，分别为 1.06% 和 0.25%；慢性抽动障碍患儿的患病率为 1.61%，而暂时性抽动障碍患儿的患病率高达 2.99%。成年抽动障碍的患病率明显低于儿童，大约为儿童患病率的 1/10，并且有相当一部分抽动障碍成年患者是由儿童期迁延不愈延续至成年的。至于成年 Tourette 综合征的患病率为 0.05%。杨春松等（2016）对中国 1983—2010 年 13 个儿童抽动障碍流行病学研究资料患病率进行了系统综述和荟萃分析，汇总调查了 269 571 名 3~16 岁抽动障碍患儿，结果发现抽动障碍患儿总体患病率（6.1%）较高，可能的原因是抽动障碍具体分型有限、调查的年龄段（3~16 岁）有局限性和数据源的差异等。至于暂时性抽动障碍、慢性抽动障碍和 Tourette 综合征患儿的患病率分别为 1.7%、1.2% 和 0.3%，低于上述国外的研究报道。且患病率因性别和地区而有差异，男性高于女性，中部地区高于华北和华东地区，城市高于农村（可能源于城市儿童更容易受到环境污染影响）。该研究存在一定的局限性，首先是大部分研究分布在中国的北部和南部，西部数据缺乏，地理分布不平衡，样本代表性不足，需要对抽动障碍在中国不同地区的流行病学进行大规模的多中心研究。其次，在对所有类型抽动障碍患病率的荟萃分析中发现了中度异质性，这可能是由于样本量的差异和使用不同诊断标准的纳入研究的差异。第三，文献检索仅限于中文或英文发表的文章。第四，部分纳入的研究仅报道了抽动障碍的总体患病率，未按疾病类型、性别、年龄和地理分布报告患病率，难以进行基于不同亚组的患病率荟萃分析。最后，由于纳入的研究数量有限，此研究无法考虑不同因素之间的相互作用。因此，未来的研究应致力于克服这方面的局限性。

一般认为，暂时性抽动障碍、慢性运动或发声抽动障碍和 Tourette 综合征的患病率分别为 5%~7%、1%~2% 和 0.3%~1.0%。目前普遍接受 Tourette 综合征的患病率为 0.5%~1.0%，男女之比为（3~4）：1。

抽动障碍的实际患病率比目前报告的要高，

也就是说,目前对本病的患病率估计过低,原因在于:大多数抽动障碍患者为轻症患者,不需要进行药物治疗,因此这些轻症患者常常被漏诊;一些患病的人未能意识到他们自己患有抽动障碍,或者医务人员对于本病的认识不够,进而造成误诊或漏诊等。

**(二)国外研究现状**

**1. 研究方法的演变** 直到 20 世纪 80 年代初,抽动障碍流行病学的研究逐渐引起了西方学术界的重视,也开始涌现出涉及许多地区的有关抽动障碍的调查研究,但缺乏大样本、前瞻性、跨地区的纵向研究,更没有全国范围内的普查。20 世纪 80 年代初到 90 年代初的研究在方法学上很少有随机研究,而且研究步骤较简单,病例资料的来源也多是通过间接的医生报告,没有面对面的直接检查。直到 1993 年之后,有关国家或地区在研究方法上才日趋科学和合理。不仅做到了较大样本的随机,而且在调查方法方面也日趋完善。主要调查步骤多分为三个阶段:①筛查阶段(主要采用自制筛查问卷);②访谈(对筛查阳性的由儿童神经科医师或精神科医师进行不定式访谈,并根据有关诊断标准来明确诊断);③临床评估〔采用耶鲁 Tourette 综合征和其他行为症状量表(the Yale Schedule for Tourette Syndrome and Other Behavioral Syndromes,YSTSOBS)来进行评估,进行评估的医师要和进行诊断的医师为同一个人〕。但不同国家或地区的研究结果仍然存在诸多差异。

**2. 集中在学龄期儿童的研究** Caine 等的研究开始将研究对象锁定在学校人群,他们用在媒体上做广告的方式来引起学校工作人员和家长的注意,并通过对学校员工进行培训的方式以求查明该区域所有符合 Tourette 综合征诊断标准的儿童。结果发现在纽约门罗县,5~18 岁男孩中 Tourette 综合征的患病率为 0.052%,女孩为 0.006%。在加利福尼亚州的一所学校,Comings 等则发现,男孩 Tourette 综合征的患病率为 1.05%,女孩为 1.31%。这两个研究结果的悬殊差异可能与研究中所采用的诊断程序不同有关,后者在诊断程序上采用两个步骤:首先由学校精神科医生初步诊断,再由专科门诊确诊。

2000 年之后的研究开始将抽动障碍的共患病和影响患病率的因素纳入了研究的范围。一项来自瑞典的研究结果与 Comings 的研究结果比较接近:暂时性抽动障碍、慢性运动或发声抽动障碍和 Tourette 综合征的患病率分别为 4.8%、1.3% 和 0.6%。Tourette 综合征抽动症状的严重程度显著高于另两类抽动障碍,而且发病年龄越小,抽动症状越严重。抽动障碍患者父母或同胞患抽动障碍、强迫障碍(OCD)、注意缺陷多动障碍(ADHD)和抑郁障碍的比率增加,80% 与某种精神障碍有一级亲缘关系。此研究建议对抽动障碍患者家属进行调查。

2004 年一项来自意大利的研究,旨在探究意大利小学生中抽动障碍的患病率,研究人群为意大利某地区 2 347 所小学 80 073 名学生,年龄 6~11 岁。研究发现抽动障碍的患病率为 2.9%,其中男性为 4.4%,女性为 1.1%,未发现明显的年龄趋势。此研究提示抽动障碍的存在与学校功能损害有明显关系。Kurlan 等的研究认为特殊教育学校学生的抽动障碍患病率为 23.4%,普通教育学校学生的抽动障碍患病率为 18.5%,也提示在儿童抽动障碍是很常见的,且与学习障碍存在很大的相关性。

**3. 集中在其他人群的研究** Burd 等于 1986 年对美国北达科他州所有执业医生的接

诊情况进行了调查,调查在他们的诊所里诊断为 Tourette 综合征的情况。根据被调查医生们的报告,以美国《精神障碍诊断和统计手册》(第3版)修订版(DSM-Ⅲ-R)再诊断,发现成年男性 Tourette 综合征的患病率为 0.007 7%,成年女性 Tourette 综合征的患病率为 0.002 2%,明显低于儿童 Tourette 综合征的患病率,男孩和女孩 Tourette 综合征的患病率分别为 0.09% 和 0.01%。这里需要说明的是,基于医院登记调查与基于人群的患病率研究结果不具有可比性,因为只有 1/8~1/7 的 Tourette 综合征得到了专业卫生服务机构的诊断,还有大量的此类患者并未到医院就诊,则基于医院的 Tourette 综合征患病率数据要远低于基于人群的研究结果,如瑞典的一项基于人群的研究发现,一般学校人群中 Tourette 综合征的患病率约为 1%,而医院临床诊断的 Tourette 综合征患病率为 0.15%。

1993 年一项来自以色列 28 037 名即将入伍的 16~17 岁青少年为调查对象的研究,结果发现 Tourette 综合征的患病率在男孩为 0.049%,在女孩为 0.031%。此研究不仅做到了随机而且样本量较大,并由经过正规培训的医生进行筛查和确诊,虽然工作强度较大,研究的成本较高,但却被认为是最可信和最有效的精神障碍疾病患病率的研究方法。

Schlander 等于 2011 年报道涵盖儿童、青少年和成年期在内的抽动障碍和 Tourette 综合征患病率,系德国诺德巴登项目(Nordbaden project)收集 220 多万人参与了门诊健康保险系统的完整数据,代表 2003 年诺德巴登地区的 82% 人口,提供了所有年龄段的横断面研究信息。基于该数据对抽动障碍和 Tourette 综合征诊断病例数确定患病率,0~6 岁、7~12 岁、13~18 岁、19~29 岁、29~49 岁和 ≥50 岁各年龄段抽动障碍患病率分别为 0.52%、0.79%、0.22%、0.06%、0.07% 和 0.09%,抽动障碍总患病率为 0.16%;0~6 岁、7~12 岁、13~18 岁、19~29 岁、29~49 岁和 ≥50 岁各年龄段 Tourette 综合征患病率分别为 0.007%、0.040%、0.038%、0.009%、0.006% 和 0.03%,Tourette 综合征总患病率为 0.010%,比抽动障碍患病率低约 10 倍。抽动障碍在 7~12 岁年龄组中诊断最多,患病率为 0.79%。随着年龄的增长,男性占优势的患病率差异趋于消失,在 30 岁以上年龄组中,女性抽动障碍比男性更常见。本研究抽动障碍和 Tourette 综合征的患病率与基于社区流行病学研究发现的患病率相比大大降低,表明在目前的常规门诊医护条件下,有大量病例未被诊断和未得到治疗。

**(三)国内研究现状**

国内对抽动障碍流行病学的研究始于 20 世纪 80 年代早期,到目前为止尚无抽动障碍的全国性流行病学调查资料,仅见为数不多的地区性及区域性流行病学调查资料。国内研究的调研对象均以学龄期儿童或小学生为主,在调研方法上自 1984 年以后不断改进,以 2004 年浙江温州、2009 年北京大兴区、2013 年顺德龙江地区、2018 年贵州黔南地区和 2021 年 5 个省份等采用的分层整群抽样方法较为成熟。由于研究方法、诊断标准等的不同,导致不同的研究其结果不尽相同,甚至差异很大,而且缺乏发病率方面的研究。

高庆云于 1984 年调查 8~12 岁儿童 17 727 名,其中诊为 Tourette 综合征患者 43 名,患病率为 0.24%。郑荣远等于 2004 年采用分层整群抽样方法,对浙江温州地区 9 742 名 7~16 岁的中小学生进行抽动障碍横断面调查,结果发现抽动障碍总患病率为 1.04%,其中暂时性抽动障碍、慢性运动或发声抽动障碍、Tourette 综合征的患病率分别为 0.34%、0.27% 和 0.43%。男性抽动障碍患病率为 1.66%,女性为 0.29%,男性高于女性。抽动障碍三种临床亚型的患病率均表现为男性高于女性;平均发病年龄为 (8.5±2.8) 岁,发病高峰在 6~10 岁,各年龄组患病率以 9~10 岁组为最高;小学生抽动障碍患病率高于初中生;延迟诊断率为 69.3%,延迟诊断时间(中位数)为 1.0 年。该研究提示,抽动障碍在浙江温州地区儿童和青少年中较多见,疾病早期漏诊现象严重。

刘永翼等于 2009 年采用分层整群随机抽样法,从北京大兴区 6~16 岁中小学生中抽取部分学生进行抽动障碍的横断面调查;根据抽动障碍国内外研究现况,制定抽动障碍初筛问卷,收集学生临床资料,对筛查阳性者及学校教师或同学报告有类似症状者进行面谈及临床评估,采用美国《精神障碍诊断与统计手册》(第 4 版)(DSM-Ⅳ)中抽动障碍标准进行诊断和分类,调查结果发现抽动障碍的总患病率为 2.26%,其中暂时性抽动障碍、慢性运动或发声抽动障碍、Tourette 综合征的患病率分别为 1.05%、0.73% 和 0.47%。男生抽动障碍患病率高于女生,其中男生为 3.39%,女生为 1.04%,患病率男女之比为 3.27∶1。刘玲等于 2013 年采用分层整群抽样方法,对顺德龙江地区 4 062 名 6~12 岁的学龄儿童进行抽动障碍横断面调查,结果发现抽动障碍总患病率为 2.98%,其中暂时性抽动障碍、慢性运动或发声抽动障碍、Tourette 综合征的患病率分别为 3.62%、2.39%、1.21%。男孩抽动障碍患病率显著高于女孩 (3.92% *vs.* 1.96%, $P<0.05$)。余益萍等(2018)报道,于 2016 年 8 月—2017 年 7 月采用多阶段分层、随机、整群抽样方法在贵州省黔南地区抽

取 99 488 名 7~15 岁儿童进行问卷调查、体格检查和抽动严重程度评估,结果发现抽动障碍患儿 1 279 例,患病率为 1.29%;多因素非条件 logistic 回归分析结果显示,有家族史、早产、出生时有不利因素、挑食且爱喝功能饮料、睡眠障碍、学习成绩差、无业余爱好、自理能力弱、家庭关系紧张、打骂/体罚、与父母关系紧张、居住环境喧闹是贵州省黔南地区 7~15 岁儿童抽动障碍患病的危险因素。李凤华等于 2021 年采用多阶段聚类分层随机抽样方法,选取了中国 5 个省份或直辖市(北京、湖南、江苏、辽宁和四川),通过 Achenbach 儿童行为量表(CBCL)筛查和简明国际儿童和青少年神经精神病学访谈量表(MINI-KID)诊断进行了一项两阶段的大规模精神病学流行病学调查;在第一阶段,共有 73 992 名 6~16 岁儿童参与调查;在第二阶段,17 524 名儿童被诊断;结果发现中国儿童和青少年精神障碍的加权患病率为 17.5%,城乡之间无差异,在男性组中随年龄的增长而下降,而女性组则随年龄的增长而增加;其中抽动障碍的患病率为 2.5%,暂时性抽动障碍、慢性运动或发声抽动障碍和 Tourette 综合征三个亚型的患病率分别为 1.2%、0.9% 和 0.4%。

Wang 等对中国台湾省台北县一所小学进行了抽动障碍流行病学调查,共调查 2 000 人,年龄 6~12 岁,结果发现 Tourette 综合征患病率约 0.56%,男女比例为 9∶2。注意缺陷多动障碍、自伤行为和强迫行为的共病率分别为 36%、27% 和 18%。27% 的 Tourette 综合征与遗传有关。研究还发现有 4.9% 的儿童患暂时性抽动障碍,其中 73% 的患儿抽动程度较轻微,能否被家庭、老师和同学接受是他们面临的最重要问题。中国台湾学者于 2022 年报道了利用台湾医保研究数据库估算 2007—2015 年关于 Tourette 综合征和慢

性抽动障碍的患病率,结果发现其患病率从2007年的37.51/10万增加到2015年的84.18/10万,呈现逐年上升。

有关抽动障碍流行病学研究尚存在以下问题:①研究样本来源局限,缺乏跨地区的全国性乃至世界范围的大样本系统研究和地区分布差异方面的研究;②目前研究多为横断面调查,缺少前瞻性纵向研究;③研究较多集中在Tourette综合征亚型,对抽动障碍各种亚型一并进行研究的报道较少;④大部分为患病率的研究,而且多是终身患病率的报道,缺少时点患病率的报道,对发病率的研究则更少;⑤诊断标准不统一,目前主要涉及三个诊断系统,即《国际疾病分类》(第10版)(ICD-10)、《中国精神障碍分类与诊断标准》(第3版)(CCMD-3)和美国《精神障碍诊断与统计手册》(第5版)(DSM-5),国外主要应用DSM-5,国内应用ICD-10和CCMD-3较多;⑥设计方法和研究工具不统一。因此,将来在全国范围内进行一次抽动障碍流行病学调查,已经成为科学和社会发展的迫切需要。

 **专家提示**

- 抽动障碍可以在各种不同的种族、社会阶层和文化背景中发病,是一种世界广泛性的神经发育障碍疾病,以犹太教徒发病最为多见,而黑色人种罕见发病。

- 根据选择的人群、地区、诊断标准及调查的方法与时段不同,抽动障碍的发病率及患病率调查结果差别较大,实际发病率及患病率可能被低估。

- 抽动障碍的年发病率一般为0.5~1.0/10万,男女比例为(3~5):1。

- 一般认为,暂时性抽动障碍、慢性运动或发声抽动障碍和Tourette综合征的患病率分别为5%~7%、1%~2%和0.3%~1.0%。中国5个省份或直辖市抽动障碍的患病率为2.5%,其中暂时性抽动障碍、慢性运动或发声抽动障碍和Tourette综合征的患病率分别为1.2%、0.9%和0.4%。

(刘智胜)

## 参考文献

1. 刘智胜. 多发性抽动症的流行病学. 中国实用儿科杂志, 2002, 17 (4): 194-196.

2. 郑荣远, 金嵘徐, 惠琴, 等. 温州地区7~16岁中小学生抽动障碍的现况调查. 中华流行病学杂志, 2004, 25 (9): 745-747.

3. 刘永翼, 郑毅, 韩书文, 等. 北京市大兴区616岁中小学生抽动障碍的现况调查. 中华精神科杂志, 2009, 42 (4): 231-234.

4. 刘玲, 江志贵, 李微, 等. 顺德龙江地区小学生抽动障碍流行病学调查及其与微量元素的关系. 中国当代儿科杂志, 2013, 15 (8): 657-660.

5. 余益萍, 田永波, 卢玉龙, 等. 贵州黔南地区7~15岁儿童抽动障碍患病现状及危险因素分析. 中国公共卫生, 2018, 34 (3): 346-369.

6. FREEMAN RD, FAST DK, BURD L, et al. An international perspective on Tourette syndrome: selected findings from 3, 500 individuals in 22 countries. Dev Med Child Neurol, 2000, 42 (7): 436-447.

7. KNIGHT T, STEEVES T, DAY L, et al. Prevalence of tic disorders: a systematic review and metaanalysis. Pediatr Neurol, 2012, 47 (2): 77-90.

8. LEIVONEN S, VOUTILAINEN A, HINKKA-YLI-SALOMÄKI S, et al. A nationwide register study of the characteristics, incidence and validity of diagnosed Tourette syndrome and other tic disorders. Acta Paediatr, 2014, 103 (9): 984-990.

9. FREEMAN R. Tics and Tourette Syndrome: Key Clinical Perspectives. London: Mac Keith Press, 2015.

10. YANG C, ZHANG L, ZHU P, et al. The prevalence of tic disorders for children in China: A systematic review and meta-analysis. Medicine (Baltimore), 2016, 95 (30): e4354.

11. YANG J, HIRSCH L, MARTINO D, et al. The prevalence of diagnosed Tourette syndrome in Canada: A national population-based study. Mov Disord, 2016, 31 (11): 1658-1663.

12. LI F, CUI Y, LI Y, et al. Prevalence of mental disorders in school children and adolescents in China: diagnostic data from detailed clinical assessments of 17, 524 individuals. J Child Psychol Psychiatry, 2022, 63 (1): 34-46.

13. CHOU IJ, HUNG PC, LIN JJ, et al. Incidence and prevalence of Tourette syndrome and chronic tic disorders in Taiwan: a nationwide population-based study. Soc Psychiatry Psychiatr Epidemiol, 2022, 57 (8): 1711-1721.

14. CHARANIA SN, DANIELSON ML, CLAUSSEN AH, et al. Bullying Victimization and Perpetration Among US Children with and Without Tourette Syndrome. J Dev Behav Pediatr, 2022, 43 (1): 23-31.

15. JAFARI F, ABBASI P, RAHMATI M, et al. Systematic Review and Meta-Analysis of Tourette Syndrome Prevalence; 1986 to 2022. Pediatr Neurol, 2022, 137: 6-16.

# 第三章

# 抽动障碍的病因与发病机制

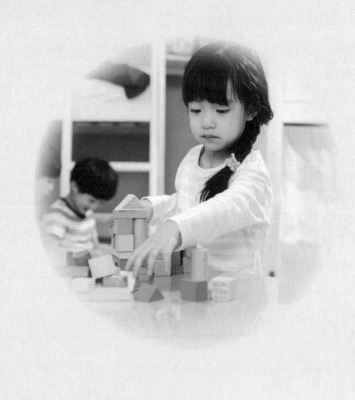

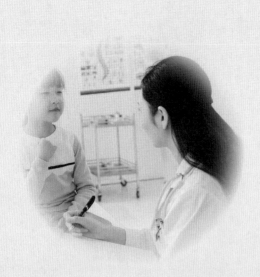

目前,有关儿童抽动障碍的病因及发病机制尚未完全明了,其发病与遗传因素、生物因素、心理因素和环境因素等诸多方面有关,可能是多种因素在发育过程中相互作用的综合结果。尽管研究显示抽动障碍与多种因素有关,但哪一种因素又都不能完全解释疾病的特殊表现和严重程度,可能是具有遗传倾向的儿童,当外界环境改变或内在心理应激超过本身可承受的能力范围时出现发病。目前比较公认的发病机制为多巴胺能基底神经节环路的功能异常,这可能与皮质 - 纹状体 - 丘脑 - 皮质环路(cortex-striatum-thalamus-cortex circuits,CSTC)去抑制有关。现将抽动障碍可能的发病原因与发病机制分述如下。

## 第一节　神经遗传因素

抽动障碍是一种于儿童时期起病,具有一定遗传倾向的神经发育障碍性疾病(neurodevelopmental disorders,NDD)。关于抽动障碍目前有许多疑点仍不明了,例如抽动障碍为何在某些患者的表现是轻微的,但在另一些患者的表现却是严重的。临床上有许多家族一家有好几个人或有好几代人都患有抽动障碍,却无法以常染色体显性、隐性或性联遗传方式来解释。过去几十年,随着遗传学检测技术的进步,从家系调查、双生子研究、分离分析、连锁分析、基因组印迹、染色体异常或拷贝数变异(copy number variation,CNV)、全基因组关联分析(genome-wide association study,GWAS)、全外显子组测序(whole exome sequencing,WES)等方面,对本病的遗传学问题进行了比较多的研究工作。但迄今关于抽动障碍的致病基因尚无明确结论。

### 一、家族史研究

大量家系调查表明,抽动障碍先证者的亲属表现有抽动障碍病史,在本病的家族成员中,抽动障碍的发生率约为 40%~50%,这提供了抽动障碍与遗传有关的证据。Guggenheim 对一个大家系的遗传调查发现,43 名家庭成员中有 17 名患有抽动障碍。Kurlan 等对另一个家系中 69 名成员进行了访问,结果确诊或疑诊 Tourette 综合征分别为 10 名和 15 名,确诊或疑诊慢性抽动障碍分别为 3 名和 1 名。国内杨任民等报道同一家族中同胞兄妹二人和其父均患有抽动障碍,宋佃梅等报道同胞兄弟同患此病,另张世吉等报道 66 例抽动障碍患儿的一、二级亲属中有抽动障碍病史者 10 例(15%),表明该病有家族遗传倾向。瑞典开展的一项队列研究中对 Tourette 综合征与慢性抽动障碍患者家系与普通人群患病风险进行比较,研究得出抽动障碍先证者亲属中患抽动障碍的风险与遗传相关程度成比例增加,总体遗传率达 0.77,且男性与女性的家族风险或遗传度没有差异。通过对有抽动障碍先证者的家庭成员进行遗传流行病学调查,能够发现抽动障碍的发病率较普通人群要高,表明抽动障碍有明显的遗传倾向。

### 二、双生子研究

抽动障碍的遗传易感性可以在双生子研

究中反映出来。一项纳入 7 311 个双胞胎家庭的双生子研究中,通过调查后发现,不同类型抽动障碍患病率为 0.3%~4.5% 不等,遗传度在 0.25~0.37 之间,且轻度与中度抽动障碍表型的遗传度约为中等。对双胎之一患有抽动障碍的 16 对单卵双生子研究发现,抽动障碍的一致性(一对孪生个体出现某一相同遗传性状)是 56%,当任何抽动障碍类型都被包括时,一致性高达 94%。Price 等进行了一个大的抽动障碍双生子研究,包括 43 对相同性别的双生子,其中至少双胎之一患有 Tourette 综合征,结果表明 Tourette 综合征的一致性在单卵双胎是 53%,而在双卵双胎是 8%。当诊断标准扩大到包括双胎中任何类型抽动障碍时,一致性在单卵双胎升高到 77%,而在双卵双胎仅升高到 23%。单卵双生子抽动障碍的一致性显著高于双卵双生子抽动障碍的一致性,表明抽动障碍主要由遗传因素决定。

双生子研究还表明,尽管遗传因素在抽动障碍的发病中起着重要作用,但非遗传因素对于抽动障碍的发病也发挥一定的作用,如出生前和出生后不良环境因素等可以影响抽动障碍的表达。Price 等研究发现单卵双胎抽动障碍的一致性只有 53%,说明非遗传因素在抽动障碍的发病中也起一定的作用。Leckman 等对上述 43 对双生子进行非遗传因素调查发现,患抽动障碍的双胎出生体重比未患抽动障碍的双胎要低,故推测一些出生前因素如母亲妊娠紧张、服用止吐药或其他未知的因素,可能导致多巴胺(dopamine,DA)受体的敏感性发生变化。Hyde 等对患有抽动障碍的单卵双生子研究也发现,抽动症状比较严重的患者,其出生体重较低。妊娠期母亲精神紧张和妊娠 3 个月内严重的恶心或呕吐等因素,与抽动的严重程度存在有意义的联系。由基因型和环境因素共同制约个体性状的抽动障碍表型(phenotype),与发挥基因调节作用的单胺氧化酶基因存在有意义的联系。以上研究发现表明,影响抽动障碍表达的决定性环境因素发生在子宫内,而且可能与胎盘形成、胎位及子宫内挤压有关。循环的变化可造成双胎之一的低灌注,并影响发育中脑的氧和营养的供给。不利的环境因素会使遗传效应加大,Leckman 等认为抽动障碍是在脑发育的关键时期(2~15 岁)发病,可能是遗传的易感性和环境因素共同作用的结果。

## 三、分离分析

分离分析研究表明,抽动障碍的遗传方式倾向于常染色体显性遗传伴不完全外显率,且外显率存在性别差异。男性外显率高(接近 100%),女性外显率较低(60%~70%)。Comings 等研究提出,X 连锁修饰基因(modifying gene)可能可以解释男性外显率较高的原因。Kurlan 等对先证者家庭父系和母系双方抽动障碍传递的频率进行了调查,结果表明高密度家庭(在先证者的三代里有 5 个以上抽动障碍受累亲属)占 33%,而非高密度家庭(抽动障碍先证者普通家系)只占 15%,提示抽动障碍存在双直系传递(bilineal transmission)。同时这个研究论证了双直系传递的频率与抽动障碍先证者的严重程度有关。抽动障碍的遗传方式也有多基因遗传或半显性半隐性遗传的报道,没有常染色体隐性遗传或 X 连锁遗传的证据;被认为是由多个微效基因控制的具有复杂性状的遗传性疾病。

依据美国 Tourette 综合征协会的报告,抽动障碍的遗传是由带有致病基因的双亲(单或双亲都有)传递至其后代子孙,男、女皆有可能,且其表现的方式及程度也许不同代间会有不同的差异。双亲之一是抽动障碍基因携带者,则约有50%概率生出的孩子患有抽动,但并不是具有抽动障碍易感基因的孩子都会表现出抽动症状。通常抽动的表现程度男女有别,且不同的人亦会有不同的表现方式。David 等认为抽动障碍的遗传方式比原来所认为的要更加复杂,潜在基因机制很有可能涉及许多不同基因,目前倾向认为抽动障碍是一种复杂遗传模式(complex mode of inheritance)的神经发育障碍性疾病(NDD)。

## 四、连锁分析

连锁分析是提供进一步证实家族史研究和分离分析结论的最佳方法。其目的是论证在一个家庭中,脱氧核糖核酸(deoxyribonucleic acid,DNA)特异片段与某种疾病的共同分离。如果一个标记位点非常接近于某一疾病等位基因位点,那么两个位点等位基因的非随机分离可于判别某种遗传病的缺陷基因所在位置。应用遗传连锁分析将有可能有助于抽动障碍、强迫障碍和相关行为障碍遗传机制的阐述。通过已知的异常基因产物或功能来鉴定某种疾病基因的策略称为功能克隆(functional cloning)。对于病因不明的遗传病,可采用定位克隆(positional cloning)的策略来鉴定致病基因。定位克隆是用一种阳性的连锁发现,允许敏感位点定位到一条染色体的某一特定区域,然后从数万至数百万基本对子的染色体区域局限到狭窄部位,最后鉴定出缺陷基因。在缺乏特异异常基因产物和候选脑区时,定位克隆技术能够被利用于研究抽动障碍的致病基因。

关于抽动障碍的基因定位尚未最后确定。有作者报道抽动障碍的基因定位可能在 18 号

染色体长臂 2 区 2 带 1 亚带(18q22.1)裂点附近。Gericke 等研究发现,抽动障碍患者在 22 号染色体长臂 1 区 2 带至 1 区 3 带(22q12-13)有脆性位点。微小卫星 DNA 多态性技术应用于抽动障碍基因定位的连锁分析,发现 9 号染色体短臂(9p)可能存在本病的缺陷基因。但利用这些染色体区域的特异性探针没有证实这些区域的任何位置有抽动障碍的基因连锁。有作者采用限制性片段长度多态性(RFLP)方法研究发现,多巴胺 D2 受体(DRD2)基因位点与抽动障碍致病基因之间可能存在连锁关系。但在大样本抽动障碍病例研究中未能得出一致的结果,利用单倍体相关危险(haplotype relative risk)方法未能证实 DRD2 基因位点在抽动障碍先证者的表达中充当修饰基因。Grice 等利用非平衡传递试验(transmission disequilibrium test)非参数方法,检查抽动障碍与多巴胺 D4 受体(DRD4)特异等位基因 DRD4*7R 之间的潜在连锁,93 例抽动障碍家系 DRD4*7R 在传递组比非传递组要常见。DRD4 基因位点与抽动障碍之间存在非复制连锁失衡(linkage disequilibrium)。多巴胺 D5 受体(DRD5)基因位点与抽动障碍之间不存在连锁关系。

Tourette 综合征协会国际遗传联盟(Tourette Syndrome Association International Consortium for Genetics,TSAICG)进行一项大样本抽动障碍基因连锁分析,共有 238 个核心家庭 2 040 名个体纳入调查,其中 18 个家庭为多世同堂,结果发现染色体 2p23.2、1p、3p、5p 和 6p 在多代之间存在连锁相关,每个家庭 2 号染色体都有阳性链接信号。另有研究发现,抽动障碍患儿染色体 2p、4q34-35、5q35、7q22-q31、8q13-q22、11q23、13q31、17q25、18q22 上存在遗传异质性。遗传连锁分析

虽然得到一些与抽动障碍连锁的染色体区域,也发现了一些染色体畸变,但这些连锁间缺乏重复性,已知区域中可能的易感基因与抽动障碍的关联关系尚待进一步研究。

## 五、基因组印迹

基因组印迹(genomic imprinting)是指来自不同亲源的染色体及片段基因的表型不同。一个个体的两条同源染色体或片段全部来自父方或母方的单亲二倍体(uniparental disomy)是基因组印迹的一种。Furtado等研究了36例父方或母方传递证据清楚的两组抽动障碍患者,结果表明两组在起病年龄、运动性抽动或发声性抽动、注意力问题、强迫障碍和多动方面没有差异,没有证据发现抽动障碍存在基因组印迹。而Lichter等回顾检查了25例母系传递和25例父系传递的抽动障碍患者,两组之间的差异有显著意义,母系传递者有比较多的复杂运动性抽动和比较频繁的非干涉仪式,而父系传递者有比较多的发声性抽动、发声性抽动与运动性抽动之间有比较长的起病间隔和较多的多动。对57例抽动障碍先证者的437名一级亲属调查发现,母系传递的抽动障碍患儿起病年龄比父系传递的要小。在假定的抽动障碍基因方面,减数分裂事件或宫内环境影响能够解释基因组印迹所致的父母起源效应。

## 六、候选基因研究

单核苷酸多态性(single nucleotide polymorphism, SNP)是指在基因组水平上由单个核苷酸的变异引起的DNA序列多态性,包括单碱基转换、颠换、插入、缺失等,且任何一种变异在群体中的发生频率均>1%。SNP是人类遗传变异中最常见

的,且随着SNP检测及分析技术的发展,其在遗传性疾病的病因诊断、治疗和防治等方面日益受到重视。在对遗传病进行分析研究时,常常通过候选基因(candidate gene)方法来确定某遗传病的缺陷基因位点,如果候选基因与疾病致病基因相同,就会出现共同分离。在抽动障碍的分子遗传学研究中,已经筛查了许多可能与本病有关的候选基因DNA标记,试图查找到本病的易感基因或致病基因。

抽动障碍与神经递质系统紊乱密切联系,DA系统和5-羟色胺(5-HT)系统的相关基因等被认为可能是抽动障碍的候选基因,如DA受体家族(DRD1-DRD5)、多巴胺转运体(dopamine transporter, DAT)、去甲肾上腺素能基因(ADRA2a、ADRA2C基因)、去甲肾上腺素转运蛋白(NET)、酪氨酸-β-羟化酶、儿茶酚-O-甲基转移酶(COMT)、单胺氧化酶(MAO)、多巴胺-β-羟化酶、5-HT受体家族、组氨酸脱羧酶(HDC)、神经粘连蛋白4(NLGN4)基因、髓磷脂少突胶质细胞糖蛋白(MOG)基因等。其中部分基因的多态性,如MAOA基因、DRD2基因、5-HT2A基因、组氨酸脱羧酶基因、神经粘连蛋白4基因、髓磷脂少突胶质细胞糖蛋白基因等,这部分基因目前被认为可能与抽动障碍存在关联。

### (一) 抽动障碍与多巴胺系统基因

抽动障碍与多巴胺系统异常密切相关,临床实践证明,氟哌啶醇、硫必利等作为多巴胺受体拮抗剂,对抽动障碍的治疗疗效明确,这提示抽动障碍发病可能与多巴胺能系统缺陷有关。近年来已从分子遗传学的角度探讨本病与多巴胺系统相关基因的关系。目前有关多巴胺能基因引起抽动障碍发病的机制和途径尚不十分清楚,尚有待更深入的研究。

**1. 抽动障碍与多巴胺 D1 受体基因** 多巴胺 D1 受体（DRD1）基因定位于 5 号染色体长臂（5q）。DRD1 能够激活腺苷酸环化酶，在多巴胺系统的信号转导中发挥重要作用，故推测 DRD1 基因与抽动障碍易患性可能有关。Comings 等对 227 个抽动障碍患者和 63 个正常对照进行研究，检测其 DRD1 基因 Dde I 多态性，该多态性根据 DNA 是否能为限制性内切酶 Dde I 消化，分成 2 种等位基因 A1、A2，组成 3 种基因型 A1/A1、A1/A2、A2/A2。研究结果发现抽动障碍组的纯合子基因型 A1/A1、A2/A2 频率明显升高，基因型 A1/A1 和 A2/A2 在 63 个对照中占 41.3%，而在 227 个抽动障碍患者中占 57.3%（P=0.024），这结果支持 DRD1 基因的遗传变异在抽动障碍发生中的作用。而 Chou 等收集了 148 例抽动障碍患儿和 83 名健康儿童，对 DRD1 基因多态性进行分析，其中包括两个 SNP，即 -1263 位点 SNP155417（Ser412Ser）和位于 5′ 非翻译区的 A/G 多态性，发现病例组与对照组相比基因型及等位基因频率差异均无统计学意义。

**2. 抽动障碍与多巴胺 D2 受体基因** 多巴胺 D2 受体（DRD2）基因定位于 11 号染色体长臂 2 区 2 带（11q22）。目前人们用多巴胺基因的编码蛋白来研究抽动障碍，研究发现 DRD2 基因位点 Taq I 限制性片段长度多态性（RFLP）的 $A_1$ 等位基因与症状严重程度呈明显相关。DRD2 基因作为抽动障碍的修饰基因存在基因多态性表达，Comings 等选择多态性表达的遗传家系研究 DRD2、DA-β- 羟化酶（dopamine β-hydroxylase，DβH）和 DAT1 基因与抽动障碍的关系，发现这三种多巴胺能基因均与抽动障碍有关，认为本病系多基因遗传性疾病，且部分与这三种多巴胺能基因有关。Kurlan 等报道 1 个抽动障碍家系，采用

hD2G1 作为探针检测 DRD2 基因位点同抽动障碍的连锁关系，得到了阳性结果。然而，5 年之后，Gelernter 等重新检测了 Kurlan 等报告的那个家系，而且还检测了另一个家系，这次使用了三个 DNA 标记探针，即 DRD2、D11S29 和 PBGB，得到的结果却排除了 DRD2 基因位点与抽动障碍有连锁关系。Gelerater 和 Nothen 等研究也未发现 DRD2 基因存在影响基因功能的突变，推测 DRD2 基因与抽动障碍无关。Lee 等选取了我国台湾地区 151 例抽动障碍患儿和 183 名正常儿童对照，对 DRD2 基因 Taq I DRD2 和 DRD2（H313H）多态性进行分析，结果发现抽动障碍患儿 Taq I DRD2 A1 纯合子与 A2 纯合子的 OR 值是 2.253；而抽动障碍患儿 DRD2（H313H）CC 基因型与 TT 基因型的 OR 值是 2.96，提示 DRD2 基因 Taq I DRD2 和 DRD2（H313H）多态性与抽动障碍之间存在关联，可增加抽动障碍的发病风险。然而 Diaz-Anzaldua 等通过对法国加那丁河人群研究，并未发现 DRD2Taq I 多态性与抽动障碍发病有关。Comings 进一步研究认为多基因突变主要累及内含子（intron）或 5′，3′- 端序列，很少影响外显子（exon），所以这种突变很难被识别。Herzberg 等于 2010 年研究报道 DRD2 基因 3′ 端非翻译区 rs6279G/C 多态性及内含子 1rsl079597A/G 多态性与南美人群中抽动障碍发病显著相关。尽管以往有关 DRD2 Taq IA 基因多态性与抽动障碍发病之间的关系存在一定争议，2015 年国内一项荟萃分析中证实 DRD2 Taq IA 基因多态性 rs1800497 可能是导致 Tourette 综合征易感的原因，尤其是在高山族人群中。Taq IA 多态性位于 ANKK1 基因编码区内，现被称为 ANKK1/DRD2，ANKK1 基因的表达受多巴胺受体激活的影响，但有关其在抽动障碍发病发挥的作

用有待进一步探究。Müller 等发现 DRD2 过度甲基化与抽动严重程度有关,这表明多巴胺相关的表观遗传调控可能在抽动障碍病因中起一定作用。

**3. 抽动障碍与多巴胺 D4 受体基因** 多巴胺 D4 受体(DRD4)基因定位于 11 号染色体短臂 1 区 5 带 5 亚带(11p15.5),在 11p15.5 末端 Harveyras-1 位点(HRAS)与酪氨酸羟化酶(tyrosine hydroxylase,TH)基因之间的间距为 8.6cm。目前共发现 DRD4 基因有 10 种多态性,包括 3 种静息多态性(silent polymorphism)和 7 种结构多态性(structure polymorphism)。Barr 等对 5 个加拿大抽动障碍先证者的家庭进行研究,检测这 5 个家庭所有成员 DRD4 基因的 3 个多态性以及 TH 基因的一个多态性,分析结果未发现 DRD4 基因或 TH 基因与抽动障碍连锁的证据;还对这些成员的 DRD4 基因第一外显子上 13bp 碱基序列可能的缺失导致产生截断的非功能受体蛋白的一个突变进行检测,但在这些家庭均没有发现这个突变。这个研究表明 DRD4 基因及 TH 基因在抽动障碍易感性中均未起到主基因效应的作用。有研究表明 DRD4 基因第 3 外显子 48bp 可变重复序列多态性(DRIM exon Ⅲ 48bp VNTR)与抽动障碍发病有关。Diaz-Anzaldua 等采用核心家系传递不平衡分析方法对法国加那丁河人群进行研究,发现 DRD4 exon Ⅲ 48bp VNTR 的 7- 重复等位基因可以增加该人群中抽动障碍的发病危险。

**4. 抽动障碍与多巴胺 D5 受体基因** 多巴胺 D5 受体(DRD5)基因位于第 4 号染色体短臂 1 区 6 带 1 亚带(4p16.1),主要分布于大脑边缘系统。Barr 等对 5 个加拿大抽动障碍先证者的家庭进行研究,检测这 5 个家庭所有成员 DRD5 基因上同一个质粒克隆的微卫星多态性,用随着外显率的减少的常染色体显性模式,排除了 5 个家庭中的 4 个家庭性抽动障碍表型与 DRD5 基因的连锁;同时,在所有 5 个家庭中用非参数方法未见抽动障碍和 DRD5 基因连锁的证据。

**5. 抽动障碍与多巴胺转运体基因** 多巴胺转运体(dopamine transporter,DAT)是位于中枢多巴胺能神经元突触前膜的一种膜蛋白,其主要功能是再摄取突触间隙的多巴胺。许多用于治疗抽动障碍的药物具有抑制多巴胺回吸收的作用,从突触末端回吸收多巴胺是通过多巴胺转运体中介的,药物作用于多巴胺转运体,急性阻断多巴胺转运体处神经末梢对多巴胺的回收,可能是导致抽动障碍改善的一系列神经化学反应的关键。所以,调查编码多巴胺转运体的基因与抽动障碍的关系是十分必要的。编码人类多巴胺转运体的基因(即 DAT1 基因,别名 SLC6A3 基因)定位于 5 号染色体短臂 1 区 5 带 3 亚带(5p15.3),紧靠 D5S10 基因座和 D5S678 基因座之间,DAT1 基因 cDNA 长度约 70kb 大小。有研究表明该基因的多态性可导致 DAT 功能异常,从而影响多巴胺功能的发挥,进而出现抽动症状。Yoon 等对 DAT1 基因 rs6347 多态性进行分析,发现抽动障碍 + 注意缺陷多动障碍共患病组、单纯罹患抽动障碍病例组和对照组相比存在统计学差异,表明 DAT1 基因多态性与抽动障碍的发病密切相关,并且认为 DAT1 的功能性等位基因可能与临床表现有关。Tarnok 等研究发现 DAT1 40bp VNTR 与抽动障碍患者抽动症状的严重性存在关联,而且与 DAT1 40bp VNTR 的 10/10- 重复等位基因纯合子相比,携带 DAT1 40bp VNTR 9- 重复等位基因的患者抽动症状更明显。

**6. 抽动障碍与酪氨酸羟化酶基因** 酪氨酸羟化酶(Tyrosine hydroxylase,TH)是多巴胺生物合成的限速酶,该酶活性的变化直接影响多巴胺的合成,进而可能影响抽动障碍的发生,因此表达 TH 的基因上的遗传变异可能在抽动障碍发病中起重要作用。*TH* 基因定位于 11 号染色体短臂 1 区 5 带 5 亚带(11p15.5),距离 *DRD4* 基因 8.6cm。TH 基因第一内含子上有一个四核苷酸重复序列多态性,共可有 5 个等位基因:*A1*(116bp)、*A2*(107bp)、*A3*(103bp)、*A4*(99bp)、*A5*(95bp)。Comings 等研究一组抽动障碍及其相关疾病(孤独症和多动症)患儿的 *TH* 基因四核苷酸多态性,采用单体型相对风险(HRR)分析法,结果发现患者组与对照组间 *TH* 基因 5 个等位基因频率分布均无显著差异;从父传递与从母传递的 5 个等位基因频率分布也均无显著差异;每个传递给患儿的等位基因和其他未传递给患儿的等位基因频率分布也没有显著差异;这些研究结果表明 *TH* 基因不是导致抽动障碍及其相关疾病表现型的基因之一。

**7. 抽动障碍与单胺氧化酶 A 基因**　多巴胺可通过单胺氧化酶(monoamine oxidase,MAO)降解为 3,4- 二羟基苯乙酸(DOPAC),所以单胺氧化酶水平异常与抽动障碍的发生可能有关。单胺氧化酶有单胺氧化酶 A(MAOA)和单胺氧化酶 B(MAOB)两种类型,编码 MAOA 和 MAOB 的基因自 1988 年后先后被克隆,并测定了其互补脱氧核糖核酸(complementary DNA,cDNA)的全序列,其中单胺氧化酶 A 基因被定位于 X 染色体上。单胺氧化酶 A 基因第 2 个内含子中的 "CA" 二核苷酸高度重复序列,形成单胺氧化酶 A(CA)n 多态性,该多态性根据其长度可有 8 个等位基因(分别长 112、114、……、126bp),不同大小的等位基因可在基因调节中起作用。Gade 等研究了 375 个抽动障碍患者和 280 个物

质滥用者及对照组的单胺氧化酶 A(CA)n 多态性,关联分析显示该多态性与抽动障碍及物质滥用之间存在明显的关联。

**8. 抽动障碍与多巴胺 -β- 羟化酶基因**　研究发现多巴胺 -β- 羟化酶(DβH)基因所编码的 DβH 是多巴胺转化去甲肾上腺素过程中的限速酶,而该基因中等位基因的多态性影响人体血清中 DβH 的水平。Ozbay 等分别选取加拿大、土耳其家系的个体进行 *DβH* 位点多态性的检测,结果在加拿大家系中,多代家系与核心家庭中均未发现有显著相关性,而在土耳其人群中得到与 19bp 插入 / 缺失标记物有显著性关联的证据。因此认为 *DβH* 位点多态性在不同种族中与抽动障碍易感性的关系存在一定差异,而该基因多态性是否为影响抽动障碍易感性的主要因素还需要进一步研究。

**(二)抽动障碍与 5- 羟色胺系统基因**

**1. 抽动障碍与 5- 羟色胺受体基因**　有报道抽动障碍的血浆色氨酸水平明显降低,推测与 5- 羟色胺(5-hydroxytryptamine,5-HT)代谢的酶合成过多或诱导性过高有关;抽动障碍患者脑内由于 5-HT 受体超敏的反馈抑制作用及 5-HT 神经元的脱失,脑脊液中 5- 羟引哚乙酸(5-HIAA)也可明显降低;5-HT 降低的神经失抑制作用和喹啉酸增高引起的神经兴奋作用可致抽动障碍,这些都说明抽动障碍与 5-HT 能系统异常密切相关。近年来对抽动障碍与 5-HT 系统基因的关系进行了研究,色氨酸 2,3- 二氧化酶(TDO2)是色氨酸降解的限速酶,所以编码 TDO2 的基因存在的功能变异体可解释在不同的疾病中 5-HT 和色氨酸同时增加或减少的原因。Comings 等检测了人类 *TDO2* 基因外显子和内含子中四个不同的多态性,并与抽动障碍、儿童多动症及药物依

赖作关联分析,研究结果发现这些多态性与抽动障碍、儿童注意缺陷多动障碍及药物依赖明显关联,尤其在 *TDO2* 基因内含子上 *6G→T* 的变异与抽动障碍显著关联。

5-HT 是通过作用于一系列不同的 5-HT 受体亚型而发挥调节运动、感觉及皮层下功能的神经递质。5-HT 受体共有 14 个亚型,其中编码 5-HT7 受体的基因于 1993 年被克隆,并定位于 10q21-24。Gelernter 等对 5-HT7 受体基因与抽动障碍作了连锁研究,结果未见两者间存在连锁关系。戚元丽等通过对 43 个核心家系的研究,发现抽动障碍与 5- 羟色胺 2A(5-HT2A)受体基因中 T102C 多态性之间不存在关联。黄颐等对 157 个核心家系样本采用病例 - 对照关联分析、传递不平衡检验方法、聚合酶链反应及 RFLP 等技术,根据 Tourette 综合征与强迫障碍的共患病现象,将 Tourette 综合征划分亚组进行与 5-HT 受体 *102T/C* 多态性的关联分析,结果发现 5-HT 受体 *102T/C* 多态性与中国人群合并强迫障碍的 Tourette 综合征存在关联,合并强迫障碍的 Tourette 综合征可能是 Tourette 综合征中相对独立的一个亚型。Dehning 等选取 87 例 Tourette 综合征患者及 311 例健康对照组,分别对 5-HT 受体 2C 基因启动子区 *rs518147*(*C-759T*)及 *rs3813929*(*G-697C*)多态性进行研究,结果发现 5-HT 受体 2C 基因 -759 位点 C 等位基因及 -697 位点 G 等位基因与 Tourette 综合征男性患者的发病显著相关,然而 5-HT 受体 2C 基因 SNP 与 Tourette 综合征发病相关性仍有待扩大样本量,在不同的种族及人群中进一步研究。

**2. 抽动障碍与色氨酸羟化酶 2 基因**　既往研究认为 5-HT 生物合成异常与抽动障碍发病密切相关。Mossner 等对在大脑 5-HT 合成中发挥重要作用的色氨酸羟化酶 2(TPH2)基因进行研究,通过对位于 *TRH2* 基因内含子 2 上的 *SNP rs4565946* 进行分析,发现 *C* 等位基因及 *CC* 基因型与抽动障碍发病密切相关。2017 年,一项包含 421 个北美、欧洲、韩国 Tourette 综合征 / 慢性抽动障碍家系及 1 285 名抽动障碍患儿和 49 664 名对照者的大规模队列研究证实 *rs4565946* 基因多态性与抽动障碍病因显著相关。

**3. 抽动障碍与色氨酸转运体基因**　色氨酸转运体(SERT)负责将色氨酸从突触间隙转运至突触前神经元从而调节色氨酸及神经信号传递,同时可摄取多巴胺作为多巴胺转运体发挥作用从而直接或间接参与抽动障碍发病过程。研究表明编码 SERT 的基因——*SLC6A4* 基因与抽动障碍发病有关,而 *SLC6A4mRNA* 的过表达与抽动严重程度密切相关,这一结论被动物模型所证实。研究发现 Tourette 综合征患者比普通人更容易携带此突变位点,*SLC6A4* 功能获得型突变——Ile425Val 可以调节 SERT 的活性。此外,有研究发现 *SLC6A4* 启动子上游区域即 5-HT 转运体启动子(*5-HTTLPR*)基因多态性,与强迫障碍及 Tourette 综合征发病机制相关。*5-HTTLPR* 基因多态性是引起长的 L 等位基因及短的 S 等位基因 43 个碱基对的插入 / 缺失。Hildonen 等发现抽动障碍患者与对照者相比,*SLC6A4 mRNA* 基因表达水平升高,尤其是在 $L_{AC}/L_{AC}$ 基因型抽动障碍患者中。最新一项在 13 个抽动障碍家系中进行全外显子组测序的研究表明 *SLC6A4* 基因很可能是抽动障碍发病的风险基因。

**(三)抽动障碍与儿茶酚胺 -O- 甲基转移酶基因**

有研究报道,儿茶酚胺 -O- 甲基转移酶(COMT)可催化邻苯二酚邻甲基化,从而在单胺降解方面发挥重要的作用,同时发现该基因 -675 位置处 *G→A* 的突变将会引起第 158 位氨基酸 Val → Met 的转变,从而导致大脑中该膜结合蛋白 COMT 表达水平的下降,并最终引起多巴胺系统功能失调。现在越来越多的研究关注 COMT 中 Val-158-Met 置换在增加抽动障碍患儿易患性中所发挥的作用。国内一项研究认为 *COMT met/val* 基因多态性影响抽动障碍患儿认知功能。Cavallini 等选取 52 例抽动障碍患儿及 63 例健康对照进行研究,通过等位基因频率及基因型的分析比较,未能得出阳性结论。近来 Clarke 等对 1 例 22q11DupS 同时合并抽动障碍的患儿(此患儿为 *G675A COMT* 杂合子)进行 DNA 核苷酸测序分析,结果发现与正常对照 *COMT* 杂合子(*G675A*)相比,该患儿 G:A 比值明显升高,提示此患儿 *COMT* 基因高表达。由此推断 *COMT* 基因位点多态性与抽动障碍之间可能存在复杂的关系,两者的联系仍有待进一步研究证实。

### (四) 抽动障碍与甘氨酸受体基因

甘氨酸(glycine)是主要的氨基酸类抑制性神经递质,在中枢系统有着广泛的分布。甘氨酸受体由三个亚基组成,其中 α-1 亚基最近被假设为与抽动障碍易感性有关。编码 α-1 亚基的基因定位于 5q33-35,Brett 等研究了一个英国抽动障碍家族,对集中于 5q33-35 区及 4p12-16 区上的微卫星标志进行基因分型,并进行连锁分析,研究结果显示在这个家庭中上述微卫星标志没有与抽动障碍连锁的证据,提示甘氨酸受体基因与抽动障碍不相关。

## 七、抽动障碍与染色体异常及拷贝数变异

一些与抽动障碍发病及其临床表型相关的大片段染色体结构畸变逐渐被认识,如 13q31.1 区域 SLIT 和 NTRK 样蛋白家族成员 1(SLITRK1)、内线粒体膜蛋白 2L(IMMP2L)、接触蛋白相关蛋白 β2(CNTNAP2)等成为抽动障碍易感基因的新候选区域。

### (一) 抽动障碍与 *SLITRK1* 基因

关于抽动障碍与 *SLITRK1* 基因的关联研究尚无统一定论。有报道发现 1 例 Tourette 综合征患儿存在 13 号染色体的倒位突变[inv(13)(q31.1;q33.1)],基于与轴突导向分子 SLIT 的同源性,Abelson 等选择 *SLITRK1* 基因对 174 例 Tourette 综合征先证者进行研究,发现其中 3 例存在该基因的功能改变:1 个移码突变和 2 个该基因(*var321*)3′ 非翻译区核苷酸序列的改变,其破坏了 *microRNA* 结合位点的 *miR-189*,而在 3 600 例对照组的染色体分析中却没有发现类似的突变。在 Miranda 等的一项研究中,对来自 154 个核心家庭的 208 例 Tourette 综合征患儿进行 *SLITRK1* 基因 SNP 测序及分型,发现该基因 *rs9593835T/C* 多态性与 Tourette 综合征发病显著相关。另有报道通过对患有 Tourette 综合征的意大利家系进行研究,结果发现 Tourette 综合征 + 强迫障碍表型的临床特征与 *SLITRK1* 基因无相关性。Deng 等对北美、澳大利亚等地区人群的研究表明 *SLITRK1* 基因突变不是 Tourette 综合征的致病基因。随后 Gao 等在国内南部地区部分抽动障碍患者中 *SLITRK1 var321* 基因多态性进行检测,与对照组相比结果为阴性,这说明抽动障碍与 *SLITRK1* 基因之间的关系可能与种族有关。

### (二) 抽动障碍与其他基因

*IMMP2L* 基因位于 7q22-q31 区域内,其突变可导致线粒体功能障碍,研究表明 *IMMP2L* 基因突变可能是抽动障碍新的候选基因。最

早 2001 年两项研究报道了 2 例 Tourette 综合征患者携带七号染色体长臂的从头复制 dup (7)(q22.1-q33.1)。随后 2011 年 Patel 等报道一例 Tourette 综合征患者 *IMMP2L* 存在 7q.31.1 断点并包含 1~3 号外显子缺失。有研究表明 *CNTNAP2* 基因的表达会影响钾离子通道在神经系统分布的紊乱，从而影响 Tourette 综合征患者的行为。2007 年 Tourette 综合征协会国际遗传联盟的大样本病例研究发现，抽动障碍与 2p32.2 的 D2S144 位点明显相关，但在其他染色体区域(3p、3q 和 14q)也有相关位点，提示抽动障碍可能是复杂的多基因遗传。Depienne 等通过比较 Tourette 综合征与对照组后确定了 OPRK1(编码阿片 -κ 受体)致病性变异，这一发现证实了阿片类药物系统在抽动病理生理学机制中的作用。此外，有研究发现 ASH 样组蛋白赖氨酸甲基转移酶(*ASH1L*)基因是近年来新发现的与抽动障碍相关的候选基因，这一点在表现为抽动样动作及行为的转基因小鼠中被证实。

### (三) 抽动障碍与拷贝数变异

拷贝数变异(copy number variation, CNV)是一种特殊的染色体结构变异，影响 DNA 大片段的复制、删除或插入事件，大小从数千至数百万碱基大小不等，CNVs 可通过多种基因检测技术如基因组微阵列、SNP 测定、二代测序等。研究表明约 1% 的 Tourette 综合征患者携带某种 CNV 变异，目前有关抽动障碍罕见的 CNV 分析确认了 Tourette 综合征相关的候选基因，包括 Neurexin 1(*NRXN1*)、芳基乙酰胺脱乙酰酶(*AADAC*)、Catenin Alpha-3(*CTNNA3*)基因等。2016 年首届抽动障碍世界大会提出 NRXN1 是 Tourette 综合征首个确定的易感基因，与 Tourette 综合征协会国际遗传联盟(Tourette Syndrome

Association International Consortium for Genetics，TSAICG)合作的 Huang 等学者对 Tourette 综合征与 CNVs 之间的关系进行探讨，研究中共纳入 2 764 名 Tourette 患者和 2 853 名种族匹配的对照者对仅限于 >400kb、罕见(发生率 <1%)且可能致病的 CNVs 进行 SNP 阵列检测。Huang 等发现大量曾在其他神经发育障碍性疾病如孤独症谱系障碍及智力障碍中同源的 CNVs，其中两个区域在 Tourette 综合征患者中与对照者相比显现出 CNV 富集现象，其中包括 *NRXN1* 基因片段缺失，这与之前 Nag 等以及 McGrath 等研究结论一致，另一个则是 *CNTN6* 基因重复，两者分别会增加 Tourette 综合征的风险至 20 倍与 10 倍。同时，研究表明 *NRXN1* 基因缺失与 *CNTN6* 基因重复仅存在于 1% 的 Tourette 综合征患者中，这表明抽动障碍是一种复杂的多基因遗传病。Bertelsen 则在丹麦队列中发现 *AADAC* 缺失与 Tourette 综合征发病之间存在显著的相关性，同时 RNA 原位杂交与反转录 - 聚合酶链反应研究显示，*AADAC* 基因参与 Tourette 综合征病理学几个脑区中的表达。

## 八、全基因组关联分析

全基因组关联分析(genome-wide association study, GWAS)是通过对大规模的群体 DNA 样本的 SNP 遗传标记，进行全基因组水平的对照分析或相关性研究，从而发现与复杂疾病形状的基因变异的研究方法。Tourette 综合征协会国际遗传联盟(Tourette Syndrome Association International Consortium for Genetics, TSAICG)曾进行大规模 GWAS 研究发现 9 号染色体长臂 3 区 2 带上的 rs78768992 中存在于基因表达或甲基化相关的功能变体的最强信号富集，尤其存在于小脑及额叶皮层中,且额叶皮质功能变体富集趋势在解剖学上与额-纹状体通路异常引起抽动障碍发病机制假说相一致。该项研究随后对 609 例患者进行 42 个 SNP 研究发现 *rs2060546* 与 Tourette 综合征发病显著相关。2019 年 Yu 等对有关抽动障碍遗传学研究进行荟萃分析、基因关联分析及基因富集分析,考察 Tourette 综合征多基因风险评分(polygenic risk scores,PRSs)与抽动障碍严重程度的相关性,从而探讨潜在遗传学病因及候选基因。该研究中共 4 819 名 Tourette 综合征患者及 9 488 名对照者,得出位于 *FLT3* 基因 13 号染色体 1 区 2 带 2 亚带(13q12.2)的 *rs2504235* 具有显著基因组效应,同时来自大样本的 Tourette 综合征 PRSs 对于暂时性抽动障碍转向慢性抽动障碍及抽动持续、严重程度预测可能有一定的作用。

## 九、全外显子组测序及全基因组测序

全外显子组测序(whole exome sequencing,WES)是一种高效检测基因组编码区罕见变异(变异频率<1%)和新变异的技术。而全基因组测序(whole genome sequencing,WGS)是对人类整个基因组进行测定,包括内显子、外显子、启动子、增强子、终止子等区域。而全基因组关联分析研究通常利用常见变异(变异率>5%),而 WGS/WES 也会发现基因中的罕见变异及新发突变。Willsey 等对来自 TSAICG 和 Tourette 综合征国际协作遗传学会研究 511 例 Tourette 综合征患者进行 WES,报道了 4 种 Tourette 综合征风险基因 *WWC1*、*CELSR3*、*NIPBL* 及 *FN1*。2017 年一项对散发性抽动障碍病例进行 WES 检测到 30 个新发突变位点,包括 4 个同义突变、4 个错义突变(*RIC-TOR*、*STEIP2*、*NEK10*、*TNRC6A* 基因)与 Tourette 综合征发病相关。2021 年 Eriguchi 等

通过对 13 个抽动障碍家庭成员进行 WES 发现多个与抽动障碍相关的候选基因,包括 *HTRA3*、*CDHR1*、*ZDHHC17* 等,这为未来抽动障碍病因研究及相关靶点研究奠定了基础。2022 年 Ryan 等基于家系研究对 19 个 Tourette 综合征患者进行 WGS 分析,研究中发现单倍体变异可能导致该谱系中 Tourette 综合征发病的机制,尤其是 9 号染色体单倍体 *RAPGEF1* 基因错义变异和 2 号染色体 *ERBB4*、*IKZF2* 内含子缺失变异。另外,近年来有研究表明与发作性非运动源性运动障碍发病相关的 *PNKD* 基因杂合无义突变可能与抽动障碍相关。

抽动障碍是一种具有复杂遗传特点的遗传性疾病,尽管过去几十年对抽动障碍的遗传学研究取得一定进展,但目前关于抽动障碍的遗传方式仍不清楚,也未发现明确的致病基因。家系调查、双生子研究、分离分析等研究表明遗传学因素是抽动障碍发病的因素之一,而 WES/WGS、GWAS 等遗传学检测技术进一步促进了候选基因的大量研究。尽管迄今有大量关于抽动障碍候选基因的研究报道,但已知候选基因如何在抽动障碍患儿中发挥作用及具体的作用机制仍处于未知。今后有关抽动障碍的分子遗传学研究热点将是基因定位或基因表达的研究,采用遗传连锁与关联方法来寻找本病的致病基因是研究的主要方向,包括检查抽动障碍基因产物、基因表达的调控以及与其他系统的相互作用等。随着搜寻相关联 DNA 标记的进展,在抽动障碍致病基因定位以前,现在应该开始着手收集非遗传因素资料。在抽动障碍基因定位以后,利用分子生物学技术不仅能够进行基因诊断,而且还可能从危险人群中检出携带者。预计在不久的将来,抽动障碍的致病基因将会被找到。

## 第二节 神经生化因素

抽动障碍发病可能涉及多个神经递质异常，包括中枢多巴胺能、去甲肾上腺素（NE）能、5-羟色胺能（5-HT）、γ-氨基丁酸（GABA）能及阿片系统等，这些神经网络中某个或某些环节出现障碍，致使神经递质平衡发生紊乱，从而出现神经功能障碍。20世纪60年代以来，由于发现氟哌啶醇（haloperidol）——一种多巴胺$D_2$受体（$DRD_2$）拮抗剂能够有效地减轻抽动症状，神经递质与抽动障碍之间的关系才开始被人们所注意并进行了大量的研究。目前大多数学者认为抽动障碍与中枢神经递质失衡有关，多种中枢神经递质的异常在本病的发病过程中起着重要作用，其中主要是与DA、5-HT和NE等单胺类递质异常有关。一般来讲，DA、5-HT和NE共同参与机体平衡系统的调节，抽动障碍患儿由于遗传缺陷导致了多巴胺突触后受体系统的超敏感，代偿性的突触前DA释放降低，当这种代偿不足以维持多巴胺能系统平衡，5-HT和NE能系统将参与调节以维持平衡，这时患儿可能不会表现抽动障碍症状或症状轻微，但可能出现5-HT和NE失调所致的疾病，如焦虑症、抑郁症、强迫症等。当受到遗传、发育或环境因素的影响，5-HT和NE不能发挥其代偿性功能或代偿不足时，将出现较为明显的抽动障碍症状。基底神经节和相关结构中的各种神经递质的相互作用是非常复杂的，近年来有学者认为抽动障碍代谢缺陷的基础可能是神经递质-神经内分泌功能失调所致。

## 一、抽动障碍与单胺类递质

### （一）抽动障碍与多巴胺

脑内多巴胺（dopamine，DA）的前体物质来源于食物中的酪氨酸，在限速酶TH的作用下生成多巴，后者又在多巴脱羧酶的作用下生成多巴胺，多巴胺在脑内主要在单胺氧化酶（monoamine oxidase，MAO）的作用下降解成高香草酸（homovanillic acid，HVA）排出体外。至于脑内多巴胺神经元及其纤维的分布，目前认为主要有三条神经通路：①黑质纹状体多巴胺通路：黑质中的多巴胺能神经元发出轴突经过内侧前脑束至新纹状体。此通路比较古老，系锥体外系的一个重要部分，是调节一切行为反应的基本结构，涉及运动功能的调节。黑质纹状体多巴胺能神经元组成脑内多巴胺能神经元的最大部分。②新边缘系统多巴胺通路：起源于大脑脚腹侧背盖区的多巴胺能神经元，向纹状体的腹侧投射，并有部分多巴胺能神经元发出纤维到达杏仁核、侧隔区梨状皮层、内嗅区和额叶皮层。此通路与人类精神活动有关。③结节漏斗多巴胺通路：胞体主要在下丘脑弓状核内发出短轴突至正中隆起外带，所释放的多巴胺通过垂体门脉系统影响垂体前叶的分泌功能。

多巴胺由黑质神经元合成释放，该神经元投射到纹状体，释放的多巴胺分别与纹状体内神经元上的D1受体和D2受体结合，最终使大脑皮质运动区兴奋或去抑制，而产生抽动现象。因此,多巴胺系统的过度活跃和受体超敏感均有可能引起抽动的发生。在多种中枢神经递质中,最早发现多巴胺与抽动障碍的发病有一定的关系,目前主要有三种假说:①多巴胺受体超敏感;②突触前异常;③多巴胺能神经过度支配。临床上也观察到当患者服用选择阻滞中枢多巴胺 D2 受体的药物(如氟哌啶醇、硫必利等)能够使本病症状减轻,支持本病的神经病理生理本质是多巴胺功能改变,但此等改变是原发性还是继发于其他神经递质的缺陷,目前尚不明确。多巴胺神经元主要集中在中脑和基底神经节,其中黑质、纹状体多巴胺的密度约占脑内多巴胺的 80%,位于黑质致密层的多巴胺神经元接受纹状体的投射纤维,终止于纹状体背侧神经元;源于脚间核上中线的多巴胺神经元终止于中脑边缘系统通路。黑质-纹状体通路是调节一切行为反应的基本结构,中脑-中脑边缘的多巴胺通道平衡失调致边缘系统抑制障碍被认为是抽动障碍的神经生化基础。突触前异常及多巴胺能神经过度支配与多巴胺的活动过度相关,也就是会使多巴胺合成和释放增加或摄取障碍,Singer 等对抽动障碍患者尸解研究发现,其多巴胺受体区的多巴胺含量明显增高,纹状体区多巴胺含量更高。同时也有较多尸检结果表明 TS 患者的多巴胺转运体结合率较高。Capetian 的病例对照研究表明 TS 患者尿中的四氢异喹啉浓度显著升高,表明多巴胺能高活动参与其中。动物实验表明多巴胺投射到纹状体的纤维过多将导致基底神经节环路(即皮层-纹状体-黑质苍白球-丘脑皮层环路)过度、过快反应甚至自发反应。许多研究支持抽动障碍是基底神经节和额叶皮层之间的联系出现问题,这两个脑部重要结构的神经环路是近年来研究神经精神异常病理机制的热门话题,由于此

环路与注意缺陷多动障碍、强迫障碍等有关,因此认为抽动障碍与注意缺陷多动障碍、强迫障碍等有密切关系,临床上也发现抽动障碍常共患此类疾病。此神经环路除了有一部分和控制运动功能的脑皮层相连接,以致产生抽动之外;也有一部分神经纤维与控制行为或情绪的边缘系统(limbic system)相连接,才会有强迫行为、注意力不集中或多动的问题产生。

由于直接测定抽动障碍患儿脑内多巴胺有困难,故多数研究测定其能反映脑内多巴胺动态的代谢产物高香草酸。抽动障碍的基底神经节纹状体多巴胺受体超敏感就是在研究高香草酸中发现的。抽动障碍患儿的血浆和脑脊液(CSF)中多巴胺的主要代谢产物高香草酸较正常对照明显降低,且降低程度与症状严重程度明显相关,这是由于多巴胺能神经突触后受体超敏感,通过负反馈机制抑制了突触前多巴胺的释放;多巴胺在突触间隙转运数目增加使多巴胺清除增强。同时神经病理的研究发现尾状核的突触前、后多巴胺摄入载体位点比对照组增多 37%,壳核增多 50%;脑组织中多巴胺及主要代谢物高香草酸和二羟基乙酸(DOPAC)水平正常,认为纹状体内多巴胺能的超神经支配是抽动障碍的致病原因。然而,CSF 中高香草酸水平和多巴胺水平并不总是正相关,例如苯丙胺使多巴胺增加但是降低高香草酸,且高剂量的苯丙胺会加重抽动。并且,长期服用氟哌啶醇可增加高香草酸,同时减低纹状体多巴胺。因此氟哌啶醇治疗后脑脊液中高香草酸的增加并不能反映纹状体多巴胺的增加。关于血清中 DA 浓度的研究结果并不一致,最新的文献报道 3~7 岁儿童组与对照组无显著差异,但 8~12 岁患儿的 DA 显著增加。研究证实多巴胺受体亚型中的 D2 受体(DRD2)

与抽动障碍的发病最为密切。Turjanxk 尸解 10 例抽动障碍患者脑组织,发现尾状核和壳核的 DRD2 密度及外源性左旋多巴的代谢与对照组无明显差别,但基底神经节的葡萄糖利用率提高 16%,同时双额、颞叶代谢亢进,提示抽动障碍可累及皮质运动区和其他脑区,但多巴胺能系统的功能异常可能不是抽动障碍的原发损害。

### (二)抽动障碍与去甲肾上腺素

脑内去甲肾上腺素(noradrenaline,NE)合成的前体物质与多巴胺一样,亦为酪氨酸,以同样的过程生成多巴胺,在去甲肾上腺素神经元中存在着多巴胺神经元所不含有的多巴胺 β 羟化酶(DβH),多巴胺在多巴胺 β 羟化酶的作用下,经 β 羟化反应生成去甲肾上腺素,中枢去甲肾上腺素主要在单胺氧化酶的作用下降解为 3- 甲氧基 -4 羟基苯乙二醇(MHPG)并排出体外。关于中枢去甲肾上腺素的神经通路,去甲肾上腺素的轴索起源于脑桥和延髓的网状结构,包括蓝斑、腹侧背盖、孤束核等处的细胞,这些细胞发出的上行纤维主要终止于下丘脑。去甲肾上腺素的下行纤维投向脊髓的背角和前角,可能构成下行激活系统的一部分。

抽动障碍可能与去甲肾上腺素功能失调有关,因为应激可以使抽动症状加重,另有可乐定(clonidine)作为一种 $\alpha_2$ 肾上腺能受体激动剂,具有刺激突触前 $\alpha_2$ 受体的作用,可反馈抑制中枢蓝斑去甲肾上腺素的合成与释放,从而减轻抽动症状,可乐定同时也可影响多巴胺与 5-HT 系统。抽动障碍脑脊液和血浆的去甲肾上腺素研究发现,其主要代谢产物 MHPG 与对照组无明显差别;但也有研究发现部分抽动障碍病例脑脊液中 MHPG 水平高于正常值。Chappell 等测定了抽动障碍患者的脑脊液中促肾上腺皮质激素

释放激素(GRF),发现较对照组明显增高,推测抽动障碍可能存在中枢去甲肾上腺素活性的增高。Bornstein 和 Baker 的研究发现 24 小时尿去甲肾上腺素与血浆高香草酸有关,但与血浆 MHPG 无关,表明多巴胺影响了去甲肾上腺素的代谢。然而 Qian 等人对于不同年龄段血、尿神经递质水平的研究表明抽动障碍患儿血清、尿液中去甲肾上腺素及其代谢产物均显著高于健康儿童,未来有望开展更大样本量的研究以明确去甲肾上腺素是引起抽动障碍发病的始发因素还是继发改变的结果。

### (三)抽动障碍与 5- 羟色胺

5- 羟色胺(5-hydroxytryptamine,5-HT)的前体物质是色氨酸,脑内 5-HT 由通过血脑屏障主动转运至脑的色氨酸形成。在 5-HT 神经元内,色氨酸在色氨酸羟化酶的作用下形成 5-HT,后者在 5- 羟色氨酸脱羟酶的作用下生成 5-HT。中枢 5-HT 主要在单胺氧化酶的作用下以 5- 羟引哚乙酸(5-HIAA)的形成排出体外。脑内 5-HT 能神经元的细胞体主要集中于脑干的中缝核,5-HT 能的纤维从中缝核投射到纹状体、黑质及皮层。在体温中枢和某些控制内分泌的中枢,5-HT 分别起具体的调节作用,而对于脑的高级部位和精神活动方面起着普遍的抑制和稳定作用,5-HT 还与睡眠、攻击反应等有关。

在用猫研究二己麦角酰胺(致幻剂)的作用时发现该药能引起一些罕见的异常反应,其中之一是猫前爪的快速抽动。如同抽动障碍的抽动症状类似,动物注意力分散时肢体抽动减少,且这种反应主要累及前肢。已知致幻剂引起行为异常是因其降低了 5-HT 的释放和 / 或作用于 5-HT 能神经末梢,而且通过各种途径减少 5-HT 的药物也能引起这种反应,动物实验也表明通过

粪菌移植上调 5-HT 水平可以减轻抽动,提示抽动障碍中抽动的发生可能缘于 5-HT 能神经元活动降低。

有研究报道抽动障碍的血浆色氨酸水平明显降低,推测与 5-HT 代谢的酶合成过多或诱导性过高有关。抽动障碍患者脑内由于 5-HT 受体超敏的反馈抑制作用及 5-HT 神经元的脱失,脑脊液中 5-HT 的主要代谢产物 5- 羟引哚乙酸也可明显降低。应用 5-HT 的前体 L-5-HT 可使抽动症状减轻。动物实验表明氯米帕明(氯丙咪嗪)可以增加脑内 5-HT 的水平,临床使用氯米帕明治疗抽动障碍伴有强迫症状患儿有明显疗效。文霞等研究发现抽动部位的广泛程度与 5- 羟引哚乙酸的浓度变化有关。动物实验发现脑内色氨酸 70% 转化为 5-HT,30% 转化为犬尿氨酸(kynuremines)。遗传缺陷所致的色氨酸羟化酶($TO_{IB}$)活性增高能明显改变这种比例,导致 5-HT 的降低。喹啉酸(quinolinic)是内源性 L-色氨酸的代谢物和正常的脑内组分之一,可使神经系统的神经元去极化产生兴奋效应,动物实验海马内注入适量的喹啉酸可引起惊厥发作。$TO_{IB}$ 改变的双重影响,即 5-HT 降低的神经失抑制作用和喹啉酸增高引起的神经兴奋作用可致抽动障碍。在体内,5-HT 需要被 *SLC6A4* 基因编码的 5-HT 转运体清除,与健康对照组相比,TS 患者 *SLC6A4* 基因的 mRNA 表达显著增加,这也表明血浆中 5-HT 浓度的降低可能与 5-HT 转运体活性增加有关,同时导致了尿中 5- 羟吲哚乙酸增加。

## 二、抽动障碍与氨基酸类递质

### (一)抽动障碍与 γ- 氨基丁酸

γ- 氨基丁酸(gama-aminobutyric acid,GABA)

的前体谷氨酸来源于机体能量代谢的三羧酸循环,经谷氨酸脱羧酶的作用后即生成 GABA,GABA 在 GABA 转氨酶的作用下降解成为琥珀酸半醛,重新进入三羧酸循环。GABA 是脑内主要的抑制性神经递质,在中枢的含量非常高,在中枢各部位的浓度相差较大,其中在黑质含量最高,其次为苍白球、下丘脑、四叠体、纹状体和舌下神经核。GABA 能细胞存在于大脑皮质及基底节各区,属于中枢抑制性神经元。脑内存在着两条 GABA 神经元通路,即苍白球 - 黑质 GABA 能通路和小脑 - 前庭外侧核 GABA 能通路。GABA 能神经元突触占脑全部突触的 30% 以上。GABA 受体有两种亚型,即 γ- 氨基丁酸 A(GABA-A)受体和 γ- 氨基丁酸 B(GABA-B)受体。GABA-A 受体与苯二氮䓬(BZ)受体的关系非常密切,由含有 GABA-A 受体两个 B 亚单位和含有苯二氮䓬受体的 α 亚单位和一个氯离子通道共同构成超大分子糖蛋白复合物,GABA、苯二氮䓬和氯离子与这个复合物相互作用而发挥其生理效应,激活 GABA-A 受体可立即出现对神经元的抑制作用。GABA-B 受体与钾离子通道和钙离子通道相耦联,对细胞膜上的腺苷酸环化酶有抑制作用。

目前较多研究从神经影像学入手,但结论不完全一致,PET 成像表明,Tourette 综合征患者纹状体、苍白球、丘脑及扣带回皮质前段等 GABA 含量减少,且辅助运动区中 GABA 水平的降低与更严重和更频繁的先兆冲动有关。动物实验也表明当纹状体中 GABA 能神经元局部被破坏时会引起发声抽动。有研究表明氯硝西泮能改善一些抽动障碍患者的症状,这可能是通过增强 GABA 能系统活动而产生的。因为心理因素如紧张、焦虑与某些抽动障碍症状有关,所以

GABA能系统的作用可能比较重要。Mondrup等报道,应用一种新型GABA受体激动剂——氟柳双胺,治疗4例抽动障碍患者,其中2例不自主运动减少25%以上。氟柳双胺进入脑组织后转变为GABA,它能通过抑制DA能、5-HT能、胆碱能神经元而对锥体外系产生复杂的作用,由此可见氟柳双胺可能影响锥体外系的运动功能,进一步证明GABA与抽动障碍的发生有关。推测由于脑内GABA的抑制功能降低,从而引起皮层谷氨酸能兴奋性增加,这可能是导致抽动障碍发病的因素之一。

### (二) 抽动障碍与兴奋性氨基酸

内源性神经兴奋性物质包括氨基酸类兴奋性神经递质,如谷氨酸、天冬氨酸等。兴奋性氨基酸(excitatory amino acid,EAA)广泛存在于哺乳动物的中枢神经系统中,兴奋性氨基酸的神经通路是丰富的,大多数通路涉及基底神经神经节和边缘系统。在脑发育中,兴奋性氨基酸从神经末梢释放出来就具有营养特性,参与神经通路和细胞结构的发育。兴奋性氨基酸在某些神经元中调节轴突的生长及树突派生,并在发育中依靠突触的可塑性调节活性效应。已证明N-甲基-D-天冬氨酸(N-methyl-D-aspartate,NMDA)在分离的脊髓培养中有促进神经元成活的作用。兴奋性氨基酸的过度活化能激起细胞内一系列的生化反应,从而导致神经元损害,这个过程称为"兴奋毒(excitotoxicity)"。红藻氨酸(kainic acid)为典型的外源性神经兴奋物质,在试验动物体内注射这种物质后,注射区神经细胞体和树突变性、坏死,而周围的轴突相对完整。与非特异性毒物造成的灶状坏死不同,这一病理改变被认为是兴奋性毒性物质所特有的。在中枢神经系统的发育过程中,兴奋性氨基酸对同一脑区不同时期的影响可能是不同的,发育的早期阶段为神经营养作用,在脑发育的后期或病理状态时则为兴奋毒作用。如红藻氨酸对成人脑是一种强的神经毒性剂,而对未成熟脑则无毒性。Kurlan认为,在人类重性激素影响兴奋性氨基酸,从而调节脑发育。

抽动障碍存在着基因的缺陷,将影响着与生殖行为有关的、促进基本运动、发声、情绪的基底神经节和边缘系统的发育过程。在性激素的影响下,通过兴奋性氨基酸的介导,导致在脑发育早期,由于过度的营养作用,造成神经元数目的不适当增加以及神经元突触的过度派生,从而在临床上表现出不自主的抽动。抽动障碍患者在青春期或青春后期,性激素的分泌出现较大变化,在变化了的性激素的影响下,通过兴奋性氨基酸的介导,导致这些以前不适当增加的神经元及过度派生的神经元突触间形成一个兴奋毒环境,从而导致部分或全部消除这些神经元及突触异常变化的后果,临床上表现为抽动障碍症状的改善,这可以解释抽动障碍患者青春期后抽动症状减轻或消失的倾向。近年来有学者发现5岁的抽动障碍患儿和40岁的抽动障碍患者脑内兴奋性氨基酸受体的位点结构有显著的差异,则支持这种观点。还有研究认为兴奋性氨基酸在脑发育期的"兴奋毒作用",可以引起兴奋性神经元持续去极化,致使细胞内钙离子超载,这与抽动障碍的发病可能也有一定的关系。谷氨酸是哺乳动物大脑内主要的兴奋性神经递质,大多数兴奋性信号由谷氨酸介导,参与人体认知、运动、感觉等众多活动,神经影像学研究表明抽动障碍患儿运动前皮质中谷氨酸含量显著增高,在突触间隙内大量聚集使细胞凋亡。然而,使用谷氨酸调节剂治疗抽动障碍尚未发现显著疗效。

## 三、抽动障碍与胆碱类递质

在中枢神经递质中,胆碱类递质主要是指乙酰胆碱(acetylcholine,ACh)。乙酰胆碱的前体胆碱来源于食物,在胆碱乙酰转移酶(AChT)的作用下,胆碱接受乙酰辅酶 A 上的乙酰基形成乙酰胆碱,而后者失去乙酰基成为辅酶 A。乙酰胆碱在乙酰胆碱酯酶(AChE)的作用下降解而失去活性。基底前脑胆碱能通路是最重要的中枢乙酰胆碱通路,这一系统的胆碱能神经元发出广泛的神经纤维,向大脑皮质、海马、嗅球、杏仁核以及脑干的缰核和脑间核投射。乙酰胆碱对中枢神经系统似有兴奋、抑制双重作用,但以兴奋作用为主。

乙酰胆碱与抽动障碍之间的关系尚未完全阐明。自从在帕金森病和亨廷顿舞蹈症中发现纹状体多巴胺能系统和胆碱能系统显示相互对抗的作用以来,有学者认为抽动障碍也存在着这两大系统的平衡失调,即中枢神经系统内多巴胺能系统活性增强,而胆碱能系统活性降低。

毒扁豆碱是一种抗胆碱酯酶的药物,能通过血脑屏障,减少乙酰胆碱的降解,从而提高脑内乙酰胆碱的含量。有研究报道采用毒扁豆碱静脉滴注治疗 6 例抽动障碍患者,用药 30 分钟后抽动次数明显减少;停止滴注后 2~6 小时,抽动又恢复到原状。这提示脑内乙酰胆碱活性降低或乙酰胆碱含量的减少与抽动障碍的发病有关。另有研究测定了 20 例抽动障碍患者红细胞的胆碱活性,观察到抽动障碍患者红细胞胆碱水平较正常对照组明显降低,支持上述观点。但也有不支持抽动障碍与胆碱能系统间可能存在病理生理学联系的观点,动物实验靶向消除背外侧纹状体胆碱能中间神经元可引起试验动物发生类似抽动的行为,而胆碱酯酶抑制剂可以延长内源性乙酰胆碱的半衰期,从而在药理学上缓解这一缺陷,也有一些小型研究尝试这一方法,虽部分结果显示有好处,但也有显著的副作用。

## 四、抽动障碍与阿片肽

到目前为止,研究表明脑内至少存在着五种阿片受体亚型。其中 α- 受体与吗啡的亲和性最大,可能与 β- 内啡呔有相互作用;δ- 受体与亮氨酸(Leu-)脑啡肽和甲硫氨酸(Met-)脑啡肽的亲和性最大;而强啡肽则是脑内 κ- 受体的激动剂。与多巴胺神经元有相互作用的阿片肽(opioid peptide,OP)集中在基底神经节内,与单胺类神经递质有密切关联,阿片肽对于运动控制及情绪可能有重要影响,其在抽动障碍的病理生理中发挥着重要作用。Gillman 等提出抽动障碍患儿存在内源性阿片肽(endogenous opioid peptide,EOP)功能低下。随着对脑内阿片肽研究的深入,特别是对基底神经节含脑啡肽神经元和含强啡肽神经元的发现,使之成为近年来抽动障碍发病机制研究的热点。

纹状体和苍白球含有较高浓度的阿片肽受体和脑啡肽。部分阿片肽可能存在于多巴胺能神经元末梢发挥突触前受体的作用,而脑啡肽则可通过轴 - 轴突触来调节多巴胺的合成与释放。还有资料报道抽动障碍患者的纹状体多巴胺受体的改变,是继发于多巴胺能超敏感产生因子(催乳素、黄体酮、促肾上腺皮质激素、黑素细胞刺激素和 β- 内啡呔)的释放和功能异常,这些因子的释放有赖于正常的下丘脑垂体调节机制。腺垂体的分泌功能受到内源性阿片肽的调节,阿片肽通过调节下丘脑的释放激素及释放抑制激素来调节垂体的功能。抽动障碍患者血清中黑素细胞刺激素、β-内啡肽的改变及促性腺激素功能异常,正是下丘脑-垂体轴对这些激素和阿片肽的释放调节异常所致。β-内啡肽系内源性阿片肽的一种,作为一种多巴胺能超敏感产生因子,可调节多巴胺的释放。郭卓平等采用放射免疫测定法(RIA)对24例抽动障碍患儿脑脊液中β-内啡肽含量进行了测定,结果发现抽动障碍组脑脊液中β-内啡肽含量明显高于对照组,提示β-内啡肽参与了抽动障碍的发病过程。但也有研究显示抽动障碍患儿的强啡肽高于对照组,却与抽动的严重程度无相关性,而是与合并强迫症的严重性相关。

与抽动障碍发病有关的内分泌激素可能通过不同的阿片肽受体接受阿片肽的调节,部分抽动障碍患者表现为促性腺激素和生长激素的释放异常,而部分患者则表现为促肾上腺皮质激素和催乳素的释放异常,阿片肽通过μ受体调节前两种激素,后两种激素则是通过κ受体进行调节。这一研究提示不同的抽动障碍患者,其受累的阿片肽受体不尽相同,而μ受体在该病阿片肽介导的内分泌调节中起着重要的作用,表明脑啡肽和内啡肽是与抽动障碍有关的两种主要神经肽。

5-HT系统的活动与阿片肽系统的活动有关,因为吗啡和脑啡肽可引起5-HT的释放,而β-内啡肽则可增加中枢神经系统5-HT的浓度。在人类5-HT作为内源性镇痛系统的一部分也具有吗啡样的镇痛效能,提示抽动障碍的5-HT改变可能是阿片肽功能障碍的继发表现。

阿片肽受体不仅存在于多巴胺能神经元,还存在于GABA能神经末梢,可以通过突触前抑制影响GABA的释放。此外,GABA的抗焦虑、抗紧张作用与阿片肽机制有关,如氯硝西泮的抗焦虑作用可被纳洛酮(naloxone)阻制,许多研究工作揭示GABA和GABA能药物可增强内源性阿片肽系统的活动,内源性肽系统的活动降低可致GABA能系统功能活动下降从而引起抽动的发生。

近年来关于强啡肽在抽动障碍发病中作用的研究引人瞩目,对本病患者尸检首次发现苍白球的强啡肽样的免疫反应缺乏。氯芴酚胺可有效地缓解抽动障碍症状,可能是因为增加了强啡肽的释放,更有趣的是,目前治疗本病最常用的药物氟哌啶醇可增加黑质-纹状体的强啡肽水平。

研究表明作用于内源性肽系统的药物如纳洛酮(naloxone)、右旋丙氧芬(dextropropoxyphene)和一氧化氮(nitrous oxide,NO),的确能影响抽动障碍的症状。有资料报道一名抽动障碍患者在进行慢跑时抽动症状加重,已知慢跑会引起内啡肽的释放。此外,抽动障碍患者的不自主发声可能与导水管周围灰质、背内侧丘脑和隔区-视前区上行通路的神经元去神经支配作用有关,而这些神经元则受内啡肽的调制。

目前关于脑啡肽、内啡肽和强啡肽的研究表明,它们与中枢神经系统的DA、5-HT及GABA能系统存在着密切的关系,且阿片啡的改变可能引起上述系统的功能异常,进而导致抽动障碍的发生。可以确信如果关于内源性肽系统在抽动障碍发病中起重要作用的假说成立,那么直接应用针对阿片肽受体的药物矫正神经内分泌和阿片肽的失衡,将是治疗抽动障碍更为合理和有效的方法。

## 五、抽动障碍与组胺

脑内组胺(histamine)含量很低,只相当于单胺类含量的 1/10,被归为其他类神经递质的一种。脑内组胺的分布在各个脑区之间是不均匀的,以下丘脑的含量最高,小脑的含量最低。放射性核素实验证明,组胺不能透过血脑屏障,脑内的组胺直接从组氨酸(L-histidine)生成。脑内合成组胺只有简单的一步,即由组氨酸脱羧而成,这一过程由组氨酸脱羧酶(L-histidine decarboxylase,HDC)催化,以磷酸吡哆醛(pyridoxal phosphate)作为辅酶。组胺受体包括 $H_1$、$H_2$、$H_3$ 和 $H_4$ 受体,其中 $H_1$、$H_2$ 和 $H_3$ 受体分布在突触后,而 $H_3$ 和 $H_4$ 受体分布在突触前;脑内纹状体富含较多 $H_2$ 和 $H_3$ 受体,其中 $H_1$、$H_2$ 受体具有协同调节神经兴奋性的作用,而 $H_3$ 受体可以抑制多种神经递质的释放。脑内组胺与其受体结合发挥组胺能神经传递作用,中枢组胺能系统起到一个整体脑功能活动"调节者"的作用,对昼夜节律、食欲、记忆、行为等起一定的调节作用。Ercan-Sencicek 等于 2010 年研究发现,中枢组胺能神经传递参与了抽动障碍的发病过程。动物实验表明,组胺是通过调节多巴胺能系统引起抽动症状,与 $H_3$ 受体激活减低胆碱能中间神经元活性从而导致纹状体多巴胺释放减少的结果是一致的,但其具体机制仍需更深入的研究。

## 六、抽动障碍与催乳素

### (一)催乳素概述

催乳素(prolactin,PRL)是一个由 198 个氨基酸组成的肽类激素,分子量约为 23 000,由垂体前叶 PRL 细胞(lactotroph)分泌,催乳素细胞含有多巴胺(DA)、γ- 氨基丁酸(GABA)、促甲状腺激素释放激素(thyrotropin releasing hormone,TRH)、血管活性肠肽(vasoactive intestinal peptide,VIP)、雌激素和内源性阿片肽受体。催乳素基因位于第 6 号染色体的短臂上(6P)。催乳素在血中的半衰期相当短,约为 15~20 分钟。PRL 的基础水平女性比男性稍高,女性为 8~15ng/ml,男性为 6~13ng/ml。血浆 PRL 平均浓度,在女性大约 10ng/ml(1~20ng/ml),在男性稍低。但由于采用放射免疫方法测定血中催乳素时,所用催乳素放射免疫试剂盒的特异性和敏感性存在差异以及各实验室条件等的不同,因此各试验室报道的正常值可有所不同,甚至有可能差异较大。血中催乳素水平存在着昼夜变化,催乳素分泌的昼夜节律表现为睡眠时催乳素分泌增加,醒后 1~2 小时降至基础水平。催乳素分泌的昼夜节律可能与睡眠本身非快速眼动相睡眠(non-rapid eye movement,NREM)和快速眼动相睡眠(rapid eye movement,REM)之间的交替、多巴胺、5- 羟色胺和阿片肽等因素有关。正常人在凌晨 4~6 时常有催乳素分泌高峰,故采用放射免疫法测定血中催乳素浓度时,采血最好在上午 8 时以后,以避免清晨催乳素分泌高峰的影响。并且采血不要空腹,因为饥饿时下丘脑(主要通过多巴胺释出)对垂体 PRL 分泌的抑制显著增强,致使垂体分泌催乳素减少,血中催乳素水平降低。儿童的血清催乳素在出生时较高,但在几周内(4~6 周)即降至成人水平,催乳素水平由 1 岁到青春期之间,男女之间无性别差异,到青春期后女性略高于男性,可能是由于循环雌激素分泌增加的结果。正常儿童血浆催乳素浓度与成人水平类似。正常人在脑脊液中可测出很少的催乳素,大约是血液水平的 1/20~1/2,脑脊液中的催乳素主要来自血液,即催乳素可以透过血脑屏障。脑脊液中催乳素水平与血浆中的浓度相平行。

催乳素本身没有相应的靶腺,即其由垂体前叶催乳素细胞分泌入血液循环后不需要靶腺,可以直接作用于靶细胞引起生物效应。催乳素发挥作用的第一步首先是和靶细胞膜上的特异性受体相结合。催乳素受体具有识别、结合催乳素和进而发动生理效应的双重功能。目前已知含有催乳素受体的器官有乳腺、卵巢、睾丸、前列腺、肾上腺、肝脏、肺和肾脏等。有研究发现在人的淋巴组织及外周血T、B淋巴细胞上也存在催乳素受体。催乳素能够诱导脾脏淋巴细胞表面白细胞介素2（IL-2）受体的生成。PRL的作用极为广泛，主要包括：①促进乳腺的生长发育，启动并维持泌乳；②参与生殖功能的调节；③影响机体内分泌与代谢功能；④调节机体的免疫功能；⑤影响人类的行为活动等。近年来认为，催乳素还有促细胞生长的作用。

催乳素对哺乳动物的母性行为、摄食行为、性行为、学习和记忆等行为产生一定的影响。催乳素对动物行为的影响可能与脑内多巴胺及鸦片样物质有直接或间接的关系。有关催乳素对人类行为的作用研究很少。高催乳素血症常伴有性行为异常。经前期紧张综合征患者表现为反复发作性情绪激动、焦虑、悲伤及疼痛等，这时常伴有催乳素水平的显著升高。催乳素还可以影响人类的学习和记忆过程，人类记忆功能减退与脑脊液催乳素水平降低有关。人类在某些生理条件下或某些药物作用下发生精神改变时，常伴有催乳素升高，但两者的因果关系难以判定。

## （二）催乳素分泌的调节

下丘脑是调节催乳素分泌的中枢，存在着催乳素释放抑制因子（prolactin releasing inhibiting factor，PIF）和催乳素释放因子（prolactin releasing factor，PRF），正常生理情况下，催乳素的分泌主要受催乳素释放抑制因子的抑制性调节。中枢神经递质参与催乳素分泌的神经内分泌整合作用。

另外，许多生理因素（如睡眠、运动、紧张、应激、妊娠和乳头刺激等）、病理因素（如催乳素瘤、甲状腺功能减退、肾上腺功能不全、肾衰竭、垂体柄切除以及许多垂体和脑部疾病等）和药物因素（如抗精神病药、鸦片类制剂、多巴胺或多巴胺类似物等）都可以影响催乳素的分泌。

**1. 催乳素释放抑制因子**　催乳素的分泌处于下丘脑的紧张性抑制之下，大量研究表明多巴胺是催乳素释放抑制因子的主要组成成分。多巴胺作为一种生理性催乳素释放抑制因子已得到公认，在下丘脑垂体轴上，多巴胺是催乳素分泌的生理抑制剂。结节漏斗多巴胺能神经元（tubero infundibular dopaminergic neurons，TIDN）与神经内分泌有关。抑制垂体前叶（腺垂体）催乳素分泌的多巴胺是由下丘脑结节漏斗多巴胺能神经元释放的。结节漏斗多巴胺能神经元直接参与催乳素分泌的调节，结节漏斗多巴胺能神经元不形成突触但释放多巴胺直接进入下丘脑垂体门脉系统，由垂体门脉系统将多巴胺传递到腺垂体，与催乳素细胞上的多巴胺D2受体相结合，抑制腺苷酸环化酶影响环磷腺苷（cAMP）产生，从而抑制催乳素的释放。通过此种调节可以维持血中催乳素水平相对恒定，也就是说，在一定程度上催乳素可以影响多巴胺的功能，从而参与抽动的发生。与脑内其他多巴胺能神经元不同，结节漏斗多巴胺能神经元对多巴胺拮抗剂和激动剂的直接作用无反应。多巴胺拮抗剂通过阻断腺垂体催乳素细胞的多巴胺受体，以解除多巴胺对催乳素分泌的紧张抑制，致使催乳素的循环水平增加，反馈激活结节漏斗多巴胺能神经元。催乳素本身也有激活结节漏斗多巴胺能神经元的能力。结节漏斗多巴胺能神经元的活性也有明显的性别差异，究其原因是其在发育期神经元分化有差异以及在成年期激素环境水平有差异。

多巴胺虽然是主要的催乳素释放抑制因子，但不是唯一的催乳素释放抑制因子，还有其他的催乳素释放抑制因子。GABA 被认为是另一种催乳素释放抑制因子，但其是否为生理性催乳素释放抑制因子尚有待于进一步证实。与结节漏斗多巴胺能神经元神经通路相类似，体内也存在结节漏斗 GABA 通路，在整体上 GABA 对催乳素分泌的影响具有双重调节作用，其在垂体前叶是一种抑制性影响，通过 GABA 受体抑制催乳素的分泌，其在中枢神经系统部位是一种刺激性影响，中枢刺激作用与结节漏斗多巴胺能神经元功能的抑制有关。最近有研究认为，垂体间叶中有催乳素释放抑制因子存在，存在于垂体间叶的内皮素（ET）或内皮素样肽被认为是催乳素释放抑制因子，以旁分泌（paracrine）方式调节垂体内 PRL 分泌。

**2. 催乳素释放因子** 下丘脑对催乳素分泌虽以抑制性影响为主，但体内也存在促进催乳素分泌的物质即催乳素释放因子，目前对其化学结构和来源尚无定论。促甲状腺激素释放激素（thyrotropin releasing hormone，TRH）、血管活性肠肽（vasoactive intestinal peptide，VIP）、血管紧张素Ⅱ、缩宫素、升压素、肽组氨酸异亮氨酸（PHI）、垂体后叶激素运载蛋白Ⅱ（neurophysin Ⅱ）以及尚未得到公认的垂体后叶催乳素释放因子类物质等被认为具有催乳素释放因子的可能性。下丘脑分泌的促甲状腺激素释放激素和血管活性肠肽可能就是生理上的催乳素释放因子。最初认为促甲状腺激素释放激素是通过第二信使 cAMP 介导，作用于催乳素细胞，促进催乳素的分泌；但后来的研究表明促甲状腺激素释放激素可能通

过钙调蛋白依赖性蛋白激酶诱导蛋白磷酸化或者通过细胞内钙的直接刺激作用，致使催乳素释放。许多学者通过各种实验，证明垂体后叶确实存在具有催乳素释放因子活性的肽类物质，且已在成年大鼠、幼鼠和人类的垂体后叶发现有该物质存在的证据。通过分析显微镜、显微外科技术和免疫组化技术，将垂体后叶作垂体后叶 - 中间叶和垂体后叶 - 神经叶的分隔培养，同时培养肝细胞和大脑皮质细胞，分别刺激垂体前叶，结果发现垂体后叶的中间叶具有明显的催乳素释放因子活性，而肝细胞、大脑皮质细胞及垂体后叶 - 神经叶细胞则很少或不具备催乳素释放因子活性。由于垂体后叶 - 中间叶主要细胞成分是促黑素细胞，推测催乳素释放因子是否为阿片 - 促黑素细胞皮促素原（POMC）的衍生物。将 POMC 片段，如 α- 促黑素细胞激素（α-MSH）、β- 促黑素细胞激素（β-MSH）、促肾上腺皮质激素（ACTH）和 β- 内啡肽，用来刺激垂体前叶，结果均未发现催乳素释放因子分泌升高。因此认为，虽然尚不能确定催乳素释放因子是否为 POMC 前体，但也决非鸦片肽类物质。至于催乳素释放因子的细胞起源，可能为：①由 POMC 细胞分泌，是 POMC 的基因产物；②由 POMC 细胞分泌，而非基因产物；③为另一组含量极少的细胞亚群。至于催乳素释放因子的分子量，可能在 5 000kDa 左右。

**3. 神经递质的作用** 多种神经递质以复杂的形式调节催乳素的分泌。在对催乳素分泌调节的神经整合过程中，或呈刺激效应，或呈抑制效应。在调节 PRL 分泌的过程中，各种神经递质之间也存在着相互作用和相互影响。并且不是对垂体直接作用，而是直接或间接通过调节催乳素释放抑制因子或催乳素释放因子而影响催

乳素的分泌。在下丘脑水平调节催乳素释放的主要神经递质是阿片肽和5-HT。阿片肽和5-HT刺激催乳素分泌的机制不是直接作用于垂体前叶,而是通过抑制多巴胺和刺激催乳素释放因子的释放,从而使催乳素的分泌增加。乙酰胆碱也可能刺激催乳素的分泌。最近有作者提出,在某些生理状况下,内源性阿片肽是抑制而不是刺激催乳素分泌,并且认为内源性阿片肽调节催乳素分泌有赖于去甲肾上腺素系统。去甲肾上腺素有抑制催乳素分泌的作用。生长抑素(SS)、α-促黑素细胞激素和促胃液素释放肽(GRP)也能抑制催乳素分泌。

### (三)催乳素与抽动障碍的关系

人类催乳素的研究在阐明神经精神病患者脑组织中神经递质活动、机制以及神经精神病理学本质的关系上提供了重要信息,催乳素的研究成为神经精神内分泌研究中一个令人关注的课题。近年来,有作者提出抽动障碍与神经内分泌有关,其发病与催乳素有一定的关系。催乳素的分泌受多种神经递质的调节,许多研究表明,在抽动障碍中或多或少地存在着中枢神经递质或其受体的异常,特别以多巴胺能系统最为重要,这可能影响到抽动障碍患者催乳素的分泌调节。抽动障碍患者在下丘脑垂体轴上存在多巴胺能超敏感产生因子(dopaminergic supersensitivity producing factors,DSPF),抽动障碍纹状体多巴胺受体超敏感可能通过多巴胺能超敏感产生因子功能释放的改变而介导。多巴胺受体阻滞剂(如氟哌啶醇和哌迷清)能够减轻大多数抽动障碍的抽动症状,多巴胺激动剂(如哌醋甲酯)加重抽动障碍的抽动症状以及本病脑脊液中多巴胺代谢产物高香草酸(HVA)降低,提示多巴胺受体超敏感代表抽动障碍的主要功能障碍,本病的

多巴胺活动过度是继发于纹状体多巴胺受体超敏感。而有关纹状体多巴胺受体超敏感的病理生理机制了解甚少。多巴胺能受体超敏感可能牵涉到神经内分泌系统。采用阻断纹状体和垂体多巴胺受体的氟哌啶醇长期给鼠摄入,可以使纹状体多巴胺受体增加许多;将鼠的垂体切除后再给予氟哌啶醇和雌二醇,可以阻断多巴胺受体数量的增加。这些发现提示在垂体中存在多巴胺能超敏感产生因子,在正常情况下,多巴胺能超敏感产生因子是在多巴胺能抑制性控制之下。催乳素是一种垂体激素,其释放和抑制特性符合多巴胺能超敏感产生因子的标准(如氟哌啶醇由于多巴胺能阻滞作用产生催乳素释放的增加和垂体切除术消除催乳素的释放)。此外,在垂体切除术的鼠体内慢性输注催乳素,可产生多巴胺受体超敏感。并且,在抽动障碍小鼠模型中可以检测到催乳素水平的明显下降。抽动障碍的基本代谢异常可能是神经递质和神经内分泌功能障碍(催乳素或其他多巴胺能超敏感产生因子功能障碍),通过多巴胺受体超敏感累及运动活动,从而表现出抽动症状。多巴胺能超敏感产生因子功能调节机制的失衡导致抽动障碍纹状体多巴胺受体超敏感,表明抽动障碍下丘脑垂体轴在激素的释放方面存在调节障碍。给抽动障碍患者静脉注射黄体生成素释放激素(LHRH)后45分钟血浆催乳素水平出现抑制,180分钟时血浆催乳素水平测不出,提示因黄体生成素释放激素刺激介导下丘脑垂体轴中下丘脑多巴胺能神经元功能亢进,从而导致抽动障碍患者血浆催乳素分泌受抑制。直接针对矫正神经内分泌失衡以减轻抽动症状将是治疗抽动障碍的新途径。

抽动障碍可能存在催乳素分泌异常,从多巴

胺能超敏感产生因子的角度来看,抽动障碍患者的催乳素分泌应有较高水平。Hanna等的研究支持这个观点,作者报道抽动障碍/强迫障碍组的催乳素基础水平比无抽动病史的强迫障碍组要高,并且有女性高于男性的趋势,认为慢性抽动病史影响催乳素的基础水平,提示抽动障碍的血浆催乳素水平有增高。作者对两组结果差异提出了四种可能的解释:①抽动障碍/强迫障碍组5-HT能活动比强迫障碍组要高。神经解剖和神经化学研究已经证实5-HT在催乳素调节方面是一种兴奋性递质。②抽动障碍/强迫障碍组多巴胺能比强迫障碍组要低。结节漏斗多巴胺能神经元在垂体水平抑制催乳素的合成和释放。③抽动障碍/强迫障碍组和强迫障碍组在5-HT能活动和多巴胺能活动的昼夜平衡方面存在差异。④抽动障碍/强迫障碍组和强迫障碍组在催乳素释放方式上有差异。刘智胜等采用放射免疫方法对39例抽动障碍患儿的血浆催乳素水平进行了测定,结果也发现患儿血浆催乳素含量升高,提示催乳素可能参与了抽动障碍的发病过程,其是否也可作为诊断本病的参考指标,值得进一步探讨。

精神抑制药物(neuroleptics),如氟哌啶醇(haloperidol)、硫必利(tiapride)、舒必利(sulpiride)和哌迷清(pimozide)等多巴胺拮抗剂,能够阻断突轴后多巴胺受体,而人类催乳素的分泌受多巴胺抑制,故服用精神抑制药物以后,由于结节漏斗多巴胺能神经元系统多巴胺神经元被阻滞,可导致催乳素分泌增加。精神抑制药物的剂量与催乳素反应曲线相平行,其只有在一定剂量范围内才对催乳素反应比较敏感,低于一定剂量时反应不敏感,剂量过高时也不能引起进一步反应。一个有趣的问题是患者服用相同剂量的不同的

精神抑制药物有不同的药物血浓度,但它们的催乳素水平类似,而催乳素水平比药物血浓度更能强烈地关联到中枢神经系统效应,提示在精神抑制药物治疗期间,监测血浆催乳素水平可能比监测药物血浓度价值更大。在血浆催乳素水平与精神抑制药物治疗效应之间的关系已有许多研究,认为血浆催乳素水平和临床治疗反应之间存在有意义的联系。有研究观察了抽动障碍血浆催乳素水平对哌迷清的反应,结果发现哌迷清在减轻抽动症状与其所致的血浆催乳素峰值水平间呈线性关系,提示在黑质纹状体系统影响抽动和结节漏斗多巴胺能神经元系统影响催乳素释放上,哌迷清对于多巴胺能活动呈现出平行抑制,分析抽动障碍血浆催乳素水平的变化可以作为了解精神抑制药物改善抽动症状的一个生物学指标。

抽动障碍本身有血催乳素水平升高,服用精神抑制药物后血催乳素水平也出现升高,这种现象似乎不是一种简单的因果关系,需要用较复杂的神经内分泌原因来解释。精神抑制药物用于抽动障碍的治疗,主要在于抑制多巴胺的多度活动;而血催乳素水平升高并不是精神抑制药物作用的实质,其所引起的催乳素释放增加,主要反映了下丘脑垂体水平多巴胺的阻滞,可以看作一种间接反应。

## 七、抽动障碍与性激素

性激素与神经通路的突触关系,不仅与中枢神经系统的早期发育有关,而且也与发育成熟后的中枢神经系统功能有关。与生殖功能有关的神经元通路的组织结构受雄激素的影响。就雄激素的组织效应而言,不仅与具有特殊生殖功能的神经元的数目有关,也影响与类固醇敏感的

神经元和相应的"靶"之间的突触关系。动物模型很能说明这个问题。在鼠类，脊髓腰段的神经元数目、感觉神经的传入、运动神经的传出均受雌激素的调节，而这些脊神经不但支配相应的横纹肌，还支配阴茎。因而雌性与雄性鼠之间的脊髓神经元的数目与相互间的连接有显著的差别。在鸟类，歌唱行为为某些雄性所独占。研究发现，在脊椎动物中，控制歌唱的中枢位于中枢神经系统中，而这些神经元有明显的性差异。类似的神经元在数目上的两性差异也发生在多种种族的神经组织中，包括啮齿类动物的下丘脑、上颈神经节，猫的交感神经元，狗和人的脊髓等。而性激素则是造成这种差别的主要因素。哺乳动物的破坏性电刺激研究提示，某些求偶和求爱功能的中枢可能位于基底神经节和相应的区域。Roger 认为，在人类具有基本生殖功能的脑区可能位于基底神经节和边缘系统，这些脑区的发育是在性激素的控制之下，其发育异常可能与抽动障碍的发病有关。抽动障碍患者的某些与含性的内容相关的不自主抽动，如触摸、摩擦、舔、吸吮、嗅、骨盆挺伸、喉鸣、喊叫、喘气声、秽语和猥亵行为等，可能是生殖行为的不恰当表现，是过去被压抑的性和攻击性冲动以一种伪装的形式表达出来，即用肌肉活动来表达对情欲的幼稚希望。有研究指出，各种类固醇激素在抽动障碍的症状表达中均可能起一定的作用，其中以雄激素的影响最为突出。

家系研究和流行病学调查均发现抽动障碍于青春期前发病，男性明显多于女性，提示雄激素在本病的发病过程中有一定的作用。睾酮(testosterone)和其他雄激素在胚胎发育早期阶段对大脑发育的影响导致了个体的遗传易感性。睾酮及其活性代谢物二氢睾酮(dihyroterosterone)

和 17β- 雌二醇(17-beta estradiol)能选择性地与神经激素受体结合，从而影响胚胎期的神经元发育及迁移、特异性的细胞表型、轴突的伸展和突触间的联系及随之的细胞程序性死亡，并在青春期前影响神经细胞对性激素的易感性。认识这种理论可以解释抽动障碍的发生、发展的一些现象，并能指导发现有效的防治方法。例如 flutamide 为一种抗雄性激素剂，对抽动障碍的治疗有效。如果对抽动障碍的基因携带者在其症状前期就能识别，可提供早期的神经保护治疗以改善或校正脑发育异常，这种方法将是可取的。

## 八、抽动障碍与环磷腺苷

环磷腺苷(cyclic adenosine monophosphate, cAMP)作为多巴胺、去甲肾上腺素、5- 羟色胺或组胺等神经递质的第二信使，对中枢神经活动起着重要的调节作用。Singer 等研究发现，cAMP 在抽动障碍的一些脑区，如额、颞、枕区浓度明显降低，多巴胺 $D_1$ 受体(DRD$_1$)和 β 肾上腺素能受体可激活腺苷酸环化酶的活性，而阿片(μ 和 δ)受体、α$_2$- 肾上腺受体、多巴胺 $D_2$ 受体(DRD$_2$)和 5- 羟色胺受体(5-HT$_{IA}$)作用相反，对 cAMP 活性有抑制作用，cAMP 的异常可能导致抽动障碍的多种神经递质改变。对抽动障碍患儿死后脑组织进行神经化学分析，同样发现患儿脑组织中的 cAMP 普遍降低，表明与抽动障碍发病有关的多种神经递质的功能改变可能是第二信使异常所致。

## 九、抽动障碍与嘌呤代谢

嘌呤代谢异常与抽动障碍的关系是由 Van Woert MH 等人提出的。他们发现 Lesch-Nyhan 综合征的症状与抽动障碍类似，患者体内嘌呤核苷酸代谢——次黄嘌呤 - 鸟嘌呤磷酸核糖转移酶（HGPRT）完全或部分缺失，因此推测嘌呤代谢异常与抽动障碍有关。但是 Johns Hoprins 等对此说法持异议，其认为抽动障碍不伴性联遗传，无明显的自残行为及持续性高尿酸血症，也无 HGPRT 同工酶缺乏。故嘌呤代谢与抽动障碍发病的关系有待进一步研究证实。

## 十、抽动障碍与钠 - 钾 ATP 酶

众所周知，钠 - 钾 ATP 酶通过水解 ATP，进行逆化学梯度的离子运输，ATP 水解释放的能量在机体代谢中起重要作用，与神经、肌肉兴奋性和传导性密切相关。在正常生理状态下，多巴胺等神经递质不会在细胞外大量及长时间蓄积。抽动障碍患儿多巴胺等神经递质的含量增高提示儿茶酚胺的释放增多、重摄取减少，与此耗能过程有关的钠 - 钾 ATP 酶活性也相应变化，细胞膜钠 - 钾交换的主动转运机制损害，细胞膜去极化导致细胞外钙流入细胞内，造成神经元的钙聚积，这样有可能产生一系列损害作用。钠 - 钾 ATP 酶活性的改变可能是抽动障碍的发病机制之一。

## 十一、抽动障碍与微量元素

Robertson 等报道 80 例抽动障碍患者中 10 例血清铜水平异常低下。10 例中 2 例行详尽的铜放射性核素研究，结果均示铜处理异常，即铜从血浆中迅速消失，由肝缓慢摄取，铜与血浆铜蓝蛋白结合降低。由于该研究排除了 Wilson 病，故此异常是否具有病理学意义，还是由治疗所致，尚未明了。另外，血铅升高、锌或铁缺乏也可能与抽动障碍有关。焦鹏涛等对 195 例抽动障碍儿童铅锌含量进行了分析，结果发现实验组儿童铅含量明显高于对照组，而锌含量低于对照组。铅是一种具有蓄积性多亲和性的嗜神经毒物，海马回和大脑皮质是铅毒性作用的主要靶组织，由于儿童铅代谢具有吸收多、排泄少的特点，故儿童对铅毒性作用的易感性特别高。在对慢性铅中毒病理生理机制的研究中发现，慢性铅中毒可以引起脑实质的改变，这种脑实质的改变可能影响到儿童的整个或局部大脑皮质，从而引起感觉、运动、语言、执行等功能的脑区发生异常，从而诱发抽动障碍。现多发现缺锌与 TD 呈现正相关，但其具体的作用机制尚不清楚，动物实验和人体研究表明有以下几种可能的途径：①锌是碳水化合物、脂肪酸、蛋白质和核酸代谢所需 300 多种酶的必需辅因子，这些营养素的代谢对于大脑结构的发育和功能的维持至关重要；②锌对褪黑素的产生和调节至关重要，而褪黑素参与调节多巴胺功能，是治疗 TD 的关键因素；③锌还可以结合和调节多巴胺转运体。但是锌治疗 TD 的疗效仍需大样本前瞻性队列研究来确定。铁与氧的运输和转运有密切关联，几十种含铁酶及依赖铁的酶参与人体组织的重要代谢过程，有一成年 TD 患者的病例报道示补充血清铁蛋白可以减轻抽动的严重程度。綦秀贞等采用原子分光光度法检测 102 例 TS 患儿血液中的微量元素发现铁是 TS 发病的危险因素之一。

## 第三节　神经解剖因素

抽动障碍是一种以基底神经节病变为基础的运动调节障碍所导致的疾病,病变部位可能涉及皮质 - 纹状体 - 丘脑 - 皮质环路中的任一部分,该环路功能异常表现为对运动皮质的去抑制或直接抑制作用的损害,环路中多巴胺(DA)、5- 羟色胺(5-HT)和去甲肾上腺素(NE)等神经递质紊乱是抽动障碍的发病原因。近年来,借助先进的神经影像学检查方法研究发现,抽动障碍患儿存在中枢神经系统发育缺陷和解剖异常,病变主要在基底神经节、额叶皮质和边缘系统等部位。

### 一、解剖异常

很多抽动障碍患儿存在基底神经节异常,基底神经节病变可能为抽动障碍发病原因之一,也可能是多种其他神经精神疾病如强迫障碍和注意缺陷多动障碍等发病的病理解剖基础。有研究对抽动障碍患儿丘脑及苍白球等深部脑组织进行电刺激结果有一定疗效提示,患儿存在基底神经节病变。通过磁共振(MRI)研究发现,抽动障碍患儿尾状核、苍白球等体积减小,苍白球内部神经元总数增加,而苍白球外部和尾状核内却减少;苍白球内部微清结合蛋白阳性的神经元减少。Plessen 等研究发现,抽动障碍患儿脑总体积小于正常儿童,前额叶和顶叶皮质相对较小,且额叶灰质部分正常的不对称性(左>右)增加,右侧额叶中白质成分增加,左侧额叶深部白质体积变小。抽动障碍患儿中层及外侧前运动皮质、前扣带回皮质、背外侧额前皮质以及下壁侧皮质等

部位异常。Miller 等发现,抽动障碍患儿还存在胼胝体、海马、丘脑发育异常。Peterson 等分析了150 例 Tourette 综合征患者(包括成人和儿童)和130 例对照者的 MRI 结果,发现成人和儿童患者尾状核的体积比同年龄对照者小,成人患者的豆状核比对照者小。他们还发现儿童时期尾状核越小,到达成年早期后 Tourette 综合征和强迫症症状越重。Kim 等利用高分辨率 MRI 对新发抽动患儿进行随访研究发现,病初海马体积越大抽动病情严重程度越重。Tourette 综合征患者尾状核体积较小,支持 Tourette 综合征与基底神经节病变有关的理论。此外,Wan 等认为 Tourette 综合征患者双侧额下回的容积降低,小脑、右侧纹状体和双侧丘脑容积增加。

### 二、功能异常

功能神经影像学显示,抽动障碍基底神经节神经元活性降低,前额叶、顶叶、颞叶活性增加。正电子发射断层扫描(PET)显示,抽动障碍患者双侧基底神经节、额叶皮质和颞叶的糖代谢率较正常组明显升高。有学者采用单光子发射计算机断层成像扫描(SPECT)研究发现,抽动障碍患儿左侧尾状核、扣带回、右侧小脑及左侧前额叶背外侧等区域脑血流灌注值显著低于对照组,发声性抽动症状严重程度与中小脑、右侧前额叶背外侧及左侧前额叶背外侧区血流量呈正相关。Marsh 等研究显示,随年龄增长,正常对照组腹侧、中间额前皮质活动逐渐减弱,右下侧额前皮

质功能活动逐渐增强,但抽动障碍患儿组并未发现此规律。抽动障碍患儿在 Stroop 任务中表现较差,与额叶纹状体区域(包括下侧额前皮质、额中回、背侧额前皮质、豆状核及丘脑区域)活动增多有关。李秀丽等采用弥散张量成像(DTI)方法发现,抽动障碍患儿左侧苍白球和双侧丘脑各向异性分数(FA)降低,双侧尾状核、壳核和丘脑表观弥散系数(ADC)值增高,提示抽动障碍患儿基底神经节存在微结构异常,与抽动障碍患儿症状严重程度相关。

由于各学者的研究方法不完全相同,因此研究结果也不完全一致。但目前关于抽动障碍神经解剖与功能影像学研究提示,抽动障碍发病与基底神经节和前额皮质等部位发育异常有关,病变以基底神经节为中心,大脑皮质 - 纹状体 - 丘脑 - 皮 质 环 路(cortex-striatum-thalamus-cortex circuits,CSTC)的结构及功能发生异常。也有观点认为,抽动障碍行为及运动异常与杏仁核 - 纹状体通路障碍有关,不自主发声可能是与扣带回、基底神经节及脑干不规律放电有关。

有研究表明,Tourette 综合征患者多巴胺能神经末梢标志物增加。一项 PET 研究以 19 例 Tourette 综合征患者为研究对象,观察 2 型单胺囊泡转运体的配体二氢丁苯那嗪的密度,结果发现二氢丁苯那嗪的密度在腹侧纹状体,尤其是右侧明显增高,并且发现纹状体多巴胺能神经从腹侧向背侧逐渐减少。Cheon 等对 6~12 岁 Tourette 综合征儿童进行 SPECT 研究,发现纹状体各处均有多巴胺转运体增加,增加的幅度比二氢丁苯那嗪更大。另一 PET 研究发现 Tourette 综合征患者纹状体苯丙胺诱发的多巴胺释放增加,支持纹状体多巴胺能神经分布增加的假说。有学者通过磁共振波谱分析(MRS)对 68 名 8~12 岁 Tourette 综合征患者和 41 名健康人组成的对照组,分别检测右侧初级感觉运动区(SM1)、辅助运动区(SMA)、脑岛的 GABA、谷氨酸 + 谷氨酰胺的水平,将 Tourette 综合征组与对照组各脑区神经递质水平进行比较,并探讨其与抽动、先兆症状严重程度的相关性。该研究得出:①Tourette 综合征患者 SMA 的 GABA 水平降低与先兆症状严重程度(数目、频率、强度)呈显著正相关,但与抽动症状严重程度无关;②Tourette 综合征共患注意缺陷多动障碍患儿体内的谷氨酰胺水平更高,先兆症状更少,而单纯 Tourette 综合征组患儿脑岛 GABA 水平较高,相应的先兆症状更明显。

第四节　社会心理因素

近年来,社会心理因素与抽动障碍的关系越来越受人们重视,社会心理因素在抽动障碍发病中起重要作用。社会心理因素对抽动障碍作用的具体机制尚不清楚,可能是通过影响神经化学和神经内分泌系统,增加下丘脑 - 垂体 - 肾上腺轴和脑脊液中压力相关激素水平,提高运动皮质兴奋性,从而引起抽动的发生。

## 一、精神因素

早期研究认为抽动障碍是个人愿望被压抑

和反抗心理的表现,有些患者遇到伤感情的生活事件时可突然出现抽动症状,几乎所有的患者在精神有压力时抽动症状都会加重,对有些患者用心理疗法可以使其抽动症状缓解,因而比较强调精神因素在本病发病过程中的作用。在1900—1965年之间有关抽动障碍文献中,占优势地位的是精神分析学派。Gilles de la Tourette(1899)认为,抽动与多种恐怖、躁狂症和广场恐怖症有关。Patrick(1905)描述抽动障碍是一种运动病,并提出"感觉 - 精神运动性紊乱(sensori-psychomotor derangement)"这一术语。此后,Meige和Feidel(1907)指出抽动障碍以精神成分为背景。而Ferenci(1921)则认为许多抽动就像手淫那样会被固定下来,并具有刻板性质,可能与自恋(narcissism)有关。抽动症与紧张症有许多相同之处,如模仿现象、刻板症和做怪相等。而紧张性强直其实是许多数不清的阵挛性、防御性抽动的总和,在此紧张症只不过是紧张性阵挛的顶峰状态。另外,Ferenczi还把抽动表现比作癔症的转换状态,暗示着过去的创伤,是一种不成熟的、退化的精神发泄。Mahler等认为抽动障碍可能是涉及纹状体苍白球的连接问题,提示本病发生在有性心理发育和父母 - 儿童关系障碍,且表现为高度自恋的个体中。他们发现抽动者对手淫常持纵容态度,故抽动本身对患者而言就有一种性高潮的性质。现认为惊吓、情绪激动、忧伤、看惊险 / 恐怖电视或刺激性强的动画片致精神过度紧张等精神因素,都可能与抽动障碍的发病有关。研究发现,精神创伤(家庭、社会)、精神压力过大(如学习压力大、工作任务多等)、情绪波动、疲劳与兴奋(如剧烈体育活动、长时间玩电脑游戏或看电视等)、过度惊吓等均可诱发或加重抽动。

## 二、人格因素

抽动障碍患儿存在不同程度的个性异常,多为回避型或冲动型人格,行为问题发生率较高。艾森克人格问卷(Eysenck Personality Questionnaire,EPQ)调查表明,抽动障碍患儿神经质和精神质 T 分高,而掩饰性 T 分偏低,表明抽动障碍患儿存在自控性差、易激惹、焦虑、抑郁和心理成熟度偏低等特点。对外界刺激易反应过度,易做冒险和新奇的事情。人格特点作为发病的中介因素,在抽动障碍发病中可能具有一定作用,可能为发病危险因素。

## 三、环境因素

近年来调查发现,抽动障碍的发生与周围不良环境相关:①家庭不良生活事件,如家庭不和谐、多冲突、少娱乐、亲密度低、少情感交流、父母离异、亲人亡故等;②家庭教育不良,如管教过严、过于挑剔、苛刻、多拒绝、多否定、过分干涉和要求超过其实际水平等;③学校不良环境,如教师要求过高、过于严格,同学嘲笑,与同学争执等,有时考试和课堂提问也会加重抽动症状。

在不良家教因素中,有调查发现抽动障碍与管教过严有关。我国现行的家庭结构以独生子女居多,在早期教育过程中,家长对儿童过于严厉和苛刻,上学后又给儿童增加过重的学习负担,过多地限制他们的活动,家长对孩子的期望过高,加上学校对学生的要求过严,使儿童生活在紧张与恐惧的环境中,情绪得不到放松,不能获得温暖,致使外界压力与患儿心理承受能力产生偏差而可能导致发病,这种偏离常态的管制式教育被认为可能是抽动障碍的致病因素之一。

我们对抽动障碍患儿的家庭状况调查还发现，半数以上（67%）的患儿被采用了打骂和体罚管教方式，缘于家长对患儿出现的抽动症状认识不清，误认为患儿不听话而采用不恰当的管教方式。采用这种打骂和体罚的管教方式，可以使本病患儿的抽动症状进一步加重。

## 第五节　神经免疫因素

近年来，有关神经免疫因素与抽动障碍的关系受到关注。目前认为具有遗传易感性的个体在外部因素激发（病原体感染、过敏等）及在体内多巴胺系统紊乱等多种因素作用下，可引起体内免疫功能紊乱，从而引起抽动症状。本节将从病原学感染尤其是链球菌感染后继发免疫紊乱与抽动有关的发病机制及参与抽动发病的中枢及外周免疫失衡机制进行阐述。

最初免疫因素在抽动障碍发病机制中的作用是通过观察性、横断面和纵向临床研究进行探讨的。细菌和病毒等病原学的感染继发免疫紊乱可能参与了抽动障碍的发病过程。20%~35%的抽动障碍发病与感染后自身免疫损害有关，其中约10%与A族β溶血性链球菌（group A β-hemolytic streptococcus，GAS）感染有关。曾经的研究热点认为抽动障碍可能为链球菌感染后交叉免疫反应所致的神经精神障碍，即链球菌感染相关的儿童自身免疫性神经精神障碍（pediatric autoimmune neuropsychiatric disorders associated with streptococcal infections，PANDAS）。链球菌感染相关的儿童自身免疫性神经精神障碍患儿与风湿性舞蹈症患儿可能具有十分类似的链球菌感染后自身免疫的遗传易感性，即在组织相容性抗原DR⁺的血细胞中，单克隆抗体D8/17表面标记阳性者在链球菌感染相关的自身免疫性神经精神障碍患儿与风湿性舞蹈症患儿分别达到85%和89%，而对照组健康儿童只有17%，提示遗传易感性是发生链球菌感染相关的儿童自身免疫性神经精神障碍的基础，而链球菌感染被认为是发病的触发因素。

有研究发现，抽动障碍或伴发强迫障碍患儿的中枢神经系统中有抗神经元抗体，该抗体的出现与既往急性风湿热或β溶血性链球菌性舞蹈症有关；临床上也发现感染发热可使抽动障碍加重，使用青霉素之后抽动症状减轻。可能的解释是A族β溶血性链球菌感染后，体内产生抗A族β溶血性链球菌抗体，该抗体与神经细胞有交叉反应，从而引起抗神经元抗体介导的运动和行为异常，或者通过抗原抗体反应，由循环淋巴细胞产生白细胞介素1或白细胞介素6，这些免疫活性物质作用于中枢神经系统，引起脑功能障碍。并且当患者再次接触A族β溶血性链球菌或其他细菌或病毒时，产生回忆反应，从而导致一个最终的共同反应，产生免疫病理损害，引起抽动症状重新出现或加重。链球菌M蛋白是A族β溶血性链球菌的一个主要毒力因素，抽动障碍的血清链球菌M12和M19蛋白抗体滴度升高，也提示链球菌诱导的自身免疫过程与抽动障碍相关联，表明感染后的免疫病理损害机制可能与抽动障碍的发病有一定的关系。当抽动突然加重或药物治疗无反应时,应该检查抽动障碍患者有无A族β溶血性链球菌感染。

PANDAS的发病机制尚不清楚,可能与抗神经元抗体介导的中枢神经功能紊乱有关;推测为链球菌感染后,机体产生抗链球菌抗体,该抗体通过分子模拟机制与易感宿主基底神经节上的抗原表位产生交叉反应,从而引起抗神经元抗体介导的运动和行为异常。PANDAS在某种程度上与风湿性舞蹈症发病机制类似,是由GABHS感染诱导产生的自身反应性T淋巴细胞和B淋巴细胞触发。机体GABHS感染后,其抗原决定簇可能与脑内某些神经元有相同或相似的表位(共同抗原),激活B细胞,B细胞针对鞭毛、菌体等不同成分产生多种抗体,其抗体、B细胞均可通过血脑屏障,与有共同抗原的脑组织内神经元相遇,形成特殊的抗原抗体复合物,沉积于中枢神经系统,引发相应的临床症状。当机体再次感染GABHS时,记忆性B细胞会立即快速活化产生大量特异性抗体,导致症状的复发或加重。近年来Martino等指出,GABHS感染后产生与中枢神经系统基底神经节某些神经元发生交叉免疫反应的抗体,抗体与抗原结合,导致钙调节蛋白依赖性蛋白激酶Ⅱ活化,使TH活性增加,神经元突触释放多巴胺增加;抗体也可以活化神经元糖酵解酶,增加了多巴胺的释放。因PANDAS患者脑受损部位为负责运动和行为的基底神经节,故抗体作用于脑部,可导致强迫、抽动障碍,而不是风湿性舞蹈症。另外,Kirvan等发现,链球菌N-乙酰氨基葡糖(streptococcal N-acetyl glucosamine)与脑溶血神经节苷脂(brain lysoganglioside)之间的自身抗体交叉反应,这些交叉反应抗体针对人类神经细胞表面、诱导钙/钙调蛋白依赖性蛋白激酶Ⅱ活性,从而可能改变神经细胞内信号活动。这项研究首次提供了链球菌感染后神经精神障碍中抗神经元抗体致病病理机制的可能模型。Martino等研究发现,抽动障碍患者血清中抗链球菌抗体和抗基底神经节抗体增高,若将该血清输入实验大鼠纹状体腹外侧后,大鼠口部刻板症状明显增加,进一步提示抽动障碍与免疫系统功能紊乱相关。然而,几乎所有个体均发生过A族β溶血性链球菌感染史,但95%以上不会出现抽动症状,提示抽动障碍发病尚存在宿主自身易感因素。Martino等通过对715名慢性抽动障碍患者进行长达16个月的随访,这项多中心前瞻性研究中链球菌感染比例达5.5%~12.9%,并未发现呼吸道链球菌感染会导致抽动症状的加重,链球菌感染与抽动障碍病情之间的关系有待进一步探讨。临床上予静脉注射免疫球蛋白等免疫调节治疗,可在一定程度上减轻抽动症状,进一步提示感染及免疫功能紊乱可能是抽动障碍发病的影响因素。PANDAS临床诊断标准为:①存在强迫和/或抽动障碍;②儿童期发病(3岁至青春期前);③症状的严重程度呈发作性;④起病及症状加重与A族β溶血性链球菌感染(咽喉部链球菌培养阳性和/或抗链球菌抗体滴度增高及至少2次以上独立的强迫/抽动发作)相关;⑤症状加重期伴有神经系统症状(多动,或不自主运动,如舞蹈症样运动)。PANDAS是一个临床诊断,疾病临床特征识别是判断儿童是否可能患PANDAS的唯一手段。确定诊断虽要求PANDAS症状与链球菌感染相关,但抗链球菌抗体滴度和抗DNA酶B滴度(AntiDNAse-B)仅提示此前是否有链球菌感染,不能指导诊断。PANDAS的精神药物治疗与其他类型儿童强迫或抽动障碍治疗相同。因链球菌感染产生的抗体触发自身免疫反应是导致PANDAS的原因,而不是细菌本身,所以抗生素如青霉素等对PANDAS症状的治疗作用有限,研究证明使用血浆置换、免疫球蛋白静脉注射(IVIG)等免疫调节治疗,对链球菌感染所致的强迫及抽动障碍疗效肯定。Demesh 等研究表明扁桃体切除术为对抗生素治疗效果不佳的 PANDAS 儿童提供了一种有用的替代治疗,但该研究可能存在回忆偏倚,目前治疗指南中没有对此治疗进行相应推荐。而扁桃体为免疫器官,推测控制扁桃体炎症也可能有利于改善抽动症状。

也有研究认为抽动障碍与病毒感染有关。尹公礼等采用改进的酶联免疫吸附测定法(ELISA)对 40 例抽动障碍患儿及其母亲进行血清巨细胞病毒(CMV)-IgM 抗体检测及临床观察,结果发现抽动障碍患儿 CMV-IgM 的阳性率为 95%(38/40),正常儿童 CMV-IgM 的阳性率为 20%(39/197),两者有显著性差异。患儿母亲 CMV-IgM 的阳性率为 97%(29/30),正常体检妇女 CMV-IgM 的阳性率为 9%(103/1 150),两者也有显著差异。患儿组与其母亲组 CMV-IgM 的阳性率呈明显正相关。14 例患儿经抗病毒治疗取得了满意的临床效果。作者认为,部分抽动障碍的发病与巨细胞病毒(CMV)感染有关,并提出巨细胞病毒母子间垂直传播或水平传播很可能是抽动障碍具有家族倾向的原因之一。推测巨细胞病毒感染导致抽动障碍发病的病理机制是与巨细胞病毒感染后诱导的自身免疫病理损害有关,可能是血中巨细胞病毒抗体透过受损的血脑屏障与神经组织上的抗原类似物结合的结果,因而出现神经递质代谢紊乱等现象,并非中枢神经系统的原发巨细胞病毒感染所致。国外文献中曾有报道疱疹性脑炎发生具有抽动症状的病例,称之为脑炎后获得性 Tourette 样综合征(postencephalitic acquired Tourette-like syndrome),而疱疹病毒与巨细胞病毒之间又有密切联系。孙圣刚等研究推测巨细胞病毒感染造成脑内以基底神经节为主的慢性损害,可能是抽动障碍的病因之一;并提出对于常规用药后疗效不佳、血 CMV-IgM 阳性者,可试用抗病毒药物(如无环鸟苷、更昔洛韦等)。

另外,也有肺炎支原体、螺旋体、幽门螺杆菌(HP)、EB 病毒、疱疹病毒、弓形虫、人微小病毒 B19 和人类免疫缺陷病毒(HIV)等感染诱发或加重抽动障碍的报道。感染因素与抽动障碍的关系尚不清楚,可能是各种病原体通过直接攻击或交叉免疫反应,引起相应的神经结构(如基底神经节和皮层-纹状体-丘脑-皮层环路)损害,从而引起抽动症状。

外周及神经免疫紊乱分别参与抽动障碍发病过程中。研究表明,固有免疫和适应性免疫细胞的比例或功能异常与抽动障碍的发生密切相关。一项前瞻性脑脊液分析研究显示,尽管在研究对象中并没有检测出特异性抗体,如 LGI1、NMDAR、AMPA,20% 的参与者(20 人中有 4 人)脑脊液中出现寡克隆条带,表明鞘内抗体合成,支持抽动障碍的神经免疫的假设。免疫细胞如 T 细胞、B 细胞,免疫效应蛋白如细胞因子等在固有免疫介导抽动障碍发病中发挥了重要的作用。有研究提出外周免疫引起抽动发病的通路:T 细胞免疫功能下调、细胞因子(IL-17A、IL-12、IL-16、TNF-α)及 B 细胞激活导致机体免疫耐受下降,患者体内 IgG3 合成下降,机体对病原学免疫反应缺陷进而导致体内持续免疫紊乱状态。正常情况下,辅助性 T 细胞(Th 细胞、CD4$^+$T 细胞)中的 Th1 和 Th2 细胞处于相对平衡状态,侯晓君等和高超等均报道,抽动障碍患儿体内存在 Th1/Th2 细胞比例失衡,提示 Th1/Th2 细胞比例可作为诊断抽动障碍的辅助指标。抽动障碍患儿 CD4$^+$ 细胞、CD4$^+$/CD8$^+$ 比值和自然杀伤(NK)细胞均较正常对照组明显降低,CD8$^+$ 细胞较对照组明显升高,NK 细胞降低,说明抽动障碍患儿可能存在细胞免疫功能紊乱。一项针对调节性 T 细胞(Treg 细胞)的研究发现,中、重度抽动障碍患者激活的 Treg 细胞百分比显著高于健康对照者。鉴于 Treg 细胞对免疫耐受的重要调控作用,它的改变会引起自身免疫反应的变化,但是这种变化与抽动障碍发病的关联尚待阐明。Tao 等在 1 724 例抽动障碍患者中测定 IL-2、IL-4、IL-6、IL-10、TNF-α 与 IFN-γ 的水平,结果显示除 IL-6 水平相对正常对照组显著升高以外,其他细胞因子均降低,且抽动障碍用药组较未用药组 IL-4、IL-10、IFN-γ 水平升高。与之类似,Li 等对 Tourette 综合征患者有关的免疫紊乱研究作荟萃分析发现外周免疫激活与抽动发病之间存在密切联系,分析显示 Tourette 综合征患者体内 IL-6、IFN-γ 水平明显升高。小胶质细胞是大脑常驻的固有免疫细胞,在神经精神疾病的生理过程中发挥重要作用。Lennington 等对抽动障碍患者大脑基底节进行的转录组学分析发现抽动障碍患者与免疫相关的基因表达上调以及纹状体组织中 CD45$^+$ 细胞和小胶质细胞数量的增加,从而导致神经炎症、神经元凋亡及受损,这表明纹状体中的小胶质细胞激活与基底节免疫相关基因表达上调,共同参与了发病。同时,动物模型的相关研究为深入了解抽动障碍患者中小胶质细胞相关的病理生理机制提供了理论依据,即抽动障碍患者体内存在小胶质细胞介导的神经保护功能缺陷及对周围环境的过度反应。这些重要发现建立了抽动障碍病理生理学中免疫紊乱和神经炎症与神经元事件的联系,同时支持了以下推测:与其他神经发育障碍性疾病类似,抽动障碍发生可能涉及功能异常的免疫 - 神经交互作用,最终导致控制不同行为域的脑回路改变。

## 第六节　其他因素

### 一、围产期因素

研究发现,抽动障碍患儿中既往存在围产期异常者较多,因此认为围产期因素也可能与抽动障碍发病有关。如早产、双胎、妊娠前 3 个月反应严重、孕母因素(情绪不良、吸烟、饮酒、喝咖啡、极低频磁场暴露等)、胎儿或新生儿疾病(宫内窒息、宫内感染、脐带绕颈、新生儿窒息、出生低体重、新生儿缺氧缺血性脑病和颅内出血等),这些因素易导致胎儿或新生儿脑部损害,是发生抽动障碍的危险因素。

在母孕期或分娩期出现的某些围产异常因素,可能导致脑发育障碍,影响抽动障碍病情的严重性。就怀孕期母亲的身体状况而言,怀孕的前 3 个月是胎儿神经系统发育的关键时期,在这个时期如果母亲出现先兆流产、情绪紧张、受到惊吓、极度悲伤、营养不良、为了保胎而活动较少等,都会影响到胎儿大脑的发育。妊娠期母亲严重的精神心理压力（应激），妊娠期母亲饮用咖啡（>2 杯 /d)，吸烟（>10 支 /d) 或饮酒（少量 /d) 等也是抽动障碍发病的危险因素。在生产过程中，早产、过期产或难产等问题，可造成患儿窒息缺氧、大脑损伤等，单卵双胎出生时体重低，以及出生时体重低的儿童可能有脑实质病变、脑室扩大或两者皆有，这些都可能影响大脑的发育。曾文英等对 36 例抽动障碍患儿的围产期异常因素进行了分析，发现有 7 例（19%）患儿在分娩时有异常，包括脐带绕颈、产伤、窒息等；有 6 例（17%）患儿母亲孕期有躯体疾病史，包括重感冒、风疹、腮腺炎、风湿性心脏病、哮喘和惊厥；有 5 例（14%）患儿母亲孕期有重大生活事件，包括丧夫、丧母、离婚和家遭火灾等；这提示围产期异常在抽动障碍的发病中有一定的作用。文红等对 60 例 5~14 岁抽动障碍患儿进行 Logistic 回归分析其危险因素发现，出生时异常、早产、过期产、母孕期情绪不良和母孕期各种疾病等因素，与抽动障碍的发病有明显关系，提示围产期及母孕期有害因素可作为抽动障碍发病的生物学因素，影响儿童高级中枢神经系统的发育，导致儿童抽动障碍的发生。

## 二、颈椎因素

近年来有作者提出抽动障碍与颈椎损伤，特别是上颈段损伤，有直接关系。颈椎支撑头颅，保护脊髓血管神经，颈椎关节韧带肌肉受到损伤以后必然会影响到周围的组织，包括脊髓神经血管及交感神经，会出现颈部不适、脊髓症状、神经根症状、脑缺血损害及交感症状。儿童上颈段损伤（多为寰枢椎损伤），由于儿童关节柔韧性好、血管神经代偿能力强，所以短期内多不出现症状，但如果有长时间的关节错位、肌肉及韧带的张力

异常，则必然会导致颈部不适，刺激颈上交感神经节时会出现眼部及五官各部的不适症状；且长时间的寰枢椎位置异常导致颈段甚至整个脊柱的力学紊乱和功能异常，从而出现躯干及四肢的不适，这样过多的本体觉传入及刺激交感神经使已疲劳的肌肉的收缩频度增加，改变肌肉组织的状态，加强对运动神经的敏感性，必然刺激中枢形成异常兴奋灶，这些兴奋传出后引起人体相应部位的肌肉收缩或抽动，来减轻颈面部不适。表现为摇头、耸肩、挤眼、努嘴、嗅鼻、发哼声、清嗓音等。

长时间的交感神经兴奋导致纹状体多巴胺系统亢进，经传导纤维致运动皮层达本体觉异常兴奋灶时出现相应的不自主肌肉抽动。多巴胺系统亢进投射到边缘系统，可以出现类似于性行为的不自主言行，如触摸、摩擦、舔、吸吮、嗅、骨盆挺伸、喉鸣、喊叫、喘气声、秽语和猥亵行为等。抽动障碍可能是儿童期长期的本体觉及交感神经兴奋导致多巴胺系统亢进和性激素分泌旺盛，作用于中枢，才出现的锥体外系病变综合征。

抽动障碍可能是脊柱源性疾病的一种复杂表现。主要是由于外伤致上颈段，尤其是寰枢椎移位，导致颈头面部肌肉的张力改变和交感神经节刺激，产生适应性反应，出现肌肉收缩或抽动；进而在交感神经兴奋、多巴胺系统亢进基础上产生一系列复杂的生物力学和神经调节、内分泌变化，在中枢产生异常兴奋灶，出现不随意言行。通过调整颈椎关节和软组织，恢复力学平衡，消除不适感和本体觉的过度兴奋，就能达到控制感觉性抽动，如颈部不适等；阻断了异常兴奋传导，恢复多巴胺系统及内分泌的平衡状态，不自主抽动将自然消除。

## 三、过敏因素

一些研究者认为抽动障碍患者的症状与变态反应有关。Bruun 检查 300 例抽动障碍患者，虽然没有证据表明变态反应是本病的病因，但在临床上可观察到抽动障碍症状的恶化常与季节性变态反应、食物中摄入过敏原及使用治疗变态反应的药物有关。Huang 等对过敏性疾病与抽动障碍之间的关系进行系统综述与荟萃分析，发现过敏性结膜炎、过敏性鼻炎及哮喘与抽动障碍发病呈正相关，这提示免疫性疾病与抽动障碍两者之间存在一定联系。推测可能与下列因素有关：①共同的遗传易感性：抽动障碍发病机制与皮质 - 基底节 - 丘脑 - 皮层环路涉及的神经递质失衡有关，其中 GABA 可能参与这一过程，最新发表的一项研究中发现 *GABRG1* 与 *GABBR2* 基因变异在全基因组范围内具有重要意义，该项研究侧重于 Tourette 综合征患者涉及的突触生成过程。而 GABA 信号在过敏性疾病中的作用也被广泛探讨，如有研究揭示 GABA 是过敏性哮喘疾病中肺神经内分泌细胞的分子靶效应器。②共同的环境因素：链球菌与支原体或 EB 病毒等病原体感染可能是引起抽动障碍发病的原因，同时链球菌、肠道病毒感染也可能是引起哮喘、过敏性鼻炎、变应性皮炎发生的危险因素。

## 四、饮食因素

临床发现，抽动障碍的发病及加重与饮食有关。食用含有咖啡因、精制糖、甜味剂成分的食品与抽动障碍病情恶化存在正相关关系。食用色素、食物添加剂和含咖啡因的饮料可能加重抽动症状，原因可能为食物中某些成分消化吸收后，能与多巴胺能和 5- 羟色胺能系统相互作用，

导致脑内神经递质平衡失调。以往有报道，经常进食西式快餐与膨化食品也与抽动症状有关，考虑可能与这些食品中铅含量高有一定关系。不过，一般认为饮食因素在抽动障碍发病中所起的作用不大，而对抽动的严重程度有一定影响。

## 五、药物因素

以往有报道，长期、大剂量应用抗精神病药物或中枢兴奋剂可能诱发抽动障碍或使抽动症状加重。药物包括氯氮平、左旋多巴、抗癫痫发作药（如卡马西平、苯妥英、拉莫三嗪）、兴奋剂（如哌甲酯、苯丙胺、匹莫林）等；使用雄性激素、氨茶碱、可卡因、吗啡等也可引起抽动。

早在 20 世纪 70~80 年代期间，一些少见病例报道了中枢兴奋剂，如哌甲酯（methylphenidate）、右旋苯异丙胺（dextr-oamphetamine）和匹莫林（pemoline）等，会诱发抽动障碍或加重抽动症状。事实上，临床医师在使用中枢兴奋剂过程中发现部分抽动障碍患者抽动症状并不加重，注意缺陷与多动障碍患者也并没有出现抽动，这一现象引起许多相关研究的开展。临床上使用中枢性兴奋剂治疗注意缺陷多动障碍共患抽动障碍的患者需要考虑下列因素：①抽动症状严重程度及抽动频率本身具有波动性，时而加重时而减轻，临床医师需要随访至少 3 个月以上的时间以确定不是抽动的自然病程；②注意缺陷多动障碍往往先于抽动障碍发病，在抽动症状出现之前通常已经加用兴奋剂治疗多动症状，临床医师可能会忽视这一点认为兴奋剂的使用诱发了抽动的发生。目前观点认为，没有充分证据说明中枢兴奋剂会诱发或加重抽动，但不排除个例。对于抽动障碍共患注意缺陷多动障碍的药物治疗，国际抽动障碍管理与治疗专家共识认为，当多动、冲动、注意

力不集中等共患病症状为主要引起患者功能损害的原因时,临床上优先选用哌甲酯中枢兴奋剂进行治疗。

氯氮平是通过选择性阻断中脑边缘神经递质通路而起到抗精神病治疗作用,同时也可能选择性地增强纹状体多巴胺功能活动,从而引发抽动症状,可导致抽动障碍的发生。但这仅仅发生在个别人身上,与个体遗传特质有关。

# 六、诱发因素

抽动障碍的诱发因素比较多,有的患儿由于某些部位有不适感,产生保护性或习惯性的动作而固定下来,如眨眼,可因眼结膜炎或异物进入眼引起;挤眉、皱额,可因戴帽过小或眼镜架不适合引起;摇头或扭脖,可因衣领过紧等引起;嗓子不自主地发声,可因咽炎产生咽部不适引起。以上原因去除后,动作本身虽已失去了合理性,但可能由于在大脑皮质已形成了惰性兴奋灶,从而也可反复出现抽动动作。此外,长期焦虑不安、精神紧张、精神创伤、情绪波动、受惊吓、不良家庭环境、家庭生活事件、学习负担过重等心理应激因素以及模仿别人的类似动作,也可以诱发本病。

 **专家提示**

- 抽动障碍病因尚未明了且较为复杂,可能是遗传、免疫、环境、生化、心理等多种因素相互作用的结果。

- 目前公认的发病机制为多巴胺能基底神经节环路的功能异常,可能与皮质-纹状体-丘脑-皮层环路的功能或结构异常有关。

- 迄今为止关于抽动障碍的致病基因尚无明确结论,与抽动障碍相关的候选基因相继被发现,其作用机制仍有待进一步深入研究。

- 对抽动障碍病因的发现有助于临床指导治疗,未来有望寻找抽动障碍相关的生物学标志物,从而更好地为诊断、治疗服务。

(孙 丹)

## 参考文献

1. MATAIX-COLS D. Association of Tourette Syndrome and Chronic Tic Disorder With Subsequent Risk of Alcohol-or Drug-Related Disorders, Criminal Convictions, and Death: A Population-Based Family Study [J]. Biol Psychiatry, 2021, 89 (4): 407-414.

2. ZILHÃO NR, OLTHOF MC, SMIT DJA, et al. Heritability of tic disorders: a twin-family study [J]. Psychol Med, 2017, 47 (6): 1085-1096.

3. Yuan A, Su L, Yu S, et al. Association between DRD2/ANKK1 TaqIA Polymorphism and Susceptibility with Tourette Syndrome: A Meta-Analysis [J]. PLoS One, 2015, 10 (6): e0131060.

4. MÜLLER-VAHL KR, LOEBER G, KOTSIARI A, et al. Gilles de la Tourette syndrome is associated with hypermethylation of the dopamine D2 receptor gene [J]. J Psychiatr Res, 2017, 86: 1-8.

5. ABDULKADIR M, LONDONO D, GORDON D, et al. Investigation of previously implicated genetic variants in chronic tic disorders: a transmission disequilibrium test approach [J]. Eur Arch Psychiatry Clin Neurosci, 2018, 268 (3): 301-316.

6. LIN WD, TSAI FJ, CHOU IC. Current understanding of the genetics of tourette syndrome [J]. Biomed J, 2022, 45 (2): 271-279.

7. HILDONEN M, LEVY AM, DAHL C, et al. Elevated Expression of *SLC6A4* Encoding the Serotonin Transporter (SERT) in Gilles de la Tourette Syndrome [J]. Genes (Basel), 2021, 12 (1): 86.

8. DIETRICH A, FERNANDEZ TV, KING RA, et al. The Tourette International Collaborative Genetics (TIC Genetics) study, finding the genes causing Tourette syndrome: objectives and methods [J]. Eur Child Adolesc Psychiatry, 2015, 24 (2): 141-51.

9. GAO M, LIN H, LI B, et al. Lack of Association of *FLT3* rs2504235 and Absence of *SLITRK1* var321 in Patients with Tic Disorders from Guangdong Province, China [J]. Neuropsychiatr Dis Treat, 2022, 18: 155-161.

10. PETEK E, WINDPASSINGER C, VINCENT JB, et al. Disruption of a novel gene (IMMP2L) by a breakpoint in 7q31 associated with Tourette syndrome [J]. Am J Hum Genet, 2001, 68 (4): 848-858.

11. LIU S, TIAN M, HE F, et al. Mutations in ASH1L confer susceptibility to Tourette syndrome [J]. Mol Psychiatr, 2020, 25: 476e90

12. HUANG AY, YU D, DAVIS LK, et al. Rare Copy Number Variants in NRXN1 and CNTN6 Increase Risk for Tourette Syndrome [J]. Neuron, 2017, 94 (6): 1101-1111. e7.

13. YU D, SUL JH, TSETSOS F, et al. Interrogating the Genetic Determinants of Tourette's Syndrome and Other Tic Disorders Through Genome-Wide Association Studies [J]. Am J Psychiatry, 2019, 176 (3): 217-227.

14. WILLSEY AJ, FERNANDEZ TV, YU D, et al. De Novo Coding Variants Are Strongly Associated with Tourette Disorder [J]. Neuron, 2017, 94 (3): 486-499. e9.

15. CAO X, ZHANG Y, ABDULKADIR M, et al. Whole-exome sequencing identifies genes associated with Tourette's disorder in multiplex families [J]. Mol Psychiatry, 2021, 26 (11): 6937-6951.

16. ADDABBO F, BAGLIONI V, SCHRAG A, et al. Anti-dopamine D2 receptor antibodies in chronic tic disorders [J]. Dev Med Child Neurol, 2020, 62 (10): 1205-1212.

17. MAIA TV, CONCEIÇÃO VA. Dopaminergic Disturbances in Tourette Syndrome: An Integrative Account [J]. Biol Psychiatry, 2018, 84 (5): 332-344.

18. CAPETIAN P, ROESSNER V, KORTE C, et al. Altered urinary tetrahydroisoquinoline derivatives in patients with Tourette syndrome: reflection of dopaminergic hyperactivity? [J] J Neural Transm (Vienna), 2021, 128 (1): 115-120.

19. QIAN QQ, TAN QQ, SUN D, et al. A Pilot Study on Plasma and Urine Neurotransmitter Levels in Children with Tic Disorders [J]. Brain Sci, 2022, 12 (7): 880.

20. LI H, WANG Y, ZHAO C, et al. Fecal transplantation can alleviate tic severity in a Tourette syndrome mouse model by modulating intestinal flora and promoting serotonin secretion [J]. Chin Med J (Engl), 2022, 135 (6): 707-713.

21. HE JL, MIKKELSEN M, HUDDLESTON DA, et al. Frequency and Intensity of Premonitory Urges-to-Tic in Tourette Syndrome Is Associated With Supplementary Motor Area GABA+ Levels [J]. Mov Disord, 2022, 37 (3): 563-573.

22. MCCAIRN KW, NAGAI Y, HORI YN, et al. A Primary Role for Nucleus Accumbens and Related Limbic Network in Vocal Tics [J]. Neuron, 2016, 89 (2): 300-307.

23. MAHONE EM, PUTS NA, EDDEN RAE, et al. GABA and glutamate in children with Tourette syndrome: A (1) H MR spectroscopy study at 7T [J]. Psychiatry Res Neuroimaging, 2018, 273: 46-53.

24. LEMMON ME, GRADOS M, KLINE T, et al. Efficacy of Glutamate Modulators in Tic Suppression: A Double-Blind, Randomized Control Trial of D-serine and Riluzole in Tourette Syndrome [J]. Pediatr Neurol, 2015, 52 (6): 629-634.

25. XU M, KOBETS A, DU JC, et al. Targeted ablation of cholinergic interneurons in the dorsolateral striatum produces behavioral manifestations of Tourette syndrome [J]. Proc Natl Acad Sci USA, 2015, 112 (3): 893-898.

26. PITTENGER C. Histidine Decarboxylase Knockout Mice as a Model of the Pathophysiology of Tourette Syndrome and Related Conditions [J]. Handb Exp Pharmacol, 2017, 241: 189-215.

27. QIAN R, MA Y, YOU L, et al. The Blood Levels of Trace Elements Are Lower in Children With Tic Disorder: Results From a Retrospective Study [J]. Front Neurol, 2019, 10: 1324.

28. ARAI Y, SASAYAMA D, TAKEUCHI Y, et al. A Case of Adult Tourette Syndrome: Iron Administration Reduces Tic Severity [J]. Psychiatr Danub, 2022, 34 (4): 719-721.

29. 綦秀贞, 门忠友, 刘淑芬. 小儿多发性抽动症与全血微量元素的相关性研究 [J]. 中国优生与遗传杂志, 2010, 18 (11): 129-129.

30. UEDA K, BLACK KJ. Recent progress on Tourette syndrome [J]. Fac Rev, 2021, 10: 70.

31. WAN X, ZHANG S, WANG W, et al. Gray matter abnormalities in Tourette Syndrome: a meta-analysis of

voxel-based morphometry studies [J]. Transl Psychiatry, 2021, 11 (1): 287.

32. HE JL, MIKKELSEN M, HUDDLESTON DA, et al. Frequency and Intensity of Premonitory Urges-to-Tic in Tourette Syndrome Is Associated With Supplementary Motor Area GABA+ Levels [J]. Mov Disord, 2022, 37 (3): 563-573.

33. MARTINO D, SCHRAG A, ANASTASIOU Z, et al. Association of Group A *Streptococcus* Exposure and Exacerbations of Chronic Tic Disorders: A Multinational Prospective Cohort Study [J]. Neurology, 2021, 96 (12): e1680-e1693.

34. DEMESH D, VIRBALAS JM, BENT JP. The role of tonsillectomy in the treatment of pediatric autoimmune neuropsychiatric disorders associated with streptococcal infections (PANDAS)[J]. JAMA Otolaryngol Head Neck Surg, 2015, 141 (3): 272-275.

35. 侯晓君, 林珊, 林祥泉, 等. 抽动障碍儿童 Th 淋巴细胞及其亚群的变化 [J]. 中国当代儿科杂志, 2018, 20 (7): 519-523.

36. BAGLIONI V, COUTINHO E, MENASSA DA, et al. Antibodies to neuronal surface proteins in Tourette Syndrome: Lack of evidence in an European paediatric cohort [J]. Brain Behav Immun, 2019, 81: 665-669.

37. RAMTEKE A, LAMTURE Y. Tics and Tourette Syndrome: A Literature Review of Etiological, Clinical, and Pathophysiological Aspects [J]. Cureus, 2022, 14 (8): e28575.

38. YILDIRIM Z, KARABEKIROGLU K, YILDIRAN A, et al. An examination of the relationship between regulatory T cells and symptom flare-ups in children and adolescents diagnosed with chronic tic disorder and Tourette syndrome [J]. Nord J Psychiatry, 2021, 75 (1): 18-24.

39. BAUMGAERTEL C, SKRIPULETZ T, KRONENBERG J, et al. Immunity in Gilles de la Tourette-Syndrome: Results From a Cerebrospinal Fluid Study [J]. Front Neurol, 2019, 10: 732.

40. LI Y, WANG X, YANG H, et al. Profiles of Proinflammatory Cytokines and T Cells in Patients With Tourette Syndrome: A Meta-Analysis [J]. Front Immunol, 2022, 13: 843247.

41. LENNINGTON JB, COPPOLA G, KATAOKA-SASAKI Y, et al. Transcriptome analysis of the human striatum in Tourette syndrome [J]. Biol Psychiatry, 2016, 79 (5): 372-382.

42. HUANG J, LI R, LI L, et al. The relationship between allergic diseases and tic disorders: A systematic review and meta-analysis [J]. Neurosci Biobehav Rev, 2022, 132: 362-377.

43. PAVÓN-ROMERO GF, SERRANO-PÉREZ NH, GARCÍA-SÁNCHEZ L, et al. Neuroimmune Pathophysiology in Asthma [J]. Front Cell Dev Biol, 2021, 9: 663535.

44. ZHU L, OLSEN RJ, BERES SB, et al. Streptococcus pyogenes genes that promote pharyngitis in primates [J]. JCI Insight, 2020, 5 (11): e137686.

45. WANG YC, TSAI CS, YANG YH, et al. Association Between Enterovirus Infection and Asthma in Children: A 16-year Nationwide Population-based Cohort Study [J]. Pediatr Infect Dis J, 2018, 37 (9): 844-849.

46. NAM SH, LIM MH, PARK TW. Stimulant Induced Movement Disorders in Attention Deficit Hyperactivity Disorder [J]. Soa Chongsonyon Chongsin Uihak, 2022, 33 (2): 27-34.

47. OSLAND ST, STEEVES TD, PRINGSHEIM T. Pharmacological treatment for attention deficit hyperactivity disorder (ADHD) in children with comorbid tic disorders [J]. Cochrane Database Syst Rev, 2018, 6 (6): CD007990.

48. LIU ZS, CUI YH, SUN D, et al. Current Status, Diagnosis, and Treatment Recommendation for Tic Disorders in China [J]. Front Psychiatry, 2020, 11: 774.

第四章

# 抽动障碍的临床表现

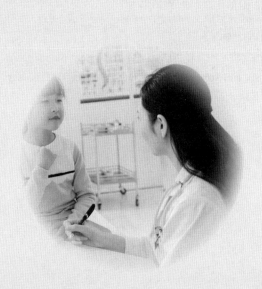

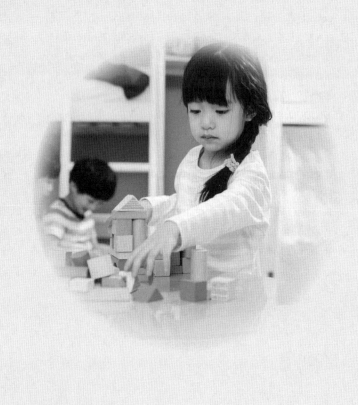

抽动障碍(tic disorders,TD)的临床表现复杂多样,主要包括运动抽动、发声抽动以及伴随的心理行为障碍(如强迫障碍、注意缺陷多动障碍等)。本病呈慢性病程,病情波动,时好时坏,有周期性缓解和复发,新旧抽动形式可能会同时存在,混合出现,通常需要长期治疗。

## 第一节 起病年龄

有报道抽动障碍的起病年龄为2~21岁,平均起病年龄为6~7岁。男性明显多于女性,男女之比为(3~5):1。多见于学龄前期和学龄期儿童,以5~10岁最多见。抽动障碍患者的病情通常在10~12岁最严重。

就抽动本身而言,发声抽动通常比运动抽动出现时间要晚,平均发病年龄为11岁。而复杂发声抽动的起病年龄通常又比简单发声抽动出现时间要晚,秽语(coprolalia)的平均起病年龄为13~14.5岁,并且病程中大约1/3的患者秽语症状可以自然消失。

抽动障碍是儿科疾病,好发于儿童和青少年,少见于成人。通常把于18岁以后起病的抽动障碍称为晚发性或成年抽动障碍(adult tic disorders)。抽动障碍在成年发病很少见,表现多不典型,临床上极易误诊。成年抽动障碍的病因同样尚不清楚,可能与遗传、中枢神经系统递质异常及精神因素有关。成人期起病的抽动障碍只有少数病例报道为特发性,多数文献报道的是由于创伤、感染、药物、脑卒中后等引起的继发性抽动障碍。成年抽动障碍更容易表现为慢性抽动障碍,抽动程度波动性小,由于伴发的感觉抽动症状和心理行为问题,常被误诊为心理疾病。在2014年北京协和医院关于成年抽动障碍的一项临床研究中,纳入45例患者,平均年龄为(27.73±8.64)岁(范围18~49岁),男性患者33例,女性患者12例,男:女=2.75:1,平均发病年龄(17.04±10.76)岁(范围4~40岁),平均病程(10.69±6.17)年(范围1~30年)。其中发病年龄<18岁的患者31例(68.89%),发病年龄>18岁的患者14例(31.11%)。有感觉抽动患者37例(82.20%);无感觉抽动患者8例(17.80%)。39例(86.67%)患者有明确的加重因素,最常见的加重因素为紧张和压力大,其次为生气、感冒、劳累、睡眠不足等。成年抽动障碍部位涉及全身,最常见的部位为面部和头颈部,其次为上肢、肩部、躯干部,简单发声抽动亦常见,复杂运动抽动和复杂发声抽动均少见。

## 第二节 首发症状

抽动障碍的首发症状表现既可以为运动抽动(motor tics),也可以为发声抽动(vocal tics),两者可以先后出现或同时出现。通常以眼部、面部或头部的抽动作为首发症状,如眨眼、歪嘴动作或摇头等,而后逐步向颈、肩、肢体或躯干发展,可从简单运动抽动发展为复杂运动抽动。以眼部抽动作为首发症状者占38%~59%。眨眼被认为是抽动障碍最常见的首发症状。Lee等对53例抽动障碍患者进行了临床分析,结果发现36%的病例是以眨眼为首发症状。Comings等的研究报道认为,48%的抽动障碍患者以眨眼为首发症状。发声抽动作为抽动障碍的首发症状通常由清嗓子、干咳、嗅鼻、犬吠声或尖叫等发声组成,秽语(coprolalia)仅占1.4%~6%。其中以清嗓子最为常见。刘智胜等曾对39例抽动障碍患儿的

临床观察发现,32例(82%)是以运动抽动作为首发症状,其中眨眼占18例(46%),其他依次为张口、点头、耸肩、摇头、噘嘴、耸鼻、眼球转动、伸手臂等;7例(18%)是以发声抽动作为首发症状,表现为吭吭声、哼哼声、嗯嗯声、秽语等。至于以干咳作为首发症状者,应注意与呼吸系统疾病所致的咳嗽相鉴别,如果干咳在短时间内能够受意志控制而没有痛苦感,加上在应激下加剧,而在夜间睡眠时干咳消失,则要考虑这种干咳症状系抽动障碍的发声抽动表现,同时要追踪随访,观察病程中有无伴发头面部等部位的运动抽动的发生。

## 第三节　抽动症状

抽动障碍常发生于儿童、青少年期,96%的患者在11岁以前出现疾病表现,但有时可延迟至21岁。本病具有慢性、波动性、多发性的主要临床特征。并且常常存在诱发因素、能够暂时抑制、严重程度不一,症状会发生演变。抽动症状通常是从面上部(眨眼等)开始,接下来是面下部(歪嘴等)及颈、肩部抽动,然后是躯干及下肢抽动。呈现这种规律的原因被认为缘于面部负责表达各种内心感情的表情活动,且面部肌肉本身的运动又有种种互异的变化。抽动表现形式多样化,可以有各种各样的运动或发声抽动。随着时间的推移,可出现种种复杂的、形态奇特的复杂抽动动作。抽动症状的频度和强度在病程中常常起伏波动,时好时坏,可以暂时或长期自然缓解,也可以因某些诱因而使抽动症状加重或减轻。抽动形式可以"换来换去",可以从一种形式转变为另一种形式,新的抽动症状可以代替旧的

抽动症状,或在原有抽动症状的基础上又出现新的抽动症状,抽动越来越多样化。有些患儿对自己所表现出的抽动症状深为苦恼,为避免别人的耻笑或家长的指责,有时当出现抽动或发声后,迅速做出另外一种动作企图掩饰,结果反而又出现一些复杂的动作。一般而言,抽动并非绝对无法克制,但是就好像想克制打喷嚏一样,也许可以暂时压抑住,却无法达到持续克制的效果;即使勉强压抑下来,却令人非常难受。抽动障碍患儿的这种能主动抑制抽动的特征,可用于区别癫痫和其他不自主运动,如舞蹈症、肌张力不全、手足徐动症等(参看第十章抽动障碍的鉴别诊断)。

### 一、运动抽动

运动抽动(motor tics)的临床特征为突然的、快速的、无目的的、重复的肌肉收缩。运动抽动症状通常始于头面部,症状较轻,以后逐渐加重,

累及部位可以沿从头面部,到颈部、肩部、上肢、躯干、下肢的顺序从上到下发展,可是单个部位,也可是多个部位。运动抽动根据涉及肌群范围、特征及严重性分为简单运动抽动(simple motor tics)和复杂运动抽动(complex motor tics)。简单运动抽动为突然地、短暂地、快速地、无节律地重复无目的的动作,通常只累及一块肌肉或局部肌群,常常是暴发,平均时间为 13 秒。其与复杂运动抽动有时难于区别,但特点是比较短暂、突然。复杂运动抽动较慢,包括一系列简单的动作或更协调的动作模式。有多组肌群受累,可以持续较长时间。复杂运动抽动可能是没有目的的(面部或身体扭曲),或者看起来有目的,但实际上没有任何目的。

在简单运动抽动中,以面部抽动多见,表现为眨眼、斜眼、皱眉、扬眉、张口、伸舌、噘嘴、歪嘴、舔嘴唇、皱鼻等;头/颈/肩部抽动可表现为点头、仰头、摇头、转头、斜颈、耸肩等;上肢抽动表现为搓手、握拳、甩手、举臂、伸展或内旋手臂等;下肢抽动表现为踢腿、伸腿、抖腿、踮脚、蹬足、伸膝、屈膝、伸髋、屈髋等;躯干抽动表现为挺胸、收腹、扭腰等。简单运动抽动的累积终身症状(cumulative lifetime symptoms),即终身患病率(lifetime prevalence)为:面部抽动者 94%~97%,头、颈和肩抽动者 89%~92%,上肢抽动者 51%~81%,下肢抽动者 40%~55% 以及躯干抽动者 41%~54%。抽动发生的部位、频率与相应大脑皮质运动功能代表区的范围及与病程长短有关。

抽动障碍患者有些会表现出多样化的复杂运动抽动。当突然的抽动表现为似有目的的动作或一系列简单抽动的动作连续发生时,这些复杂协调的动作,即为复杂运动抽动。如摸、打、

闻、跳、弯腰、模仿行为、猥亵行为等。动作可以表现为一种不稳定状态(眼球运动,持续的张口,做出某种姿势,斜颈);也可以表现为一种僵持状态(腹部肌肉长时间紧张,保持不动,盯着某处看)。通常认为复杂运动抽动可能是某些肌群不自主抽动(简单运动抽动)与主观掩饰之间交织的结果,即复杂运动抽动中夹杂着主观掩饰成分。例如患儿面部发生轻微抽动时,可能通过面部表情的"夸张"动作来掩饰症状,多次发生后,面部表情肌不自主的抽动与主观掩饰的表情交织出现,导致了面部复杂抽动的"鬼脸"样症状。又例如在坐姿时为了掩饰面部及颈部的抽动,患儿下颌突然触膝;手指抽动时,用旋扭手指及旋转上臂加以掩饰;下肢抽动时则以用力跺脚来掩饰等。从而出现较为复杂、陌生古怪的动作,如旋扭手指、用拳击胸、四肢甩动、刺戳动作、下颌触膝、跺脚、踢腿、下蹲、跳跃、跪姿、步态异常、走路转圈……这些五花八门、难以罗列的复杂运动抽动,很多被认为是为了克服或掩饰所表现的简单运动抽动症状所致。掩饰的动作比实际抽动的动作幅度要大,由于这些掩饰动作与不自主抽动动作的交织,使抽动症状复杂多样,到后期表现更为明显和严重。

复杂运动抽动的终身患病率(lifetime prevalence)为 7%~68.5%,最常见的包括触摸为 38%~61%、敲打 35%~36%、跳为 28%、嗅手为 12%、嗅物体为 11%、跺脚为 9%、蹲下为 7% 等。Caine 等研究表明,61% 的抽动障碍患者有手的复杂运动抽动以及 27% 的抽动障碍患者有脚的复杂运动抽动,模仿行为占 11%~35%。

无论是简单运动抽动还是复杂运动抽动,虽然发作形式多样,但一般不影响日常生活,例如不会因噘嘴的动作影响吃饭;不会因甩手的动作

影响写字。只有在大约 4%~5% 的 Tourette 综合征患者中,自残性的("恶性")抽动可导致脊髓损伤(包括颈椎间盘突出、压迫性或非压迫性脊髓病变)、眼部损伤或身体其他部位损伤。因此,一些专家主张对严重的强力颈部抽动采取更积极的治疗措施。

## 二、发声抽动

分为简单发声抽动(simple vocal tics)和复杂发声抽动(complex vocal tics)。前者常表现为反复发出咕哝声、哼声、叫喊声、清嗓声、呻吟、吸鼻声等;后者常表现为反复发出语言学上有意义的发声和话语,包括秽语(粗鄙言辞)、模仿言语(重复别人的话)和重复言语(以越来越快的速度重复单词短语或音节,或者重复自己的话)。发声的改变还包括:说话中的停顿和犹豫,感叹词,音调/声音高低的变化,单词的拉长等。

所有 Tourette 综合征患者最终均出现发声抽动。大部分患者是先出现运动抽动,后出现发声抽动。发声抽动常出现在病程的 1~2 年之后,即运动抽动发生后的 1~2 年才表现出发声抽动。也有部分患者发声抽动也可与运动抽动同时发生或者先于运动抽动发生。发声抽动普遍具有吐字不清、鼻音及语言延迟、音调的强弱不均等特点。每在交谈中发生,尤其在句子的末尾和停顿时。为了纠正或掩饰所出现的语言障碍,患儿常提高音调,以喧闹声、嘈杂音喊出障碍部分,因此呈现出高音调,多变的喧闹、嘈杂音。引起发声抽动最常见的部位是喉部,抽动时呈爆破声、呼噜声、咳嗽声、清喉声或发出"啊啊""吭吭""喔喔"、吼叫等声音;其次是舌肌抽动,发出咂舌声、"咔嗒""滴答""嘶嘶""嘘""吱"或"嘎"声等;鼻部抽动呈现喷鼻声、吸鼻声、气喘声或嗤之以鼻状的发声动作或哽咽声等;膈肌抽动表现为阵发性吸气样动作等。发声抽动容易在讲不常用的词语之前发生,包括逻辑类文字、否定类字词及带有强烈情绪色彩的恶意言词之前等,尤其是涉及与人或性有关的文字时,抽动发作最为频繁和加重。约 1/3 的抽动障碍患者由于精神脆弱或紧张,常以特殊方式变换表达的字词,呈现单调、生硬语气或只言片语,结果正常语言节律、韵律缺乏,表现为断断续续、粗糙的或突然听不到的耳语声,甚至有时仅能观察到患者表达该字词的动作,听不到语言声。对此,患者唯恐表达不清而语言重复、犹豫,产生重复语言。这些表现被认为与复杂的膈肌、腹肌急速地抽动、收缩有关。

当不自主的发声抽动呈现为复杂的"唠叨"样或咒骂声时即为秽语。其特点往往发生在最不适宜的地点和场合,以罕见的抑扬顿挫、无礼方式、大声地表达污秽字语。秽语不同于在社交中使用的脏话,要与因愤怒而骂人区别开,它的发生并无任何相应的刺激。秽语常以大声突然的形式出现,有时发音含混不清,常在两个句子中间暴发,有时一遍又一遍重复相同的污秽词句。多见于交谈的初始或结尾时,内容常涉及性交配、排泄及亵渎宗教的词语等。国外有人用计算机模拟抽动障碍中秽语的形式,分析发现秽语概率发生最多的原因可能与"脑功能短环行路"有关,使类似秽语的相关文字高概率系列出现,产生多量秽语词汇。患者自身常有良好的自知力,但难以自制,因此常自行修改或乔装字语,摆脱难堪,偶尔表达出的秽语呈连串脏话。相似的还有精神性秽语和秽语行为,前者系头脑内重复思索某个秽语词,未表达出来;后者指"秽语手势"替代或发泄欲望之行为,其手势表现的方式或姿态与个体的文化环境有关。尽管通常认为秽语与 Tourette 综合征相关，但只有一小部分（约10%~19%）的 Tourette 综合征患者有这种症状。

有部分抽动障碍患者出现模仿现象，最常见的模仿形式是模仿人类的语言，还有模仿动物的鼻音、叫声、电视中特殊的声响等。或者重复会话的整个句子或重复叫唤自己的名字。也有部分患者会反复执行愚昧诙谐的动作如致意性接吻，呱呱叫，自发地反复出现象征胜利的"V"形手势等。

简单发声抽动的终身患病率（lifetime prevalence）为 98.5%。对于秽语的终身患病率各国报道差异较大，如美国为 58%~60%，英国为 33%~39%，荷兰为 36%，丹麦为 26% 以及日本为 4%，这可能反映了文化的差异。国内报道的病例中有 28% 出现秽语。秽语的出现通常比较晚，抽动障碍起病后平均 4~7 年才出现秽语。Erenberg 等对 200 例抽动障碍患儿研究发现，仅 8% 表现秽语，并且发现秽语在重症抽动障碍患儿中多见。模仿言语的终身患病率为 20%~46%。6%~15% 的抽动障碍患者表现有重复言语。

## 三、加重抽动的因素

对抽动障碍患儿来讲，多种因素可诱发抽动加重或复发，其中以紧张、焦虑、情绪低落、愤怒、兴奋、心理社会应激、疲劳和疾病比较常见。在人多的环境中、有人注意或被他人提醒时，抽动常常明显加重。此外，受到批评、指责、睡眠不足、疼痛刺激、突然停药等因素也都可以使抽动症状加重。伴发躯体疾病，如感冒发热时，抽动症状也会出现加重。内源性过程，如女性月经期间或其他内分泌变化，可能使抽动症状加重。有时屏幕暴露因素也可能会使一些患者抽动加重，

比如过度玩手机、看电脑屏幕。当然，抽动也可能自发地加重或减轻。

就抽动障碍的应激敏感性（stress sensitivity）而言，当面临紧张的生活事件时，抽动症状有加重的倾向，这一现象在临床实践中经常被观察到。抽动症状对焦虑刺激、失望或创伤事件极度的敏感，并且能够因心理上的或生理上的刺激事件（如疲劳、激动、感染、医疗过程和应用兴奋剂等）加重。有关抽动障碍患者对应激反应的生物学研究揭示，有一个抽动障碍患者亚组可能对下丘脑 - 垂体 - 肾上腺轴具有高反应性。另外，通过应激反应的介导，能够增加脑内神经系统神经递质的活性，包括关键的神经肽物质。一些正在进行的研究将促肾上腺皮质激素释放因子拮抗剂用于预防性地调节抽动症状的应激敏感性，从而在整个长期的疾病过程中产生一种保护性的疗效，对严重的、治疗无效的抽动障碍患者，发挥辅助治疗作用。

抽动症状的加重可能与季节、时间相关。有部分抽动障碍患儿因过敏季节的到来而出现症状加重。国外有研究认为抽动症状恶化的第一个时期与学校九月份开学相关；第二个时期一般在寒假开始（圣诞节）一直持续到 1 月份，常常直到返校的几周后；第三个时期开始于春季，可持续整个 4 月份，一直到 5 月份。随着抽动症状的加重，伴发的行为障碍表现也可能出现恶化。

## 四、减轻抽动的因素

有多种因素可以诱发抽动障碍患儿的抽动症状减轻，其中以注意力集中、放松、情绪稳定、极度兴奋（orgasm）和饮酒后等比较常见。当抽动障碍患儿专注于某项体力活动或专注于某一事情时，例如弹钢琴、读漫画书或部分患者在看

电视时,抽动常会暂时消失,或发生的频度及强度会暂时减轻。抽动障碍患儿在学校或在诊室里的抽动比在家里要少。患者生活的变化也可能影响抽动,如假期可能抽动减轻;还有一些患者抽动症状呈现季节性波动。用意志控制可在短时间内暂停发作。部分病例可有暂时或长期自然缓解,短者一周左右,长者达数月之久。另外,每位抽动障碍患儿的个体差异很大,或许电脑游戏打得越起劲抽动越厉害,或许生病发热时抽动就缓解了。也有可能同一位抽动障碍患儿,在不同时间对于同一外在因素会有完全相反的抽动程度改变。

情境有时可以戏剧性地改善抽动症状,甚至像关掉抽动的开关一样,比如面对医生、相亲对象、初次到海边玩、专注、画画、演奏乐器、上台表演等,前一秒钟还抽动不停,下一秒钟就突然完全不抽动了,只是这种情况因人而异,且持续时间长短不一。

既往认为抽动可在睡眠时消失,近年来的研究表明部分患者睡眠时抽动症状并不消失,通过多导睡眠图发现抽动可以存在于睡眠的各个阶段,只是有不同程度的减轻而已,这可能与睡眠时 γ-氨基丁酸(GABA)的代谢水平改变有关。有研究发现抽动障碍与其他舞蹈样运动性疾病(如亨廷顿舞蹈症)一样,睡眠时血浆 GABA 水平呈现生理性增加,此时抽动次数通常减少或缺如。Jankovic 等对 34 例抽动障碍进行了多导睡眠描记研究,结果发现在睡眠期间出现运动抽动 23 例,出现发声抽动 4 例。徐书珍等对 98 例抽动障碍患儿的临床表现进行了分析,其中有 3 例患儿在睡眠时仍有肢体抽动。刘智胜等对 39 例抽动障碍患儿调查发现,睡眠时抽动症状消失者 33 例(85%);另有 6 例(15%)在睡眠时仍有抽动出现,但抽动明显减轻。

## 第四节　感觉抽动

许多抽动障碍患者于运动或发声抽动之前自诉身体局部有不适感。这种感觉被患者模糊地描述为不断增加的紧张、压力、瘙痒感,通常局限于抽动的区域,也可以是一种非局限性、无特征性的感觉,比如一种冲动、焦虑或其他精神感觉。这种发生在运动或发声抽动之前的身体局部不适感被称为感觉抽动(sensory tics)或先兆冲动(premonitory urges)。患者描述的不适感包括压迫感、紧绷感、烧灼感、痒感、热感、冷感、痛感或其他异样感。当抽动发生时,这种感觉会消失,所以,抽动障碍患者常常通过运动或发声抽动来使局部不适感获得缓解(relief)。比如为了减轻受累躯体部位的不适感出现运动抽动,为了减轻咽喉部不适感出现发声抽动。患者有时也可以短暂地抑制抽动,但是这样可能会导致先兆感觉的加剧或内部紧张感的增加。因此,我们可以将感觉抽动看作运动或发声抽动的先兆症状(前驱症状)。譬如眼睛酸所以眨眼睛,脖子、肩膀酸所以摇头、耸肩等,也有患者会在心里面说粗话或重复说一样的话。这些感觉抽动有时比运动或发声抽动本身更令人困扰。

大约 40%~55% 的抽动障碍于运动或发声

抽动之前表现有感觉抽动症状,年长儿和成人多见。Kurlan 等调查了 34 例患者,结果发现 41% 抽动障碍患者表现有感觉抽动;并且认为感觉抽动对于某些患者来讲是其最重要的特征,但感觉抽动常常被误诊或漏诊。刘智胜等对 39 例抽动障碍患儿进行的调查结果显示,有 21 例(54%)于运动或发声抽动之前表现有感觉抽动,包括嗓子痒、眼不舒服、脖子痒、脖子痛、头晕、头痛、胸闷、有东西压着肩膀、阴茎发麻或不能具体说出的不适感等,其中以嗓子痒比较常见,占 26%。

## 第五节　其他表现

抽动障碍的患儿神经系统检查通常是正常的,但在进行神经系统检查时,可能会发现一些与年龄成熟度不相称的轻微神经系统体征,临床上把这些体征称为神经系统软体征(neurological soft signs,NSS)。神经系统软体征表现以运动发育不成熟为主,尤其是协调动作与精细动作不完善,无定性或定位价值。

早期研究认为半数以上的抽动障碍患儿存在神经系统软体征。Shapiro 等发现 57% 的抽动障碍患者有精细神经学缺损,20% 为左利手或双手同利。但近年来采用与正常人群相比较的研究方法,结果发现大多数抽动障碍患者神经系统检查正常,仅少部分抽动障碍患儿表现有神经系统软体征,包括姿势异常、反射不对称、运动不协调、轮替运动障碍、肌张力异常、斜颈和发音困难等。常常可以通过正反翻手、对指动作、拍击动作、直线行走、单足原地跳跃等检查来加以判断,儿童的动作总体可给人一种较为"笨拙"的印象。对抽动障碍患儿而言,这些软体征的意义尚不清楚,它们可能随着时间的推移而消失。因此在评价软体征时必须结合年龄特点,同时与神经系统检查的其他结果共同判断。软体征并不一定提示诊断,也不一定与智力或学习有关。对于软体征的意义必须结合临床考虑,不能单独作为诊断依据。

### 专家提示

- 抽动障碍通常于儿童期起病,学龄前期和学龄期儿童多见,男性多于女性。
- 抽动障碍的症状主要表现为运动抽动和发声抽动,少部分抽动障碍患者会出现秽语。
- 影响抽动障碍病情轻重的因素多样,存在个体差异,多于紧张、应激情况下加重,精神专注时减轻。
- 部分抽动障碍患者在抽动之前会出现感觉抽动症状。

(符　娜)

### 参考文献

1. 刘智胜. 儿童抽动障碍的研究现状与进展. 临床儿科杂志, 2009, 27 (11): 10981011.

2. 中华医学会儿科学分会神经学组. 儿童抽动障碍的诊断与治疗专家共识 (2017 实用版). 中华实用儿科临床

杂志, 2017, 32 (15): 1137-1140.

3. LECKMAN JF, ZHANG H, VITALE A, et al. Course of tic severity in Tourette syndrome: the first two decades. Pediatrics, 1998, 102 (1 Pt 1): 1419.

4. 彭晓宇. 成人抽动障碍的临床研究 [D]. 北京协和医学院, 2014.

5. 中华医学会儿科学分会神经学组. 儿童抽动障碍的诊断与治疗建议. 中华儿科杂志, 2013, 51 (1): 7275.

6. SYLVAIN C, BLAIR F. Adult onset tic disorders. J Neurol Neurosurg Psychiatry, 2000, 68: 738-743.

7. GRADOS MA, MATHEWS CA. Clinical phenomenology and phenotype variability in Tourette syndrome. J Psychosom Res, 2009, 67 (6): 491-496.

8. KIMBER TE. An Update on Tourette Syndrome. Curr Neurol Neurosci Rep, 2010, 10 (4): 286-291.

9. KURLAN R. Clinical practice: Tourettes Syndrome. N Engl J Med, 2010, 363 (24): 2332-2338.

10. BLOCH M, STATE M, PITTENGER C. Recent advances in Tourette syndrome. Curr Opin Neurol, 2011, 24 (2): 119-125.

11. BLOCH MH, LECKMAN JF. Clinical course of Tourette syndrome. J Psychosom Res, 2009, 67 (6): 497501.

12. JANKOVIC J, KURLAN R. Tourette syndrome: evolving concepts. Mov Disord, 2011, 26 (6): 1149-1156.

13. EAPEN V, CRNCEC R. Tourette syndrome in children and adolescents: special considerations. J Psychosom Res, 2009, 67 (6): 525-532.

14. SINGER HS. Tics and Tourette Syndrome. Continuum, 2019, 25: 936.

15. GARCIA-DELGAR B, SERVERA M, COFFEY BJ, et al. Tic disorders in children and adolescents: does the clinical presentation differ in males and females？ A report by the EMTICS group. Eur Child Adolesc Psychiatry 2022311539.

16. BAIZABAL-CARVALLO JF, ALONSO-JUAREZ M, JANKOVIC J. Dystonic motor and phonic tics in Tourette syndrome. J Neurol, 2022, 269: 5312.

17. LIN JJ, WANG HS, WONG MC, et al. Tourette's syndrome with cervical disc herniation. Brain Dev, 2007, 29: 61.

18. ISAACS JD, ADAMS M, LEES AJ. Noncompressive myelopathy associated with violent axial tics of tourette syndrome. Neurology, 2010, 74: 697.

19. FREEMAN RD, ZINNER SH, MÜLLER-VAHL KR, et al. Coprophenomena in Tourette syndrome. Dev Med Child Neurol, 2009, 51: 218.

# 第五章

# 抽动障碍的神经心理学

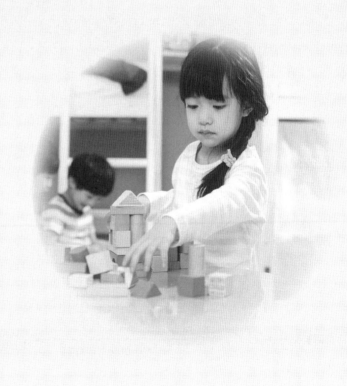

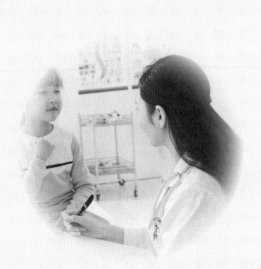

神经心理学（neuropsychology）是从神经科学的角度来研究心理学的问题，把脑当作心理活动的物质本体来研究脑和心理或脑和行为的关系，在人的感知、记忆、言语、思维、智力、行为与脑的功能之间建立了量的关系，是研究脑这个物质本体和心理活动或行为之间关系的学科。也可以这样理解，神经心理学与单纯研究脑本身生理活动的神经生理学和单纯分析行为或心理活动本身的心理学的不同之处在于它是从神经科学的角度来研究心理学问题，包括：人脑是如何反映外界环境中的事物和社会现象；心理活动以及心理活动的产生与大脑的生理活动究竟是什么样的关系；同时也包括在人的感知、记忆、言语、思维、智力、行为与脑的功能之间建立起量化的关系；和利用各种测验工具来测定已确诊或待诊的大脑损害患者的智力、感觉运动功能和个性等。所用的测验工具通常是标准化和量化的，我们称之为神经心理测量（neuropsychological measurement）。神经心理测量可以反映脑的功能状态，具有无创、客观和定量的评估价值，除了能

对脑损害患者的脑功能障碍进行判定外，还能判断病灶的位置、各种药物或手术治疗的疗效和预后，制订出促进功能恢复正常的康复计划。神经认知（neurocognition）是关注信息处理的过程及与脑功能结构的关系，包括注意、记忆、学习、抽象思维和判断，以及执行等心理功能，是人脑通过感知觉、记忆、思维等过程反映客观事物的特征、联系或关系的心理过程，也就是识别和恰当处理复杂任务（信息的接收、编码、储存、提取和使用）的能力，它取决于复杂的相互联结神经网络的功能，并反映大脑功能结构的功能。神经认知功能有广泛的内涵，包括视觉运动技巧、工作记忆，以及排序、计划等过程，神经心理学视角下人脑的信息加工过程见图5-1。

研究表明，最佳的认知过程需要最佳的神经递质水平来调节，如多巴胺，多巴胺无论是否过多或过少都可能损害认知功能。抽动障碍的发病机制可能与脑内多巴胺活动过度或突触后多巴胺受体超敏感有关。抽动障碍患儿常伴有一系列认知和心理行为问题。目前国内外已进行

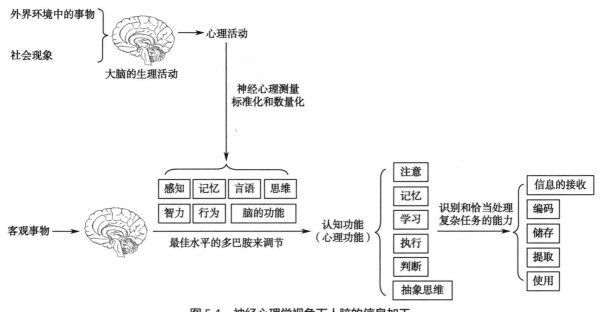

图5-1　神经心理学视角下人脑的信息加工

了许多研究,如抽动障碍伴有特殊的个性特征、注意缺陷障碍、智力结构特征、感知觉异常、执行功能异常等研究,包括了抽动障碍三种亚型:短暂性抽动障碍、慢性运动性或发声性抽动障碍及 Tourette 综合征。此外还要考虑认知和心理行为问题是否由其共患病(如注意缺陷多动障碍、强迫性障碍、品行障碍、发育性学习障碍等)导致。

抽动障碍的共患病往往又会加重认知功能损害。抽动障碍患儿的神经心理存在某些缺陷,其认知模式和神经心理功能具有某些特征。通过对抽动障碍患儿的神经心理进行系统性研究,可对本病的脑功能状态有所了解,为进一步探讨其病因及发病机制提供线索;也将为抽动障碍的综合防治提供理论依据,以提高患儿的生活质量。

# 第一节　个性特点

抽动障碍的发生有明显的遗传易感性基础,其表现形式明显受环境因素的影响,症状的波动与精神紧张因素有关。除了短暂性抽动障碍,其他抽动障碍亚型的病程都较长,许多患儿症状迁延,治疗困难,甚至延续至成人,严重影响患儿的生活质量和身心健康。有研究认为抽动障碍部分患儿存在个性异常,更多的表现有性格内向、孤僻、紧张和焦虑等个性特点。

## 一、儿童的个性、人格与气质

### (一)人格的概念与测量工具

个性(personality)一词最初来源于拉丁语。个性或人格通常是指个体对于客观现实比较稳定的情绪及与之相适应的习惯和行为方式。个性的形成虽有一定的先天因素,但主要是人的社会生活的反映,个性的本质就是人的社会性。人

的个性是具有不同素质基础的人,在不尽相同的社会环境中所形成的意识倾向性和比较稳定的个性心理特征的总和。个性特征是由先天的神经生物学特征,加上后天环境影响、生活经验积累所形成(图 5-2)。

个性的评定采用描述性的研究方法,客观评定法采用调查表(survey form)、问卷(questionnaire)、量表(checklist)以及投射测验等。以下介绍几个常见的人格测量工具:

1. **明尼苏达多项人格测验**(Minnesota Multiphasic Personality Inventory,MMPI)　MMPI 是由明尼苏达大学教授哈瑟韦(S.R.Hathaway)和麦金力(J.C.Mckinley)于 20 世纪 40 年代制定的,是迄今应用极广、颇富权威的一种纸 - 笔式人格测验。该问卷的制定方法是分别对正常人和精神病患者进行预测,以确定在哪些条目上不同

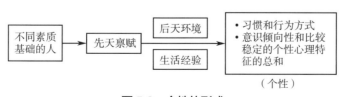

图 5-2　个性的形成

人有显著不同的反应模式,因此该测验最常用于鉴别精神疾病。调查表共有 566 个自我报告形式的题目,其中 16 个为重复题目(主要用于检验被试反应的一致性,看回答是否认真),实际上只有 550 题。MMPI 包括 10 个分量表,具体组成见表 5-1。

**2. 艾森克人格问卷**(Eysenck Personality Questionnaire,EPQ) EPQ 由英国 Eysenck 编制,分儿童(7~15 岁)和成人(16 岁以上)两套,龚耀先等(1986)制定了全国常模,用于评估儿童个性特征。其理论依据是 Eysenck 的多维个性论,认为个性可分为三个维度(dimension),即个性的内外向性(E)、神经质(N)和精神质(P),三个维度

不同水平的排列组合便构成了形形色色的个性。包括精神质(P)、内外向(E)、情绪稳定性(N)和掩饰性(L)4 个量表(表 5-2),主要调查内外向、情绪稳定性、精神质 3 个个性维度,掩饰性量表是测验受试者的“掩饰”倾向,即不真实回答,同样也有测量受试者纯朴性的作用。情绪稳定性及内外向都是双向维度,如情绪可从极度稳定移行至极度不稳;同时各维度交叉,如内向(或外向)者同时也可属于情绪稳定(或不稳定),还可有或无明显的精神质,这样一来,便组合成许多类型。儿童版共 88 项,按照“是”或“否”回答。按记分计算出各量表粗分,根据常模判断受评者在各量表的位置,如内向或外向、情绪稳定或不稳定等。

表 5-1　明尼苏达多项人格测验分量表介绍

| 10 个临床分量表 | 所代表的人格特质 |
| --- | --- |
| 疑病(hypochondriasis) | 对身体功能的不正常关心 |
| 抑郁(depression) | 与忧郁、淡漠、悲观、思想与行动缓慢有关 |
| (ysteria)癔病(hysteria) | 依赖、天真、外露、幼稚及自我陶醉,并缺乏自知力 |
| 精神病态(psychopathic deviate) | 病态人格(反社会、攻击型人格) |
| 男性化 - 女性化(masculinity-femininity) | 高分的男人表现敏感、爱美、被动、女性化;高分妇女看作男性化、粗鲁、好攻击、自信、缺乏情感、不敏感。极端高分考虑同性恋倾向和同性恋行为 |
| 妄想狂(paranoia) | 偏执、不可动摇的妄想、猜疑 |
| 精神衰弱(psychasthenia) | 紧张、焦虑、强迫思维 |
| 精神分裂(schizophrenia) | 思维混乱、情感淡漠、行为怪异 |
| 轻躁狂(hypomania) | 联想过多过快、观念飘忽、夸大而情绪激昂、情感多变 |
| 社会内向(social introversion) | 高分者内向、胆小、退缩、不善交际、屈服、紧张、固执及自罪;低分者外向、爱交际、富于表现、好攻击、冲动、任性、做作、在社会关系中不真诚 |

表 5-2　艾森克人格问卷的维度介绍

| | |
| --- | --- |
| E:内外向性 | 分数高表示人格外向,可能好交际,渴望刺激和冒险,情感易于冲动。分数低表示人格内向,可能好静,富于内省,除了亲密朋友之外,对一般人缄默冷淡,不喜欢刺激,喜欢有秩序的生活方式,情绪比较稳定 |
| N:神经质 | 反映的是正常行为,并非病症。分数高可能是焦虑,担忧,常常郁郁不乐,忧心忡忡,有强烈的情绪反应,以致出现不够理智的行为 |

| P:精神质 | 并非暗示为精神病,它在所有人身上都存在,只是程度不同而已。但如果某人表现出明显的程度,则易发展成行为异常。分数高是孤独,不关心他人,难以适应外部环境,不近人情,感觉迟钝,与别人不友好,喜欢寻衅搅扰,喜欢干奇特的事情,并且不顾危险 |
| --- | --- |
| L:掩饰性 | 测验被试的掩饰、假托或自身隐蔽性,或者测定其社会性朴实、幼稚的水平。掩饰性分量表与其他分量表的功能有联系,但它本身代表一种稳定的人格功能 |

### (二)儿童的个性发展与气质

**1. 个性** 儿童期个性的发展受家庭、学校、社会交往的影响,其中学校的影响尤为关键。在有意识、有目的的学校集体活动中,儿童的自我意识有了进一步的发展,逐步学会按一定原则独立地、批判地评价自己的言行举止。同时,儿童逐渐开始理解和掌握社会道德的原则实质,并且用来作为评价自己和别人的行为的依据。儿童个性的发展主要有以下几个方面:

(1)自我意识的发展:是在对别人的评价和别人对自己的评价中来认识自己的。学校集体生活对儿童自我意识的发展起着重要作用。

(2)自我评价的独立性、原则性、深刻性逐步发展:儿童的自我意识的独立性逐渐发展完善,对如何处理自己与成人的关系、与同学之间的关系,以及各种公共规范,已有明确的理解。学会将自己的行为与他人比较,重视别人对自己的评价。儿童逐步学会以道德原则来评价自己和别人的行为。尤其是高年级的儿童,开始能对自己个性的内部品质进行评价,能从自己是否遵守纪律、诚实、有礼貌等道德品质上评价自己或别人的行为。儿童的判断能力逐渐发展,逐步学会较全面地看待自己和别人的行为表现,并能初步地进行道德原则的分析。自我意识更进一步发展,这表现在能认识自己行为的缺点,并能努力克服这些缺点。

(3)道德意识、行为和道德判断的发展:逐渐能区分是非,逐步掌握一些抽象的道德概念,但理解水平还不高。学校、教师的影响和家庭教育影响着儿童道德信念的产生及其深刻性和坚定性。但由于对道德原则的理解不深、易受暗示、意志尚不成熟、自制力较差,容易出现道德原则与道德行动脱节的现象,具体表现为言与行、认识与行动的脱节。

(4)性格的发展:小学儿童性格特征主要表现在对集体、他人和自己三个方面。对待个人、集体、他人逐步形成了批评和自我批评的意识和能力,但有时产生言行脱节现象、片面,容易自满。

(5)兴趣的发展:兴趣逐渐分化,逐渐过渡到对有关因果关系和规律性的知识感兴趣;对复杂、抽象的作业感兴趣;对课外读物感兴趣。

(6)能力的发展:文化背景和教育条件起着重要的作用,并且和兴趣的发展是紧密联系的。

**2. 气质** 气质(temperament)是个性心理特征之一,是个体心理活动稳定的动力特征。气质是由生物学决定的非常稳定而持久的心理特征,儿童气质影响到儿童的心理活动和行为,是个性发展的基础,是每个儿童的行为表现方式,与儿童行为问题等密切相关。主要表现在心理活动的强度、速度、稳定性、灵活性和指向性上(图5-3)。现代儿童气质的研究始于20世纪50年代,由Thomos和Chess首先提出其对儿童正常或异常的心理发展起重要作用。中国儿童气质量表将气质分为五型:平易型、中间偏易型、麻烦型、中间偏烦型、发动缓慢型。现有多项研究证实,D型、S型和I-D型三个气质类型发生行为障碍的可能性较大,尤其是D型儿童。

### (三) 抽动障碍儿童的相关特点

张风华等采用中国学龄前儿童气质量表(CPTS)及中国学龄儿童气质量表(CCTS)对139例抽动障碍患儿进行测查,并与中国常模进行比较。结果发现抽动障碍患儿的气质类型明显不同于正常儿童,在该病以中间型最多,3~7岁、8~12岁组分别为73.6%和75.6%。中间型患儿

的心理行为特点是:易接近新事物,但又谨慎、胆小怕事、适应性差;体贴、温顺、乖巧、渴望温暖、安慰,但情绪易多变,心境易波动,反应强烈;对事物敏感、细致,非常在意他人对自己的评价,但又经不起挫折和批评等。气质的生理基础与大脑皮质高级神经活动的兴奋和抑制过程密切相关,是高级神经活动基本类型的外在表现,抽动障碍患儿上述表现充分体现出高级神经活动兴奋与抑制过程的不平衡性,其气质特征详见图5-4。

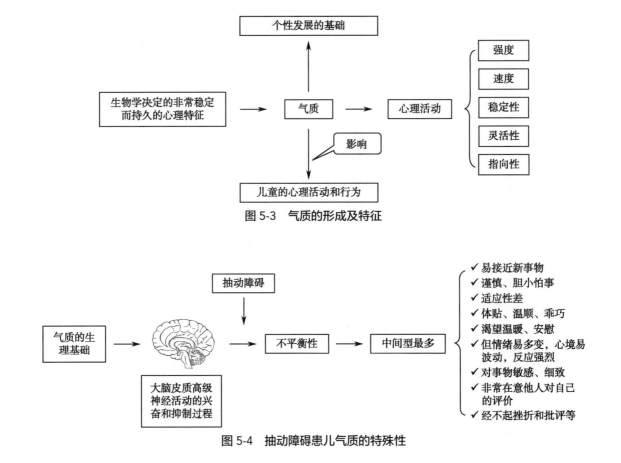

图 5-3　气质的形成及特征

图 5-4　抽动障碍患儿气质的特殊性

## 二、内向化个性特征

抽动障碍患儿具有内向化个性特征,详见图5-5。临床上抽动障碍患儿病程一般比较长,难以控制的抽动行为使患儿感到难堪,导致更紧

张、更胆小、更易抽动的恶性循环。变得怕见人,怕交流,影响了正常的社交活动,逐步形成行为退缩、孤僻、离群、沉默少语等内倾特征。其间因特有的抽动症状所接受的心理反馈明显异于其他疾病,多数患儿不被他人(包括亲人)理解和同

情,反而遭到误解、训斥、惩戒、厌恶,甚至敌视。抽动障碍对患儿及其家长生活各个方面均产生负面影响,其中情绪影响最为明显。抽动障碍父母较多采用惩罚、拒绝、否认的限制性教育方式,患儿容易产生压抑和自卑感、缺乏信心,自我过分强调内省,自我注意的强度也逐渐增大,抽动症状的纠正动机过于强烈,结果却适得其反。既往常见的误诊,导致由初期的单一症状向多元化、复杂化以及高频率、高强度发展,个性心理也

由此朝内向化演进。随着临床和社会对抽动障碍这类疾病认识的不断提高,现在已经有了一定的改观。其次,患儿病前往往就已经具备了内向个性特质,也就是说,内向个性很可能是本病的成因之一。抽动障碍内向个性者往往比外向个性者有着更大的心理压抑,由于这种差异的存在,前者积累的心理能量得不到适时宣泄,从而转换途径,改由各种运动性或发声性抽动以及强迫症状发泄出来,以维持潜意识心理的平衡。

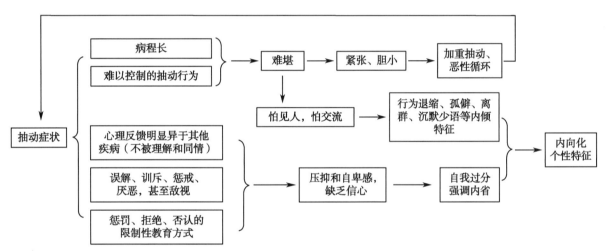

图 5-5 抽动障碍对内向化个性特征形成的可能影响

临床上可观察到抽动障碍患儿病前即多为内向个性,病后由于抽动难以控制,使个人感到难堪,影响患儿的正常交往,变得怕见人,尤其是较生疏的人,常表现出不合群和沉默少语等。Achenbach 儿童行为量表因子组分析发现,抽动障碍患儿在抑郁、强迫行为和交往不良(uncommunicative)三个方面的行为问题评分相当高,分别在第 93 个百分位、第 92 个百分位和第 94 个百分位,这种异常表现提示患儿的个性内向化问题的水平较高。

## 三、外向化个性特征

与内向化个性特征相对应的是外向化个性

特征,主要表现为:热情开朗、积极主动、善于表达、喜欢沟通、幽默阳光、平易近人、社交广泛、自信心强、容易受欢迎。这些恰恰是部分抽动障碍患儿所缺乏的特征。

## 四、神经质与精神质个性特征

Eysenck 认为神经质维度可能与交感和副交感神经的功能以及边缘系统对情绪的控制有关,反映情绪稳定性。艾森克人格问卷中的神经质量表主要用来测定被试者的情绪稳定性,刘智胜等研究发现抽动障碍患儿的神经质量表 N 原始分换算为标准分(T 分),明显高于正常对照组儿童,提示患儿的情绪不稳定,易激惹,较易产生焦

虑及抑郁,对外界各种刺激的反应比较强烈,情绪刺激后难以平复下来,有时发生不理智的冲动行为,表现出控制能力降低。

精神质维度反映某些与常人不同的心境和行为特征。艾森克人格问卷中的精神质量表 P 分在高分时有意义,低分被认为是正常的。P 量表得分高的人,个性特征为独身主义,对人冷漠,不关心人,喜恶作剧,富进攻性,残忍,缺乏同情心,对人常抱有敌意,感觉迟钝,适应性差。在儿童期表现为好恶作剧,很麻烦,缺乏是非感,令人讨厌地调皮。刘智胜等研究发现抽动障碍患儿的精神质量表 P 原始分换算为标准分(T 分)明显高于正常对照组儿童,提示患儿比较孤僻、古怪及麻烦,过分敏感多疑,性情较暴躁,适应外界环境能力差,喜欢攻击和干奇特的事情,不顾危险,并多有受害感、不自在感和不安感等较持久的心理压力,以及常在受到歧视或排斥之后变得更为严重。Cath 等采用艾森克人格问卷对 9 例抽动障碍患者与 8 例强迫障碍患者相比较研究发现,抽动障碍患者精神质和社会性(sociability)分测验差异有显著意义,在精神质方面评分比较高,而在社会性方面评分比较低。表明抽动障碍个性特质(personality traits)为冲动性(impulsivity)。

## 五、其他个性特征

抽动障碍患儿还可能表现出敌视心理倾向。采用敌视和直接敌对行为问卷(The Hostility and Direction of Hostility Questionnaire,HDHQ)调查发现抽动障碍患者的敌视总分相比对照组高是有意义的。Shapiro 等采用明尼苏达多相人格调查表调查发现,34% 抽动障碍患者有抑制敌视(inhibition of hostility)的证据。Grossman 等采用明尼苏达多相人格调查表评定 29 例抽动障碍患者,并与相互匹配的对照人群比较,发现以下各因子分较高:精神分裂症、抑郁症、精神变态、精神衰弱和疑病症等。抽动障碍患儿可能出现癔症性病态人格或偏执性人格。

抽动障碍患儿的心理发育与正常儿童相比有所延迟。艾森克人格问卷中的掩饰性量表能够反映受试者对所回答问题的掩饰程度。刘智胜等研究发现,抽动障碍患儿的掩饰性量表 L 标准分(T 分)明显低于正常对照组儿童,提示患儿的掩饰能力差,回答问题的态度十分朴实,表明其心理发育有延迟。多变量相关分析发现抽动障碍患儿的掩饰性量表 T 分与精神质量表 T 分呈显著负相关,提示患儿的心理发育延迟与其本身的精神质个性特征有一定的关系。

## 第二节　智力特点

### 一、智力的概念与测量

智力(intelligence)通常是指以抽象思维能力为中心的多种认知能力(观察力、注意力、记忆力、想象力和思维能力等)的综合。Spearman(1904)认为人的智力包括一般因素(general factor)和特殊因素(specific factor),前者是从事各种智慧活动都需具备的基本因素,后者则是由特殊训练而发展起来并成为从事特殊活动所需具备的智力因素。人的智力是无法直接测量的,只能通过人对智力测验题目的反应来间接测量。心理测验是指对反映心理品质的行为样本进行定量化分析和描述的一种方法。智力测验是其中分类之一,主要是测量智力的一般因素。智力测验量表繁多,我国常见的智能测验工具见表5-3。

表 5-3　常用智力测验量表

| 测验名称 | 使用年龄 | 我国应用情况 |
| --- | --- | --- |
| 韦氏学前儿童智力量表(Wechsler Preschool and Primary Scale of Intelligence, WPPSI) | 4~6.5 岁 | 我国修订,全国常模 |
| 韦氏儿童智力量表(Wechsler Intelligence Scale for Children,WISC) | 6~16 岁 | 我国修订,全国常模 |
| 瑞文渐进测验(Raven's Progressive Matrices,RPM) | 5 岁至成人 | 我国修订,全国常模 |
| 图片词汇测验(Peabody Picture Vocabulary Test,PPVT) | 3 岁 3 个月 ~9 岁 2 个月 | 我国修订,全国常模 |
| 斯坦福 - 比奈智力量表(Stanford Binet Intelligence Scale,S-B) | 2 岁至成人 | 无我国常模 |
| 麦卡锡儿童智能量表(McCarthy Scale of Children's Abilities,MSCA) | 2.5~8.5 岁 | 我国修订,全国常模 |
| 考夫曼儿童成套评价测验(Kaufman Assessment Battery for Children,K-ABC) | 2.5~12.5 岁 | 无我国常模 |
| 认知评估系统(Cognitive Assessment System,CAS) | 5~17 岁 | 无我国常模 |
| 绘人测验 | 4~12 岁 | 我国修订,全国常模 |
| 智力测验 40 项 | 7~14 岁 | 我国修订 |
| 中小学生团体智力筛选测验 | 小学 3 年级至高中 2 年级 | 我国修订,全国常模 |

目前临床使用最广泛的是韦氏儿童智力量表第 4 版(WISC-Ⅳ)面向 6~16 岁的中小学生,于 2003 年起在北美正式发行和使用,声誉卓著,是国际上最权威和最有效的智力测量工具之一。2007 年中文版韦氏儿童智力量表第 4 版已完成,并于 2008 年 3 月 9 日通过了中国心理学会心理测量专业委员会的鉴定。韦氏儿童智力量表第 4 版(WISC-Ⅳ)由 14 个分测验组成(图 5-6)。其测量结果提供一个全量表的总智商,用以说明儿童的总体认知能力,同时也导出另外 4 个指数,用以说明儿童在不同领域中的认知能力,4 个指数分别是:

1. **言语理解指数**　言语理解指数的各个分测验主要是用于测量学习语言的能力、概念形成、抽象思维、分析概括能力等。该项指数有助于教师和家长更好地了解孩子的言语方面的能力,对于有言语发展障碍的孩子能起到较好的筛查作用。

2. **知觉推理指数**　知觉推理指数的各个子测验主要测量人的推理能力、空间知觉、视觉组织等。和以往的量表相比,该项指数可以更精确地测查被试的非言语推理能力,有助于家长和老师更好地了解孩子的推理能力、空间思维能力等。

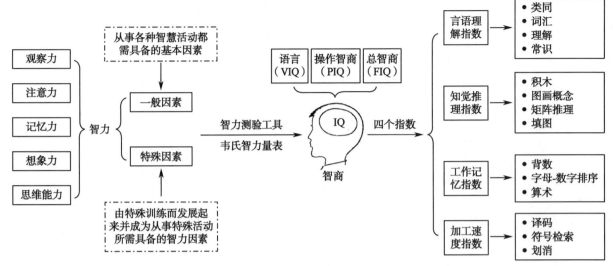

图 5-6 智力结构及韦氏儿童智力量表第 4 版（WISC-Ⅳ）的构成

**3. 工作记忆指数** 工作记忆指数主要反映人的记忆能力、对外来信息的理解应用能力。工作记忆是人的学习能力的一个重要测量指标,该项指数可以准确地帮助人们了解孩子的注意力、记忆能力以及推理能力等。

**4. 加工速度指数** 加工速度考察的是人对外界简单信息的理解速度、记录的速度和准确度、注意力、书写能力等。日常的学习生活往往要求个体既有处理简单信息的能力,也有处理复杂信息的能力。加工速度比较慢的个体往往需要更长的时间来完成日常作业和任务,也更容易引起大脑的疲劳。该项指数可以更有效地检测出孩子完成信息处理的能力。

## 二、抽动障碍的智力特征

大多数国外研究认为抽动障碍患儿的智力在平均水平,智商平均约 100,处于正常范围。在抽动障碍患儿的智力因素研究中,也有智商在边缘状态或高智商的研究报道,仅少数研究认为抽动障碍患儿可能存在智力发育障碍。抽动障碍患儿由于症状的影响,注意力不集中,影响学习和潜力的发挥,以及常伴有的性格和行为问题,影响了患儿与环境的交往,实践机会减少,妨碍了智力的发展。

根据神经心理学的观点,语言智商与操作智商差异显著时提示有左右大脑半球功能发育不平衡或有大脑损害存在的可能。许多研究认为抽动障碍患儿语言智商与操作智商之间差异较大,Incagnoli 等对 13 例年龄在 10~13 岁的抽动障碍患儿进行了韦氏儿童智力量表修订本测试,发现 31%(4/13)的患儿语言智商与操作智商差值在 15 分或 15 分以上。Ferrari 等对 10 例抽动障碍患儿在药物治疗之前采用神经心理测验量表来调查神经心理损害,结果发现 50% 抽动障碍患儿语言智商与操作智商差值具有统计学意义(差异在 15 分以上,$P<0.05$),语言智商与操作智商这种巨大差异在普通人群中很少发生,提示抽动障碍患者有脑功能障碍或脑损害。

抽动障碍患儿和成人均存在神经心理损害,最可能的异常部位是在右侧大脑半球,其中右颞和眶额皮层(orbitalfrontal cortex)功能异常是相当有趣的,因为中颞和眶额皮层与边缘系统之间存在密切联系,皮层功能缺陷可能源于亚皮层结构异常。神经心理缺陷倾向于在抽动障碍病程稍微晚些时候变得比较明显。Bornstein 等采用韦氏儿童智力量表修订本对 28 例抽动障碍患儿进行了智力测定,结果发现患儿的平均智商在正常范围(语言智商 95.8,操作智商 96.3),平均语言智商与操作智商差值是 –0.54(SD=14.5),5 个患者语言智商大于操作智商,另 5 个患者操作智商大于语言智商,其差值均在 12 分或 12 分以上,语言智商与操作智商差异占 36%。

## 第三节 记忆缺陷

### 一、记忆的概念与测量

感知是认识当前事物的心理过程。当人感知事物之后,这些事物的印象还会留在大脑中,并不立即消逝;以后在一定的条件下,以一定的方式还会出现对该事物的映象,这就是通常所说的记忆(memory)。记忆与感知不同,感知是人脑对当前直接作用的事物的反映,而记忆是人脑对过去经验的反映。从信息加工的角度来看,记忆就是信息的输入、加工、储存和提取的过程。

图 5-7 概括了现有神经科学研究关于记忆的生理机制。多数研究者提出,记忆引起了神经细胞突触功能的暂时变化,然后导致一系列解剖和生理的永久性变化。关于记忆模式通常分为长时记忆、短时记忆和瞬时记忆。长时记忆被认为是依赖于突触组织的延长或神经递质的增加,蛋白质合成的永久性变化,甚至有关细胞的遗传密码的改变等;而短时记忆和瞬时记忆被认为是源于反响回路(一种暂时形成的特殊的暂短的记忆功能通道)。就韦氏记忆量表(Wechsler memory scale,WMS)而言,经历、定向和数字顺序关系(1 → 100、100 → 1 和累加)分测验负荷于长时记忆,图片回忆、视觉再认、视觉再生、联想记忆、触觉记忆和理解记忆分测验负荷于短时记忆,背数

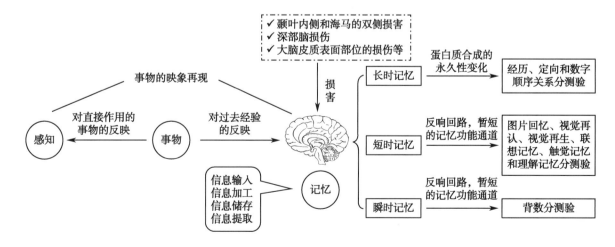

图 5-7　记忆的生理机制

分测验负荷于瞬时记忆。其中韦氏记忆量表的联想学习和理解记忆用于了解左颞叶功能。至于记忆的病理机制,研究证明,颞叶内侧和海马的双侧损害会导致记忆障碍。大量资料表明,深部脑损伤也会导致原发性记忆障碍;而大脑皮质表面部位的损伤,则发生另外性质的记忆障碍,例如,左侧大脑半球表面部分损伤产生言语听觉记忆障碍。

外显记忆是指人们对过去经验或已有知识需有意识再现的一类记忆,要求有个人意识参与;而内隐记忆是指人们在操作过程中无意识表现出对过去经验、已有知识不需有意识提取的另一类记忆形式。内隐记忆包括启动效应、技能学习、习惯化、条件化等。其中启动效应又可分为知觉性启动效应和语义性启动效应两种形式。语义性启动效应是指先前的语义加工使得随后语义性操作任务反应正确性增加或反应时减少,知觉性启动效应是指先前的视知觉刺激使得随后视知觉任务操作反应正确性增加和反应时减少。内隐记忆和外显记忆是两种相互独立的记忆系统,外显记忆主要由间脑或颞叶结构控制,而内隐记忆由其他脑结构控制。

记忆测验可以用于了解记忆损害问题,常用的儿童记忆测验量表有韦氏记忆量表(WMS)、Rey 复杂图像测验(Rey complex figure test)和 Halstead 儿童神经心理成套量表等。不同的脑区分管相应类别的记忆功能。左侧大脑半球更多地与言语学习记忆有关,而右侧大脑半球与视觉、空间记忆以及认知记忆有更大的关系。

## 二、抽动障碍的记忆特征

已有多项针对抽动障碍记忆的研究,结果提示:在抽动障碍儿童中,执行功能缺陷的存在。

这些抽动障碍症状的积累加剧了非语言记忆问题。运动和发声抽动两者的存在将影响记忆。非语言记忆表现下降与抽动严重程度的强度呈线性关系,即使在控制了焦虑、多动、强迫症和其他混杂因素后,影响仍旧明显。

Sutherland 等对 32 例抽动障碍患者的神经心理评估发现,韦氏记忆量表的理解记忆有损害,表明左颞叶功能存在缺陷。采用韦氏儿童智力量表修订本对抽动障碍患儿进行测试时,出现译码分测验异常,反映患儿的短时记忆存在缺陷;研究还发现抽动障碍患者在完成韦氏记忆量表的图片回忆和 Rey 复杂图像测验的记忆临摹绘图有损害,提示抽动障碍患者右侧大脑半球功能障碍。Bornstein 等采用 Halstead 儿童神经心理成套量表测试了 28 例患者,结果发现部分抽动障碍患者的触觉操作测验评分有异常,提示抽动障碍可能存在空间记忆能力缺陷。抽动障碍患儿可能还存在一定的视觉记忆缺陷。陈极寰等采用韦氏记忆量表对 41 例抽动障碍患儿进行测试,结果显示在与言语有关的联想、心智测验、与空间知觉记忆有关的再生及触摸测验中,抽动障碍患者均表现出不同程度的损害,提示本病的记忆受损属于双侧大脑半球功能受损。抽动障碍对记忆的影响主要表现在相对复杂的记忆功能方面,而相对简单的记忆功能则不受影响。Marc E.Lavoie 等通过研究抽动障碍患者神经心理学概况,发现非语言记忆表现下降,非语言记忆功能受到影响,这种缺陷是线性地与抽动症状的强度有关。杨宏宇等分别用临床记忆量表(Clinical Memory Scale,CMS)中指向记忆、联想学习方法测定抽动障碍患儿外显记忆,用字根补笔测验(知觉性启动效应)、自由联想任务(语义性启动效应)测定抽动障碍患儿内隐记忆,结果发现抽动障碍患儿外显记忆低于正常儿童,知觉性启动效应也低于正常儿童,而语义性启动效应与正常儿童相同,说明抽动障碍患儿外显记忆与内隐记忆相互分离。

## 第四节 注意缺陷

### 一、注意的概念

注意(attention)是心理活动对一定对象的指向和集中,是心理活动的一种积极的状态,是伴随着感知觉、记忆、思维、想象等心理过程的一种共同的心理特征。注意分为主动注意/随意注意和被动注意/不随意注意。主动注意是有意地注意某一事物,而被动注意是无异地注意到周边的事物。前者是有目的的,需要做出自己的努力;后者是无目的的,不需要自觉努力。通常讲的注意是主动注意,心理活动具有一定的方向,并且能够清晰地反映周围现实中某一特定的对象,而避开其余暂不相干的事物。人们对所注意的事物的感知最为清晰,而周围其他事物相对不清晰。常见的注意障碍有:注意增强、注意减退、随性转移、范围缩小和注意迟钝。

注意本身不是一个独立的心理过程,而是伴随感知、记忆和思维等心理过程的一种心理状态。现代神经生理学和心理学研究表明,注意的功能系统包括皮层(额叶、颞叶、顶叶)和皮层下结构(边缘系统、网状激活系统、基底神经节)以及基底神经节、丘脑和额叶之间的相关通路和投射系统。上述部位的损伤均会导致注意系统的损害,结构和通路的损伤越广,导致注意系统的损害越大。在高级有意注意中大脑额叶起着决定作用,额叶严重受损伤的人,不能根据预定的任务集中注意,高度专心。注意不仅和大脑皮质有关,而且脑干的网状结构也起着非常重要的作用。

### 二、抽动障碍的注意特征

抽动障碍患儿常共患一种或多种行为障碍,包括:注意缺陷多动障碍(attention deficit hyperactivity disorder,ADHD)、学习困难、强迫障碍、睡眠障碍、自伤行为、品行障碍、学习障碍、情绪障碍、焦虑症、对立违抗、孤独症谱系障碍等,其中以 ADHD 最多见,在儿童和成人病例中占 60% 以上。抽动障碍患儿的注意缺陷,在面对比较复杂的任务时尤其明显。共患 ADHD 患儿部分可随着年龄增长,抽动症状发作有减少或消失趋势,但 ADHD 症状可持续至成年期。抽动障碍患儿的综合控制力和综合注意力低于正常儿童,提示患儿在自身协调能力、对外界刺激的敏感度及注意力受到损害。进一步对视觉、听觉控制力和注意力三个不同维度分析发现,患儿视、听觉的谨慎商数和警醒商数均低于正常儿童,提示患儿对外界干扰不能正确识别反而做出冲动反应,容易表现出注意力转移的倾向。抽动障碍患儿与正常儿童对比,注意力和自身协调能力受损,尤其是容易忽略有效信息,抗干扰能力薄弱,易冲动。抽动障碍患儿的父母更容易关注抽动障碍的临床表现而减少了对注意力发展的关注,当患儿出现注意力发展问题时,父母可能视而不见或无法察觉,所以也不会对他们采取惩罚或批评否定等不恰当的养育方式,这可能是抽动障碍儿童注意力的独特特点。

ADHD 症状常在抽动症状的出现前出现,尤其是在重度抽动障碍患者中。抽动障碍与ADHD 共病后,会出现更严重的注意力缺陷及认知、行为及情绪问题,加重其社会功能损害。虽然抽动障碍共病 ADHD 的病理生理学机制现尚不明确,但已有研究表明注意缺陷与抽动障碍在生理层面存在相关性(图 5-8)。基于抽动障碍及 ADHD 各自发病机制的研究,在解剖结构上,基底节的相关病变可能是抽动障碍共病 ADHD 的病因之一。基底节和丘脑的功能障碍,可能使运动及控制认知的通路受到抑制,进而在其所投射的皮质区域出现异常活动,并引起相关抽动发作。这种皮质区域的异常活动亦与 ADHD 的发病相关。较多研究发现,抽动障碍、ADHD 及其他多种神经精神障碍性疾病均与皮层 - 纹状体 -丘脑 - 皮层环路异常相关。目前关于共患病患儿脑电图的研究国内外尚少。有的学者研究发现伴 ADHD 的 TS、EEG 局部异常多于广泛异常,且以额叶受累多见,其弥漫性慢波增多,表明神经系统抑制功能成熟迟缓,皮层下释放增强,在行为上则表现为兴奋、易冲动、注意力涣散和动作增多;不伴 ADHD 的 TS 广泛异常多于局部异常。国内学者通过研究发现伴或不伴 ADHD 患儿脑电图的非特异性改变之间存在差异,伴 ADHD 比不伴 ADHD 的 TS 受累部位更广更严重,额叶受累以伴 ADHD 的 TS 较多见,皮质受累也较单纯 TS 严重,其慢波活动较多。抽动障碍患儿存在注意缺陷,尤其在比较复杂的任务方面。抽动障碍存在的注意缺陷可能与额叶纹状体神经网络异常相关联。临床上,由于对抽动障碍共病 ADHD 的认识不足,易延误诊治;且治疗难度增加,影响预后。早期识别、早期干预及长程管理对患儿社会功能的改善具有重要作用,因此在治疗时应考虑多方面因素制订综合方案。

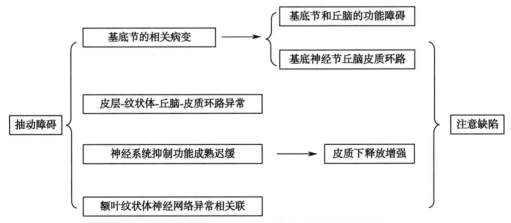

图 5-8　注意缺陷与抽动障碍在生理层面的相关性

## 三、注意的测量

临床上常用的 ADHD 的评估工具有以下几类:

(1)评估 ADHD 的核心症状,包括 ADHD 症状评定量表(ADHD Rating Scale,ADHD-RS)、SNAP 评定量表(Swanson,Nolan and Pelham rating scale,SNAP)、Vanderbilt ADHD 父母评定量表

（Vanderbilt ADHD parent rating scale，VADPRS）。

（2）评估的非核心症状，包括康氏儿童行为量表（Conners Child Behavior Scale）（父母版 / 教师版）、Achenbach 儿童行为量表（Achenbach's Child Behavior Checklist；CBCL）。

（3）评估功能和生活质量的量表，包括 Weiss 功能缺陷量表（父母版）（Weiss Functional Impairment Rating Scales-Parent Report，WFIRS-P）、Achenbach 儿童行为量表（Achenbach's Child Behavior Checklist；CBCL）和儿童困难问卷（Quality of Care for Children，QCD）。

也有部分执行功能测试用于 ADHD 辅助检查，如：

（1）持续性操作测验（Continuous Performance Test，CPT）：是一系列刺激或成对刺激随机快速呈现，要求被试者对指定目标做出反应，被认为是专门用来反映受检者持续性注意功能的检查方法。

（2）视听整合持续操作测验（Integrated Visual and Auditory Continuous Performance Test，IVA-CPT）：属于持续性操作测验的一种，是通过对 6 岁以上儿童进行反复听觉和视觉刺激，观察 4 个认知变量情况，包括遗漏（靶目标遗漏数目）、错选（非靶目标反应数目）、反应时（反应速度）和稳定性（反应时标准差），在测试完毕时软件计算得出 22 个原始商数和 6 个综合商数，对患儿注意力和执行功能做出评价。能够评价儿童反应控制能力、注意力及视听整合功能失调程度，并能提供脑部功能障碍方面多种数据的测试方法。抽动障碍患儿常伴注意力不集中，或共患注意缺陷多动障碍，因此很多学者应用视听整合持续操作测验对抽动障碍进行研究，反映注意力的综合注意力商数、听觉注意力商数和视觉注意力商数低于正常对照组儿童，提示抽动障碍患儿存在注意力的损害。

（3）注意力变量检查测验（Test of Variables of Attention，TOVA）：是持续性操作测验（CPT）软件的一种，但在设计上考虑了注意力缺陷患者突出的几方面特点。是一种借助客观途径，对注意缺陷多动障碍患者进行判断、治疗和恢复的方法。

（4）数字划消测验：研究注意的传统测验，材料由阿拉伯数字组成，共有 5 个分测验，每个测验有不同要求，一个测验做 3 分钟。5 个测验连续进行，可做团体测验或个别测验，5 个测验难度不同，为依次升高排列。各测验中划去的字与无关的字（不划的字）的比率分别为 4%、4%、2%、4% 和 2%，划去的分布均匀，但又不是规则分布。

## 第五节 感知觉缺陷

感觉是人脑对直接作用于感觉器官的事物的个别属性的反映，也是诸如光线等刺激在视网膜这样的感觉器官中引发的一种基本和即时的经验。知觉是人脑对直接作用于感觉器官的事物整体的反映，它是对感觉获得的原材料加以整合、组织并细化加工的过程，包含了在大脑皮质上的复杂加工，知觉产生的机制见图 5-9。知觉不仅受感觉的直接影响，还受到诸如记忆、动机

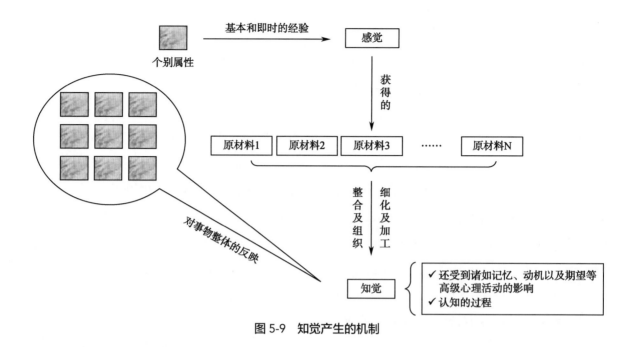

图 5-9　知觉产生的机制

以及期望等高级心理活动的影响。感觉只是在知觉感受器的水平发生,而知觉却是一个认知的过程。

抽动障碍患儿在空间技能(spatial skills)、运动技能(motor skills)和图解技能(graphic skills)等方面存在缺陷。许多调查论证了抽动障碍患儿有视觉空间技能(visuospatial skills)缺陷,包括在玩积木、译码、道路追踪测验(road tracking test)、适应速度变化方面有问题,以及在记忆的临摹(copying)和绘画(drawing)方面有缺陷等。Bornstein 等采用韦氏儿童智力量表(WISC)(修订版)对 7 例抽动障碍患儿进行智力测定,发现积木和拼图分测验得分最低,表明患儿可能存在视觉空间组织能力缺陷。一般来讲,抽动障碍患儿在总的认知水平上没有明显缺陷,只是在某些特殊认知功能区存在缺陷,主要问题是在视觉运动区和视觉图解区。抽动障碍患儿在视觉空间技能、视觉运动技能和视觉结构技能等方面存在

缺陷,而负责这些功能的大多归属于右侧大脑半球,说明患儿右侧大脑半球功能障碍的程度比左侧要重。抽动障碍患儿在书写运动、非运动性视知觉和接受言语技能方面也有一定的缺陷。也有研究表明,抽动障碍患儿的视觉实践能力(visuopractic abilities)存在缺陷,可以从译码、摹仿和书写算术等神经测验方面反映出来。视觉实践能力障碍被认为是原发性皮层损害或基底神经节神经生理功能失调的继发性结果。概括来看,现已发现的抽动障碍认知功能的缺陷见图 5-10。

除了运动和发声抽动这些核心症状外,患者常表现具有特定的感觉,通常被描述为内心越来越紧张或渴望做动作的感觉(先兆冲动),并且通过抽动症状的发生而暂时得以缓解。表明抽动障碍是一种以内在感知异常为特征的神经行为异常,除了基底神经节功能障碍外,还涉及岛叶和感觉运动区。先兆冲动可能是抽动严重程度的正向预测因子。

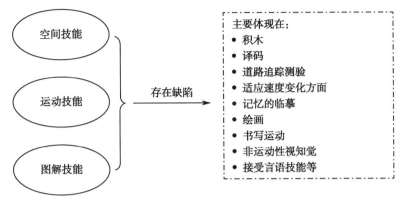

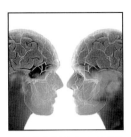

TD患儿右侧大脑半球功能
障碍的程度重于左侧

图 5-10　抽动障碍可能相关的认知功能缺陷

## 第六节　执行功能缺陷

### 一、执行功能的概念与测量

执行功能（executive function，EF）是指个体在实现某一特定目标时采取灵活优化方式，来计划、始动、排序、监控目标指向性行为的认知技能，是个体的许多认知加工过程的协同操作，是使用灵活而优化的认知和神经机制，包括：计划、工作记忆、控制冲动、抑制、定势转移或心理灵活性以及动作产生和监控等一系列功能。EF 主要包括以下认知技能：①注意和抑制；②任务管理；③工作记忆；④监控功能；⑤制订计划。与 EF 有关的脑结构包括前额叶背外侧皮质、额叶眶面、前扣带回基底神经节及小脑等，主要由前额叶调节的一种复杂的认知功能。威斯康星卡片分类测验（Wisconsin Card Sorting Test，WCST）是认知神经心理测定方法，是目前广泛使用的一种检测额叶执行功能的测验，是根据已往经验进行问题解决的过程，用以测定人的抽象能力、概念形成、选择性记忆和认知过程的转移能力，主要反映额叶执行功能。

抽动障碍患儿执行功能的多种成分存在缺陷，表现在工作记忆能力下降，持续性注意和反应抑制、认知灵活性、思维组织性、计划性等方面存在障碍，非语言能力和社交功能损害等方面。共患病对抽动障碍的执行功能有明显影响。抽动障碍患儿如果伴有注意缺陷多动障碍（ADHD）、强迫障碍（OCD）以及孤独症谱系障碍（ASD）等共患病，其认知功能损害、执行功能缺陷常常更严重。抽动障碍患儿执行功能的某些缺陷与其抽动症状的严重性相关，完整的执行功能发展与抽动症状的缓解过程有关，通过改善抽动障碍患儿的执行功能缺陷可以间接地减少抽动障碍患儿的抽动症状。

抽动障碍起病于儿童和青少年时期，严重影响患儿的学习能力、社会能力和心理发育。测量执行工具有很多，以下简要介绍几个：

**1. 剑桥自动化成套神经心理测试（Cambridge Neuropsychological Test Automatic Battery，CANTAB）** 采用计算机标准化测试模式，可以

针对执行功能进行评估。该测试涵盖了对执行功能、视觉记忆、工作记忆、计划、注意、语义/口头记忆、做出决策、反应控制、社会认知等包括多种执行功能成分在内的认知功能评估。包括选择反应时间(choice reactiontime)、单向反应时间(simple reaction time)、样本的延迟匹配(delayed matchingtosample)、ID/ED转换(intradimensional/extradimensional shift)、样本的视觉匹配搜索(matchingtosample visualsearch)、空间广度(spatial span)、空间工作记忆(spatial working memory)、剑桥长袜测试(stockings of Cambridge)、信息取样任务(information sampling task)、词语再认记忆(verbalrecognition memory)、停止信号任务(stop signal task)等。

**2. 威斯康星卡片分类测验(WCST)** WCST是一种单项神经心理测定,首先由Berg(1948)用于检测正常人的抽象思维能力。适合正常成人、儿童(6岁以上)、精神疾病患者、脑损伤者、非色盲者。反映的认知功能包括:抽象概括、认知转移、注意、工作记忆、信息提取、分类维持、分类转换、刺激再识和加工、感觉输入和运动输出等。

**3. Stroop测验** Stroop色-词关联测验(Stroop,1935)包括三种测验,每一种测验都是一张卡片,上面由5栏,每栏20个条目的字(100个字)组成。测验一:受试者必须以最快的速度读出卡片上以黑颜色印刷的颜色名称(红、蓝、绿)。测验时间为45秒种,计算每次测验的正确数。测验二:受试者必须以最快的速度识别出卡片上字的颜色背景(红、蓝、绿)。测验时间为45秒种,计算每次测验的正确数。测验三:又称"干扰测验(interference)",受试者必须以最快的速度读出卡片上不同颜色名称(红、蓝、绿)的颜色。测验时间为45秒种,计算每次测验的正确数。这是

测验儿童执行功能中的抑制成分常用的一种实验方法。

## 二、抽动障碍的执行功能特征

抽动障碍患儿的执行功能中多种成分存在损害,某些损害可能与抽动症状的严重性存在相关。抽动严重程度越重,抽动障碍患儿反应速度、反应抑制持续注意方面的受损害程度可能就越重,这可能是因为抽动障碍症状本身即与患儿行为抑制能力受损有关。运动抽动和发声抽动在一定程度上会干扰甚至中断抽动障碍患儿做事或交谈,使得抽动障碍患儿的反应速度变慢,对信息的加工处理和保持目的信息的能力也变差。抽动障碍主要是前额叶与纹状体区域受到损害,多巴胺功能紊乱,导致严重影响其学习、记忆、执行等认知能力。相关研究报道,抽动障碍常常伴有广泛的精神障碍,其中的情绪问题最为常见,如焦虑、强迫、社交恐惧、退缩等。这些情绪行为问题增加了Tourette综合征的严重性和复杂性,对患儿的学习、社交等执行功能都会产生一定的影响。年龄越小,影响越大。

Channon等提出了"解决现实生活问题"的方法来评定抽动障碍患者的执行功能。提供生活中经常会遇到的困难场景,要求受试者提出尽可能多的解决方案,并选出最合适的方案,方案会被客观地评价,最后给出每个场景5个客观的解决方案,让受试者自己判断并将解决方案排序,这一方法可以评价受试者的注意力、记忆力、组织和策划力、转换能力、目标的定位及分析判断能力。同时,也选用传统的执行功能评定工具测试受试者,如WCST、Hayling测验、六元素测验、故事回忆测验等。结果发现抽

动障碍患者在"解决真实生活问题"的测试中所提出的解决方案无论数量以及质量均低于正常对照组,而对客观方案的判断也存在缺陷;相对应的传统测试结果表明抽动障碍患者的部分执行功能受损。抽动障碍患儿的执行功能损害与累及大脑正中前额叶皮层的额叶纹状体通路功能障碍有关。

综上所述,抽动障碍患儿与正常对照儿童相比,在执行功能多种成分上存在不同程度的损害,主要表现在维持注意、反应速度、空间工作记忆和制定策略能力方面受损,见图5-11。抽动症状的严重程度影响了抽动障碍患儿在持续注意和反应速度等执行功能方面的表现。共患注意缺陷多动障碍、强迫障碍的Tourette综合征患儿往往执行功能受损更加严重,而且有较差的社会和执行功能。

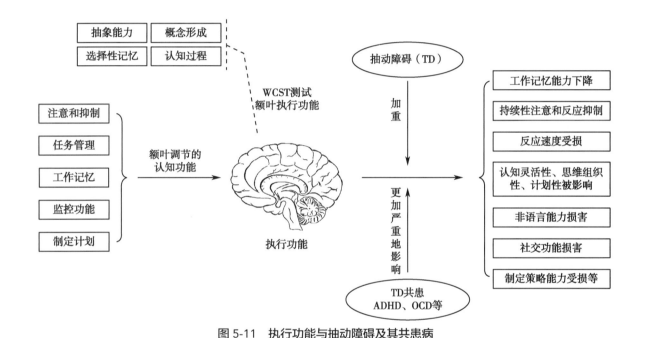

图 5-11　执行功能与抽动障碍及其共患病

## 第七节　药物的影响

对于抽动障碍的治疗,需要考虑药物药理作用,神经递质节点(neurotransmitter nodes)起着重要的作用,在脑干部位存在有一些不同的神经递质的神经元胞体,其轴突发出投射至前额叶皮质和许多其他脑区,神经递质的传递构成了调节环路内神经元的分子和解剖基础。不仅表现在皮质层面上,而且发生于不同皮质回路相关的神经网络所有环节的层面上。了解不同脑区神经递质的分布和功能,以及精神药理学相关的神经回路,将有助于选择合适的药物对特定脑区的特定神经递质进行调节,实现对患者个体症状的治疗。

常见的精神药理学相关的神经回路及其功

能见表 5-4,从中我们可以看到影响乙酰胆碱能系统的药物可能对患者的认知功能产生影响,而影响组胺系统的药物可能会引起困倦。

对于影响日常生活、学校和社会活动的中重度抽动障碍患儿,当心理教育和行为治疗无效或无法控制时,需要采用药物治疗。目前治疗抽动障碍及其共患病的药物种类及其作用受体和常见副作用见表 5-5。

表 5-4  常见的精神药理学相关的神经回路

| | |
|---|---|
| 多巴胺(DA) | 多巴胺能系统主要在脑干神经递质中枢,特别是在中脑腹侧被盖区(ventral tegmental area,VTA)和黑质(substantia nigra,SN)中,然后投向多数不同脑区传出其神经冲动,但在小脑和脊髓传出甚少。多巴胺神经元具有调节运动、奖赏感受、认知、精神病和许多其他功能的作用 |
| 去甲肾上腺素(NE) | 去甲肾上腺素能系统主要在脑干的蓝斑核内,另外也有一部分在脑干的外侧盖区,其功能为调节心境、觉醒、认知和许多其他功能,在脑干底部,去甲肾上腺素能向脊髓的神经传出,主要参与疼痛的调节 |
| 5-羟色胺(5-HT) | 5-羟色胺能系统主要在脑干神经递质中枢的一些相对较分散的脑干核内,上方的神经核团包括背侧和内侧缝际核、线形核和脑桥缝际核,主要参与广泛的心境调节,对焦虑、睡眠和许多其他功能都有显著作用。下方的 5-HT 神经核由大缝际核、缝际核苍白区和缝际核隐区组成,其大多数投射都限于小脑、脑干和脊髓,并可能调节疼痛 |
| 乙酰胆碱(ACh) | 乙酰胆碱能系统主要的神经传出分为两部分:一部分起源于脑干神经递质中枢,另一部分起源于基底前脑。主要参与调节觉醒、认知、记忆和许多其他功能 |
| 组胺 | 组胺的神经递质主要来源于下丘脑结节乳头核(tuberomammillary nucleus,TMN),主要参与调节"睡-醒节律转换",在觉醒和睡眠中起着重要作用 |

表 5-5  治疗抽动障碍及其共患病的药物

| 常用治疗药物 | 受体 | 作用及优势 | 常见副作用 |
|---|---|---|---|
| 氟哌啶醇 | 丁酰苯类抗精神病药物,$D_2$ 受体阻滞剂 | 镇静作用、α 受体和 M 受体阻断作用较弱;阻断多巴胺受体起作用,从而减少从黑质和腹侧被盖到基底神经节的多巴胺能输入 | 锥体外系反应较强 |
| 利培酮 | 苯丙异噁唑衍生物,第二代抗精神病药物。对 $5-HT_2$ 受体亲和力高,对 $D_2$ 受体亲和力较低。对 $α_1$、$α_2$ 肾上腺素受体,$H_1$ 组胺受体具有中度亲和力。对 $5-HT_1A$、$5-HT_1C$、$5-HT_1D$ 受体也有一定的亲和力。对 $D_1$ 受体的亲和力较低 | 对于精神分裂症阳性症状、阴性症状及情感性症状均有疗效,对处于急性期恢复期和长期维持治疗的患者均可应用。可有效治疗发声和多种运动联合抽动障碍。可用于双向情感障碍的躁狂发作和混合发作、儿童孤独症 | 通过 α 肾上腺素受体阻断的作用可引起心血管反应,如低血压反噬性心动过速或 Q-T 间期延长,也可能产生心律失常。通过阻断 5-HT 受体可促进慢波睡眠,并改变睡眠节律。可引起催乳素升高,这与多巴胺受体阻断作用有关。大剂量药品对黑质纹状体多巴胺受体有较强的作用,可能引起锥体外系反应 |

续表

| 常用治疗药物 | 受体 | 作用及优势 | 常见副作用 |
| --- | --- | --- | --- |
| 阿立哌唑 | 与多巴胺 $D_2$ 和 $D_3$ 受体、$5\text{-}HT_1A$ 及 $5\text{-}HT_2A$ 受体有很高的亲和力,与多巴胺 $D_4$ 受体、$5\text{-}HT_2C$ 受体、$5\text{-}HT_7$ 受体、$\alpha_1$ 受体、$H_1$ 受体及 5-HT 再摄取位点具有中度亲和力 | 为 $5\text{-}HT_1A$ 受体部分激动剂和 $5\text{-}HT_2A$ 的拮抗剂。为多巴胺-五羟色胺系统稳定剂,对抽动有效。耐受性良好,在增加体重、锥体外系、催乳素、镇静等方面副作用较轻 | 胃肠道功能紊乱,如便秘、恶心、呕吐、消化不良,还有头痛乏力、焦虑、失眠、困倦、直立性低血压、视物模糊 |
| 硫必利 | 苯甲酰胺类药物,对中脑边缘系统多巴胺能神经功能亢进有抑制作用,主要作用于间脑和边缘系统。对纹状体多巴胺能神经运动障碍有拮抗作用 | 治疗抽动障碍有效,不良反应少,较为安全 | 不良反应为体重增加、嗜睡以及中度暂时性高催乳素血症。对于儿童的认知能力和神经生理参数没有影响,不影响下丘脑垂体对性激素、促甲状腺激素、生长激素或甲状腺素激素的调节 |
| 舒必利 | 属于苯甲酰胺类药物 | 对抽动有效。具有抗抑郁和稳定情绪的作用。同时可能对伴有强迫症状的抽动障碍有效 | 常见不良反应有睡眠障碍、过度镇静、嗜睡、烦躁、抑郁。此外的不良反应还有口干、恶心、情绪激动或过度镇静、失眠、过敏性皮疹、出汗、体重增加、催乳素增高 |
| 可乐定 | 中枢性 $\alpha_2$ 肾上腺素受体激动剂 | 直接作用于中枢、多巴胺神经元及去甲肾上腺素系统,可缓解抽动障碍的运动抽动和发声抽动,改善伴发的注意力不集中和多动症状 | 常见不良反应是镇静,多出现在治疗早期,几周后会减轻。严重不良反应包括:低血压、心动过缓、镇静和嗜睡、反跳性高血压、过敏反应和心脏传导异常,易激惹、口干、一过性低血压、头昏、失眠等。少数病例可出现心电图 PR 间期延长、心律失常 |
| 胍法辛 | 是一种新型中枢性 $\alpha_2$ 受体激动剂,与可乐定同属于一类 | 对多动、注意力缺陷及抽动症状均有较好的疗效和耐受性,适合抽动障碍伴发 ADHD 的治疗。大多作用于大脑前额叶,对注意力、工作记忆均有改善,而且镇静、降压作用较可乐定为轻 | 常见的不良反应有轻度镇静、疲劳、头痛等 |
| 伴 ADHD（托莫西汀） | 选择性抑制去甲肾上腺素的突触前转运体,增强去甲肾上腺素能功能 | 改善注意缺陷、多动障碍相关症状,促进认知的完成和注意力集中。适用于抽动障碍并有注意缺陷与多动症状的患者 | 常见的不良反应包括消化不良、恶心、呕吐、口干、食欲减退、疲劳眩晕和心境不稳定等 |

续表

| 常用治疗药物 | 受体 | 作用及优势 | 常见副作用 |
|---|---|---|---|
| 伴 ADHD（哌甲酯） | 通过提高突触内多巴胺和去甲肾上腺素的活动水平而起作用 | 哌甲酯可以有效改善注意缺陷、多动障碍、患儿的注意力缺陷，减少冲动和多种不良行为，改善患儿的人际关系及在校表现 | 常见的不良反应有焦虑、紧张、激动、食欲差、睡眠受影响等。<br>中枢兴奋剂用于抽动合并 ADHD 有一定的争议。但有研究表明，抽动障碍伴 ADHD 患者可以应用中枢兴奋剂，以减少多种攻击行为和破坏行为 |
| 伴抑郁障碍、OCD SSRI 类药物（舍曲林、氟西汀、氟伏沙明等） | 选择性 5-HT 再摄取抑制剂，能够作用于突触前膜上的 5-HT 转运体，阻断 5-HT 回收，提高突触间隙 5-HT 浓度，兴奋所有 5-HT 受体亚型，尤其可能是起到下调 5-HT 受体的作用 | 该类药物对 5-HT 作用的高度选择性，显著减少了因其作用与其他受体所出现的不良反应，安全性明显增加 | 常见不良反应有恶心、呕吐、厌食、腹泻、多汗、头晕、头痛、失眠或嗜睡、便秘，腹部胀气、激惹等 |
| 伴抑郁障碍、OCD 三环类抗抑郁药（TcAs） | 阻断了去甲肾上腺素（NA）能和 5- 羟色胺（5-HT）能神经末梢对 NA 和 5-HT 的再摄取 | 适用于治疗抽动障碍伴有的抑郁症状、强迫症状，还可以治疗广泛性焦虑症、惊恐发作和恐怖症等 | 抗胆碱能不良反应包括口干、便秘、视物模糊、尿潴留、嗜睡、体重增加等，与其抗胆碱能作用和抗组胺作用相关。<br>中枢神经系统毒性：震颤、运动失调、情绪降低、注意力不集中、思维障碍、行为异常、癫痫发作、幻觉妄想、定向力障碍、焦虑不安、谵妄、意识模糊、昏迷等。<br>心血管系统毒性：体位性低血压、心动过速、传导阻滞、心律失常及心搏骤停等。TCAs 所致的直立性低血压，可能与受体的敏感性有关，在较低血药浓度时也容易发生 |
| 抗焦虑药（苯二氮䓬类） | 作用与 γ- 氨基丁酸（GABA）受体、苯二氮䓬受体和氯离子通道的复合物 | 通过增强 GABA 的活性，进一步开放氯离子通道，引起神经细胞超极化，从而起到中枢抑制的作用。<br>具有四类药理作用：①抗焦虑作用；②镇静催眠作用；③抗惊厥作用；④骨骼肌松弛作用 | 不良反应较少，一般能很好地耐受。<br>常见的不良反应为嗜睡、过度镇静、智力活动受影响、记忆力受损、运动协调性减低。<br>偶见兴奋、谵妄、梦魇、意识模糊、攻击、抑郁、敌对行为等 |
| 抗焦虑药（5-HT_1A） | 系 5-HT_1A 受体的部分激动剂 | 适用于各种焦虑状态及躯体疾病伴发的焦虑状态。<br>也可以作为抗抑郁治疗的中药剂使用 | 不良反应较少，与其他镇静药物、酒精没有相互作用。<br>不影响机械操作和驾驶。<br>部分患者可能会出现口干、头晕、头痛、失眠、胃肠功能紊乱 |
| 盐酸苯海索 | 中枢抗胆碱作用。<br>通过阻断胆碱受体，而减弱黑质纹状体通路中乙酰胆碱（ACh）的作用 | 抗震颤效果好，也能改善运动障碍和肌肉强直，对强直及运动迟缓的疗效差 | 常见的不良反应有心动过速、口干、便秘、尿潴留、瞳孔散大、视物模糊等抗胆碱反应。<br>大剂量可有中枢神经系统症状，如幻觉、谵妄、精神病样表现等 |

在评估抽动障碍患者的神经心理功能时，需要注意已经在使用的药物可能会影响学习和行为，分析抽动障碍患者的神经心理缺陷时要考虑药物的影响因素，药物可能作为一个混杂变量（confounding variable）影响抽动障碍的认知功能，即药源性的认知功能负面影响。在抽动障碍治疗时，有时还要针对共患病治疗，如共患 ADHD、OCD、学习困难、行为问题、睡眠障碍等，也需要使用相关药物。特别需要注意的是，共患病是导致抽动障碍难治的重要因素，患儿既可受益于非典型抗精神病药的使用，也可能受到神经心理的不良影响，故应进行规范的治疗。有少数研究认为药物治疗对抽动障碍患者的神经心理功能有一定的影响，可以产生注意力不集中和轻微记忆障碍的副作用，考虑与药物本身的镇静、抗胆碱能、锥体外系等副作用有关。抗精神病药的抗胆碱能作用能激动腺苷受体，从而导致注意、记忆、学习等认知功能的下降。对照各类抽动常用药物的药理机制，对认知功能影响最为常见的是盐酸苯海索，这是因为其具有抗胆碱能的作用机制，合并使用会进一步损害患者的认知功能。苯二氮䓬类药物也可能影响记忆功能。新型抗精神病药物，如阿立哌唑、利培酮和治疗注意缺陷多动障碍的药物，对认知功能几乎没有影响。同时新型抗精神病药物较少产生锥体外系的副作用，大大减少了抗胆碱能药（如盐酸苯海索）的合用，所以可保持和改善抽动障碍患儿的认知功能。

大脑作为神经心理活动的物质本体，在神经心理活动中发挥着重要的作用。而抽动障碍属于神经发育障碍性疾病，研究其发病机制和治疗方案需要考虑该病与多种因素之间的关系，如个性特点、智力特点、记忆缺陷、注意缺陷、感知觉缺陷、执行功能缺陷、药物的影响等。抽动障碍对神经心理影响广泛，研究其发病机制具有重要意义。当前针对抽动障碍神经心理学研究尚少，许多尚不确定的领域有待进一步研究，以预防发病、降低对个体社会功能的影响、寻找更佳的治疗方案、全面诊断和系统治疗。

**专家提示**

- 神经心理学是从神经科学的角度来理解人的心理活动以及心理活动的产生与大脑的生理活动之间的关联，同时也包括在人的感知、记忆、言语、思维、智力、行为与脑的功能之间建立起量化的关系。

- 抽动障碍是一类有明确神经生物学因素的神经系统疾病，同时也是一种神经发育性障碍，其发病机制与神经心理异常之间的关联是错综复杂的。

- 抽动障碍患者神经心理功能异常的涉及面广泛，包括可能存在：个性特点、智力特征、记忆、注意、感知觉和执行功能等多方面的异常。准确评估抽动障碍患者的神经心理功能损害有助于专业人员制订综合性的干预方案以及对疗效的准确观察。

- 抽动障碍患者的神经心理功能异常是动态变化的，起病之后还有可能持续受到生长发育、共患病、药物治疗和环境因素等诸多因素的影响，临床上需要动态观察。

（张久平　柯晓燕）

## 参考文献

1. 辛莹莹, 孙丹, 刘智胜. 儿童抽动障碍及其共患病治疗进展. 中华儿科杂志, 2022, 60 (3): 263-266.

2. 卢青, 孙丹, 刘智胜. 中国抽动障碍诊断和治疗专家共识解读. 中华实用儿科临床杂志, 2021, 36 (9): 647-653.

3. 李平甘, 李栋方, 吴若豪, 等. 抽动障碍儿童气质特征及父母养育方式的研究. 中国卫生标准管理, 2019, 10 (17): 94-97.

4. 张培乐, 李亚平. 抽动障碍儿童气质、主观生活质量及行为评估研究进展. 中医儿科杂志, 2020, 16 (6): 112-116.

5. 龚敏, 胡建邦, 张剑英, 等. 儿童多发性抽动症的环境心理因素分析. 中国公共卫生管理, 2020, 36 (1): 59-62.

6. 纪小艺, 吴敏, 王树霞, 等. 抽动障碍不同亚型 312 例患儿气质特征的研究. 现代生物医学进展, 2014, 14 (11): 2072-2075, 2091.

7. 董敏, 王玉凤, 钱秋谨. 注意缺陷多动障碍患儿共患病的学业成就特征及其与执行功能的相关性研究. 中华精神科杂志, 2019, 52 (1): 62-69.

8. 廖文静, 金嘉郦, 李海梅, 等. 注意缺陷多动障碍共患抽动障碍儿童的执行功能. 中国心理卫生杂志, 2017, 31 (11): 865-871.

9. 余婧, 陈文雄. 抽动障碍与注意缺陷多动障碍共病儿童的诊治与管理. 教育生物学杂志, 2022, 10 (6): 433-438.

10. 衣明纪. 抽动障碍患儿的执行功能缺陷. 中国儿童保健杂志, 2019, 27 (5): 469-472.

11. 刘亚蒙, 杨合俭, 张素梅, 等. 阿立哌唑治疗 Tourette 综合征对韦氏儿童智力量表评分的影响. 中国神经精神疾病杂志, 2018, 44 (9): 536-539.

12. 李韵, 刘秀勤. 抽动障碍患儿注意力影响因素分析. 中国卫生标准管理, 2017, 8 (19): 41-44.

13. 李翠姣, 王荣. 抽动障碍共患注意缺陷多动障碍患儿神经电生理及认知功能的探讨. 世界最新医学信息文摘 (连续型电子期刊), 2020, 20 (38): 13-15.

14. 李韵, 刘秀勤. 抽动障碍患儿注意力影响因素分析. 中国卫生标准管理, 2017, 8 (19): 41-44.

15. 张霞, 陈芯莹, 罗玉君, 等. 抽动障碍儿童共患 ADHD 影响因素的研究. 中国妇幼健康研究, 2022, 33 (11): 7-12.

16. 辛莹莹, 孙丹, 刘智胜. 难治性抽动障碍的研究进展. 中华实用儿科临床杂志, 2022, 37 (24): 1911-1914.

17. 张会会, 金佩莹, 张久平, 等. 难治性 Tourette's 综合征 90 例住院情况分析. 中华实用儿科临床杂志, 2021, 36 (19): 1496-1500.

18. 李韵, 刘秀勤, 陈丽清, 等. 抽动障碍患儿焦虑情绪特点及影响因素. 中华行为医学与脑科学杂志, 2018, 27 (5): 416-420.

19. 路璐, 周进芳, 李如琴. 抽动秽语综合征患儿社交反应现状及其影响因素分析. 中国卫生统计, 2022, 39 (5): 789-791.

20. 柯钟灵, 陈燕惠, 安兰冰, 等. 抽动障碍对患儿及其父母生活质量的影响. 国际精神病学杂志, 2021, 48 (6): 1031-1035.

21. STEPHEN MS. StahI 精神药理学精要: 神经科学基础与临床应用. 司天梅, 黄继忠, 于欣, 主译. 3 版. 北京: 北京大学医学出版社, 2011.

22. GROTH C. Tourette syndrome in a longitudinal perspective. Clinical course of tics and comorbidities, coexisting psychopathologies, phenotypes and predictors. Dan Med J, 2018, 65 (4): B5465.

23. HEGELUND, EMILIE R, FLENSBORG-MADSEN, et al. Parental socioeconomic position and risk of ADHD in offspring: a cohort study of 9648 individuals in Denmark 1976-2013. European child & adolescent psychiatry, 2019, 28 (5): 685-693.

24. LAVOIE ME, THIBAULT G, STIP E, et al. Memory and executive functions in adults with Gilles de la Tourette syndrome and chronic tic disorder. Cogn Neuropsychiatry, 2007, 12 (2): 165-181.

25. EDDY CM, RIZZO R, CAVANNA AE. Neuropsychological aspects of Tourette syndrome: a review. Journal of psychosomatic research, 2009, 67 (6): 503-513.

26. Valsamma Eapen, Rudi Črnčec, Sarah McPherson, et al. Tic Disorders and Learning Disability: Clinical Characteristics, Cognitive Performance and Comorbidity. Australasian Journal of Special Education, 2013, 37 (02): 162-172.

27. LAVOIE ME, THIBAULT, GENEVIÈVE, STIP E, et al.

Memory and executive functions in adults with Gilles de la Tourette syndrome and chronic tic disorder. Cognitive Neuropsychiatry, 2007, 12 (2): 165-181.

28. COX JH, SERI S, CAVANNA AE. Sensory aspects of Tourette syndrome. Neurosci Biobehav Rev, 2018, 88: 170-176.

29. CAVANNA AE, BLACK KJ, HALLETT M, et al. Neurobiology of the Premonitory Urge in Tourette's Syndrome: Pathophysiology and Treatment Implications. J Neuropsychiatry Clin Neurosci, 2017, 29: 95-104.

第六章

# 抽动障碍的神经电生理学

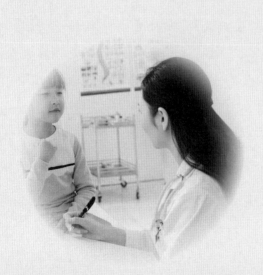

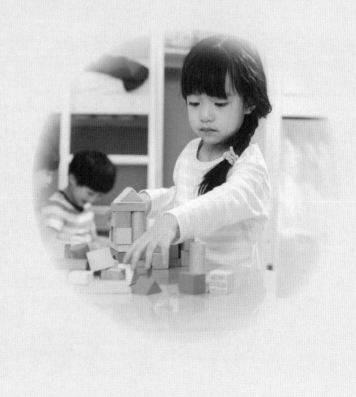

脑电图、诱发电位等神经电生理学检查可用于判定患者的脑功能状态,抽动障碍患儿的神经电生理学检查结果可以正常或者呈现非特异性异常。临床上神经电生理学检查的主要目的在于对抽动障碍的鉴别诊断。

## 第一节　脑电图检查

### 一、脑电图介绍

电活动是神经细胞进行功能活动的基础,神经元的电活动是大脑功能的基础。任何神经细胞活动产生的跨膜电流,均导致细胞内外的电压改变,在细胞外产生即刻局部电场。大量神经细胞活动产生的细胞外电场在空间上进行加权叠加,而脑电信号记录的就是局部电场中不同位置相对于参考位置在时间进程中的动态电压变化。脑电图(electroencephalogram,EEG)所见的节律性电活动是发生于大脑皮质锥体细胞,经过突触后传送,代表着突触后电位。丘脑非特异性核发出的纤维,广泛投射至大脑皮质各区,故认为丘脑的非特异性核可能是脑电图的起步点。脑电图描记的慢活动是皮层内许多锥体细胞同时产生的突触后电位的总和;快活动是由网状结构传导而来的神经冲动使丘脑非特异性核内的节律性放电消除,并使皮层电位去同步化而产生;节律可能是由非特异性丘脑核的兴奋性和抑制性突触后电位的变化所产生。正常小儿脑电图特点是随着年龄增长脑电图频率由慢变快,由不规则变规则,大脑皮质对皮层下活动的控制逐渐趋于完善。

### 二、抽动障碍的脑电图表现

#### (一)背景活动

文献报道 Tourette 综合征患儿的脑电图异常率在 12%~75% 之间,主要表现为轻度非特异性异常,如基本节律偏慢,或 θ 活动增多,特别是额 - 中央区的过渡 θ 活动。有专家认为此现象反映了感觉运动皮质区和辅助运动区的功能异常。此外还包括阵发性中高幅慢波活动等,这种非特异性脑电图异常,可能与脑功能发育轻度不良有关,表明患儿可能存在一定程度的脑功能异常。

#### (二)癫痫样放电

抽动障碍患儿间期癫痫样放电较少见,目前出现率尚不清楚。国内报道一组 638 例 Tourette 综合征的常规清醒期脑电图,癫痫样放电的出现率为 8.8%,阵发性异常可为一侧或双侧阵发性尖、棘波活动,常位于额区或中央区,通常为散发出现,也可表现为阵发性广泛性棘慢复合波。偶见以类似儿童良性癫痫的睡眠期为主的 Rolandic 区棘波发放。陈毅华等对 588 例抽动障碍患者进行视频脑电图检查并分析其波形特征,结果有 2.2%(13/588)患儿发现异常脑电图(棘、尖波发放),这与正常儿童痫样放电的发生率

(1.1%~6.8%)相当。13例异常脑电图均表现为痫样放电,其中Rolandic区发放者占76.9%;而出现尖棘波的脑电图中,通过视频EEG监测可见异常放电与抽动症状在时间上不同步,据此可以认为本组病例中脑电图异常患儿临床抽动症状属于非癫痫性症状。印雷等对200例抽动障碍患儿脑电图回顾性分析,发现正常脑电图176例(88.0%)、界限性脑电图6例(3.0%)、异常脑电图18例(9.0%)。界限性脑电图者表现为α波欠规则、节律较差等。在18例异常脑电图中,15例表现为θ慢波增多,3例(1.5%)脑电图结果出现散在棘慢波、尖波活动。王健等对56例抽动障碍患儿的脑电图进行了分析,结果有5例(9%)出现尖波、棘波活动。对抽动障碍患者癫痫样异常放电有两种解释:一种认为可能是基本的脑功能障碍既导致抽动症状,也产生癫痫样放电;另一种解释是患者属于正常非癫痫人群中极少数有临床下放电的情况,同时合并有抽动障碍。但不论是哪一种情况,都说明阵发性放电与典型的抽动症状无直接的因果关系,这一点已通过大量视频脑电图监测证实。多导睡眠监测发现Tourette综合征患者常有睡眠障碍,包括慢波睡眠减少、夜间觉醒增加、睡眠中运动增多、快速眼动(rapid eye movement,REM)睡眠减少、睡眠潜伏期和REM潜伏期延长等这些情况,在伴有注意缺陷多动障碍或攻击行为的患者中更多见。

### (三)脑电图在鉴别诊断中的作用

抽动障碍主要表现为反复快速的一个或多个部位肌肉的不自主抽动和发声抽动,如眨眼、挤眉、吸鼻、张口、摇头、耸肩等动作,并常伴有清嗓子或喉中各种发声,不同时期的症状多变,主要出现在清醒期,睡眠期消失。对于脑电图监测中出现痫样放电的抽动障碍患儿,可以考虑重复进行视频脑电图监测及加强临床观察,以明确是否同时合并有癫痫发作。在抽动障碍与癫痫的鉴别中,主要应与青少年肌阵挛癫痫、眼睑肌阵挛癫痫相鉴别,这两者的临床表现与抽动障碍相似,此时,视频脑电图监测在抽动障碍与肌阵挛、眼睑肌阵挛的鉴别诊断中起着重要作用。

肌阵挛主要表现为肌肉快速、不自主地收缩,一般为主动肌和拮抗肌同时收缩,发作主要累及双侧颈部、躯干、肩部及上肢近端肌肉,临床表现为点头、头后仰或双侧肩部及手臂抽动,发作期脑电图多为广泛性多棘慢波、棘慢波暴发,肌阵挛的强度与多棘波的数量及波幅有关,唤醒后及思睡期多见,睡眠期减少,具有光敏性。眼睑肌阵挛突出症状为双侧眼睑局部的节律性肌阵挛抽搐,表现为眼睑和眼球每秒3~6次的抽动,常伴有眼球上视及头后仰,合眼敏感和光敏感是其突出特征,发作期脑电图为广泛性3~6Hz棘慢波暴发,前头部或后头部波幅最高,多在闭眼后0.5~2秒内出现,持续1~5秒。

肌阵挛、眼睑肌阵挛的表现在临床上和抽动症状相似,肌阵挛、眼睑肌阵挛两者在清醒期多见,但也可出现在睡眠期。通常抽动症状仅出现在清醒期,常引起脑电图中明显的运动伪迹,其前后背景活动正常,抽动引起的肌电图形多变,脑电图不符合任何类型的癫痫性抽搐模式,如记录到癫痫样放电,主要出现在思睡期和睡眠期,清醒期少量出现的散发棘波、尖波活动与抽动症状在时间上不同步,据此可以与癫痫性疾病鉴别。

有些个案报道在局灶性癫痫的基础上,出现Tourette综合征的抽动症状,或在难治性局灶性癫痫颞叶切除后发生Tourette综合征的临床表现。由于癫痫和Tourette综合征的治疗不完全相同,应通过临床观察和视频脑电图监测,将两种症状区分开来,避免将抽动障碍误认为癫痫发作。

上文提到抽动障碍患儿间期脑电可出现Rolandic区放电,需与伴中央颞区棘波的儿童良性癫痫(benign childhood epilepsy with centrotemporal spikes,BECT)相鉴别。BECT是儿童期最常见的局灶性癫痫,发病年龄为3~13岁,高峰年龄5~8岁,患儿精神运动发育基本正常,神经影像学检查无相关阳性发现。BECT中70%~80%的发作出现在睡眠中,常在入睡后不久或清晨觉醒前,即使日间发作也常与醒觉程度降低有关。发作表现为口面部的局部感觉运动性发作,患儿口角歪向一侧,伴该侧面部抽搐,喉中有呼噜声,流涎,意识清楚但不能说话或言语不清。发作可累及同侧上肢,或以一侧手及上肢的抽搐开始,偶可累及下肢。局部性发作可发展为意识障碍或迅速扩散为全面性发作。13%~21%的BECT患儿仅有一次发作,多数为每年数次发作,另有20%左右发作较频繁。BECT患儿发作间期背景活动正常。在Rolandic区放电频繁时,有时可见局部慢波散发或连续发放。BECT间期放电主要分布在Rolandic,在EEG的10-20导联系统上,中颞区和/或中央区波幅最高,电场范围也常波及顶区及后颞区,甚至到枕区。60%为一侧性,40%为双侧性,双侧可为同步或不同步发放。发作期EEG表现为由一侧中央区或中颞区起始的低电压快节律,波幅渐高,频率渐慢,并逐渐向邻近部位扩散,可扩散至同侧半球,有时进一步扩散至对侧半球,并由慢波插入。BECT与抽动障碍发作表现不一样,BECT发作多出现在睡眠期,多表现为口角歪斜、一侧面部抽搐,持续时间较抽动障碍症状较长,

而抽动症状出现在清醒期,睡眠期消失,主要表现为短暂一过性运动或发声抽动症状,当抽动障碍患儿合并Rolandic区放电时,可继续询问患儿是否存在睡眠中抽搐的表现,若没有,不需进行抗癫痫发作药物治疗,随访观察。

**(四)脑电图定量分析**

随着电子计算机技术的发展,使得脑电活动的定量分析成为可能。是20世纪70年代末期发展起来的用于评定脑功能状态的一种检查方法,具有直观、定量、定位准确、综合性强和无创性等优点。采用定量脑电图来分析研究抽动障碍患者,能够比较客观地反映抽动障碍的脑电活动情况。Neufeld等对于48例年龄在10~54岁的抽动障碍患者进行18导常规脑电图定量分析,有6%(3/48例)表现出弥散性的非特异性慢波,而与其年龄和性别相匹配的26例正常对照组这种异常脑电活动的发生率为7.7%(2/26例)。并且对48例抽动障碍患者中的26例进行了脑电图频率分析(EEG frequency analysis),显示出与正常对照组相类似的脑电活动。作者指出抽动障碍患者的常规和定量脑电图与其年龄和性别相匹配的正常对照组相比较,两者间的脑电活动变化不存在有意义的差异。Drake等采用脑电图频率分析也发现抽动障碍患者的脑电活动变化和正常对照相比较,仅在双侧头前部脑电活动有轻微异常,但这种差异无统计学意义。安静时对于脑电图检查,抽动障碍患者与正常人无明显差异,当进行某些操作性运动时两者脑电图出现轻微差异,主要表现为波频率改变,可能由于运动时对额叶、中央区等区域的激活减少。

脑电地形图的基本原理是把已经通过脑电仪放大后的自发和诱发脑电信号输入到电子计算机中进行第二次处理(通常采用快速傅立叶变

换),再将功率谱处理成该平方根,按照 Veno 和 Matsuok 方法进行线性内插或利用拉格郎日定理进行内插。最后用不同彩色或数字级别绘制或打印成自发脑电和频带域象图或诱发电位分布图,其图形类似于二维平面上的 CT 图形。脑电地形图属于定量脑电图范畴。Hoosmand 等对 7 例抽动障碍患者进行脑电地形图研究发现,有 6 例患者在额颞区显示局灶异常,这提示抽动障碍患者存在局灶性脑功能障碍的可能性。刘智胜等曾对 39 例抽动障碍患儿进行了脑电地形图检查,并与 18 例年龄和性别相匹配的正常对照组儿童比较,结果发现抽动障碍患儿前颞区和中颞区频段分布百分比占的比例多,后颞区频段分布百分比也有增多的趋势,提示抽动障碍患儿可能存在颞叶功能障碍。抽动障碍患儿通常采用氟

哌啶醇或硫必利(泰必利)等药物进行治疗,这些药物对抽动障碍的脑电活动可能产生一定的影响。Lees 等研究认为,氟哌啶醇等精神抑制药物的应用,可以使抽动障碍的 EEG 慢波活动增多。Drake 等研究发现,既往服用氟哌啶醇的 2 例抽动障碍患者,其定量脑电图背景活动呈现出轻度弥漫性变慢。刘智胜等对 17 例服用氟哌啶醇或硫必利(泰必利)等药物的抽动障碍患儿进行了脑电地形图检查,并与 22 例未服药的抽动障碍患儿进行比较,结果发现用药组的患儿在前头部区域(前额区、额区、中央区和顶区)频段分布百分比多于未用药组,提示氟哌啶醇或硫必利(泰必利)等药物对抽动障碍患儿的脑电背景活动有一定的影响,可能使患儿前头部区域的脑电背景活动波增多。

## 第二节　诱发电位检查

### (一) 诱发电位介绍

诱发电位(evoked potentials,EPs),也称诱发反应(evoked response),是指给予神经系统(从感受器到大脑皮质)特定的刺激,或使大脑对刺激(正性或负性)的信息进行加工,在该系统和脑的相应部位产生的可以检出的、与刺激有相对固定时间间隔(锁时关系)和特定位相的生物电反应。诱发电位的分类方法有多种,依据刺激通道分为听觉诱发电位、视觉诱发电位、体感诱发电位(somatosensory evoked potentials,SEP)等,在临床和科研中的应用较为广泛;根据潜伏期长短分为早潜伏期诱发电位、中潜伏期诱发电位、晚(长)潜伏期诱发电位和慢波。临床上实用起见,将诱

发电位分为两大类:与感觉或运动功能有关的外源性刺激相关电位和与认知功能有关的内源性事件相关电位(event-related potentials,ERPs)。

### (二) 抽动障碍的诱发电位特点

1. **视觉及体感诱发电位**　关于抽动障碍患儿的脑诱发电位研究资料较少,其中对抽动障碍进行了为数不多的研究。正常视觉诱发电位一般呈现一串稳定的 PN 波,$P_1N_1$ 反映视感受器、视神经和外侧膝状体的电活动,$P_2N_2$ 反映视野的神经冲动在丘脑投射系统和枕叶皮层的激活,$P_3N_3$ 以及后波成分与智力等高级神功能有关。视觉诱发电位反映的是神经传导通路的功能状态,这一传导通路自前至后贯穿大脑,前为视网膜,最

后为枕叶纹状区。所以视觉诱发电位异常能反映大脑的功能异常。Domino 等研究发现抽动障碍患者的 VEP 不正常。Syrigou Papavasiliou 等对 32 例抽动障碍患者进行了视觉诱发电位检查，结果抽动障碍的 P、N 波潜伏期比对照组延长，但经统计学处理无显著差异。姜玉华等对 40 例抽动障碍患儿进行了视觉诱发电位检查，结果发现抽动障碍患儿的 $P_2$、$N_2$ 波潜伏期比正常对照组显著延长，表明患儿的视皮质中枢受到一定损害，损害程度以轻、中度为主。$P_2N_2$ 波潜伏期的延迟也可解释临床上抽动障碍患儿出现的注意力涣散现象。

Miyazaki 等对 18 例抽动障碍患儿刺激正中神经 SEP 进行了检测，结果发现 8 例抽动障碍患儿有巨大体感诱发电位，N20~P25 波幅峰值明显高于正常儿童，表明抽动障碍患儿的主要躯体感觉区域存在过度兴奋，以左侧半球显著。

**2. 事件相关电位** 20 世纪 60 年代，Sutton 提出了 ERPs 的概念，通过平均叠加技术从头颅表面记录大脑诱发电位来反映认知过程中大脑的神经电生理改变，因为 ERPs 与认知过程有密切关系，为研究大脑认知活动过程提供了新的方法和途径。被试者对刺激信号进行认知加工时运用平均叠加技术，在头皮记录的脑生物电变化，ERPs 主要反映了感知、记忆、学习和情感等方面的心理活动。ERPs 是从头皮测定的小的电压波动，它随着对刺激的感知功能改变而变化，或者随着与认知过程结合而变化。目前 ERPs 被认为是评价认知功能和判定认知能力受损程度的有价值的方法之一。当一个刺激的出现对于被试者来说具有重要信息意义时，则在潜伏期平均 300 毫秒（200~700 毫秒）会出现一个"正相诱发电位"，根据潜伏期命名这个电位为 $P_{300}$，该电

位与"认知过程"有关，并且是由"有意义的事件"所引起。$P_{300}$ 因其能够反映认知、思维的神经电生理活动，对于研究认知功能具有很高的价值。$P_{300}$ 可分为 $N_1$、$P_2$、$N_2$、$P_3$ 和慢波等亚成分，不同的亚成分反映不同的心理学意义。$N_1$、$P_2$ 表示对刺激的选择和注意，$N_2$ 反映重复性听刺激变化引起的感觉认知，$P_3$ 为集中注意力辨别靶或非靶刺激时完成对刺激的评估；$P_{300}$ 波幅能测量中枢神经系统的活性，反映大脑对进入信息的加工过程，与注意、记忆、认知加工的强度有关；$P_{300}$ 潜伏期代表大脑对外部刺激进行分类、编码、识别的速度，与记忆活动相关联。

张丽华等研究发现，ERPs 中的 $P_{300}$ 是表达认知功能的一个省时、客观的重要参量，抽动障碍患儿存在一定程度的认知功能障碍。孙浩等研究发现抽动障碍患儿组 $P_{300}$ 靶 $N_1$、$P_2$、$N_2$、$P_3$ 和非靶 $N_1$ 潜伏期较正常组延长，说明患儿认知功能存在缺陷，反映其大脑接受和处理信息的过程存在异常；患儿组各亚型之间 $P_{300}$ 潜伏期及波幅无差别，说明抽动障碍各亚型之间认知功能无明显差别。黄新华等通过对 30 例抽动障碍患儿事件相关电位的检测，发现其 $P_{300}$ 潜伏期明显延长，异常率为 71%，这可能与抽动障碍患儿出现的注意缺陷、记忆缺陷以及信息加工处理过程缓慢有关。并且观察到 $P_{300}$ 潜伏期延长者均为 Achenbach 儿童行为量表（Achenbach's Child Behavior Checklist，CBCL）筛查显示有行为问题者，两者符合率为 77%，多元回归分析发现事件相关电位的检测与行为测试呈显著正相关。

由于事件相关电位（特别是 $P_{300}$）的异常可早于行为表现，因而其也是一种行为异常的早期检查手段。$N_{400}$ 是以各种语言操作任务诱发出的负相电位，是事件相关电位中的内源性成分之

一,与语言加工过程有关,其从另一角度反映认知功能。欧利民等对抽动障碍各亚型患儿 $N_{400}$ 进行检测,发现病例组 $N_{400}$ 潜伏期较对照组延长,而波幅较对照组有降低,说明抽动障碍患儿认知功能存在一定程度的缺陷,这种缺陷在于大脑对语言的自动加工过程延长,对词语特征提取阶段认知加工效率较正常儿童低。各亚型间 $N_{400}$ 潜伏期及波幅均无差别,说明不同亚型间认知功能无差别。Kalsi 等人研究探讨不同情绪在 Tourette 综合征儿童与健康对照儿童认知和运动控制能力表达中的作用。他们发现与对照组相比,Tourette 综合征仅对愤怒线索表现出较短的 P1 和 N170 潜伏期。此外,结果显示 Tourette 综合征患者对愤怒线索时左枕区激活增加,而左杏仁核、颞叶和扣带区激活减少。与此相一致的是,Tourette 综合征患者仅对愤怒提示的反应准确性较低,抽动的严重程度与 ERPs 数据和与愤怒提示相关的行为反应有关。这些结果表明,患有 Tourette 综合征的儿童处理情绪(尤其是愤怒)的方式与对照组不同,它的调节似乎在 Tourette 综合征的认知和运动缺陷中起着重要作用,表明

Tourette 综合征病理生理学中涉及边缘区域。

通过事件相关电位的检测不仅可以帮助确认儿童行为异常,而且连续性检测也有助于判定疗效,事件相关电位可被认为是一项评价儿童行为问题有价值的客观指标。测量抽动障碍患者的事件相关电位可支持患者有抑制过程改变或承受困难能力异常的假设。所有的实验结果证明,抽动发生于皮层下,通过传入信号的去抑制影响运动皮层的兴奋,也可能是对皮层运动的直接抑制作用受到损伤,或两者兼有。

 **专家提示**

- 临床上脑电图检查的主要目的在于抽动障碍的鉴别诊断。

- 抽动障碍的神经电生理学检查结果可以正常或呈现非特异性异常。

- 诱发电位依据刺激通道分为听觉诱发电位、视觉诱发电位、体感诱发电位等。事件相关电位被认为是评价认知功能和判定认知能力受损程度的有价值的方法之一。

(江 军)

## 参考文献

1. 胡琳. 638 例抽动秽语综合征的脑电图分析. 临床脑电学杂志, 1996, 5 (1): 48.
2. 张泽芝, 周文智, 景欢, 等. 多发性抽动症的临床与脑电图特征分析. 现代电生理学杂志, 2009, 16 (3): 140-142.
3. 陈毅华, 区少萍, 李智华, 等. 抽动障碍儿童 EEG 痫样放电的临床意义. 癫痫与神经电生理学杂志, 2012, 21 (5): 280-284.
4. 张丽华, 陈立荣, 胡德强, 等. 抽动秽语综合征患儿认知功能与事件相关电位 P 的相关性研究. 中国行为医学科学, 2004, 13 (4): 414-415.
5. 欧利民, 胡莲清, 郑璇, 等. 抽动障碍各亚型事件相关电位 N400 的比较. 汕头大学医学院学报, 2006, 19
(3): 162-164.
6. 孙浩, 韩虹, 陶拉娣, 等. 事件相关电位 P 在抽动障碍患儿中的应用研究. 中国药物与临床, 2010, 10 (6): 678-679.
7. KURLAN R. Handbook of Tourettes syndrome and related tic and behavioral disorders. 2[th] ed. New York: Maecel Dekker, 2005.
8. MIYAZAKI M, FUJII E, SAIJO T, et al. Somatosensory evoked potentials in attention deficit/hyperactivity disorder and tic disorder. ClinNeurophysiol, 2007, 118 (6): 1286-1290.
9. THIBAULT G, OCONNOR KP, STIP E, et al. Elec-

trophysiological manifestations of stimulus evaluation, response inhibition and motor processing in Tourette syndrome patients. Psychiatry Res, 2009, 167 (3): 202-220.

10. 刘晓燕. 临床脑电图学. 2 版. 北京: 人民卫生出版社, 2017.

11. KALSI N, TAMBELLI R, ALTAVILLA D, et al. Neurophysiological correlate of emotional regulation in cognitive and motor deficits in Tourette's syndrome. World J Biol Psychiatry, 2019, 20 (8): 647-661.

12. CONTE G, VALENTE F, FIORIELLO F, et al. Rage attacks in Tourette Syndrome and Chronic Tic Disorder: a systematic review. NeurosciBiobehav Rev, 2020, 119: 21-36.

13. 印雷, 卫利, 张凯文. 200 例抽动障碍患儿脑电图回顾性研究. 现代中医临床, 2020, 27 (04): 17-20.

14. UEDA K, BLACK KJ. Recent progress on Tourette syndrome. Fac Rev, 2021, 10: 70.

15. EAPEN V, USHERWOOD T. Tourette syndrome in children. Aust J Gen Pract. 2021, 50 (3): 120-125.

第七章

# 抽动障碍的神经影像学

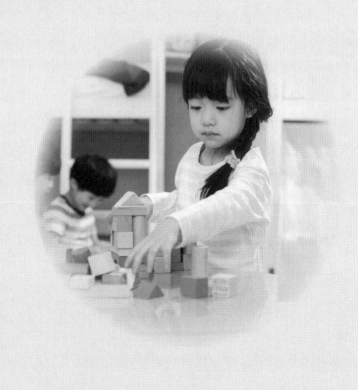

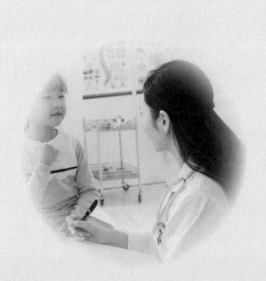

抽动障碍临床分为暂时性抽动障碍（provisional tic disorders，PTD）、慢性运动或发声抽动障碍（chronic motor or vocal tic disorders，CTD）和Tourette综合征（Tourette syndrome，TS）或多发性抽动症（multiple tics）三种类型，也是国内外目前比较公认的分类。目前抽动障碍的病因及发病机制尚未明确，研究表明可能与皮质-纹状体-丘脑-皮质环路（cortico-striatal-thalamo-cortical circuits，CSTC）或皮质-基底神经节-丘脑-皮质环路（cortico-basal ganglia-thalamo-cortical circuits，CBTC）涉及的多种神经递质失衡有关。活体神经影像学研究用于抽动障碍的患儿主要价值在于排除脑部器质性病变，及为其神经生物学背景提供一些结构和功能方面的线索。TS是病情相对较重的一型，也是神经影像学研究最多的一型。神经影像学研究涉及结构和功能影像学，检查方法主要包括CT、MRI、SPECT和PET，虽然研究方法、研究对象不完全一致，尤其儿童的脑处于不同发育时期，导致其脑结构、功能以及对其发育的异常报道不一致，但随着技术的更新，抽动障碍的准确神经解剖部位和功能区也更明朗化。近年来对儿童TS患者的神经生物学研究，进一步证实儿童TS患者在脑结构、代谢、功能等方面的异常。

## 第一节　颅脑 CT 检查

CT检查是断层图像，无断层以外的组织结构干扰，通过计算机处理后由黑白不同的灰度等级在显示屏上显示，即构成了CT图像。CT图像清晰、密度分辨率高，同时扫描层面可<1mm，在亚毫米薄层基础上可以进行多方位的图像重组，利于显示微小结构和病变，明显提高了病变的检出率和诊断准确率。CT在中枢神经系统应用主要要排除明显结构异常或颅内是否占位等其他明显病变。

大多数抽动障碍患者的颅脑CT检查无异常发现，仅在少部分患者显示有孤立的非重要的脑结构改变，包括脑室不对称、脑室轻度扩大、外侧裂明显加深、蛛网膜囊肿、透明隔间腔和大脑皮质轻度萎缩等，这些异常并无特异性。Robertson等研究发现，73例抽动障碍患者中71例的颅脑CT扫描正常，另2例患者显示透明隔间腔。Harcherik等对19例抽动障碍患者做了颅脑CT扫描，并与由婴儿孤独症、注意缺陷障碍和语言障碍以及20例内科患者（头痛、脑震荡后或内耳疾病）所组成的对照组进行了比较，结果显示在总脑室体积、右/左脑室比率、脑室不对称、脑室/全脑比率或脑密度方面等，组与组之间或与对照组之间无显著性差异。

## 第二节　颅脑 MRI 检查

MRI 检查同 CT 一样,也是由黑白不同的灰度构成的断层图像,MRI 的黑白灰度称为信号强度,反映的是组织间弛豫时间的差异。相较于断层 CT 成像,主要优势是多参数成像、多序列成像和多方位成像,软组织分辨率更高,特殊成像及功能成像更多。用于抽动障碍的 MRI 检查方法主要包括常规的结构成像 $T_1WI$、$T_2WI$ 和 3D 薄层扫描,功能 MRI 成像包括扩散加权成像(diffusion-weighted imaging,DWI)、扩散张量成像(diffusion tensor imaging,DIT)、磁共振波谱成像(magnetic resonance spectroscopy,MRS)、灌注加权成像(perfusion weighted imaging,PWI)及血氧水平依赖功能磁共振成像(blood oxygen level dependent-fMRI,BOLD-fMRI)等,及基于 BOLD-fMRI 数据,可以显示和量化脑区间功能连接并能研究脑功能网络属性。常说的 fMRI 即 BOLD-fMRI。

## 一、抽动障碍结构 MRI 方面的相关研究

结构 MRI(structural MRI,sMRI)利用高空间分辨率 MRI 技术检测大脑的形态结构,并根据 $T_1WI$ 对灰质、白质的体积和形态进行分割和量化,通常包括基于体素的形态学测量法(voxel-based morphometry,VBM)和基于表面的形态学测量法(surface-based morphometry,SBM)。

临床上,绝大多数抽动障碍患者的颅脑 MRI 常规平扫无明显异常,仅少数发现颅内病灶。秦丽萍等分析了 125 例抽动障碍患儿头颅磁共振,正常者占 74.4%,其他如颅内脑外间隙增宽、异常信号灶、脑室增宽、颅内囊肿、腔隙灶及血管瘤,其中异常信号灶占 5.0%,其他各占比例均不到 5.0%。这些影像表现也无特异性。

20 世纪 90 年代至今,国内外学者通过 MRI 形态测定法等神经影像学技术对抽动障碍患者的脑结构进行了研究。研究结果也直接证实了 TS 患儿 CSTC 结构异常。在 CSTC 中,尾状核是皮质向基底神经节躯体投射区的传入纤维及尾状核向基底神经节其他结构发出传出纤维的集中所在。多项研究发现无论是成人还是儿童,其尾状核体积均有减小,Hyde 等在对症状严重程度不同的 TS 单卵双生子的研究中,发现双生子中症状较重的患者尾状核体积更小,认为非遗传因素在症状严重程度表达上起重要作用。还有研究发现尾状核的体积大小不存在偏侧性,说明尾状核体积减小很可能是 TS 患者的一个特征性影像学异常特点。Bloch MH 等对 43 例儿童 TS 患者进行了前瞻性研究,平均随访 7.5 年,结果显示尾状核体积与患者当时症状的严重程度无明显相关性,但是与患者成年期发生抽动的严重程度呈明显负相关。

张晓华等研究 10 例青年 TS 患儿(平均年龄 22.3 岁),发现其豆状核体积减小,且丧失了正常的不对称性。而另一项研究显示儿童 TS 豆状核体积未见明显减小,可能是由于儿童 TS 成长至成人时豆状核体积发生了变化。豆状核体积

减小可能是一种退行性变化，或是神经系统对疾病的一种适应性反应。研究还发现右利手 TS 患者基底节丧失了正常的不对称性，其原因是双侧基底节体积均减小，且左侧体积减小幅度大于右侧；基底节及相关皮质下结构，特别是优势半球，参与了语言和发声的控制，可能在 TS 异常发声中起到了重要作用。

Gallagher 等认为苍白球可能是 TS 患者抽动产生的关键因素。苍白球在抽动障碍的发病中起一定作用。廖凯兵等研究结果显示 TS 组双侧苍白球体积均较正常对照组小。对于首发抽动障碍的儿童右侧苍白球原始体积及其相对体积明显大于正常对照组，提示右侧苍白球可能为抽动障碍儿童的异常脑结构之一。既往研究在使用苍白球切开术治疗抽动障碍后，患者抽动症状会有所改善，这些研究结果也支持抽动的产生可能是苍白球功能异常所致。壳核的体积正常。

多数研究显示基底节结构异常，以体积缩小为主和左侧大脑半球优势的丧失是引起 TS 的原因。也有研究显示基底节体积正常或增大。然而，大量的研究已经使用结构 MRI 来测量 TS 患者皮质下大脑结构的体积，并产生了相互矛盾的结果。一个得到广泛关注的发现是在儿童和成人的 TS 中尾状核体积减小。然而，最近的一项大型多位点研究发现，TS 儿童和年龄匹配的对照组之间尾状体体积没有显著差异。一些研究报告壳核、丘脑和海马体积较小，而另一些研究报告壳核、丘脑、海马和杏仁核体积较大。这些差异的结果可能部分归因于样本差异，包括共病条件、药物使用和抽动时间长短。影像的研究方法大部分多采用传统的 ROI 测量方法，不仅需要手工勾画 ROI，费时耗力、误差较大，而且结果重复性差。

VBM 分析方法是目前常用的基于 MRI 技术的脑结构分析方法之一。可通过定量计算分析 MRI 中每个体素的脑灰、白质密度或体积的变化来反映相应解剖结构的差异，是评价脑部灰、白质病变的一种新的方法，能自动、全面、客观地在活体脑进行精确的形态学研究。基于 VBM 分析显示 TS 患儿脑改变与成人不同，儿童以灰质体积增大为主，成人以灰质体积减小为主，影像学所观察到的表现可能是疾病持续存在的代偿性反应或标志。有研究发现儿童及成人 TS 患者的前额叶和顶叶背侧皮质局部容积明显增大，尤其儿童增大显著。背侧前额叶皮质容积增大，可以增加对严重抽动症状调节能力，减少患者的抽动，被认为是一种对神经可塑性适应性反应。抽动障碍患者左楔前叶（顶上小叶）灰质体积明显增高。顶上小叶功能与辅助运动区和前额叶皮质相关，被认为可能与抽动发作有关。因此，顶上小叶的异常连接可能成为引发 TS 抽动的先兆直觉器官的基础。左海马旁回灰质体积增加，并且与病程呈负相关，提示患儿病程越长，左海马旁回灰质体积增大程度越小，提示左海马旁回体积减小可能是症状持续存在的标志。海马体积可能是预测暂时性抽动障碍预后的重要指标，较大的海马体体积与更差的抽动结局有关。也发现儿童胼胝体减小，成人胼胝体增大，胼胝体大小与运动抽动程度成正比。Mostofsky 等对 19 名女性儿童 Tourette 综合征患者进行研究，发现胼胝体体积差异没有显著的统计学意义。Baumgardner 等发现儿童胼胝体体积增大。有文献报道，年龄大、病程长、症状重的 TS 患者，双侧小脑半球灰质体积减小，特别是右侧小脑半球。而病程短，小脑灰质体积增大，尤其右侧小脑半球灰质体积增大与患儿对抽动的适应性调节有关,符合前述的神经可塑性,病变早期小脑皮质体积增大,正如 TS 早期患儿大脑皮质灰质体积增厚,是对抽动的抑制能力加强,随病程延长,病情加重,皮质会逐渐变薄、萎缩。

高分辨结构成像(3D-T₁WI)能够清楚显示灰白质、脑脊液等结构及微小病变。SBM 是一种新开发基于 3D 薄层 MRI 图像磁共振分析方法,用来研究大脑皮质形态学特征,常可获得皮质厚度、表面积以及复杂度等脑组织的形态学参数,并以此来量化病理生理状态下脑灰质结构的改变,是目前研究中枢神经系统灰质(皮质及皮质下神经核团)的十分重要的技术手段。皮质厚度分析能够提供皮质柱内关于神经元、神经胶质细胞大小、密度和排列信息等。廖怡、林叶青及陈玫等基于磁共振 3D-T₁WI 应用 SBM 方法探究儿童 TS 是否存在脑灰质皮质厚度差异及其与病程、临床症状严重程度、行为学的相关性。研究发现 TS 患儿多个脑区的皮质厚度减低,以双侧额叶、顶叶、颞叶为主,双侧额上回、额中回、额下回、顶下回,左侧岛叶、颞上回、海马旁回、中央后回及顶上小叶,右侧颞下回、颞中回、扣带回、顶上回及中央前回皮质厚度均低于对照组。而且 TS 组中右侧额中回、额上回及颞下回多个脑区灰质体积较对照组缩小。

大脑前额叶是认知控制的重要神经基础,负责并执行抑制性控制功能,额叶和其他的新皮质共同完成对信息的加工、整合以及协调、控制复杂的认知活动,同时额叶皮质还参与锥体外系等复杂的功能系统,调节肌张力,协调肌肉活动,以协助随意动作的完成等。同时额叶皮质变薄与躯体运动障碍相关,额叶通过皮质脊髓束和皮质核束对侧倒置躯干和肌体肌肉的随意运动,通过上、下两级神经元支配躯体四肢肌肉。研究认

为,TS 患者额叶及顶叶皮质变薄,尤其在腹侧运动和感觉区,这些区域控制颜面、口舌和喉的肌肉运动,皮质变薄可能是 γ- 氨基丁酸(GABA)神经元减少的结果。额叶相关脑区皮质厚度的变薄,可引起上述功能失调,可能引起儿童抽动秽语综合征患者颜面、口舌、喉部肌肉不自主运动,表现为颜面部不自主抽动、发声抽动等症状。岛叶与部分动机控制有关,其中包括说话和吞咽功能。皮质厚度的改变受神经元排列和密度的影响,是脑发育异常的定量指标之一。右侧额中回灰质体积及右侧中央前回皮质厚度与耶鲁综合抽动严重程度量表(YGTSS)评分总分均呈负相关。额中回主要参与注意、工作记忆及语言相关的加工,通过上纵束连接顶下回、颞叶、枕外侧部分皮质及下前枕束连接舌回和楔叶参与大脑重要活动;中央前回通过皮质脊髓束及皮质延髓束将信息下传,是人体重要的运动中枢。额中回作为额纹状体束(fronto-striatal tract,FST)环路的重要组成部分,反映了额中回体积变小及中央前回皮质变薄是 TS 症状严重程度的相关脑区。额 - 扣带顶认知控制网络的核心脑区主要由岛叶、额下回及顶叶皮质构成,同时其也是 FST 环路成分,是个体通过识别内在目标进行操作和处理相关信息、做出反馈行为的神经基础。海马旁回、扣带回作为海马环路及 Papez 环路的重要组成部分,其皮质厚度变薄可能会引起通过边缘系统环路与 FST 环路交叉的功能障碍而影响脑网络。这些区域在控制颜面部、喉咽部肌肉运动及发声中起着重要作用,可引起 TS 患者出现颜面部不自主抽动及异常发声。

岛叶具有动机控制、动态平衡及社交情绪等多种功能。动机控制包括说话和吞咽功能,TS 患儿有发声抽动的相关症状,可判断 TS 在言语

上的不受控也和左侧岛叶功能失常有关。而且岛叶有来自丘脑腹内侧核的投射纤维，而丘脑是CSTC的重要组成部分，因此TS患儿的疾病发展也与CSTC有关。左侧岛叶皮质厚度与儿童TS患者的症状严重程度相关。综上所述，MRI扫描TS患儿并采用SBM法进行分析，可发现相关脑部功能区皮质厚度变薄，和患儿相关功能障碍及功能损伤严重程度具有相关性。

人类的功能神经影像学研究和动物的实验研究表明，TS中抽动的发生涉及皮质-纹状体-丘脑-皮质环路之间的复杂相互作用。此外，脑结构成像研究显示TS患儿存在广泛的脑区灰质体积的改变，包括小脑内灰质体积的改变。小脑小叶的灰质体积减小，与高阶认知功能和感觉运动加工有关。还发现额叶和扣带回皮质和感觉运动网络中的几个区域与小脑种子的结构协变性发生了改变。这些结果增加了越来越多的证据，即皮质-基底节-小脑相互作用在抽动症状中的重要作用。

## 二、功能 MRI 相关方面的研究

对于抽动障碍的神经影像研究应用最多的是DTI和fMRI。DTI量化了生物组织内水分子的布朗运动。通过检测水分子扩散的方向和速率能定量反映脑白质纤维的完整性。DWI能大致反映组织和病变内水分子的扩散运动及其受限程度，是唯一能够检测活体组织内水分子扩散运动的无创性方法。而DTI能更全面、准确地刻画水分子的扩散运动能力和方向，因此可显示和量化脑区间的解剖连接。DTI用于定量分析的常用参数有各向异性分数（fractional anisotropy，FA）、轴向扩散率（axial diffusivity，AD）、径向扩散率（radial diffusivity，RD）和平均扩散系数（mean diffusivity，MD），其代表体素内的扩散特性。FA是白质纤维各向异性的主要指标，与髓鞘完整性、白质纤维密度以及纤维间的平行度相关。任何影响中枢神经系统微观结构的病理过程（如炎症、髓鞘脱失或轴索损害）均会改变水分子扩散的各向异性，影响FA值，因此，FA在临床应用中较广泛。AD测量沿纤维束方向的水分子扩散分量，评估轴突的功能及变性；RD评估垂直于轴突的水分子扩散分量，对髓鞘异常表现出更高的敏感性；而MD则是平均所有轴向扩散率的特征，忽略了扩散的不均匀性。

李秀丽等采用DTI技术研究10例首发未用药的TS患儿基底节及丘脑的结构，发现其左侧苍白球和双侧丘脑FA值降低；双侧尾状核、双侧壳核和双侧丘脑的ADC值增高；左侧丘脑的FA值降低与TS患儿的YGTSS评分呈正相关。提示TS患儿的基底节和丘脑存在着微小结构的异常，尤其是左侧丘脑的异常，丘脑的微小结构异常与TS患儿症状严重程度相关，支持TS患儿存在FST环路异常的假说。Makki MI等对TS患儿纹状体和丘脑及全脑应用纤维束追踪术研究额叶-纹状体-丘脑环路，TS患儿的尾状核和前背侧额叶皮质纤维束联系减少，双侧壳核的MD增高，右侧丘脑FA值下降。FA值的下降提示髓鞘形成不良，或者白质结构异常，减少的丘脑皮质连接会导致皮质抑制减少，从而产生抽动症状。Wolff N.等对26例未经治疗单纯TS男孩的胼胝体进行了研究，与正常匹配组对比，FA和RD没有组间差异，TS的男孩AD和MD都有所减少，而AD减少更显著，且AD与YGTSS评分总分呈负相关。提示胼胝体白质微结构的显著改变导致抽动症状发生。还有报道成人TS患者胼胝体膝部FA值下降，提示双侧大脑半球联系的缺失,而上纵束额顶部 FA 值对称性下降,与运动抽动增加有关。Xia X.W. 等研究 15 例 TS 患儿,对比正常儿童,TS 组左侧苍白球和左侧丘脑的 FA 值显著低于对照组,右侧尾状核和双侧丘脑的 ADC 值显著高于对照组。左侧丘脑 FA 减少与 YGTSS 评分显著相关。DTI 分析显示 TS 患儿左侧苍白球、右侧尾状核及双侧丘脑均有异常。也提示左侧丘脑结构的改变在 TS 的病理生理时钟中起着至关重要的作用。

基于纤维束示踪的空间统计方法(tract-based spatial statistics,TBSS)能够自动、准确地分析 DTI 数据,克服了基于体素的形态学分析在配准和平滑等过程中存在的不足,可对不同被试者的主要白质纤维束对齐、配准,从而达到较精准的组间比较,因此对脑白质异常区域定位更准确,为定量评估脑白质病变提供可靠参数,在脑科学研究和临床实践中有较好的应用前景。

Sigurdsson H.P. 等用 TBSS 分析了 35 例 TS 儿童及青少年 DTI 数据,研究发现 TS 患者脑白质 AD 显著和广泛下降,同时脑白质连通性发生改变。此外,还发现抽动的严重程度与初级运动皮质(M1)和尾状核之间的连接性增加有关,而前兆冲动的频率分别与 M1 和脑岛之间的信息传递增加有关,特别是脑岛功能的改变导致了前兆冲动频率的增加。Bruce A.B. 等对 12 例慢性抽动障碍患儿的研究显示右上纵束、胼胝体、放射冠和内囊后肢的 FA 增加,尤其是胼胝体。胼胝体作为大脑半球间主要联系纤维,多项研究也表明胼胝体是慢性抽动患者中好发白质异常的部位,可能与功能性半球间抑制有关,而在慢性抽动障碍患者中发现这种抑制不足,较高的胼胝体 FA 值与更多的运动抽动相关,但也有研究发现 FA 减少。Bharti K. 等研究了四组未用药儿童的早期白质结构变化,包括 TS 单纯组(n=16)、TS+ 强迫症(n=14)、强迫症(n=10)和 11 个年龄匹配的对照组。分析了 5 个感兴趣的白质束,即皮质 - 脊髓束(CST)、丘脑前放射(ATR)、下纵束(ILF)、胼胝体(CC)和扣带回,并评估 DTI 变化与症状严重程度的相关性。与对照组相比,TS 单纯组和 TS+OCD 在 CST、ATR、ILF 和 CC 中表现出类似的分数各向异性(FA)增加模式,且 FA 变化与抽动严重程度呈负相关。相反,在强迫症中,与对照组相比,所有白质束(扣带回除外)的 FA 都降低,并与症状呈负相关。研究结果支持 TS+OCD 作为 TS 亚型的概念,同时提示 OCD 具有影响白质发育的独立病理生理机制。之前 TS 儿童的 DTI 研究结果也是可变的,即 FA 增加、减少或完全没有变化。在成人 TS 研究中,DTI 的结果也是可变的。脑白质在整个生命周期中经历了年龄依赖的变化,无法对儿科和成人队列之间的研究进行比较。既往研究显示只有不到 25% 的 TS 患者在成年后会出现明显的抽动,成年人可能被认为是一个具有不同或更明显神经异常的特殊亚群。还观察到胼胝体纤维连接性增加,与抽动严重程度呈负相关,加强了 TS 患儿半球间涉及运动控制与抽动抑制相关区域之间的交流。此外,ATR 是通过内囊前肢连接前额叶皮质和丘脑的主要纤维束,其不典型的 WM 结构极大地支持了 TS 的皮质 - 纹状体 - 丘脑回路模型。最后,在 TS 儿童的 ILF 中也发现 FA 增加。ILF 是连接枕叶和颞叶的一个大的联合束,它对视觉引导行为和物体识别至关重要。ILF 中 FA 的增加可能解释了 TS 患者视觉运动整合和学习能力的增强。TS 组 FA 与 YGTSS 评分呈负相关,提示 TS 早期轴突、纤维密度束和 / 或髓鞘形成的增加可能是对疾病病理生理反应的代偿性重组的指示。FA 的减少将表明有髓鞘的减少和 WM 束的减少，反之亦然。RD 和 AD 分别提供了髓鞘和轴突完整性的测量。在本研究中，TS 患儿的 MD、RD 和 AD 都下降而 OCD 增加。此研究显示单纯 TS 和 TS+OCD 的脑白质显微结构改变的共同模式，而单纯强迫症相反，指出 TS+OCD 是 TS 的一个特殊亚型。

Yang C.M. 等荟萃回归分析 168 例中青年和儿童 TS 患者白质微结构，发现 TS 患者胼胝体（CC）和右下纵束（ILF）的 FA 显著降低。CC（主要是 SCC）的 FA 降低。CC 是人类大脑中连接左右大脑半球的最大纤维束，而 SCC 主要连接双侧顶叶和颞区。颞顶叶连接（temporo-parietal junction，TPJ）是一个功能明确的区域，对社会认知至关重要，TPJ 的功能障碍会对人类的有意识体验带来负面影响，并影响心理健康。关于精神状态判断的任务功能磁共振成像研究显示，TS 患者右侧 TPJ 的任务相关活动异常，这进一步表明与抽动症状有关。因此，目前研究中 SCC 中 FA 的减少表明顶叶和颞叶半球间连接受损，这可能导致 TS 患者在精神和身体方面的神经认知缺陷。

TS 患者右侧 ILF 中的 FA 显著降低，与抽动严重程度呈负相关。ILF 被广泛认为是一种直接的枕叶和颞叶之间的联系，在功能上与思维障碍、视觉情感和认知障碍相关。此外，Latini 及其同事证明了 ILF 在整合视觉、记忆和情绪信息方面发挥了重要作用，其中 TS 的视觉记忆缺陷与枕功能障碍有关，认知障碍与颞区大脑活动异常有关。右侧枕中回和枕下回 FA 值改变更明显。有几项研究提供了 TS 患者枕脑区灰质改变的证据，包括枕回皮质厚度、皮质沟和皮质曲率的改变，以及 TS 患者枕区功能连接的异常。总之，

ILF 中 FA 的减少（主要在枕部）可能是 TS 患者视觉情绪调节和认知加工缺陷的基础。荟萃分析发现 TS 患者 CC 和右侧 ILF 存在稳定的白质缺陷，为 TS 患者大脑半球间连接和右半球长关联纤维束的紊乱提供了有力的证据。

DTI 参数的差异和 DTI 异常的不同位置可能归因于几个方面因素，包括样本量、队列年龄范围、疾病的严重程度和病程，以及药物和其他治疗干预的暴露。此外，分析方法上的差异也限制了参数的解释和比较。

血氧水平依赖功能磁共振成像（blood oxygen level dependent-fMRI，BOLD-fMRI）能对脑功能进行定位，包括任务态 fMRI（task-fMRI）和静息态 fMRI（resting-state fMRI，rs-fMRI）。而基于 BOLD-fMRI 数据，可显示和量化脑区间功能连接，并能研究脑功能网络属性，功能性连接（functional connection，FC）已被广泛用于分析不同大脑区域之间的关系。

2014 年于丽萍等综述了近 25 年 fMRI 对 TS 的研究，未分年龄段，研究对象主要集中在成人，绝大多数为应用特定词形变化表的 task-fMRI 研究。fMRI 静息态的研究应用很少，静息态是指在 fMRI 的扫描过程中受试者未执行特定的认知任务的状态。多数研究结果显示与 TS 有关的脑区不一定局限于 CSTC 回路，很多脑区都被涉及，更倾向于 TS 左侧大脑具有变化，但主要集中在纹状体，特别是腹侧。fMRI 研究表明 TS 患者的脑功能是"不成熟的"，从而提示从脑发育的角度去探寻 TS 的病理生理机制可能是很有希望的途径。

2017 年 Polyanska L. 等纳入了 14 项基于任务的功能影像研究（13 项 fMRI 和 1 项 H2O-PET），与健康对照组相比，TS 患者在前额叶（额

下、额中、额上回)、前扣带回和运动皮质(外侧运动前皮质和补充运动区;SMA)的激活上表现出分布性差异,在感觉(躯体感觉皮质和舌回;V4)和颞顶叶联合皮质(颞上后沟、缘上回和压后皮质)也存在差异。TS患者抽动严重程度(YGTSS评估)选择性地与SMA、中央前回和额中回的参与相关。多个皮质区域的散在受累和功能反应性的差异可能是TS症状表达的异质性及其共病的原因。特别对于抽动和抽动严重程度,研究结果加强了先前提出的运动前和外侧前额叶皮质在抽动症中作用的证据。

O'Neill J. 等全面回顾了TS患者临床及神经影像学对扣带回的研究。结构MRI和多模态功能MRI及正电子发射断层扫描(PET)发现涉及TS8个扣带回亚区中的6个。包括膝下前扣带皮质(sACC)、膝前前扣带皮质(pACC)、前中扣带皮质(aMCC)和后中扣带皮质(pMCC)的皮质变薄和/或体积低于正常,sACC、pACC和aMCC与抽动严重程度相关。在pMCC、背侧后扣带皮质、(dPCC)和腹侧后扣带皮质(vPCC)中,皮质厚度是TS的兄弟姐妹共有的候选生物标志物。皮质的丢失可能反映了局部GABA抑制不足而继发的兴奋性毒性,这一观点得到了迄今为止进行的少数相关MRS和PET研究的支持。DTI各向异性分数(FA)和表观扩散系数(ADC)的测量表明aACC、pACC、pMCC和dPCC近侧白质也可能代表TS的病理位置。rs-fMRI显示pACC和dPCC与苍白球之间的功能连接异常。在全脑网络(图论)分析中,dPCC功能连通性与抽动症的严重程度和复杂程度有关。相反,在任务功能磁共振成像中,pMCC似乎在先兆冲动和准备抽动中发挥了重要的作用。

廖怡等应用rs-fMRI对儿童Tourette综合征(TS)患儿脑小世界网络特征,以及TS的网络区域属性与临床症状的相关性进行研究,结果显示,儿童TS大脑网络结构具有小世界网络属性,TS患儿神经网络全脑及其诸个节点属性与正常儿童比较存在差异,其全脑效率(Eglob)减低,而特征路径长度(Lp)及标准化特征路径长度($\lambda$)增加,趋向于向规则网络转换。儿童TS患儿的神经网络全脑诸个节点属性异常脑区,聚集于大脑皮质-纹状体-丘脑-大脑皮质环路(CSTC),这揭示其脑网络特点,对评估儿童TS的疾病状态及对该病的治疗,提供了全脑网络生物学标志物。

Openneer T.J.C. 等基于rs-fMRI的图论分析对TS儿童的大脑组织功能性进行研究,结果显示TS的大脑拓扑组织受到破坏,与健康对照组相比,默认模式网络中TS儿童的局部效率和聚类系数显著降低,研究支持TS儿童具有不同功能的脑网络组织。

fMRI的低频振幅(amplitude of low frequency fluctuation,ALFF)是指一个时间序列在某个特定的低频波段内(如0.01~0.1Hz)的振幅总和,反映了信号在特定频段内ALFF的强度。ALFF从能量角度反映各体素在静息状态下自发活动水平的高低,不同脑区ALFF的总能量可能是不同的,但都能反映脑区自发活动的强度。崔永华等探讨了16例6~16岁TS患儿症状严重程度与rs-fMRI的ALFF的相关性,与正常对比组相比较,首发TS患儿在静息状态下,前额皮质、基底神经节及边缘系统多个区域存在激活异常。TS患儿的左侧额上回眶部、左侧额中回眶部、右侧额中回脑区的ALFF值与YGTSS抽动症状严重程度评分呈正相关,即抽动症状越严重,这些脑区激活越强,符合Chiu等关于TS患者激活异常普遍表现在左侧脑区的观点，推测 TS 患儿前额区域的异常与其抽动症状的严重程度密切相关。TS 患儿的右侧距状沟及周围皮质脑区（扣带回后部和楔前叶）的 ALFF 值与 YGTSS 严重程度评分呈负相关，即抽动症状越严重，这些脑区激活越弱，推测默认网络激活改变可能是 Tourette 综合征发生的重要依据。

rs-fMRI 显示 TS 在常规频段（0.01~0.08Hz）出现异常的自发神经同步。Lou Y.T. 等对 79 名 TS 患儿评估了从 0~0.25Hz 的 5 个频段的局部同步变化。特定频率区域同质性（regional homogeneity，ReHo）和独立成分分析用于鉴别 TS 和健康儿童的功能改变。TS 患者左侧中央前回的 ReHo 明显增加，右侧岛盖的 ReHo 明显减少。额上回、顶上回、前扣带回、壳核、颞上回和岛盖在不同频段均有异常的 ReHo 改变。TS 患者显示右侧额上回在左侧执行控制网络中的连通性增加。YGTSS 发声抽动评分与右侧额上回最高频段（0.198~0.25Hz）的 ReHo 值呈显著负相关，而 YGTSS 运动抽动评分与右侧额上回连通性改变呈显著正相关。本研究揭示了 TS 儿童全脑特定频率 ReHo 异常改变和执行控制网络内连接性改变。其神经重要性和临床实用性需要进一步研究。

Openneert J.C. 等用 task-fMRI 对 103 名 8~12 岁儿童（51 名 TS 患儿，其中 28 名无共病 ADHD，23 名共病 ADHD，52 名健康对照）进行反应抑制的组间差异研究，并将这些指标与抽动和 ADHD 的严重程度相关联。与健康对照相比，TS 共病 ADHD 儿童的反应抑制能力受损，而 TS 无共病 ADHD 儿童的反应抑制能力没有受损，TS 共病 ADHD 患者额下回、颞顶区在抑制失败时的神经激活更强。提示 TS 的抑制能力受损和神经活动

增加似乎主要与 ADHD 症状有关。

Tikoo R. 等在 rs-fMRI 下对比研究了 16 例无共病的 TS 患者（TS）、14 例强迫症的 TS 患者（TS+OCD）和 10 例单纯强迫症患者以及 11 例配对对照的儿童的功能连接（FC）模式。通过独立成分分析，检测了上述队列中基底节（BGN）、感觉运动（SMN）、小脑（CBN）、额顶叶（FPN）、默认模式（DMN）、眶额回（OBFN）和突显网络（SAN）的 FC 及其与临床测量的关系。与对照组相比，TS 和 TS+OCD 患者 BGN、SMN、CBN 和 DMN 的 FC 较高，FPN 和 SAN 的 FC 较低。TS 组和 TS+OCD 组在所有网络中显示相似的 FC。与对照组相比，强迫症患者的 BGN、SMN、CBN、DMN、FPN 和 SAN 的 FC 增加。无论是单独还是一组强迫症患者 CBN 和 FPN 的 FC 也高于 TS 和 TS+OCD 患者，TS 组患者的抽动症的严重程度与 CBN 和 FPN 的 FC 呈负相关，而强迫症患者的强迫评分与上述两个网络呈正相关。提示 TS 和 TS+OCD 患者的相同的 FC 改变。结果表明这两个相似的亚组有共同的病理生理基础。相比之下，OCD 的特点是具有独特的 FC 变化模式，主要涉及 CBN 和 FPN。

现有研究基于 fMRI 数据使用机器学习来诊断抽动障碍。一项研究使用基于 fMRI 数据的支持向量机（SVM）在健康对照中识别患有 TS 的儿童，准确率为 74%。另一项研究也报道了用 SVM 模型从健康对照中识别 TS 患者的，具有较高的准确性和敏感性（准确性 92.86%，敏感性 91.67%）。SVM 是诊断 TD 最常用的模型之一，它也将"适合"TD 的不同亚型分类诊断。抽动障碍分三种亚型。根据新发作的抽动症状，不可能对这些亚型进行早期诊断分类。Wang F. 等对 200 名 6~9 岁有新发抽动症状的儿童和 100 名年

龄匹配、性别匹配的健康对照者进行 rs-fMRI 扫描。基于 rs-fMRI 的神经影像学数据,构建基于功能连接的支持向量机(SVM)模型,用于 TD 亚型(包括 PTD、CMT/CVT、TS)的早期诊断分类。

磁共振波谱成像(magnetic resonance spectroscopy,MRS)是测定活体组织和病变内的生化成分及其含量唯一的无损伤技术。并根据代谢物浓度间接反映神经元的功能状态。最常研究的代谢物包括 N- 乙酰天冬氨酸(N-acetylaspartate,NAA),其是神经元完整性的标志物;胆碱是细胞膜更新的标志物;肌酸是能量代谢的标志物;其他的脑代谢物包括肌醇、谷氨酸谷氨酰胺及 γ- 氨基丁酸。TS 患者与 CSTC 通路有关。这些回路中的两种主要神经递质是 γ- 氨基丁酸(GABA)和谷氨酸。质子磁共振波谱在临床上被认为是检测脑内代谢可行无侵袭性检测方法,但将此法应用于抽动障碍患儿的相关文献报道不多。Mahone E.M. 等研究了 32 例 TS 患儿 7T 下 MRS,测定前额叶背外侧皮质(DLPFC)、前额叶腹内侧皮质(VMPFC)、运动前皮质(PMC)和纹状体的 GABA 和谷氨酸含量。谷氨酸在 TS 组明显高于对照组,而 GABA 在组间没有明显差异。TS 组 PMC 谷氨酸显著增加。在 TS 患儿中,PMC 谷氨酸的增加与选择性运动抑制的改善有关;然而,谷氨酸或 GABA 水平与抽动严重程度之间没有明显的联系。7T 的 1H MRS 数据支持 TS 患儿习惯性行为相关的 CSTC 通路中谷氨酸的改变。目前研究结果与之前也有不同,也可能受到几个因素的影响,包括技术(磁场强度、记录的氨基酸在细胞内的位置)和临床问题。

Wu C.X. 等基于卷积神经网络(CNN)算法的 MRS 分析了 45 例抽动障碍患儿,对基底节区代谢物的信号强度进行了自动分析和测量,代谢物主要包括 N- 乙酰天冬氨酸、肌酐和络合胆碱。发现与正常儿童相比,抽动障碍儿童的代谢物略有升高,但差异无统计学意义。

MRI 的结构和功能成像研究显示儿童和成人 TS 的皮质、皮质下核团和白质的广泛结构和功能异常,而 CSTC 环路成分仍是主要受累及的部位,如多项研究不同成像模式中重复出现的包括尾状核和额中回皮质(背外侧前额叶皮质)。还有些更可能与 TS 的发展轨迹有关。未来研究的迫切需求包括纵向神经成像研究,以及更多的治疗反应的神经成像研究,特别是对行为干预的反应。

## 第三节　颅脑 SPECT 检查

SPECT 是将单光子放射性核素标记的示踪剂注入人体,观察示踪剂在体内的分布情况,来判断脏器的功能情况及疾病的特征来作出诊断。SPECT 将放射性核素引入体内,重建脑血流,可反映神经元的功能。用 SPECT 来观察抽动障碍患者的变化,探索抽动障碍患者在哪些部位存在脑功能的异常,从而有助于了解抽动障碍病变的解剖部位,发现颅脑 CT、MRI 不易发现的病灶。

Moriarty 等发现 TS 患者大脑皮质额叶、颞叶、基底节等部位局部脑血流(regional cerebral blood flowr,rCBF)灌注减少。文霞等对 TS 患儿研究发现以枕、颞区及丘脑 rCBF 降低明显,部分在抽动症状发作时 rCBF 增加。同时发现 rCBF 异常者 5- 羟吲哚乙酸（5-HIAA）明显降低，且 5-HIAA 作为 5- 羟色胺（5-HT）主要的代谢产物，与抽动累及部位的广泛程度有关，故推测 TS 患者的 rCBF 异常影响了抽动发作的部位。梁九根等对 18 例抽动障碍患儿行颅脑 SPECT 检查发现，有 13 例（83%）出现脑皮质或基底神经节局限性放射性分布异常，涉及的部位包括颞叶、额叶、枕叶、顶叶和基底神经节，其中 9 例病变涉及一个以上的脑叶。而且抽动发作间期 TS 患者表现为脑皮质损伤部位局部血流灌注减少；发作期则相反表现为局部放射性异常浓集，与癫痫图像特点类似。Diler 等观察 38 名 TS 患儿及 18 名正常对照结果显示左侧尾状核、扣带回、右侧小脑、左右额叶前部的背外侧区的脑血流显著减少，而且小脑中部、左右额叶的背外侧区的血流减少与异常发声抽动的严重性呈正相关，尽管伴抑郁和强迫症的患儿未包括在观察中，但是研究发现患儿的抑郁评分和强迫评分与局部脑血流呈负相关，尤其是在颞叶。而且伴有秽语的患者其右侧前额叶背外侧的脑血流明显减少。Chiu 等观察 27 个 TS 患者和 11 名慢性抽动症患者的 rCBF 发现 TS 患者在左外侧颞叶灌注降低，在两侧额叶背外侧及颞叶中间外侧区灌注不对称。另外有些学者用同样的方法研究 TS 患者的 rCBF 发现在左侧尾状核、扣带回前部、左侧额前区皮质背外侧和左侧纹状体低灌注，眶额部、左侧基底节也有低灌注。

杨晓苏等对 57 例 TS 患儿进行了研究，发现有 42 例（74%）患儿 SPECT 脑血流灌注显像异常，其中呈局灶性放射性增高 7 例，减低 28 例，局灶性放射性增高伴其他区域局灶性放射性减低 7 例。受累部位除基底神经节外，还有颞叶、额叶、顶叶、枕叶和丘脑等，且半数以上有 2 处或 2 处以上脑区受累，这提示抽动障碍的脑功能异常不仅限于基底神经节，皮质尚有较广泛的功能改变。

除了局部血流改变，多数学者认为多种中枢神经递质的异常在本病的发病过程中起着重要作用。其中多巴胺（dopamine，DA）和 TS 的关系最为密切，DA 是大脑中广泛存在的一种重要的神经元递质，在神经元之间的信息传递中有重要作用，若多巴胺转运蛋白（dopamine transporter，DAT）的再摄取功能异常，将导致 DA 在突触间隙的浓度变化，从而引起多巴胺系统的功能变化。如果突触前 DA 质量异常，不仅在突触后的多巴胺受体出现数量变化，而且突触前 DAT 也会发生变化，这种 DAT 的变化要比受体的变化更为敏感和直接。因此，DAT 显像对于评价多巴胺能神经突触前的功能从而阐明神经精神疾病的发病机制具有重要价值。SPECT 和 PET 均可用于检测多巴胺受体和 DAT 的显像，故可用于研究脑多巴胺递质系统的功能活动与 TS 疾病的关系。

有研究发现 TS 患者在基底节区 DAT 结合率明显高于对照组，推测纹状体多巴胺活动过度可能是由于多巴胺能神经纤维末梢数目增多及过度支配的结果。董峰等观察了 18 例 14~45 岁 TS 患者纹状体 DAT 的结合能力，结果发现未经治疗的 TS 患者 DAT 功能活性较对照组明显增强，DAT 活性增高程度与病程呈负相关，表明多巴胺系统活性增高参与了抽动障碍的发病，但 DAT 结合率的增高是该病的直接原因还是继发于神经纤维末梢数目增多仍需进一步研究。多巴胺由黑质神经元合成释放，投射到纹状体，释放的多巴胺与纹状体上的多巴胺受体结合，最终使大脑皮质运动区兴奋或去抑制而产生抽动。临床上使用多巴胺受体阻滞剂、多巴胺能耗竭剂均可改善 TS 患者的抽动,这都是支持 TS 患者多巴胺系统活性增强的有力证据。在疾病进展过程中,机体很可能发生一些代偿性改变,如临床症状学的研究发现 50%~60% 的 TS 患者在青春期后 TS 症状会明显减轻,部分患者 TS 症状甚至在成年后完全消失。本研究中纹状体 DAT 摄取率与 TS 患者病程之间也存在明显的负相关,病程越短,摄取率越高;随病程延长,DAT 摄取值逐渐降低。因此,DAT 功能活性增高在 TS 发病的早期阶段起重要作用,在 TS 的进展过程中,机体发生了一些适应性变化,使 DAT 水平趋于下降。

TS 患者多巴胺系统的分子影像学研究数据尚无定论。Hienert M 等系统综述了 49 项关于 TS 的 PET 和 SPECT 研究。共有 8 项研究对 111 名 TS 患者和 93 名健康对照者的多巴胺转运蛋白(DAT)进行了评估,并可纳入荟萃分析方法。结果发现 TS 患者纹状体 DAT 结合显著增加(Hedges'g=0.49);95% 置信区间为 0.01~0.98,尽管在校正队列之间的年龄差异后,这种影响并不显著。对纹状体多巴胺受体进行了第二次荟萃分析,包括 8 项研究,共 72 名 TS 患者和 71 名对照组。这项分析显示 TS 患者纹状体多巴胺 D2/D3 受体结合降低的趋势并不显著。结果表明 TS 可能存在多巴胺能改变,然而,这些分析的效应量较低,可能是由于 TS 的异质性,并强调了进一步大规模神经影像学研究的必要性。

总之,SPECT 显示抽动障碍患者的基底神经节、额叶、颞叶、顶叶、枕叶等部位存在局限性血流灌注减低区,且存在多巴胺功能异常。

## 第四节 颅脑 PET 检查

PET 的原理是将正电子放射性核素标记的示踪剂注入人体,此类示踪剂参与脑内葡萄糖的代谢,根据示踪剂在脑内的分布,可计算出脑内局部葡萄糖的代谢,从而推断各部位 rCBF 的变化。PET 用于儿童抽动障碍的研究很少,多集中于成人或者儿童成人混合研究。

Chase 等对 5 例抽动障碍患者与正常对照者全脑葡萄糖代谢相比较无显著差异,但其基底神经节(主要在纹状体)葡萄糖利用率高于正常对照者 16%,抽动障碍的基底神经节(尤其是纹状体)代谢与大脑皮质代谢之间呈显著正相关,并指出本病可能与双额颞叶某些部位代谢亢进有关。此后,Chase 随后又对 12 例未经治疗的抽动障碍患者和相匹配正常对照者进行颅脑 PET 检查,结果显示在扣带回和岛叶皮质以及纹状体下部的非正常化葡萄糖利用率约为 15%,低于正常对照者。Stoetter 等也有类似的研究报道,PET 显示抽动障碍患者在眶额皮质、岛叶皮质、纹状体和中颞区葡萄糖代谢率降低。抽动障碍患者的 PET 显像研究表明,双侧基底神经节 FFDG 代谢较对照组降低,而双侧感觉运动皮质代谢增高。还有学者用 PET 发现,发声性抽动的严重性与额叶葡萄糖代谢呈负相关。唐玲等对 65 例 11~44 岁 Tourette 综合征患者进行 PET

研究,结果发现显像异常者 61 例(93.9%),表明大多数 TS 患者存在脑功能障碍,且受累部位代谢分布均为放射性分布减低。其中 2 处及 2 处以上脑区受累达 62%,表明 TS 患者可能有更广泛的区域性脑功能代谢改变,这可能与环路功能障碍、基底神经节或边缘系统向各皮质投射系统损伤有关。鉴于基底神经节或边缘系统与大脑皮质之间存在复杂的投射联系,抽动障碍患者在基底神经节及其以外的大脑皮质等部位的脑功能可能均有一定的障碍。李德鹏等对 18 例年龄 15~24 岁 TS 患者 PET 显像显示双侧感觉运动区皮质代谢明显增高,双侧基底节代谢减低,感觉运动区皮质与内侧纹状体对运动调节的失衡是 TS 异常运动产生的重要原因。SPECT 和 PET 研究表明基底神经节区血流灌注减低和葡萄糖利用率下降,与 MRI 显示的基底神经节核团体积减小,均提示基底神经节改变是抽动障碍的重要病理生理学改变。Singer 等给 7 名 Tourette 综合征患者和 5 名正常对照组分别注射生理盐水后,PET 显像观察发现两组纹状体多巴胺的释放无明显差异,再次给两组分别注射安非他明后,用 PET 观察纹状体多巴胺的释放,结果发现在尾状核区无明显差异,但在壳核多巴胺的释放明显高于对照组。从而推测抽动障碍患者可能存在多巴胺转运体活性增强,由此导致细胞外多巴胺水平下降,突触小体中的多巴胺浓度增高,当受重吸收阻滞剂如安非他明刺激后,多巴胺释放增加。一项对 19 例成年抽动障碍患者进行的

PET 成像研究显示,腹侧纹状体 2 型囊状单胺转运蛋白的密度增加,右侧增加更明显;腹侧到背侧的纹状体多巴胺能神经分布呈梯度增加,说明纹状体的多巴胺能神经分布增加,但抽动障碍患者与正常对照组背侧纹状体的差异很小。PET 也被用于抽动障碍患者的配体功能研究,发现左侧纹状体(主要在腹侧纹状体区)多巴胺活动有增加。

现代影像学方法,尤其是 MRI 方法的应用,更直接地显示了抽动障碍患者脑部异常。尽管因研究人群异质性、疾病的阶段、药物的潜在影响和共患病的影响等,研究结果令人困惑,但是影像学研究的综合结果表明抽动障碍患者存在广泛的脑结构、功能及连接性的异常。

 **专家提示**

- TS 患者存在广泛的脑结构、功能及连接性异常,跨许多不同功能的 CSTC 网络,包括感觉运动网络(初级运动皮质、初级感觉皮质、运动前区和补充运动区)、边缘网络(扣带回皮质和眶额叶皮质)、联想网络(前额叶皮质)、顶叶 - 颞叶 - 枕叶网络,以及基底节、丘脑和小脑。尽管对 Tourette 综合征相关的网络损伤的认识越来越多,但仍不清楚 TS 特定的网络及其与共病的关系。

- TS 可能与不同神经递质(特别是多巴胺、GABA 和谷氨酸)之间的复杂相互作用有关。

(彭雪华)

**参考文献**

1. 辛莹莹, 孙丹, 刘智胜. 儿童抽动障碍及其共患病治疗进展. 中华儿科杂志, 2022, 60 (3): 263-266.

2. 秦丽萍, 张欣, 姜科宇, 等. 125 例抽动障碍患儿动态脑电图及头颅核磁分析. 现代生物医学进展, 2016, 16

(35): 6835-6838.

3. KIM S, GREENE DJ, D'ANDREA CB, et al. Hippocampal Volume in Provisional Tic Disorder Predicts Tic Severity at 12-Month Follow-up. J Clin Med, 2020, 9 (6): 1715.

4. 陈玫, 易婷, 魏伟安, 等. 首发抽动秽语综合征儿童脑结构的 MRI 研究. 中国医学计算机成像杂志, 2022, 28 (02): 183-186.

5. SIGURDSSON HP, JACKSON SR, JOLLEY L, et al. Alterations in cerebellar grey matter structure and covariance networks in young people with Tourette syndrome. Cortex, 2020, 126: 1-15.

6. MARTINO D, GANOS C, WORBE Y. Neuroimaging Applications in Tourette's Syndrome. Int Rev Neurobiol, 2018, 143: 65-108.

7. JOHNSON KA, DUFFLEY G, ANDERSON DN, et al. Structural connectivity predicts clinical outcomes of deep brain stimulation for Tourette syndrome. Brain, 2020, 143 (8): 2607-2623.

8. WOLFF N, LUEHR I, SENDER J, et al. A DTI study on the corpus callosum of treatment-naïve boys with 'pure' Tourette syndrome. Psychiatry Res Neuroimaging, 2016, 247: 1-8.

9. SIGURDSSON HP, PÉPÉS SE, JACKSON GM, et al. Alterations in the microstructure of white matter in children and adolescents with Tourette syndrome measured using tract-based spatial statistics and probabilistic tractography. Cortex, 2018, 104: 75-89.

10. BRUCE AB, YUAN W, GILBERT DL, et al. Altered frontal-mediated inhibition and white matter connectivity in pediatric chronic tic disorders. Exp Brain Res, 2021, 239 (3): 955-965.

11. XIA X, LIN Y, LANG B, et al. Characteristics of diffusion tensor imaging of central nervous system in children with tourette's disease. Medicine (Baltimore), 2020, 99 (22): e20492.

12. YANG C, YAO L, LIU N, et al. Microstructural Abnormalities of White Matter Across Tourette Syndrome: A Voxel-Based Meta-Analysis of Fractional Anisotropy. Front Neurol, 2021, 12: 659250.

13. BHARTI K, CONTE G, TOMMASIN S, et al. White matter alterations in drug-naïve children with Tourette syndrome and obsessive-compulsive disorder. Front Neurol, 2022, 13: 960979.

14. O'NEILL J, PIACENTINI JC, PETERSON BS. Cingulate role in Tourette syndrome. Handb Clin Neurol, 2019, 166: 165-221.

15. OPENNEER TJC, VAN DER MEER D, MARSMAN JC, et al. Impaired response inhibition during a stop-signal task in children with Tourette syndrome is related to ADHD symptoms: A functional magnetic resonance imaging study. World J Biol Psychiatry, 2021, 22 (5): 350-361.

16. TIKOO S, CARDONA F, TOMMASIN S, et al. Resting-state functional connectivity in drug-naive pediatric patients with Tourette syndrome and obsessive-compulsive disorder. J Psychiatr Res, 2020, 129: 129-140.

17. 廖怡, 曲海波, 蔡晓唐, 等. 儿童抽动秽语综合征小世界网络研究. 中华妇幼临床医学杂志 (电子版), 2018, 14 (02): 133-140.

18. WANG F, WEN F, LIU J, et al. Classification of tic disorders based on functional MRI by machine learning: a study protocol. BMJ Open, 2022, 12 (5): e047343.

19. MAHONE EM, PUTS NA, EDDEN RAE, et al. GABA and glutamate in children with Tourette syndrome: A 1H MR spectroscopy study at 7T. Psychiatry Res Neuroimaging, 2018, 273: 46-53.

20. WU C, SI Q, SU B, et al. Tic Disorder of Children Analyzed and Diagnosed by Magnetic Resonance Imaging Features under Convolutional Neural Network. Contrast Media Mol Imaging, 2021: 8997105.

21. POLYANSKA L, CRITCHLEY HD, RAE CL. Centrality of prefrontal and motor preparation cortices to Tourette Syndrome revealed by meta-analysis of task-based neuroimaging studies. Neuroimage Clin, 2017, 16: 257-267.

22. OPENNEER TJC, MARSMAN JC, VAN DER MEER D, et al. A graph theory study of resting-state functional connectivity in children with Tourette syndrome. Cortex, 2020, 126: 63-72.

23. LOU YT, LI XL, WANG Y, et al. Frequency-Specific Regional Homogeneity Alterations in Tourette Syndrome. Front Psychiatry, 2020, 11: 543049.

24. HIENERT M, GRYGLEWSKI G, STAMENKOVIC M, et al. Striatal dopaminergic alterations in Tourette's syndrome: a meta-analysis based on 16 PET and SPECT neuroimaging studies. Transl Psychiatry, 2018, 8 (1): 143.

25. BLACK KJ, KIM S, SCHLAGGAR BL, et al. The New Tics study: A Novel Approach to Pathophysiology and Cause of Tic Disorders. J Psychiatr Brain Sci, 2020, 5: e200012.

26. ALBIN RL. Tourette syndrome: a disorder of the social decision-making network. Brain, 2018, 141 (2): 332-347.

# 第八章

# 抽动障碍的诊断

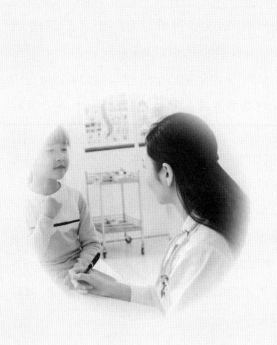

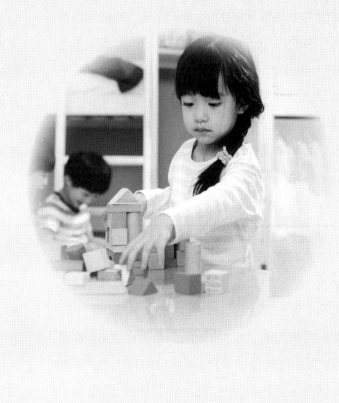

## 第一节 诊断方法

### 一、关于目前诊断存在的问题

抽动障碍(tic disorders,TD)目前缺乏特异性诊断指标,主要依据患儿抽动的症状及相关的精神行为异常表现进行诊断。由于抽动障碍的病因和发病机制迄今尚未明确,各种检查,包括体格检查、脑电图检查(EEG)、诱发电位检查(EPs)、神经影像学检查(CT、MRI、SPECT、PET等)、实验室检查和神经心理评估等,虽属客观指标,但这些检查仅在部分抽动障碍患者中发现非特异性异常,只能作为诊断的辅助依据。其中,头颅CT或MRI等检查有助于排除脑器质性病变,功能磁共振成像(fMRI)、单光子发射计算机断层扫描(SPECT)、正电子发射扫描(PET)和经颅磁刺激(transcranial magnetic stimulation)等检查,有助于抽动障碍的脑功能研究。在抽动障碍的诊断方面,国内外学者均采用临床描述性诊断方法来对抽动障碍进行诊断。

抽动障碍的诊断需要详细询问病史,认真做好体格检查(包括神经系统检查)和精神状况检查、会谈,观察抽动和一般行为表现,弄清症状的主次、范围及规律以及发生的先后过程。需要注意,抽动障碍患儿在医生面前可以短暂控制,容易被忽视而漏诊。同时,抽动障碍患儿由于常伴发行为障碍,如注意缺陷多动障碍、强迫障碍等,也易被误诊。另外,对抽动障碍的诊断,需要排除风湿性舞蹈症、肝豆状核变性、癫痫肌阵挛性发作、药源性不自主抽动及其他锥体外系疾病等。

抽动障碍的正确诊断常常被延误多年,部分患者在症状出现几年以后才被诊断。造成延误诊断的原因,主要有以下几个方面:①医生对此病不熟悉,以致常被多种多样的症状所迷惑。将喉肌抽动而致的干咳误诊为慢性咽炎、气管炎;将眨眼、皱眉诊为结膜炎;将耸鼻子、吸鼻声误诊为慢性鼻炎等。②家长对此病的不认同。部分家长把不自主眨眼、耸肩表现,认为是患儿的不良习惯。当到医院看其他病时,被医生发现而询问有关情况时,有的家长不配合回答,多被告之"没事,就有点小毛病"。医生告诉家长是此病后,部分家长不接受诊断,反对到专科门诊就诊,从而使确诊时间延迟。③患者对症状有一定控制能力,当轻症患者有意掩盖其抽动症状时,常常使家长和医生不容易察觉。④某些医生认为抽动障碍必须具备秽语,但实际上只有部分患者在发病几年后才出现秽语现象。

从病因学的角度来讲,抽动障碍可以被分为原发性和继发性两大类。引起继发性抽动障碍的原因是多方面的,包括遗传因素(如唐氏综合征、脆性X染色体综合征、结节性硬化、神经棘红细胞增多症等)、感染因素(如链球菌感染、脑炎、神经梅毒、克-雅病等)、中毒因素(如一氧化碳、汞等中毒)、药物因素(如匹莫林、安非他明、可卡因、卡马西平、苯巴比妥、苯妥英、拉莫三嗪等)及其他因素(如脑卒中、头部外伤、发育障碍、神经变性病等)。

新近有学者提出类 Tourette 综合征（Tourette-like syndrome）的观点。Tourette 综合征与多种神经行为障碍（neurobehavioral disorders）相关联，包括口吃、精神发育迟滞、孤独症谱系障碍和全面发育障碍等，当抽动症状在这些神经行为障碍患儿中发生时，这可能是它们在特定脑区（最可能的部位是在基底神经节和边缘系统）有共同的非特异性损害。神经病学的一个基本定律是在同一脑区的损害，不论是由何种原因引起，将会产生类似的临床综合征。像基底神经节和边缘系统（limbic system）的功能障碍，不论病因如何，都可以引起一个以抽动、强迫症状和注意障碍为特征的基底神经节综合征（basal ganglia syndrome）。当一个患者的抽动症状与某些神经行为障碍相关联时，使用 Tourette 综合征这个术语可能是不准确的，称这些患者为类 Tourette 综合征是比较合适的。

## 二、诊断方法

抽动障碍（tic disorders，TD）尚缺乏特异性诊断指标。目前主要采用临床描述性诊断方法，依据患儿抽动症状及相关伴随精神行为表现进行诊断。因此，详细的病史询问是正确诊断的前提，而体格检查包括神经系统检查、精神检查和必要的辅助检查也是必需的，检查的目的主要在于鉴别诊断和共患病的诊断。

脑电图、神经影像及实验室检查一般无特征性异常。少数患儿可有非特异性改变，如脑电图检查可发现少数患儿背景活动慢化或不对称等；头颅 CT 或 MRI 检查时少数患儿可存在尾状核体积偏小、额叶及枕叶皮质稍薄、脑室轻度扩大、外侧裂加深等非特异性结构改变，检查目的主要是排除基底神经节等部位有无器质性病变，如肝豆状核变性（Wilson 病）及其他器质性锥体外系疾病等。

---

## 第二节　诊断标准

抽动障碍诊断标准主要涉及 3 个诊断系统，包括《中国精神障碍分类与诊断标准第 3 版》（CCMD-3）、《国际疾病分类第十一次修订本（ICD-11）》和《美国精神障碍诊断与统计手册》第 5 版修订版（DSM-5-TR）。

### 一、《中国精神障碍分类与诊断标准第 3 版》

《中国精神障碍分类与诊断标准第 3 版》（Chinese classification and diagnostic criteria of mental disorders-third edition，CCMD-3）2001 年关于抽动障碍的诊断包括暂时性抽动障碍、慢性运动或发声抽动障碍、Tourette 综合征。

CCMD-3 关于暂时性抽动障碍（provisional tic disorders，PTD）的诊断标准为：①有单个或多个运动抽动或发声抽动，常表现为眨眼、扮鬼脸或头部抽动等简单抽动。②抽动表现至少已持续 2 周，但不超过 12 个月。部分患儿的抽动只有单次发作，部分患儿可在数月内交替发作。③18 岁前起病，以 4~7 岁儿童最常见。④不是由于 Tourette 综合征、风湿性舞蹈症、药物或神经系统其他疾病所致。

CCMD-3 关于慢性运动或发声抽动障碍（chronic motor or vocal tic disorders,CTD）的诊断标准为：①不自主运动抽动或发声抽动,可以不同时存在,常 1 天发生多次,可每天或间断出现；②在 1 年中没有持续 2 个月以上的缓解期；③18 岁前起病,至少已持续 1 年；④不是由于 Tourette 综合征、风湿性舞蹈症、药物或神经系统其他疾病所致。

CCMD-3 关于 Tourette 综合征（Tourette syndrome,TS）的定义为：Tourette 综合征是以进行性发展的多部位运动抽动和发声抽动为特征的抽动障碍,部分患者伴有模仿言语、模仿动作,或者伴有强迫、攻击、情绪障碍以及注意缺陷等行为障碍,起病于童年。诊断标准为：①症状标准：表现为多种运动抽动和一种或多种发声抽动,多为复杂性抽动,两者常常同时出现。抽动可在短时间内受意志控制,在应激下加剧,睡眠时消失。②严重标准：日常生活和社会功能明显受损,患者感到十分痛苦和烦恼。③病程标准：18 岁前起病,可延续至成年,抽动症状至少已持续 1 年以上,抽动几乎每天发生,1 天多次；或间断发生,1 年中症状缓解不超过 2 个月。④排除标准：不能用其他疾病来解释不自主抽动和发声。

## 二、《国际疾病分类第十一次修订本（ICD-11）》诊断标准

《国际疾病分类第十一次修订本（ICD-11）》（International Classification of Diseases-11th edition,ICD-11）2018 年关于抽动障碍的诊断标准为：

1. **暂时性抽动障碍**（provisional tic disorders, PTD） ①病程中具有一种或多动运动和 / 或发声抽动；②自首次抽动出现持续时间不超过 1 年；③18 岁以前起病；④抽动症状不是其他疾病

状态（如亨廷顿舞蹈症）,也不归因于某种物质或药物对中枢神经系统的影响（如安非他命）,包括药物撤退效应（如苯二氮䓬类）；⑤不符合 Tourette 综合征或慢性运动或发声抽动障碍诊断标准。

2. **慢性运动抽动障碍**（chronic motor tic disorders） ①持续一种或多种运动抽动形式；②抽动的频率时强时弱,但自首次运动抽动发生起持续时间超过 1 年；③18 岁前起病；④抽动症状不是其他疾病状态（如亨廷顿舞蹈症）,也不归因于某种物质或药物对中枢神经系统的影响（如安非他命）,包括药物撤退效应（如苯二氮䓬类）；⑤不符合 Tourette 综合征诊断标准。

3. **慢性发声抽动障碍**（chronic vocal tic disorders） ①持续一种或多种发声抽动形式；②抽动的频率时强时弱,但自首次发声抽动发生起持续时间超过 1 年；③18 岁前起病；④抽动症状不是其他疾病状态（如亨廷顿舞蹈症）,也不归因于某种物质或药物对中枢神经系统的影响（如安非他命）,包括药物撤退效应（如苯二氮䓬类）；⑤不符合 Tourette 综合征诊断标准。

4. **Tourette 综合征**（Tourette syndrome, TS） ①病程中具有多种运动抽动和一种或多种发声抽动,两者不一定同时出现；②抽动的频率可以时强时弱,但自首次出现抽动发生起持续时间超过一年；③18 岁前起病；④抽动症状不是其他疾病状态（如亨廷顿舞蹈症）,也不归因于某种物质或药物对中枢神经系统的影响（如安非他命）,包括药物撤退效应（如苯二氮䓬类）。

## 三、美国《精神障碍诊断与统计手册》（第 5 版）修订版诊断标准

美国精神病学会 2022 年发布《精神障碍诊断与统计手册》（第 5 版）修订版（diagnostic and

statistical manual of mental disorders,5th Revised edition,DSM-5-TR),其中关于抽动障碍的诊断标准为：

**1. 暂时性抽动障碍**（provisional tic disorders,PTD）①病程中具有一种或多动运动和 / 或发声抽动；②自首次抽动出现持续时间不超过 1 年；③18 岁以前起病；④这种障碍不能归因于某种物质（如可卡因）的生理效应或其他躯体疾病（如亨廷顿舞蹈症或病毒感染后脑炎）所致；⑤不符合 Tourette 综合征或慢性运动或发声抽动障碍诊断标准。

**2. 慢性运动或发声抽动障碍**　①病程中具有一种或多种运动或发声抽动，但运动和发声抽动两者并非同时出现；②抽动的频率时强时弱，但自首次抽动发生起持续时间超过 1 年；③18 岁前起病；④这种障碍不能归因于某种物质（如可卡因）的生理效应或其他躯体疾病（如亨廷顿舞蹈症或病毒感染后脑炎）所致；⑤不符合 Tourette 综合征诊断标准。

**3. Tourette 综合征**（Tourette syndrome,TS）①病程中具有多种运动抽动和一种或多种发声抽动，两者不一定同时出现；②抽动的频率可以时强时弱，但自首次出现抽动发生起持续时间超过 1 年；③18 岁前起病；④这种障碍不能归因于某种物质（如可卡因等）的生理效应或其他躯体疾病（如亨廷顿舞蹈症或病毒感染后脑炎）所致。

## 第三节　难治性抽动障碍的诊断

难治性抽动障碍（refractory tic disorders,RTD）是近年来在儿童神经科 / 精神科逐渐形成的新概念，目前国内外没有统一的诊断标准，国内普遍接受的观点为：重度抽动障碍经足量规范使用抗抽动障碍药物（如氟哌啶醇、硫必利、阿立哌唑等）等综合治疗 1 年以上，仍无明显疗效而迁延不愈者。这里的"足量"与"规范"参照《儿童抽动障碍诊断与治疗专家共识（2017 实用版）》的抽动障碍治疗方案与用药推荐，临床上患者经规范治疗 1 年以上 YGTSS 减分率仍不理想可考虑为难治性病例。同时需强调综合治疗，除药物治疗外，还应包括心理干预等非药物治疗方式。

2023 年，来自 14 个国家的 36 名专家（包括神经病学家、精神病学家和临床心理学家）对难治性抽动障碍进行了新的定义。新定义分为两个独立的部分（表 8-1），即行为治疗失败和药物治疗失败。

难治性抽动障碍通常具有以下临床特征：发病年龄较小，多为学龄前儿童；病前多有社会心理学异常诱因；母亲在孕期、围产期多受到异常因素影响；多存在不良家庭教养方式；合并秽语者所占比例较高；患者病程通常较长，抽动程度较重，多伴有心理行为问题，功能损害在中度以上。

表 8-1　2023 年专家对行为治疗失败和药物治疗失败的新定义

| 行为治疗失败的定义 | 药物治疗失败的定义 |
|---|---|
| **疗效缺乏**<br>(A)患者和 / 或家属一致报告,治疗后功能和 / 或生活质量关键领域的干扰减少不足。加上①和②中的至少一项:①干预后耶鲁综合抽动严重程度量表总抽动评分(YGTSS-TTS)的下降不足 25%;②干预后的 YGTSS-TTS 高于 24(范围 0~50)。<br>(B)在完整疗程后(根据个体化方案)或在足够数量的方案疗程后,治疗反应不足。这个数字可能因患者而异,需要由合格的行为治疗师来定义。<br>(C)在缺乏亲自提供行为干预的情况下,在可行的情况下向患者和家人提供了远程干预方式(例如,远程医疗、基于互联网)后,治疗效果欠佳。 | **疗效缺乏**<br>(A)患者和 / 或家属一致报告,治疗后功能和 / 或生活质量关键领域的干扰减少不足。加上①和②中的至少一项:①干预后 YGTSS-TTS 的下降不足 25%;②干预后的 YGTSS-TTS 高于 24(范围 0~50)。<br>(B)在适当的治疗时间后,疗效不足。在治疗后测量了对允许范围内最高耐受剂量药物的反应。单个药物的最短持续时间建议在 6~12 周,其中包括相同药物的不同剂量(例如,中间剂量为 2~4 周,最高耐受剂量为 4~8 周)。<br>(C)如果一类药物中至少有一种药物缺乏疗效,则确定该类药物缺乏疗效。<br>(D)如果以下所有类别的药物都缺乏疗效,则确定抽动的药物治疗缺乏疗效:第一代抗精神病药物(氟哌啶醇、吡莫齐特)、第二代抗精神病药物(利培酮、齐拉西酮、硫必利、奥氮平)、第三代抗精神病药物(阿立哌唑)、抗癫痫发作药物(托吡酯)和肉毒杆菌毒素。如果是成年抽动障碍患者,可以考虑试用四氢大麻酚。 |
| **依从性**<br>(D)在确定治疗失败之前,必须评估行为干预的依从性。建议治疗师收集有效参加的计划会话的百分比、治疗师提供的有效完成的任务或家庭锻炼会话的百分比,以及患者在面对面会话期间与治疗师的互动情况。<br>(E)患者及其家人应接受充分的教育,了解坚持治疗方案提供的治疗课程和家庭作业的重要性。 | **耐受性**<br>(E)在确定治疗抽动的药物因耐受性有限而失败之前,确保患者和家人接受了关于药物副作用的充分教育,并提供和讨论了缓解副作用的缓解策略。 |
| **共病行为障碍**<br>(F)在确定治疗失败之前,应评估和解决共病行为症状(强迫障碍、注意缺陷多动障碍、焦虑障碍或抑郁障碍),并尽可能优化治疗。 | **依从性**<br>(F)在确定治疗失败之前,应评估对处方药物治疗的依从性。在确定对处方药物治疗的依从性时,建议通过家庭日记收集的方式进行评估(例如:服用药物的百分比)。当患者在 10 天的时间内没有超过 1 次漏服处方药物剂量时,依从性被认为是最佳的。<br>**共患病的行为障碍**<br>(G)在确定治疗失败之前,应评估和解决共患病的行为症状(强迫性、多动症相关、焦虑或抑郁症状),并尽可能地优化控制。 |

# 第四节 诊断流程

抽动障碍（tic disorders，TD）的临床诊断有赖于详细的病史、体检和相关辅助检查。应与患儿直接会谈，观察抽动和一般行为表现，弄清症状的主次、范围、演变规律及发生的先后过程。要注意患儿的症状可短暂自我控制，易被忽视而漏诊。同时，抽动障碍由于常共患注意缺陷多动障碍、强迫障碍等，也易被误诊。需注意排除风湿性舞蹈症、肝豆状核变性、癫痫、药源性抽动、心因性抽动及其他锥体外系疾病。抽动障碍的诊断流程见图 8-1。

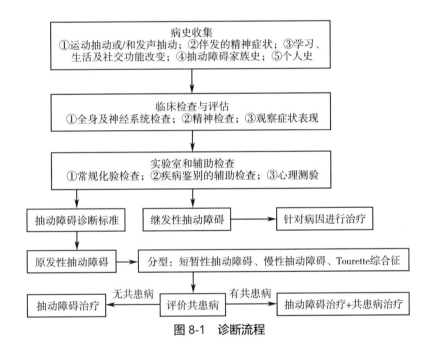

图 8-1 诊断流程

**专家提示**

- 抽动障碍的临床诊断有赖于详细的病史、体检和相关辅助检查。

- 抽动障碍诊断标准主要涉及 3 个诊断系统，包括《中国精神障碍分类与诊断标准第 3 版》（CCMD-3）、《国际疾病分类第十一次修订本（ICD-11）》和美国《精神障碍诊断与统计手册》（第 5 版）修订版（DSM-5-TR）。

- 2023 年难治性抽动障碍的新定义分为两个独立的部分，即行为治疗失败和药物治疗失败。

（韩 颖）

## 参考文献

1. 中华医学会儿科学分会神经学组. 儿童抽动障碍诊断与治疗专家共识 2017 实用版 [J]. 中华实用儿科临床杂志, 2017, 32 (15): 1137-1140.

2. 中华医学会精神科分会. 中国精神障碍分类与诊断标准第 3 版 [M]. 济南: 山东科学技术出版社, 2001.

3. World Health Organization. The ICD-11 classification of mental and behavioural disorders: clinical descriptions and diagnostic guidelines [R/OL]. Genewa: World Health Organization, 2023-01-01.

4. American Psychiatric Association. Diagnostic and Statistical Manual of Mental Disorders, Fifth Edition, Text Revision (DSM-5-TR)[M]. Washington, DC: American Psychiatric Association, 2022: 198-205.

5. 辛莹莹, 孙丹, 刘智胜. 难治性抽动障碍的研究进展 [J]. 中华实用儿科临床杂志, 2022, 37 (24): 1911-1914.

6. DAVIDE M, IRENE M, KIRSTEN MV, et al. Treatment failure in persistent tic disorders: an expert clinicians' consensus-based definition [J]. European Child & Adolescent Psychiatry, 2023, 32 (5): 859-872.

第九章

抽动障碍病情严重
程度的评估

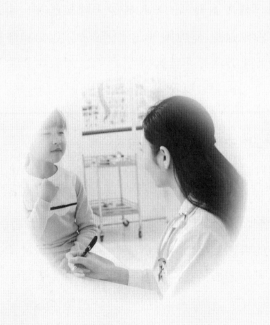
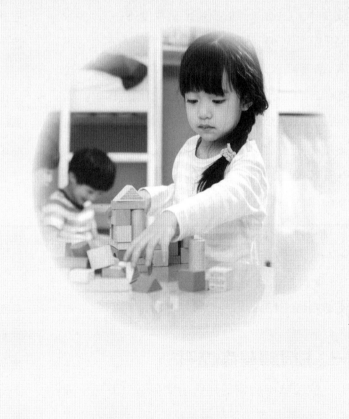

## 第一节 病情评估概述

抽动障碍(tic disorders)的自然病程目前仍然不是很清楚,在儿童和青少年中,抽动表现时好时坏。这种疾病较难在临床上进行评估,因为患者的运动和发声抽动模式多变,在表现形式、频率和强度上各不相同。症状可能会被短暂抑制,或者可能因压力、焦虑或疲劳而加剧,使评估复杂化。此外,家庭成员有关的病史报告也可能会混淆这个问题,因为缺乏明确的标准,他们可能会忽视轻度抽动,或者夸大其严重程度和损伤程度。

通常,复杂性抽动的发生比简单性抽动晚出现,发声性抽动的发生通常也比运动性抽动晚1或2年。抽动障碍的病情严重程度不一,大多数抽动症状较轻、社会适应能力所受影响不大的患者,通常可以正常学习和生活,往往并不需要药物治疗,只需进行相关心理行为的调适即可。而一部分病例病情较重,社会适应能力受到影响,影响其学习、生活及社交活动,对于这部分患者往往需要心理行为及药物的联合治疗。鉴于抽动障碍的病情有轻重之分,国外学者将其病情按轻重程度分为三级:Ⅰ级指抽动轻微,不影响学习与生活,无需治疗;Ⅱ级指抽动严重,需要治疗;Ⅲ级指抽动严重并影响患者的学习与生活,需要积极治疗。

### 一、抽动障碍病情评估

抽动障碍病情的评估主要包括以下几个方面:①一般情况的评估及体格检查;②抽动症状的临床访谈;③抽动障碍严重程度的评估。

#### (一) 一般情况的评估及体格检查

对抽动障碍患者的一般评估包括评估其主诉和其他症状,即评估抽动症状的表现、是如何发展而来,询问可能潜在的压力源和触发因素等。在儿童和青少年患者当中,注意获得发育史,并评估其家庭功能,包括父母应对抽动障碍的方式、父母之间是否存在冲突、家庭财务和住房状况等以及相关社会因素,如社会网络影响因素等。对于成年人,还要评估其伴侣状况、目前的工作和财务/住房状况等。此外,有时可从患者的父母、伴侣或护理人员处获得关于患者抽动症状的家族史和可能与疾病状态有关的其他既往史等。

同时需要对患者进行相关的体格检查,特别是神经系统检查,尤其是患者存在需要排除抽动障碍以外可能罹患的其他神经系统疾病时。神经影像学检查、脑电图等在评估抽动障碍的病情严重程度方面并非首选检查。因此,只有在临床可能存在相关需要检查的指征的情况下,才应该进行。

#### (二) 抽动症状的临床访谈

针对抽动发作症状的临床访谈包括记录第一次运动和/或发声抽动发作的年龄、病程以及发生抽动最严重时的年龄。此外,还要询问哪些抽动的表现(或合并症)是最严重的,了解其对身体所可能造成的影响(包括肌肉和/或关节的疼痛/损伤等),以及抽动时是否伴随的躯体感觉异常(包括部位、特点和持续时间等),抽动加重或缓解因素(例如应激敏感性、感染因素)等。询问患者本人和/或父母有关患者每日、每周和每月的抽动发作波动的情况(包括睡眠期间的表现),寻找可能与患者自然症状波动相关的、可能影响患者未来治疗效果的影响因素。

虽然抽动障碍的许多临床表现是显而易见的,但要客观地评定它们表现有时是有一定困难的。第一,抽动随时间的变化而变,要想评估其严重程度必须考虑多重的变量,如抽动的类型、频率、强度、复杂性、症状所涉及的身体的部位(分布)等。第二,抽动可自发地缓解或减轻,有研究发现,约40%的患者在早晨症状较轻,约19%的患者在夏季症状有所减轻等。第三,有些患者能够用其意志控制抽动症状数分钟乃至数小时。此外,情境的刺激也能够改变抽动的临床症状严重程度的表现,例如有些患者与陌生人或医生在一起,以及在学校或工作场所,抽动可能有所减少。而在家里或者本人焦虑时,抽动有所增多。甚至一些患者在医生办公室里,当医生离开时,其抽动可能也会有增多的现象。因此,对抽动障碍患者抽动严重程度的评估,需要同时兼顾患者和家属对抽动症状及相关病情的主观叙述和医生的客观观察两个方面综合评估。

对抽动病情进行评估时,评估者的身份可以是多样的,有自我评定、父母评定、老师评定和医生评定等。不同评估者对同一患者的评估结果也可能存在一定的差异的。

### (三)抽动障碍病情严重程度的评估

单纯的临床观察可将抽动障碍的病情严重程度简单分为轻度、中度和重度。轻度指轻微抽动症状,不影响儿童的正常生活、学习或社会活动;中度指经常性出现抽动症状,以某种方式

干扰了儿童正常功能和社交活动;重症则指经常性的抽动症状,严重地影响了儿童的生活、教育和社会活动。临床上对于抽动障碍病情严重程度的判定,最好能够依据抽动严重程度量表进行客观及量化的评定,相关的得分可用于病情严重程度分析和疗效判定,但不能用于判断预后。

目前在临床及科研中的许多相关量表可对抽动的严重程度进行相关量化的评估,根据国际帕金森病和运动障碍学会评定量表发展委员会(the International Parkinson's and Movement Disorders Society Committee on Rating Scales Development)的专家意见将这些相关的抽动评定量表分类为"推荐""建议"或"列出"等级。目前在国际上推荐的最常用的量表为耶鲁综合抽动严重程度量表(Yale Global Tic Severity Scale, YGTSS)。但在实践过程中抽动的病情的评估仍有相当大的困难,主要是由以下因素引起:①个体抽动症状随时间出现自发的变化;②抽动严重程度对个体及其家庭的影响存在较大变异性;③抽动患者存在自主抑制其抽动的倾向,尤其是在临床医生的诊室时。因此,在评估抽动障碍时,宜采用多信息源资料,并结合直接观察(包括在家里、学校及工作环境中),及既往信息。在有条件的情况下还可收集相关视频数据,尤其对于那些在面诊过程中没有表现出任何抽动的患者,视频记录可能是非常有用的证据。此外,一些相关移动应用程序可能有助于以更客观和可比的方式测量患者的抽动情况。

此外,与抽动障碍相伴随的一系列心理行为障碍,也会相应地增加病情的复杂性及严重性;抽动障碍伴发共患病越多,病情越严重。对抽动障碍病情严重程度的评估,须进行全面的评估,

不仅要对抽动症状进行评估,还要评估抽动的性质、病程、就诊当时的功能状况、共患病的情况以及对社交、家庭、学校生活的影响程度等。对抽动障碍的最终严重程度和转归的评估宜在青春发育期开始后进行。相关抽动障碍共患病的评估也请参阅本书第十二章。

难治性抽动障碍的评估:既往国内外文献报道中对难治性抽动障碍(refractory tic disorders, RTD)没有明确定义,有的以是否共患有严重的强迫症状、是否观察到严重的抽动症状为标准,有的以耶鲁综合抽动严重程度量表(YGTSS)评分为标准,有的以是否接受深部脑刺激(deep brain stimulation, DBS)或经典的抗抽动障碍药物(如氟哌啶醇、硫必利、阿立哌唑等)的治疗效果为标准,但尚无统一定论。近年来,普遍接受的观点为:重度抽动障碍经足量规范使用以抗抽动障碍药物(如氟哌啶醇、硫必利、阿立哌唑等)为主的综合治疗1年以上,仍无明显疗效而迁延不愈者。临床中患者经规范治疗1年以上YGTSS减分率仍不理想者可考虑其为难治性的病例。对Tourette综合征患者难治性因素所进行的研究结果表明,母亲孕期的不良事件、治疗的依从性、起病的年龄、病程、发声的强度及是否共患强迫障碍和/或情绪障碍等是难治性抽动的危险因素。亦有学者发现Tourette综合征患者表现出严重且复杂的临床表型,且伴共患病是最严重的难治类型,其社会功能也更容易受损。

因此针对难治性Tourette综合征患者,关注共患病的评估尤为重要,如强迫症、注意缺陷多动障碍、焦虑、抑郁、破坏性行为以及孤独症谱系障碍等的评估;临床早期识别并评估难治性抽动障碍时需识别相关的危险因素,利于难治性抽动障碍的诊疗管理和患者预后评估。

## 二、抽动障碍病情严重程度评估的意义

针对抽动障碍患者病情的评估具有重要的临床意义。相关病情的评估能帮助临床医生了解患者抽动发作的频率、类型、部位和性质。评估的目的还包括以下几个方面:①鉴别抽动与其他不自主运动,如舞蹈症、手足徐动、肌张力障碍或其他病因引起的刻板动作等;②评估是否共患强迫症/强迫行为、注意缺陷多动障碍、抑郁、焦虑和学习障碍等;③评估心理社会因素,考虑学校、家庭、朋友,自尊及疾病本身对其生活质量的影响等;④病情评估对后续治疗方案的制订包括行为干预、药物的选择等具有重要意义。

## 三、影响抽动障碍病情严重程度的相关因素

目前抽动障碍的病理生理机制尚不完全清楚。研究表明年龄、共患病、免疫炎症、营养、遗传等因素与抽动障碍病情严重程度密切相关。

### (一)年龄与抽动障碍病情严重程度

有研究发现,抽动障碍病情的严重程度与发病年龄有关。发病年龄越晚,抽动症状越重,越需要治疗。对于大多数患者,抽动症状的最严重时期通常发生在8~12岁之间。但总体而言,抽动障碍病情严重程度随时间推移而改善。一项纵向研究表明青少年时期抽动症状的严重程度逐年下降,对比初次就诊,6年后,18%的16岁以上青少年没有抽动症状,60%有轻微或轻度抽动症状;到18岁时,尽管大部分个体仍有轻度的抽动症状,但大多数人已不再经历抽动症状所带来的显著损害。然而,当中有一部分患者的抽动强

度并没有降低,甚至少数患者继续出现严重的、影响日常生活的抽动症状。

### (二) 共患病与抽动障碍病情严重程度

抽动障碍病情越严重伴随注意缺陷多动障碍等相关行为问题就越多。

Comings 等研究发现轻度、中度和重度抽动障碍患者所伴随注意缺陷多动障碍的发生率分别为 30%、50% 和 70%,提示共患病可能会加重抽动障碍的严重程度。

预测抽动障碍病情严重程度的因素可能包括:患者当前的疾病严重程度、是否共患强迫障碍以及所承受的社会心理压力的大小等。新近的研究提示儿童期抽动严重程度、共患强迫症和注意缺陷多动障碍的严重程度与成年早期高的抽动症状评分及强迫症或注意缺陷多动障碍的诊断相关。抽动的加重通常伴随着情绪(焦虑、心境障碍)和行为(注意力缺陷和多动、强迫症/强迫行为)症状的恶化。

### (三) 免疫炎症因素与抽动障碍病情严重程度

目前的研究认为,感染可能通过引发免疫应答而导致抽动障碍的发生,进而影响抽动障碍的发病及其严重程度。相关研究表明,在 Tourette 综合征(Tourette syndrome)患儿症状恶化期间,血清 IL-12 和 TNF-α 浓度呈现升高现象。在另一项研究当中,与正常对照组比较,发现抽动障碍患儿血清中的 IL-2 显著低于正常对照组,而 IL-6 浓度则显著高于正常对照组。上述细胞因子的浓度在轻度、中度及重度抽动障碍组间也存在着明显的差异。IL-6 参与了复杂的神经生理功能如情绪、睡眠、记忆和神经免疫调节中信号转导的起始。IL-2 及 IL-6 与抽动障碍严重程度

的关系提示细胞免疫通过影响大脑中神经递质的释放,可能参与了抽动障碍的发生发展。此外其他相关研究还发现抽动障碍伴变态反应性疾病患儿存在 T 淋巴细胞亚群失衡现象,如抽动障碍合并过敏患儿的运动和发声抽动症状更为严重。过敏通过细胞免疫失衡机制增加了抽动障碍的严重程度。综上所述,免疫炎症因素与抽动的严重程度有关,血清细胞因子水平及 T 淋巴计数水平可能与抽动障碍患者抽动症状的严重程度相关。

### (四) 营养因素与抽动障碍病情严重程度

近年来研究发现抽动障碍可能与多巴胺能障碍有关。维生素 D 在多巴胺能系统的正常发育和功能发挥中起着重要作用。研究发现抽动障碍患儿的血清维生素 A 和 D 水平低于正常儿童,中重度组患儿的血清维生素 A 和 D 水平低于轻度组。抽动严重程度与血清维生素 A 和 D 水平呈负相关。故而推测,维生素 A 和 D 缺乏越严重,抽动障碍症状可能就越严重。有研究报道补充维生素 A 及 D 在改善免疫调节和抽动障碍症状方面可能具有相关的帮助。

### (五) 遗传及其他相关因素与抽动障碍病情严重程度

抽动障碍是一种多基因遗传病。从抽动障碍家族史研究当中发现,很大比例患者的父母存在抽动的病史。与健康对照家庭相比,患者的一级家庭成员发生抽动的风险更高。Tourette 综合征及慢性抽动障碍患者多基因危险的评分(polygenic risk scores,PRS)与抽动严重程度呈正相关。此外,相关的研究还发现产前母亲吸烟、受孕时父亲年龄偏大以及出生体重偏低与抽动严重程度的增加显著相关。

# 第二节 社会功能与生活质量

Tourette 综合征对患者的社会功能及生活质量的影响是多方面的。虽然一些文献报道了一些 Tourette 综合征患者的适应协调能力,他们当中许多人富于创造力或幽默感,或者专注于他们擅长或喜欢做的事情,如休闲活动、运动、学术追求或艺术追求等。然而,在一些患有严重抽动障碍和严重合并症的患者当中,抽动可能会干扰甚至严重干扰个体的日常生活和学校、家庭或工作的活动。在儿童/青少年当中进行的有关 Tourette 综合征的临床研究总体上显示 Tourette 综合征患者的生活质量较低。此外,相关研究的结果也提示,慢性抽动障碍的儿童存在生活质量主题方面的损害,包括身体、心理、职业、社会、共病(强迫)和认知领域。对 Tourette 综合征生活质量研究的结果表明,患者的总体生活质量受损和心理社会功能降低,其中针对学术、社会和情感领域中的不良影响是最大的。

## 一、抽动障碍对社交能力的影响

与健康同龄人相比,患有慢性抽动障碍及其相关共患病的儿童及家属存在生活质量受损和适应不良等心理及行为社交问题。据报道,约 1/3 的 Tourette 综合征患者有社交问题,其中 19% 被归类为存在严重的社交障碍。可能受到影响的领域主要涉及社会意识、社会认知、社会沟通、社会动机和孤独症样习性范畴,表明患有抽动障碍的儿童当中存在较为广泛领域的社交障碍。与家人和朋友的关系在生活中很重要,实际上这也是生活质量相关社交领域的重要组成部分。因为健康的家庭功能是 Tourette 综合征患儿长期社会和情绪稳定的重要的组成部分。多项研究表明,由于 Tourette 综合征患者的症状常常是家庭成员之间争吵的导火索,因此可能进一步导致患者减少与父母的沟通,进而加剧其不安全感的增加,并随着时间的推移进一步加剧。

值得一提的是,不同年龄段的 Tourette 综合征患者皆报告 Tourette 综合征的症状干扰了其与同伴友谊的互动,其干扰程度高于对家庭关系的干扰。同伴友谊的不佳导致了 Tourette 综合征患儿在形成亲密或有意义的关系方面存在潜在困难,而这些关系也是生活的重要组成部分。一项研究比较了 Tourette 综合征青少年的父母报告与没有 Tourette 综合征的同龄人的父母报告,发现 Tourette 综合征组中不安全的同伴依恋、同伴关系问题、交友困难和社会功能水平较低的比率显著增高,特别是存在较高比率的人格维度的"神经质",是 Tourette 综合征个体寻求友谊的重大障碍。对 Tourette 综合征合并症的社会影响程度,仍然难以确定和量化,尤其是在合并强迫症的患者当中。

Tourette 综合征患者社交障碍的严重程度受抽动的严重程度及共患病的影响。另一方面,有社交障碍的抽动障碍儿童可能较难参与社交活动,无论其抽动严重程度是高还是低。相比之下,没有社交障碍的儿童可以利用他们的社交能力来减轻可能因抽动引起的社交相关问题(例如,同伴的取笑,回避社交活动等)。此外,社交障碍在慢性抽动障碍儿童的生活质量中起着重要作用,因为它们影响了抽动严重程度和生活质量之间的关系。建议将社交缺陷存在与否,纳入慢性抽动障碍儿童的定期评估中,因为它可能导致这些患者的社会问题和生活质量下降。

## 二、抽动障碍对学习认知的影响

Tourette 综合征儿童存在学业成绩不佳、留级的风险,需要额外的支持,特别是那些患有严重抽动和共患病的儿童。一般认为 Tourette 综合征患者的智力在均值范围内。但根据丹麦儿童 Tourette 综合征临床队列报告,与对照组相比,Tourette 综合征儿童的非语言能力和全面的智力水平偏低(小于一个标准差),且与疾病持续时间和是否存在共患病相关。作者推论,抽动的早期发生(而不是疾病持续时间)可能与特定的认知能力缺陷相关。有关运动技能和视觉感知能力方面的困难在 Tourette 综合征已有报道。特定的学习障碍也是 Tourette 综合征儿童常见的,特别是数学和书写困难。尽管文献结论不一致,但有一些迹象表明 Tourette 综合征患者的执行功能障碍与抑制控制和认知灵活性降低相关。70%的父母报告在学校、家庭或社会活动领域中至少存在一个以下问题,例如,学校作业的专注,为上课作准备,参加测试或考试,课堂上写作业,做家务,晚上睡觉,结交新朋友,和一群陌生人在一起等。如果患儿合并了注意缺陷多动障碍或强迫障碍,则这些缺陷通常更常见。

## 三、抽动障碍对心理健康的影响

心理健康已被证明是对整体生活质量好坏的最重要的决定因素之一,特别是在成年期。

Tourette 综合征患者通常会经历心理困扰、挫折感和情绪低落。与健康对照组相比,Tourette 综合征人群的心理健康一直受到显著的影响。研究显示 25%~75% 的抽动障碍患者存在发作性冲动控制障碍和愤怒控制问题。发作控制障碍被描述为针对患者附近的人的言语或身体攻击的突然暴发。愤怒发作通常与共患病相关,例如注意缺陷多动障碍、孤独症、破坏性心境障碍和强迫障碍的情感失调特征,但也发生在一部分无共患病的"仅有 Tourette 综合征"的患者当中。Budman 等人使用新开发的"愤怒攻击问卷"评估儿童和青少年的愤怒攻击行为。与对照组相比,Tourette 综合征中的愤怒发作明显更常见,对患者的生活质量存在负面影响。相关的研究发现慢性抽动的儿童及青少年较正常儿童自尊心更低,这可能会导致他们在处理同伴问题时更胆小及更不受欢迎。对 Tourette 综合征儿童的一项临床研究表明,Tourette 综合征儿童中焦虑和抑郁症的患病率明显高于健康个体和癫痫患者。Tourette 综合征患者当中情感症状的患病率增加可能是多因素导致的,而不是单纯因为对长期存在的抽动症状引起的心理社会障碍和挫折感的反映。

## 四、抽动障碍对躯体健康的影响

严重的抽动发作可能会导致身体疼痛和损伤。来自涉及儿童和成年 Tourette 综合征影响的调查研究的结果显示,大多数受访者报告至少有一次抽动发作引起的疼痛和身体损伤(分别为 64% 和 60%),且与报告的抽动严重程度显著相关。研究显示部分 Tourette 综合征患者存在自伤行为,自伤不仅与抽动有关,还与许多其他共患病有关。共患注意缺陷多动障碍或强迫障碍进一步影响了 Tourette 综合征患者与身体障碍方面相关的生活质量问题,特别是在儿童患者当中。这些问题包括共患注意缺陷多动障碍可能引起的多动和事故倾向,暴怒发作或过度清洗或梳洗等共患强迫症患者的皮肤损伤问题等。Tourette

综合征患者进行日常生活活动(包括自我护理)的困难也被归类为可能来自功能性活动和运动能力问题的后果,特别是当 Tourette 综合征儿童进入青春期和成年时。

## 第三节　病情严重程度评估量表

量表在抽动障碍病情评估中的应用可使疾病严重程度的解读更加直观及可能帮助早期发现共患疾病。由于抽动障碍的病情相对比较复杂,因此要获得一个简明、准确和全面的量表用于疾病病情的评估存在一定困难。过去所制定的一些量表,有的是基于既往症状的描述,有的是根据临床直接观察的客观评估,或者是兼顾这两个方面。另外,有部分量表,不是针对抽动症状本身进行评估,而是针对抽动障碍所造成的负面影响进行总体的评估,包括针对患者个人的、社会的及其职业生活的影响。目前评估的量表根据其侧重性分为评估抽动严重程度量表、评估共患疾病严重程度量表及评估社会功能及生活质量的相关量表等。

### 一、症状调查量表

#### (一)由患者或其家属完成的症状调查量表

症状调查量表(Symptom Check Lists)包括一系列的问题,由患者或其家属选择最接近的回答,如实进行填写,用于了解抽动障碍患者的出生时围产史、发育史、症状史、治疗史和家族史等。这种调查表以自我报告的形式填写,便于资料处理和评分。这种评估方法通常被用于大规模的流行病学研究、家族遗传学研究以及纵向评

估疾病的自然病程和对治疗的反应等。目前被广泛应用的自我评定量表包括 Tourette 综合征问卷调查表(Tourette Syndrome Questionnaire,TSQ)和 Tourette 综合征症状调查表(Tourette Syndrome Symptom List,TSSL)。然而,这些调查表并没有进行相关效度测定,以及未包括抽动障碍所伴发的行为问题。所以,虽然症状调查表有一定的使用价值,但对其提供的信息应谨慎应用,因为可能存在一些混杂因素的影响,如被调查者的依从性问题、专业知识的缺乏和观察者的偏倚(bias)因素等。

#### (二)由临床医生完成的症状调查量表

临床上常常应用的抽动障碍病情严重程度评定量表,是基于医生在临床访谈时的直接观察或从患者及其家属那里所获得的资料所完成的。相对多方面的信息被采用,这种类型的评定量表比较全面综合。有效的临床评定量表应该尽可能涵盖抽动症状的各个方面,包括抽动发生的部位、频率、强度、复杂性、加重或缓解因素以及社会功能危害性等。这方面的资料主要来自于患者及其家属的描述。为了得到可靠的资料,接诊医生应尽可能将患者及其家属所描述抽动发作的情况与量表的每一个相关问题点相结合。常用的抽动障碍评定量表中的内容必

须包括病史资料和临床观察到的情况。目前临床应用较多的有以下几种量表：Tourette 综合征严重程度量表（Tourette Syndrome Severity Scale，TSSS），Tourette 综合征综合量表（Tourette Syndrome Global Scale，TSGS），耶鲁综合抽动严重程度量表（Yale Global Tic Severity Scale，YGTSS）和 Hopkins 运动与发声抽动量表（Hopkins Motor and Vocal Tic Scale，HMVTS）等。

## 二、客观评定量表

### （一）患者观察量表

患者观察量表（patient observation ratings）应用很方便，在家里、在教室或者在医院都能够对患者的抽动情况进行直接观察，可以由父母、老师或临床医生独自进行观察。Nolan 等根据临床医生和老师对抽动障碍患儿在学校的观察，尝试评估其抽动症状。患儿在教室里被观察 30 分钟以及在操场和餐厅被观察大约 20 分钟。对于抽动症状的评定，老师采用综合抽动评定量表（Global Tic Rating Scale），医生则采用耶鲁抽动综合严重程度量表（Yale Global Tic Severity Scale，YGTSS）和 Tourette 综合征联合评定量表（Tourette Syndrome Unified Rating Scale）。相关评定结果在总体上呈现低至中度的相关，提示不同行业领域的评估者对抽动障碍患儿病情的评估结果是有所差异的。观察者可以对抽动部位、次数、频率、强度及复杂性等方面进行评估。但严格地说，患者观察量表所做的评定也只能代表抽动障碍患者病情的一部分。

### （二）患者录像资料

患者录像资料（patient video materials）是通过对抽动障碍患者进行录像观察，获得的有关抽动严重性比较客观和定量的资料。当患者在房间玩耍或坐着做作业时，均可进行录像，且最好在患者不知道要被录像的情况下完成。通常在对抽动症状评定时，需要将录像当中的所有资料每隔 2~10 分钟（平均 5 分钟）停顿下来一次进行分析，然后将不同时间段的分析内容做出统计，得出总的评估印象。通过录像资料形式能够对患者的抽动频率做出相对可靠的评定。高水准的录像资料评定能够与广泛应用的抽动障碍量表（如抽动障碍严重程度量表和抽动障碍综合量表）有高度的相关性。通常当患者在房间独处或者从事一项特殊任务时，可能观察到患者的抽动症状会有所增多。应该说明的是，患者录像资料虽然不是真正意义上的评定量表，但采用录像形式能够对抽动障碍患者的抽动状况做出相对定量的评估，故可以将患者录像资料这种评估形式看作是一种客观评价工具之一。当前随着科技的发展，许多曾经的录像带记录的录像资料已被更为先进的录像方式所替代，较之前更为方便、更易携带。

### （三）视频抽动量表

视频抽动量表（Video-Based Tic Rating Scale）是依据给抽动障碍患者拍摄的视频资料进行评估，随机选取 10 分钟连续录像，评估参与运动性抽动的身体部位数、抽动频率、严重程度、发声性抽动频率及严重程度 5 项内容，每项评分 0~4 分，总分最低 0 分，最高 20 分。视频抽动量表评估时可根据视频资料同时进行多人评估，最大程度上排除了评估者及被测试者的主观性。但同样存在不足，如该量表只评估运动性及发声性抽动症状，无法评估患者的社会功能损害情况，评估不够全面；拍摄时间为 30 分钟，时间段较短，受抽动症状自然波动性的影响较大，仍然不够客观；拍摄视频时患者处于特殊环境，患者自身影响亦较明显,如在患者不知情情况下拍摄,可部分消除该影响,但对技术设备要求较高。

## 三、综合评定量表

基于病史和对患者的客观评定两个方面的临床资料所制定出的量表,已经被广泛应用于临床实践当中。有关这方面的量表包括上面已提到过的 Tourette 综合征严重程度量表(TSSS)、Tourette 综合征综合量表(TSGS)、耶鲁综合抽动严重程度量表(Yale global tic severity scale,YGTSS)、Hopkins 运动与发声抽动量表(HMVTS)和儿童综合评估量表(Children's Global Assessment Scale,CGAS)等。对患者的客观评定,主要是针对抽动的形式而言,这种评估已单独应用于研究方案中或者融合于主观抽动严重性评定量表之中。客观评定大多在临床或医院当中进行,在家里或学校里也可以试用。为了增加评估结果的效度,患者最好不知道自己正在被观察评估。

## 四、非抽动量表

抽动障碍患者通常伴有较多的精神行为障碍,如注意缺陷多动障碍、强迫障碍和情绪障碍等,从而使本病的病情变得更加复杂和严重。采用非抽动量表(non-tic scales),如注意缺陷多动障碍评定量表和强迫障碍评定量表等,用于相关精神行为障碍的判定,是抽动障碍病情严重程度评估的一部分。注意缺陷多动障碍的症状可起病于学龄前,并可在抽动症状出现之前就发生,或者与抽动障碍同时发生,但抽动症状相当轻微,仅仅是在回顾性调查时才被注意到。注意缺陷多动障碍评定量表由老师、父母或照料者填写完成,常用的有父母症状调查表(Parent Symptom Questionnaire)、简明教师评定量表(Abbreviated Teacher Rating Scale,ATRS)、康氏父母 / 教师评定量表(Conners Parent/Teacher Rating Scale)、Iowa Conners 教师评定量表(Iowa Conners Teacher Rating Scale)和注意缺陷多动障碍临床综合印象量表(Clinical Global Impression Scale for ADD,ADD-CGI)等。几个临床强迫障碍评定量表已被用于强迫障碍的判定,最常应用的是 Yale-Brown 强迫量表(Yale-Brown Obsessive Compulsive Scale,Y-BOCS),其他常用的还有 Leyton 强迫调查表(Leyton Obsessional Inventory)、Maudsley 强迫调查表(Maudsley Obsessional Inventory)和国家心理卫生机构综合强迫量表(National Institutes of Mental Health Global Obsessive Compulsive Scale),以及生活质量评定量表(Quality Of Life,QoL)等。临床及科研中常常会用儿童生存质量测定量表(Pediatric Quality of Life Inventory,PedsQL)来评估患儿在社交及生活质量方面潜在的问题,目前国内使用的是中山大学卢奕文教授引进的中文版的 PedsQL 4.0(表 9-1)。

中文版 PedsQL4.0 量表由 Varni 于 2004 年10 月授权提供源量表。由中山大学卢奕云等严格按照作者提供的翻译改进步骤。遵循目前国际通行的"翻译—逆向翻译—文化调适—预试验"这一外国量表引进程序,翻译修订而成中文版。

PedsQL4.0 儿童生存质量普适性核心量表包含 23 个条目,分为四个方面。其中生理功能包含 8 个条目、情感功能包含 5 个条目、社会功能包含 5 个条目,角色(学校表现)功能包含 5 个条目。该量表用于测定儿童及青少年健康相关生存质量的共性部分。适合于社区和学校的健康儿童。也适合于患有各种急、慢性疾病的儿科患者,可用于不同人群的生存质量对比研究。

表 9-1　儿童生存质量测定量表 PedsQL4.0 中文版

| 相关项目 | 评级 | | | | |
|---|---|---|---|---|---|
| 生理功能 | 0 级 | 1 级 | 2 级 | 3 级 | 4 级 |
| 1. 步行 200 米以上有困难 | | | | | |
| 2. 跑步有困难 | | | | | |
| 3. 参加体育运动或锻炼有困难 | | | | | |
| 4. 举大件物品有困难 | | | | | |
| 5. 自己洗澡或沐浴有困难 | | | | | |
| 6. 做家务有困难（例如收拾他 / 她的玩具） | | | | | |
| 7. 受伤或疼痛 | | | | | |
| 8. 体力不佳 | | | | | |
| 情感功能 | 0 级 | 1 级 | 2 级 | 3 级 | 4 级 |
| 9. 感到害怕或恐惧 | | | | | |
| 10. 感到悲伤或沮丧 | | | | | |
| 11. 感到气愤 | | | | | |
| 12. 睡眠不好 | | | | | |
| 13. 担心有什么事将会发生在他 / 她身上 | | | | | |
| 社交功能 | 0 级 | 1 级 | 2 级 | 3 级 | 4 级 |
| 14. 与其他孩子相处有困难 | | | | | |
| 15. 其他孩子不愿和他 / 她做朋友 | | | | | |
| 16. 被其他孩子戏弄 | | | | | |
| 17. 不能完成同龄儿童胜任的事 | | | | | |
| 18. 游戏时跟不上其他孩子 | | | | | |
| 角色功能（学校表现） | 0 级 | 1 级 | 2 级 | 3 级 | 4 级 |
| 19. 上课时注意力不集中 | | | | | |
| 20. 丢三落四 | | | | | |
| 21. 学校活动中跟不上其他同龄人 | | | | | |
| 22. 因身体不适而缺课 | | | | | |
| 23. 因必须去看病或住院而缺课 | | | | | |

引自：卢奕云, 田琪, 郝元涛, 等 . 儿童生存质量测定量表 PedsQL4.0 中文版的信度和效度分析 . 中山大学学报（医学科学版）, 2008, 29（3）: 328-331.

PedsQL4.0 的每个条目都是询问最近一个月内某一事情发生的频率。每个条目的回答选项分为 0~4 五个等级(0= 从来没有一个问题;1= 几乎从来没有一个问题;2= 有时有问题;3= 经常有问题存在;4= 几乎总是有问题),计分时相应转化为 0~100 分(0=100,1=75,2=50,3=25,4=0)。各方面的分数为该方面下属各条目分数的总和除以所含条目数。总表的分数为各条目分数的总和除以全量表条目数。总分和各方面的分数在 0~100 之间,分值越高,说明生存质量越好。

## 第四节　主要评估量表简介

### 一、症状调查表

#### (一) Tourette 综合征症状调查表

Tourette 综合征症状调查表(Tourette Syndrome Symptom List,TSSL)用于帮助父母对抽动障碍患儿做每天或每周的评估,评价抽动的严重性、波动性及对家庭的影响等。父母及家庭每天用含 29 项的症状调查表评估症状,涵盖了三个方面的症状:运动性抽动(如眨眼 / 做鬼脸等)、发声性抽动(如嗓子发声 / 重复语言 / 秽语等)和行为异常(如触摸 / 投掷动作 / 刻板动作等)。另外,个别患者有其他的一些症状。每一症状用五级标准来进行评价:0,无症状;1,发作次数较少(约每 45 分钟一次);2,发作次数较多(每 15~44 分钟一次);3,发作次数很多(每 5~14 分钟一次);4,频繁发作(每 1~4 分钟一次);5,总是发作(几乎每分钟一次)。Tourette 综合征症状调查表提供以下参数:症状范围,严重性范围以及总的严重程度(运动性抽动 / 发声性抽动和行为异常的平均分)。

#### (二) Tourette 综合征问卷调查表

Tourette 综合征问卷调查表(Tourette Syndrome Questionnaire,TSQ)是一份预测性的自我评估调查表,由一份 35 页内容的问题问卷调查表来调查患者的详细情况。问卷调查表的项目按以下标题进行归类:患者个人档案、抽动障碍症状学、用药史、家族史、产前史、出生史和发育史。完整的问卷可由患者自己完成,其中父母可以帮助完成产前史和出生史。Jagger 等首先利用这个调查表对 72 名来自于一个抽动障碍协会的会员的患者进行了调查。

#### (三) 运动或发声抽动及强迫症状评定量表

运动或发声抽动及强迫症状评定量表(Motor Tic,Obsessions,Vocal Tic Evaluation Survey,MOVES)由患者完成,适用于儿童和成人,由 16 条基本陈述内容组成,分为 5 个分量表,包括:①运动抽动;②发声抽动;③强迫观念;④强迫行为;⑤相关症状(如模仿语言 / 模仿动作 / 秽语 / 下流动作等)。每一条陈述内容,患者需选择一个合适的评价(从不 / 有时 / 经常 / 总是),这些回答分别给予 0~3 分,所得量表评分可分别形成抽动亚量表分和强迫障碍亚量表分。运动性或发声性抽动及强迫症状评定量表与单独调查抽动障碍或强迫障碍的相关评定量表有着明显相关,如耶鲁综合抽动严重程度量表(Yale Global Tic Severity Scale,YGTSS)、Shapiro Tourette 综合征临床评定量表(Shapiro Tourette Clinical Rating

Scale）和强迫症状量表等。MOVES 量表的敏感性为 87%，特异性为 94%，阳性或阴性预测价值为 90% 以上。运动或发声抽动及强迫症状评定量表（MOVES）有助于记录患者对其症状的主观印象。

### （四）1987 俄亥俄 Tourette 综合征调查问卷

1987 俄亥俄 Tourette 综合征调查问卷（1987 Ohio Tourette Survey Questionnaire）用于登记俄亥俄州 Tourette 综合征协会的所有患者，调查问卷包括主要症状、治疗史和相关疾病组成。这个量表的应用和发展对 Tourette 综合征的研究很有价值。

### （五）父母抽动问卷

父母抽动问卷（Parent Tic Questionnaire，PTQ）是家长报告抽动严重程度的量表（表 9-2）。PTQ 评估过去 1 周内患儿抽动的严重程度，允许患儿父母对 14 种发声抽动和 14 种运动抽动的存在或不存在进行评级。此外，该量表允许对每次抽动完成的抽动频率和强度的单独评级。频率等级范围从 1~4，分别为每周、每天、不断、每小时。强度等级范围为 1~4，分数越高表示抽动强度越大。运动抽动和发声抽动评分范围为 0~112，总分范围为 0~224。相关研究发现父母抽动问卷被认为具有良好的内部一致性和良好的重测信度。此外，父母抽动问卷与临床医生评定的抽动严重程度较吻合。

表 9-2　父母抽动问卷（Parent Tic Questionnaire，PTQ）

| | 存在 | | 发作频率 | | | | 强度 |
|---|---|---|---|---|---|---|---|
| | 是 | 否 | C | H | D | W | 1~4 |
| | 1 | 0 | 4 | 3 | 2 | 1 | |

**运动抽动表现**

眨眼

翻白眼 / 眼球动

甩头

做鬼脸

口 / 舌运动

耸肩

胸部 / 腹部收紧

骨盆拉伸运动

腿 / 脚动

手臂 / 手部动

模仿别人的姿势

猥亵行为

其他运动抽动

复杂运动组合（一次多个抽动）

**发声抽动表现**

清嗓子

吹口哨

续表

| | 存在 | | 发作频率 | | | | 强度 |
|---|---|---|---|---|---|---|---|
| | 是 | 否 | C | H | D | W | 1~4 |
| | 1 | 0 | 4 | 3 | 2 | 1 | |
| 抽泣 | | | | | | | |
| 咳嗽 | | | | | | | |
| 动物叫 | | | | | | | |
| 音节 | | | | | | | |
| 单字 | | | | | | | |
| 秽语 | | | | | | | |
| 重复别人的声音 | | | | | | | |
| 猥亵的话 | | | | | | | |
| 言语停顿 | | | | | | | |
| 其他发声抽动 | | | | | | | |
| 复杂的发声组合（一次多个抽动） | | | | | | | |

引自：CHANG S，HIMLE MB，TUCKER BTP，et al. Initial psychometric properties of a brief parent-reported instrument for assessing tic severity in children with chronic tic disorders. Child Fam Behav Ther，2009，31：181-191.

## 二、综合评定量表

### （一）Tourette 综合征综合量表

Tourett 综合征综合量表（Tourette Syndrome Global Scale，TSGS）是一个评估抽动障碍症状和社会功能的多维量表（表 9-3），由 8 个单维量表组成，其中抽动方面主要包括 4 个单维量表：①简单运动抽动；②复杂运动抽动；③简单发声抽动；④复杂发声抽动。每个单维量表用于评估抽动的频度（分 0~5 级）和干扰的程度（分 1~5 级），对每一类抽动，其频度分和干扰分是多样的，最后要合计成一个总分。社会功能方面主要包括 3 个单维量表：①行为问题；②运动不宁（motor restlessness）；③学习和工作情况。社会维度由 0（无损害）~25（严重损害）个连续等级分所组成。抽动和社会功能评估分最后通过数学公式转换成一个总分。

### （二）耶鲁综合抽动严重程度量表

耶鲁综合抽动严重程度量表（Yale Global Tic Severity Scale，YGTSS）由美国耶鲁大学 Leckman 等于 1989 年编制，用于评估抽动严重程度（见表 9-4）。耶鲁综合抽动严重程度量表是一个半结构化（semistructured）访谈工具，分 3 个部分：第一部分为问诊条目，包括运动性抽动和发声性抽动的主要表现和方式；第二部分分别评估运动性抽动和发声性抽动的数量、频度、强度、复杂性及对正常行为的干扰 5 个方面，每项按照 0~5 分 6 级评分，得分越高越严重；第三部分评估抽动障碍所导致的损害，按 10~50 分评分，加入抽动分中，最后得出量表总分。使用耶鲁综合抽动严重程度量表（Yale Global Tic Severity Scale，YGTSS）要求评定者具有对抽动症状评估的临床经验，最

表 9-3　Tourette 综合征综合量表

| 姓名 | 日期 | | | | | | | | | | 评定者 | |
|---|---|---|---|---|---|---|---|---|---|---|---|---|
| | **频率（frequency，F）** * | | | | | | **功能影响（disruption，D）** △ | | | | | |
| 简单运动抽动（SM） | 0 | 1 | 2 | 3 | 4 | 5 | 1 | 2 | 3 | 4 | 5 | F×D= |
| 复杂运动抽动（CM） | 0 | 1 | 2 | 3 | 4 | 5 | 1 | 2 | 3 | 4 | 5 | F×D= |
| 简单发声抽动（SP） | 0 | 1 | 2 | 3 | 4 | 5 | 1 | 2 | 3 | 4 | 5 | F×D= |
| 复杂发声抽动（CP） | 0 | 1 | 2 | 3 | 4 | 5 | 1 | 2 | 3 | 4 | 5 | F×D= |

**行为（behavior，B）：**

| | |
|---|---|
| 0 | 无行为问题 |
| 5 | 轻微的行为问题，有正常的伙伴、学校和家庭关系 |
| 10 | 有些行为问题，至少在一个方面的人际关系受到影响 |
| 15 | 较多的行为问题，在一个方面以上的人际关系受到影响 |
| 20 | 严重的行为问题，在所有方面的人际关系受到影响 |
| 25 | 有不被社会接受的行为问题，需要长期监管 |

**运动不宁（motor restlessness，MR）：**

| | |
|---|---|
| 0 | 正常运动 |
| 5 | 偶有可见的运动不宁 |
| 10 | 有较多清晰可见的运动不宁 |
| 15 | 有中等度可见的运动不宁 |
| 20 | 绝大部分时间处于运动不宁，但偶尔停下来，功能受损 |
| 25 | 不停地运动，明显地不能执行功能 |

**学校和学习问题（school and learning problems）：**

| | |
|---|---|
| 0 | 无问题 |
| 5 | 少许学习问题 |
| 10 | 学习跟不上，有留级行为 |
| 15 | 学习困难，上特殊班级 |
| 20 | 上特殊学校 |
| 25 | 不能待在学校，家庭依赖 |

**工作和职业问题（work and occupation problems）**

| | |
|---|---|
| 0 | 没有问题 |
| 5 | 稳定的工作，有些困难 |
| 10 | 严重问题 |
| 15 | 很多工作不能做 |
| 20 | 几乎从未被雇用过 |
| 25 | 不能工作 |

［（SM+CM）/2］+［（SP+CP）/2］+［（行为 + 运动不宁 + 学校或工作问题）× 2/3］= 总分 #

引自：Leckman JF，Cohen DJ. Descriptive and Diagnostic Classification of Tic Disorders. New York：John Wiley & Sons，1988：70-71.

后的评分以每一条目评分所得有用信息和临床医生总体印象为基础。抽动严重程度判断：<25分属轻度；25~50分属中度；>50分属重度。该量表还可用于疗效判断：减分率>60%为显效；减分率在30%~60%为好转；减分率<30%为无效。量表信度：3个评分者之间的组内相关系数（intraclass correlation coefficient，ICC）为运动性抽动0.78、发声性抽动0.91、总损害0.80、总严重程度分0.85。效度：与临床就诊抽动样本的相关为运动性抽动0.86、发声性抽动0.91、总严重程度分0.62，因子分析提取运动和发声2个因子，信度效度好。

**表 9-4　耶鲁综合抽动严重程度量表**

**A. 说明**

耶鲁综合抽动严重程度量表（Yale global tic severity scale，YGTSS）该临床评分量表旨在从一系列不同维度（数量、频率、强度、复杂性和干扰）对抽搐症状的总体严重程度进行评分。YGTSS 的使用要求评分者具有 Tourette 综合征患者的临床经验。最终评级基于所有可用信息，并反映临床医生对每个待评级项目的总体印象。

访谈形式是半结构化的（semistructured），访谈者应首先完成填写抽动调查表（即过去 1 周内出现的运动性和发声性抽动，基于父母或患者报告，及评定过程中的访谈者所观察到）。然后，最好根据每个单独的项目，以参考点的内容为指导，继续提问。

**B. 抽动障碍调查表（tic inventory）**

1. 描述运动抽动（核查上周内出现的运动抽动情况）

a. 简单运动抽动（快速的、突发的、"无意义的"）

| 眨眼 | 眼球动 | 鼻子动 | 嘴动 | 做怪相 | 甩头/头动 | 耸肩 |
|---|---|---|---|---|---|---|
| 臂动 | 手动 | 腹部紧张 | 腿或脚或脚趾动 | | | |

其他（具体描述）

b. 复杂运动抽动（较慢的，"有目的的"）

| 眼神示意和转动 | 嘴动 | 面部动作或表情 | 头部姿势或动作 | 旋转 | 臂或手的姿势 |
|---|---|---|---|---|---|
| 书写抽动 | 肌张力障碍姿态 | 屈身或转体 | 腿、脚、脚趾的复杂动作 | 肩的姿势 | 秽亵行为 |
| 与抽动相关的强迫行为（触摸、轻拍、梳妆打扮、晚上起身） | | | 阵发性抽动（具体表现）持续（　）秒 | | 自虐行为（具体描述） |

失控行为（具体描述）*

| 其他（具体说明） | 描述任何复合模式的运动抽动行为模式或序列＿＿ |
|---|---|

2. 描述发声抽动（核查上周内出现的发声抽动情况）

a. 简单发声症状（快速、"无意义的声音"）

声音，噪声：（周期性的：咳嗽、清嗓子、抽鼻、哼声、口哨、动物或鸟类叫声）

其他（具体列出）

b. 复杂发声症状（语言：单字、短语、句子）

音节：（列明）

单字：（列明）

秽语：（列明）

模仿语言：

重复语言：

言语中断：

言语不成句（具体说明）

失控性言语（具体说明）\*

描述任何复合模式的发声抽动行为模式或序列

3. 顺序表（除非另有说明，分别评定运动抽动和发声抽动）

a. 次数：运动抽动分数（　　）　　发声抽动分数（　　）

| 说明 | 得分 | 运动分 | 发声分 |
| --- | --- | --- | --- |
| 无 | 0 | | |
| 抽动 1 次 | 1 | | |
| 多种不连续的抽动（2~5 次） | 2 | | |
| 多种不连续的抽动（5 次以上） | 3 | | |
| 多种不连续的抽动加上至少有 1 次难与不连续抽动区分的，同时发生或有顺序发生的复合模式的抽动 | 4 | | |
| 多种不连续的抽动加上至少有 2 次难与不连续抽动区分的，同时发生或有顺序发生的复合模式的抽动 | 5 | | |

b. 频率：运动抽动分数（　　）　　发声抽动分数（　　）

| 说明 | 得分 | 运动分 | 发声分 |
| --- | --- | --- | --- |
| 无：没有具体抽动行为的证据 | 0 | | |
| 很少发生：前 1 周出现了特定的抽动行为。这些行为很少发生，通常不是每天都发生。如果抽动发作，则是短暂而罕见的 | 1 | | |
| 偶尔发生：特定的抽动行为通常每天都会出现，但 1 天中有很长的无抽动间隔。抽动有时偶然会发生，每次持续时间不会超过几分钟 | 2 | | |
| 经常发生：特定的抽动行为每天都会出现。长达 3 小时的无抽动间歇期并不罕见。抽动发作是有规律的，但可能仅限于 1 个场景 | 3 | | |
| 几乎总是：特定的抽动行为几乎每天醒着的每 1 个小时都会出现，持续抽动行为的周期也会定期发生。抽动发作是常见的，并不局限于单一的场景 | 4 | | |
| 总是发作：特定的抽动行为几乎一直存在，无发作间隙很难被发现，且间隙最多不超过 5~10 分钟 | 5 | | |

续表

c. 强度：运动抽动分数（　　）　　　发声抽动分数（　　）

| 说明 | 得分 | 运动分 | 发声分 |
|---|---|---|---|
| 无 | 0 | | |
| 最小强度：抽动看不出来也听不见（仅基于患者自己的经验）或者抽动的力量不如类似的自主行为，通常因其强度小，而不被注意 | 1 | | |
| 轻微强度：抽动的力量并不比类似的自主行为或声音更有力，由于强度小，不易被注意到 | 2 | | |
| 中等强度：抽动比可比的自主行为更有力，但并不超出可比的自主行为或话语正常表达的范围，由于其有力的特征，可引起别人的注意 | 3 | | |
| 明显的强度：抽动比类似的自主行为和话语更有力，通常具有"夸张"的特征。因其有力和夸张的特征而经常引起别人的注意 | 4 | | |
| 严重的强度：抽动在表达方式上极为有力和夸张。这些抽动引起了别人的关注，并可能因其有力的表达方式而导致身体伤害（意外、挑衅或自我造成）的风险 | 5 | | |

d. 复杂性：运动抽动分数（　　）　　　发声抽动分数（　　）

| 说明 | 得分 | 运动分 | 发声分 |
|---|---|---|---|
| 无：如果有抽动，很明显具有"简单"的抽动特征（突然、短暂、无意义的） | 0 | | |
| 边缘：有些抽动在特征上并不明显"简单" | 1 | | |
| 轻度：有些抽动明显是"复杂的"（貌似有目的性），模仿简短的"自动"行为，如梳理、音节或简短的有意义的话语，如"啊哈""嗨"，这些行为都很容易被掩饰 | 2 | | |
| 中度：有些抽动更"复杂"（貌似更具目的性和持续性），可能发生在复合模式的发作中，这些发作很难掩饰，但可以被合理化或"解释"为正常的行为或言语（采摘、轻敲、说"肯定"或"宝贝"，短的模仿言语） | 3 | | |
| 明显的：有些抽动在特征上非常"复杂"，往往发生在持续的复合模式的发作中，这些发作很难掩饰，也不容易被合理化为正常的行为或言语，因为它们的持续时间和／或它们不同寻常、不恰当、怪异，或淫秽角色（长时间的面部扭曲、触摸生殖器、模仿言语、言语不成句、长时间反复说"你是什么意思"或说"福"或"sh"） | 4 | | |
| 严重的：有些抽动包括长时间的复合模式的行为或言语，由于它们持续时间和／或极不寻常，不恰当、怪异或淫秽的特征（冗长的展示或言语，通常涉及猥亵行为、自我辱骂或秽语） | 5 | | |

e. 干扰：运动抽动分数（　　）　　　发声抽动分数（　　）

| 说明 | 得分 | 运动分 | 发声分 |
|---|---|---|---|
| 无 | 0 | | |
| 极轻度：抽动时并不中断连贯的行为或言语 | 1 | | |
| 轻度：抽动时偶尔中断连贯的行为或言语 | 2 | | |
| 中度：抽动时常常中断连贯的行为或言语 | 3 | | |
| 明显的：抽动时常常中断连贯的行为或说话，偶尔中断预期的活动或交往 | 4 | | |
| 严重的：抽动时常常扰乱预期的活动或交往 | 5 | | |

续表

f. 损害、总的损害:(运动抽动和发声抽动总体损害率)

| 说明 | 得分 | 运动分 | 发声分 |
|---|---|---|---|
| 无 | 0 | | |
| 极轻度:抽动在自尊、家庭生活、社交、学校或工作功能方面带来不易察觉的困难(展望未来,很少对抽动感到沮丧或担忧;由于抽动,家庭紧张关系周期性轻微增加;朋友或熟人可能偶尔会以令人沮丧的方式注意到或评论抽动) | 1 | | |
| 轻度:抽动对自尊方面、家庭生活、社交、学习或工作上带来少量的困难 | 2 | | |
| 中度:抽动对自尊方面、家庭生活、社交、学习或工作上带来一些明显困难(焦虑发作、家庭里周期性的苦恼,剧变,经常被同伴嘲弄或社交回避,由于抽动周期性地影响学习或工作) | 3 | | |
| 明显的:抽动对自尊方面、家庭生活、社交、学习或工作上带来相当的困难 | 4 | | |
| 严重的:抽动对自尊方面、家庭生活、社交、学习或工作上带来极端困难[伴有自杀念头的严重抑郁症、家庭破裂(分居/离婚、安置)、由于在社会污名和社交回避,辍学或失业,社会关系中断严重限制了生活] | 5 | | |

4. 分数单

| 姓名 | 日期 |
|---|---|
| 年龄 | 性别 |
| 信息来源 | 评定者 |

运动抽动
次数 　　　　　　( )
频率 　　　　　　( )
强度 　　　　　　( )
复杂性 　　　　　( )
干扰 　　　　　　( )
运动抽动总分 　　( )

发声抽动
次数 　　　　　　( )
频率 　　　　　　( )
强度 　　　　　　( )
复杂性 　　　　　( )
干扰 　　　　　　( )
发声抽动总分 　　( )

总损害率

总的严重程度分数 = 运动抽动总分 + 发声抽动总分 + 损害

引自:LECKMAN JF,RIDDLE MR,HARDIN MT. The Yale Global Tic Severity Scale:Initial Testing of a Clinician-Rated Scale of Tic Severity. J Am Acad Child Adolesc Psychiatry,1989,28(4):566-573.

耶鲁综合抽动严重程度量表(Yale Global Tic Severity Scale,YGTSS)国内应用比较广泛,也是全球应用最广泛的量表之一,并由 Tourette 综合征国际指南推荐,主要用于评估抽动严重程度和评定疗效,目前被认为是评价抽动障碍严重程度的金标准。有研究采用耶鲁综合抽动严重程度量表对 39 例抽动障碍患儿的抽动严重程度进行了评定,结果 67%(26/39)患儿的评分>50 分,表明该研究的抽动障碍的病例中,半数以上患儿的抽动严重程度属于重度。一般来讲,临床上抽动障碍的病情严重程度不一,大多数病例病情较轻,仅少数病例病情较重,而为何此项研究评定中抽动障碍患儿病情较重的比例如此之大,这可能与该研究中的病例来源于神经专业门诊有关,通常是一些病情较重难以诊治的抽动障碍患儿,部分原因也可能与患儿家长对本病认识不够,往往待病情发展到较严重时才带患儿来医院就诊有关。

### (三) Hopkins 运动与发声抽动量表

Hopkins 运动与发声抽动量表(Hopkins Motor and Vocal Tic Scale,HMVTS) 分为运动性抽动和发声性抽动评定,根据抽动的部位又分为眼部抽动(眨眼)、面部抽动、颈部抽动、肩部抽动、臀部抽动、手指抽动和腿部抽动等(表9-5)。各部位抽动的严重程度按 5 级 4 分进行评定:无,0 分;轻度,1 分;中度,2 分;较严重,3 分;最严重,4 分。由家长根据患儿过去 1 周的情况进行填写,并记录有无伴随学习问题、品行问题及其他问题。Hopkins 抽动量表具有简单、条目少、易理解及好掌握等特点。林英明等于 1998 年试用 Hopkins 抽动量表对 17 例抽动障碍患儿进行评定,结果显示 Hopkins 抽动量表能从抽动部位、抽动形式、抽动严重程度及伴随问题等角度全面客观地反映抽动障碍的病情,能帮助临床医生进行抽动障碍的病情分析和疗效评定,克服随意性和主观性。

### (四) 综合临床印象量表

综合临床印象量表(Global Clinical Impression Scale,GCIS)是由耶鲁大学制定的,用于评估抽动障碍症状学对于日常功能的影响。这是一个七点顺序量表,从正常到极端严重。每一点包含一个评估严重程度的特别描述。综合临床印象量表集中于评估抽动障碍、强迫障碍和注意缺陷多动障碍,但这个量表未涉及心理特征方面的评估。

### (五) 儿童综合评估量表

儿童综合评估量表(Children's Global Assessment Scale,CGAS)是由成人综合评估量表改编而来,用于反映儿童或青少年在某一特定阶段时的最低功能水平。该量表包括测量在 1~100 分布范围内的 10 点,1 代表功能损害最严重,100 代表功能最健康。每一点包含着特定的行为描述,是有关 4~16 岁儿童的生活状况和行为。

### (六) 联合抽动评定量表

联合抽动评定量表(Unified Tic Rating Scale,UTRS)克服了其他一些量表的不足,可以将评估错误减少到最低且能保证结果的可靠性。联合抽动评定量表第 1 版(UTRS-1)于 1990 年制定完成,用于全面了解抽动障碍的病情严重程度,但其中所涉及的心理特征不多。联合抽动评定量表第 1 版需要进一步修订,其目的是进一步发展抽动障碍严重程度的测量评定,保证具有多中心测定和允许进行疗效比较,使修订后的量表达到更全面评估和更高的效度。

表 9-5　Hopkins 运动与发声抽动量表

对下面所列的每一种抽动症状,就上一周情况选出最能说明其严重程度的项目:无,0 分;轻度,1 分;中度,2 分;较严重,3
分;最严重,4 分。

对于下面列出的每个抽动,在最能描述其过去一周严重程度的线上打一个标记

|  | 无 | 轻度 | 中度 | 较严重 | 最严重 |
| --- | --- | --- | --- | --- | --- |
| 头部 |  |  |  |  |  |
| 　眨眼 |  |  |  |  |  |
| 　颜面部(部位) |  |  |  |  |  |
| …… |  |  |  |  |  |
| …… |  |  |  |  |  |
| …… |  |  |  |  |  |
| 颈部 |  |  |  |  |  |
| 肩部 |  |  |  |  |  |
| 四肢 |  |  |  |  |  |
| 　上肢 |  |  |  |  |  |
| 　手指 |  |  |  |  |  |
| 　四肢 |  |  |  |  |  |
| 发声(性质) |  |  |  |  |  |
| …… |  |  |  |  |  |
| …… |  |  |  |  |  |
| …… |  |  |  |  |  |

引自:WALKUP JT,ROSENBERG LA,BROWN J,et al. The validity of instruments measuring tic severity in Tourette's syndrome. J Am Acad Child Adolesc Psychiatry,1992,31(3):472-477.

### (七) 抽动障碍的理想评定量表

对抽动障碍的理想评定应该包含抽动症的不同维度(频率、强度、干扰、损害),并表现出不同的效度,这样它就不会与共存行为障碍的评估高度相关。为了给临床医生和研究人员提供量表选择方面的指导,国际帕金森病和运动障碍学会评定量表发展委员会组织了一个小组委员会,系统地审查抽动和相关感觉现象的心理测量特性和严重程度评定和筛查工具的使用。该小组委员会系统评价 16 个等级的严重程度抽动或抽动相关的感觉现象的识别。其中,5 个被专家组通过共识"推荐"用于原发性抽动障碍,6 个被"建议",5 个被"列出"。在"推荐"量表中,耶鲁综合抽动严重程度量表(Yale Global Tic Severity Scale,YGTSS)是全球部署最广泛的,并由 TS 国际指南推荐。YGTSS 是在 Tourette 综合征总体量表的基础上开发的,显示出非常好的内部一致性、评定者间的可靠性以及收敛和发散效度。与其他工具相比,一个重要的优势是其总(运动 +声音)抽动严重程度分项评分可以识别有临床意义的抽动加重。推荐和建议的抽动和先兆冲动严重程度评定量表见表 9-6。

表 9-6  推荐和建议的抽动和先兆冲动严重程度评定量表

| 量表 | 推荐级别 | 评估者 | 评估抽动的维度 | 评估耗时 /min | 优势 |
|---|---|---|---|---|---|
| YGTSS | 推荐 | 医生 | 次数、频率、强度、复杂性、干扰、损伤 | 15~20 | 评价全面,评分的变化可较敏感地判断临床治疗效果 |
| STSS | 推荐 | 医生 | 强度、干扰 | <5 | 简便易行 |
| TS-CGI | 推荐 | 医生 | 整体负面影响 | <2 | 简便易行 |
| TODS | 推荐 | 医生或父母 | 整体的严重程度 | >20 | 可发现共患病 |
| PUTS | 推荐用于10 岁以上 | 患者 | 先兆的冲动 | 5~10 | 唯一可评价先兆冲动的量表,简便易行 |
| RVBTRS | 建议 | 医生 | 次数、频率及复杂性 | >30 | 唯一一个通过特定的事件窗口客观地评估抽动及患者主动抑制抽动的能力 |
| TSGS | 建议 | 医生 | 频率及干扰水平 | 15~20 | 综合评估抽动及共患病、社会功能 |
| GTRS | 建议 | 医生或父母 | 次数、整体的严重程度 | <2 | 简便易行 |
| MOVES | 建议 | 患者 | 次数 | <5 | 简便易行,综合评估抽动及共患病 |
| PTQ | 建议 | 父母 | 次数、频率及强度 | 10~20 | 简便易行,是第一个特定由父母报告的抽动评价量表 |
| TSLL | 建议 | 父母 | 次数 | 10~20 | 简便易行 |

引自:MARTINO D,PRINGSHEIM TM,CAVANNA AE,et al. Systematic review of severity scales and screening instruments for tics:Critique and recommendations. Mov Disord,2017,32(3):467-473.

 专家提示

- 抽动障碍症状时好时坏,部分 Tourette 综合征患者持续出现严重的、影响日常生活的抽动症状。
- 抽动障碍对患者的社会功能及生活质量的影响是多方面的,包括学习、生活、社交、心理健康、躯体健康等方面。

- 抽动障碍病情严重程度评估,不仅要评估抽动症状,还要评估抽动的性质、病程、就诊时的功能状况、共患病情况以及对社交、家庭、学校生活的影响程度。
- 目前推荐常用的评估抽动障碍病情严重程度量表为耶鲁综合抽动严重程度量表(YGTSS)。

(陈文雄  侯 池)

## 参考文献

1. LECKMAN JF, RIDDLE MA, HARDIN MT, et al. The Yale Global Tic Severity Scale: initial testing of a clini-cian-rated scale of tic severity. J Am Acad Child Adolesc Psychiatry, 1989, 28 (4): 566-573.

2. COMINGS DE, GADE-ANDAVOLU R, GONZALEZ N, et al. Additive effect of three noradrenergic genes

(ADRA2a, ADRA2C, DBH) on attention-deficit hyperactivity disorder and learning disabilities in Tourette syndrome subjects. Clin Genet, 1999, 55 (3): 160-172.

3. LECKMAN JF, KATSOVICH L, KAWIKOVA I, et al. Increased serum levels of interleukin-12 and tumor necrosis factor-alpha in Tourette's syndrome. Biol Psychiatry, 2005, 57 (6): 667-673.

4. MATHEWS CA, BIMSON B, LOWE TL, et al. Association between maternal smoking and increased symptom severity in Tourette's syndrome. Am J Psychiatry, 2006, 163 (6): 1066-1073.

5. KANO Y, OHTA M, NAGAI Y, et al. Rage attacks and aggressive symptoms in Japanese adolescents with Tourette syndrome. CNS Spectr, 2008, 13 (4): 325-332.

6. SINIATCHKIN M, KUPPE A. Neurophysiological determinants of tic severity in children with chronic motor tic disorder. Appl Psychophysiol Biofeedback, 2011, 36 (2): 121-127.

7. EAPEN V, CAVANNA AE, ROBERTSON MM. Comorbidities, social impact, and quality of life in Tourette syndrome. Front Psychiatry, 2016, 7: 97.

8. GROTH C, MOL DEBES N, RASK CU, et al. Course of Tourette syndrome and comorbidities in a large prospective clinical study. J Am Acad Child Adolesc Psychiatry, 2017, 56 (4): 304-312.

9. MARTINO D, PRINGSHEIM TM, CAVANNA AE, et al. Systematic review of severity scales and screening instruments for tics: Critique and recommendations. Mov Disord, 2017, 32 (3): 467-473.

10. SILVESTRI PR, BAGLIONI V, CARDONA F, et al. Self-concept and self-esteem in patients with chronic tic disorders: A systematic literature review. Eur J Paediatr Neurol, 2018, 22 (5): 749-756.

11. YU D, SUL JH, TSETSOS F, et al. Interrogating the genetic determinants of Tourette's syndrome and other tic disorders through genome-wide association studies. Am J Psychiatry, 2019, 176 (3): 217-227.

12. HAAS M, JAKUBOVSKI E, FREMER C, et al. Yale Global Tic Severity Scale (YGTSS): psychometric quality of the gold standard for tic assessment based on the large-scale EMTICS Study. Front Psychiatry, 2021, 12: 626459.

13. LIU X, WANG X, ZHANG X, et al. Allergic diseases influence symptom severity and T lymphocyte subgroups of children with tic disorders. J Investig Med, 2021, 69 (8): 1453-1457.

14. SZEJKO N, ROBINSON S, HARTMANN A, et al. European clinical guidelines for Tourette syndrome and other tic disorders-version 2. 0. Part Ⅰ: assessment. Eur Child Adolesc Psychiatry, 2022, 31 (3): 383-402.

15. MCGUIRE JF, PIACENTINI J, STORCH EA, et al. Defining tic severity and tic impairment in Tourette disorder. J Psychiatr Res, 2021, 133: 93-100.

16. TAO Y, XU P, ZHU W, et al. Changes of cytokines in Children with tic disorder. Front Neurol, 2022, 12: 800189.

17. WANG H, YANG Y, ZHOU D, et al. Correlation between serum levels of vitamin A and vitamin D with disease severity in tic disorder Children. Evid Based Complement Alternat Med, 2022: 7121900.

18. 辛莹莹, 孙丹, 刘智胜. 难治性抽动障碍的研究进展. 中华实用儿科临床杂志, 2022, 37 (24): 1911-1914.

19. 金星明, 静进. 发育与行为儿科学. 北京: 人民卫生出版社, 2021: 215-220.

20. GROTH C. Tourette syndrome in a longitudinal perspective. Clinical course of tics and comorbidities, coexisting psychopathologies, phenotypes and predictors. Dan Med J, 2018, 65 (4): B5465.

21. TAO Y, XU P, ZHU W, et al. Changes of Cytokines in Children With Tic Disorder. Front Neurol, 2022, 12: 800189.

22. WANG H, YANG Y, ZHOU D, et al. Correlation between Serum Levels of Vitamin A and Vitamin D with Disease Severity in Tic Disorder Children. Evid Based Complement Alternat Med, 2022: 7121900.

23. YU D, SUL JH, TSETSOS F, et al. Interrogating the Genetic Determinants of Tourette's Syndrome and Other Tic Disorders Through Genome-Wide Association Studies. Am J Psychiatry, 2019, 176 (3): 217-227.

# 第十章

# 抽动障碍的鉴别诊断

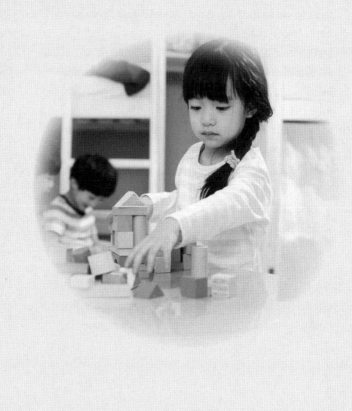

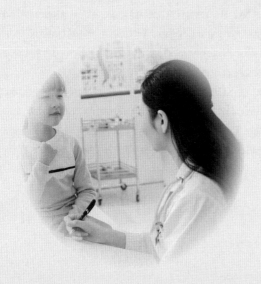

## 第一节　概述

抽动障碍(tic disorders,TD)是一种起病于儿童时期,以抽动为主要临床表现的神经精神性疾病。主要表现为不自主的、反复的、快速的、无目的的一个部位或多部位肌肉运动性抽动或发声性抽动。抽动障碍表现形式有运动抽动和发声抽动,形式多样而且复杂,临床又缺乏特异性诊断指标,目前诊断主要依据抽动症状及共患的精神行为表现,通过病史询问、体格检查、辅助检查等,采用临床描述性诊断。抽动障碍误诊率一直较高,如眨眼症状误诊为结膜炎,清嗓、干咳症状误诊为咽炎,部分肢体抽动误诊为癫痫等。造成容易误诊这一现象的原因主要有以下几个方面:①部分临床医生对本病不熟悉:临床上有的医生对疾病的各种临床表现不熟悉,以致被多种多样的症状所迷惑。比如说将喉肌抽动所导致的干咳误诊为慢性咽炎、气管炎;将眨眼、皱眉误诊为眼结膜炎;鼻子抽动误诊为慢性鼻炎等。②家长对疾病知识的匮乏及本病的不认同:很少有因为不停眨眼、耸肩而就诊专科医生的患

儿,而大多是认为不良习惯而向医生求助。当到医院看其他病时,被医生发现而询问有关情况时,家长多数是不以为然的态度。医生告诉家长后,家长多不信任,从而使确诊时间拖延。③患儿对症状存在一定的抑制能力,临床中,症状较轻的患儿会有意掩盖其抽动症状,家长及医生有时不易察觉到症状。但是,应该指出的是,对儿童抽动障碍既不能轻视,也不要惊慌失措而胡乱投医。

因本病病因复杂,表现不一,且反复交替发作,易与其他病相混淆。因此,临床为提高疗效,减少误诊,建议:①临床相关科室医师提高抽动障碍相关专业知识的学习提高,临床诊疗时,要仔细了解病史,全面体格检查,综合分析,不要盲目诊断治疗;②做好全社会特别是学校教师、家长的科普教育,了解抽动障碍相关症状和疾病知识,关心患儿的情绪问题,为患儿营造宽松环境;③建议家长带孩子到专业医院就诊,以便科学合理诊断及时治疗。

## 第二节　结膜炎

眼部抽动往往是抽动障碍的早期和主要的临床表现,患儿就诊初期,由于往往只表现眨眼等症状,抽动形式单一,因此症状容易被忽视,诊疗过程中容易误诊为结膜炎(尤其是过敏性结

膜炎)。

过敏性结膜炎(allergic conjunctivitis,AC)是由于接触过敏原引起的结膜炎症性过敏反应,主要表现为眼痒、异物感、流泪、眼痛、反复眼红、打

喷嚏、流鼻涕等症状，其中以眼痒、异物感最常见，而抽动障碍往往还有翻眼、转眼、皱眉等症状。

从诱发因素来看，过敏性结膜炎常有明确的过敏原接触史，如花粉、灰尘等，常出现在某个特定的环境、季节等；而抽动障碍的诱发因素可能是紧张、焦虑、疲劳、被人提醒、感染等。

过敏性结膜炎患儿眼科检查可见弥漫性结膜充血、水肿、结膜乳头样改变、滤泡增生等表现，而且患儿对局部抗过敏药物的治疗有比较好的疗效，因此，如果患儿眨眼、眼痒等症状经过正规、足够疗程的抗过敏治疗无好转，则应考虑抽动障碍的可能。

儿童抽动障碍的临床症状相对复杂，疾病不同时期的临床症状也不尽相同，而且多数患儿在病情发展过程中有眼部症状，因此眼科医生也应了解儿童抽动障碍的疾病相关知识，并结合患儿的病史进行综合诊断，以减少临床漏诊和误诊。

## 第三节　过敏性鼻炎

过敏性鼻炎（allergic rhinitis，AR）也称变应性鼻炎，是指特应性个体接触变应原后，主要由 IgE 介导的介质（主要是组胺）释放，并有多种免疫活性细胞和细胞因子等参与的鼻黏膜非感染性炎性疾病。过敏性鼻炎的典型症状主要是阵发性喷嚏、清水样鼻涕、鼻塞和鼻部瘙痒。其他常见症状有鼻后滴漏、咳嗽、易激惹及疲劳。伴过敏性结膜炎的患者常有双眼瘙痒、流泪和／或灼烧感。幼儿通常不会擤鼻涕，而有可能表现为频繁揉眼睛、吸鼻子、缩鼻子，同时可有咳嗽、清喉，与抽动障碍症状有相似之处，因此有时在症状学上难以鉴别。

两者虽然在症状上相似，但有一些特点有助于鉴别诊断：①某些形式的变应性鼻炎可通过病史诊断，季节性变应性鼻炎通常每年都会出现，如果暴露与症状发作之间存在明显关联，则某些发作性变应性鼻炎可通过病史初步诊断。②活动性变应性鼻炎患者可能存在以下体格检查异常发现：皮下静脉扩张所致的眶下水肿和发黑，被称作"过敏性黑眼圈"；双侧下眼睑下皮纹或褶皱加重（Dennie-Morgan 线），提示伴有过敏性结膜炎；用手反复向上摩擦和推挤鼻尖所致的鼻部横向皱痕产生的"过敏性敬礼征"；"过敏性面容"可见于早期发病的变应性鼻炎儿童，包括腭部高拱、张口呼吸及错𬌗畸形；患者鼻黏膜常呈淡蓝色或苍白色，伴鼻甲水肿等特异性的体格检查，而抽动障碍患儿没有这些体征。③过敏性鼻炎患者的变应原皮肤点刺试验阳性，和／或血清特异性 IgE 阳性，必要时可行鼻激发试验。而抽动障碍患儿往往是正常的。

## 第四节　咽炎

抽动障碍所表现的发声性抽动,如清嗓、干咳等,容易误诊为咽炎。咽炎(pharyngitis)是由细菌或病毒感染、环境刺激等因素引起的咽部黏膜、黏膜下和淋巴组织炎症的统称,可单独发生,也可合并其他上呼吸道炎症,包括急性咽炎和慢性咽炎。咽炎与抽动障碍患者均可出现清嗓、干咳、发声等症状,但两者间仍然有较明显的区别,如慢性咽炎会有咽部不适、疼痛、咳嗽有痰等,而抽动障碍除了发声外可能有其他抽动症状如眨眼、肢体动作等。

慢性咽炎虽然同抽动障碍一样会有较长的病程,但两者咽喉部症状仍然有着明显区别。首先,急性咽炎一般病程较短,常常伴随咽喉明显不适、多痰、咽红等症状体征,有时血常规可表现出病毒性或细菌性感染的改变。其次,抽动障碍往往是多种症状同时出现,如同时出现挤眉弄眼、异声怪叫等。另外,试探性治疗也是区分两者的有效手段之一。在经过常规咽炎治疗之后,如果症状并没有出现显著的改善,就应当考虑患有抽动障碍的可能。

## 第五节　咳嗽变异性哮喘

慢性咳嗽是指以咳嗽为主要或唯一的表现,胸部 X 线检查无明显异常、时间超过 4 周的症状。慢性咳嗽病因复杂,以变异性咳嗽为多。抽动障碍临床表现复杂多样,临床首发症状可为运动性和/或发声性抽动,运动和发声抽动可单独或者同时出现。发声性抽动可表现为干咳、清嗓子声、吸鼻声、尖叫声、犬吠声等。

咳嗽变异性哮喘(cough variantasthma,CVA)也称为变异性咳嗽,又称咳嗽型哮喘,过去曾称为"过敏性支气管炎"或"过敏性咳嗽",是以慢性咳嗽为主要或唯一临床表现的一种特殊类型哮喘。在发病早期阶段,可以持续性咳嗽为主要

症状的,多发生在夜间或凌晨,常为刺激性咳嗽,此时往往被误诊为支气管炎。GINA 中明确认为变异性咳嗽是哮喘的一种形式,它的病理生理改变与哮喘病一样,也是持续气道炎症反应与气道高反应性。

变异性咳嗽导致的慢性咳嗽与发声性抽动不仅有相似的症状,也同样有比较漫长的病程,但两者仍然有着明显区别:①咳嗽虽然是变异性咳嗽患者主要的就诊症状,但往往可伴有其他呼吸道症状,如痰多、鼻塞、流鼻涕等。而抽动障碍的症状则具有复杂多变的特点,除咳嗽外,还可出现挤眉弄眼、耸肩扭头、异声怪叫等躯体和声

音症状。②试探性治疗也可以作为鉴别诊断的有效手段之一,变异性咳嗽进行常规慢性咳嗽治疗之后,咳嗽可明显缓解,若咳嗽症状缓解不明显或出现挤眉弄眼、喉中怪声,甚至骂人毁物等症状,则要考虑罹患抽动障碍的可能。③变异性咳嗽患儿在实验室检查方面可能会有以下改变:气道反应性增高,多为轻至中度增高;肺功能损害介于正常人与典型哮喘之间;血清 IgE 水平增高、外周血嗜酸细胞计数增高等。④两者咳嗽的时间上也有一定的差异,变异性咳嗽往往在运动后、夜间、晨起时多发,而抽动障碍患儿的发声性咳嗽多发生在紧张、安静或看电子产品时。

## 第六节 颈椎病

颈椎病(cervical spondylosis)又称颈椎综合征,是颈椎骨关节炎、增生性颈椎炎、颈神经根综合征、颈椎间盘脱出症的总称,是一种以退行性病理改变为基础的疾病,主要由于颈椎长期劳损、骨质增生,或椎间盘脱出,韧带增厚,致使颈椎脊髓、神经根或椎动脉受压,出现一系列功能障碍的临床综合征。表现为颈椎间盘退变本身及其继发性的一系列病理改变,刺激或压迫了邻近的神经根、脊髓、椎动脉及颈部交感神经等组织,并引起各种症状和体征的综合征。临床主要表现为颈肩痛、头晕头痛、上肢麻木、严重者行走困难,甚至四肢麻痹、大小便障碍、出现瘫痪等。颈部症状也是抽动障碍患儿比较常见的一种症状,常常表现为颈部不适、扭脖子等症状,这种情况往往容易误诊为颈椎病。

抽动障碍和颈椎病主要有如下的区别:①两者的病变部位不同。抽动障碍的病变部位主要是大脑内的神经递质紊乱,而颈椎病的病变部位则主要位于颈椎内,而且还可以影响到患者的上肢、肩、背部等。②两者的病理变化不同。抽动障碍主要是由于患儿存在可能的遗传性因素或者是一些环境因素的影响,继而出现神经发育障碍相关的异常症状;而颈椎病则是由于患者不正确地或者是过度地使用颈椎,继而造成其退化性改变而导致的症状。③两者的症状表现不同。抽动障碍的患者往往以少年儿童多见,在发作时往往会有头部、颈部、肩背部的抽动,同时会伴随口中有一些吼叫或者是有秽语的情况;而颈椎病的患者往往成年人多见,症状则表现为颈部的疼痛、僵硬、活动不利,并且可能会伴随一些头部、上肢等部位的放射痛。④颈椎病患者 X 线片可能有以下改变:曲度的改变、异常活动度、骨赘、椎间隙变窄、半脱位及椎间孔变小、颈部韧带钙化等,而抽动障碍患者往往是正常的。

## 第七节　癫痫

抽动障碍患儿表现有运动性抽动症状,应与癫痫(epilepsy)患儿所表现出的局灶性运动性发作或肌阵挛性发作相鉴别。局灶性运动性发作的发作形式多样,与脑运动皮层特定部位的刺激性病灶有关,表现为躯体某个部位抽动,如某肢体、手、足、手指、足趾或面部某部分肌肉抽动,不伴有意识丧失。局灶性运动性发作时脑电图表现为局灶性痫样放电,可以泛化为全导异常放电。肌阵挛性发作表现为某个肌肉或肌群突然快速有力地收缩,有时似触电状。可表现为躯体前屈或后仰,两上肢屈曲或伸直,上肢肌阵挛发作时手中物品可甩出,站立时则表现为突然摔倒。肌阵挛引起的肢体动作范围可大可小,可以为单一的发作,也可为连续的发作。肌阵挛性发作时脑电图为多棘慢波或棘慢、尖慢波综合。脑电图在发作间期也有类似表现。

抽动障碍与癫痫的鉴别要点为:①抽动障碍有其发展规律,多从反复眨眼开始,呈波浪式进展,逐渐发展至颈、肩、四肢及全身。而癫痫在同一患儿身上发作形式比较固定,且抽搐发作次数远较抽动障碍为少。②抽动障碍多伴有喉中异常发声,而癫痫则没有。③抽动障碍的抽动症状能够受意志控制一段时间,而癫痫发作则是突发突止,无法用意志控制。④抽动障碍虽可有脑电图异常,但多无特异性,没有痫样放电,而癫痫发作时脑电图同步会有痫样放电。⑤抽动障碍患儿的智力正常,而部分肌阵挛性发作癫痫患儿有智力低下。⑥心理调整、硫必利等药物治疗对抽动症有效,部分抗癫痫发作药物也能控制抽动障碍的抽动症状;而癫痫只能用抗癫痫发作药物治疗。

某些类型的癫痫如颞叶癫痫可出现咂嘴等动作;肌阵挛性癫痫有局部肌肉抽搐发作的表现,单纯从动作的症状来看,与抽动障碍的运动性抽动有相似之处,但癫痫发作时往往呈短暂发作性、频率不高,而抽动障碍抽动的现象则形式多变且较频繁。癫痫发作一般不受意志控制,而抽动障碍可用意志控制短暂的时间。癫痫脑电图有特殊改变如癫痫波等,而抽动障碍脑电图一般是正常的。

## 第八节　发作性运动障碍

发作性运动障碍是罕见的肌张力障碍类型,其特征是自发性或诱发性运动障碍伴肌张力障碍。发作性运动诱发性运动障碍(paroxysmal kinesigenic dyskinesia,PKD)又称发作性运动诱发性舞蹈手足徐动症(paroxysmal kinesigenic choreoathetosis),在 1967 年被首次报道并命名,以静止状态下突然运动并诱发出短暂的不自主运动为特征,包括舞蹈症、肌张力障碍、手足徐动症、投掷症等。

PKD 是发作性运动障碍中最常见的类型,多在儿童期发病,青春期时发作频率最高,严重影响青少年的身心健康。发作时表现为肢体和躯干的不自主运动,如肌张力障碍、舞蹈样运动、扭转痉挛、投掷样动作等,以肌张力障碍和舞蹈样动作最为多见,其中约 70% 患者发作时出现怪异表情和构音障碍。发作可仅累及单肢、偏身,也可为双侧交替或同时出现。

PKD 分为原发性和继发性,原发性 PKD 主要是由于 *PRRT2* 和 *TMEM151A* 基因突变导致,少数患者亦可由 *KCNA1* 基因突变致病。继发性 PKD 原因包括多发性硬化、头部外伤、假性甲状旁腺功能减退等。

发作性运动障碍与抽动障碍的主要鉴别点在于:①前者表现为运动或改变体位时突然诱发的不自主运动,包括舞蹈症、肌张力障碍、手足徐动症等,持续时间一般不超过 1 分钟。而抽动障碍通常突然发作且持续时间短暂(阵挛性抽动),但也可能缓慢发作并持续较长时间(肌张力障碍性抽动)。抽动可伴随先兆感觉异常,做抽动动作后可缓解这种感觉。②前者患儿的基因检测结果可确定患者携带 *PRRT2* 或 *TMEM151A* 基因致病变异,而抽动症患儿往往不会。③对于 PKD 患儿,小剂量卡马西平或奥卡西平疗效显著,而抽动障碍则不会。

## 第九节　特发性震颤

根据儿童运动障碍工作组的定义,"震颤是一种绕关节轴的节律性来回或摆动性不自主运动",震颤是特发性震颤(essential tremor,ET)唯一的神经系统表现。而 ET 是儿童期摆动性不自主运动障碍最常见的原因,典型表现是双上肢的 4~12Hz 动作性震颤,通常呈双侧、轻微不对称。头部、声音也可受累,面部或躯干受累较少见。震颤可随年龄逐渐进展,于日常活动时(如书写、倒水、进食等)震颤表现明显。

约 30%~70% 的 ET 患者有家族史,多呈常染色体显性遗传。目前认为 ET 是缓慢进展的、可能与家族遗传相关的复杂性疾病。ET 在人群中的患病率约为 0.9%,并随着年龄的增长而升高,65 岁以上老年人群的患病率约为 4.6%。ET 的病因与发病机制尚未完全明确,遗传因素、老化因素、环境因素与 ET 发病相关;皮质 - 脑桥 - 小脑 - 丘脑 - 皮质环路的节律性震荡是 ET 的主要病理生理学机制。可能于婴儿期发病的两种遗传性 ET,为遗传性下颌震颤和颤抖发作。其中的颤抖发作始于婴儿期或儿童早期。受累儿童表现为突发全身性快速震颤,偶见转头、不自主嗅探,以及清嗓动作。因此需与抽动障碍相鉴别。

部分 ET 患者除震颤外,还可伴有串联步态障碍(impaired tandem gait)、可疑肌张力障碍性姿势(questionable dystonic posturing)、轻度记忆障碍等神经系统软体征（neurological soft signs，NSS），称为 ET 叠加。而在抽动障碍的患儿群体中，约 50% 以上的抽动障碍患儿和超过 80% 的 TS 患者共患至少 1 种精神神经或行为障碍，约 60% 的 TS 患者共患 2 种或 2 种以上共患病，如 ADHD、OCD、学习困难、焦虑、抑郁、睡眠障碍、自残或自杀行为、品行障碍、愤怒发作或情感暴发。

　　肌电图可记录震颤的存在、测量震颤的频率并评估肌电暴发模式，在震颤的电生理评估中被广泛应用；加速度计结合肌电图进行震颤分析可对各种原因导致的震颤起到一定的鉴别诊断作用。另外，基因检测也可以帮助特发性震颤的诊断，如 LINGO1 等基因或位点的变异，与 ET 的发病风险相关。NOTCH2NLC 基因 5′ 非翻译区的 GGC 异常重复扩增明确与 ET 发病相关；其他多核苷酸重复突变的检测有助于对脊髓小脑性共济失调等进行鉴别诊断。

## 第十节　风湿性舞蹈症

　　风湿性舞蹈症（rheumatic chorea）是急性风湿热的中枢神经系统变异型，病理生理是链球菌感染后，产生的抗 A 族 β 溶血性链球菌和自身蛋白起交叉反应诱发炎性自身免疫反应。抽动障碍患儿所表现的运动性抽动症状，容易与风湿性舞蹈症出现的舞蹈样动作相混淆，且风湿性舞蹈症也可以出现皱眉、耸额、闭眼、缩颈及耸肩等动作，故两者需要加以鉴别。

　　风湿性舞蹈症多发生在 5~15 岁的儿童，女孩多于男孩。整年发病，起病多有精神行为异常，如感情波动（包括多动、不合时宜的发笑或暴发性抽泣）、进攻性冲动、注意力不集中等继而出现"舞蹈"样症状，也可呈隐匿性开始。舞蹈样动作呈不自主、不规则的快速运动，四肢动作较多，以肢体远端显著，不会出现不自主发声或秽语。精细动作不能完成，常不能持物及解纽扣。可以出现肌张力降低和肌无力，从而导致特征性的旋前肌征，即当患者举臂过头时，手掌旋前；当手臂前伸时，因患肢肌张力过低而呈腕屈、掌指关节过伸，是为舞蹈症手姿。20%~60% 的患者合并有风湿性心脏病，包括风湿性心肌炎、二尖瓣反流与主动脉瓣关闭不全。可合并皮下风湿性小结、结节性红斑等。

　　在实验室检查方面，咽拭子培养可得 A 族 β 溶血性链球菌。可见血白细胞增加，血沉增快，C 反应蛋白、血清抗链球菌溶血素"O"（ASO）升高，血清抗链球菌激酶增加，血清黏蛋白增多。由于风湿性舞蹈症的发生多在链球菌感染后 2~3 个月，甚至可长达 6~8 个月，因此，不少患者在发生舞蹈动作时，不再能用血清学方法显示链球菌感染。

　　对抗风湿及激素治疗有明显疗效。病程一般 1~3 个月，不超过 6 个月。可自行缓解，有时可复发，发病后 2 年内约有 25% 的患儿舞蹈症可反复。

　　风湿性舞蹈症与抽动障碍鉴别点为：前者不会不自主发声或秽语，并常伴风湿热的其他表现，可合并风湿性心脏病，实验室检查可见链球菌感染证据，抗风湿及激素治疗有效。除此之

外,风湿性舞蹈症可有体温、血沉、C反应蛋白及抗"O"等的变化,发病前有链球菌的感染,而抽

动障碍患者则无这些症状,如无合并感染症状,上述检验指标正常。

## 第十一节 亨廷顿舞蹈症

抽动障碍患儿所表现的运动性抽动症状,需要与亨廷顿舞蹈症的舞蹈样动作相鉴别。亨廷顿舞蹈症(Huntington disease)又称慢性进行性舞蹈症,是基底神经节和大脑皮质变性的一种常染色体显性遗传病,临床常表现为运动功能障碍、认知障碍及精神行为异常三联症。青少年亨廷顿舞蹈症是指发病年龄<20岁,特别是在10岁以前发病的患者,舞蹈症样症状出现的比例较小,而更多表现出帕金森病的特征,如肌强直、运动迟缓、肌张力障碍、步态障碍等。

运动功能障碍是亨廷顿舞蹈症患者最突出的表现,为不随意和随意运动障碍。不随意运动障碍早期,患儿仅表现为静坐不能、抽动,然后逐渐进展为舞蹈样动作,最后出现肌强直等运动减少症状。患儿常发生在有舞蹈症的家庭中,表现出进行性舞蹈样动作,主要累及躯干及肢体近端,并逐渐发生手足徐动、僵直及共济失调。还

表现有进行性智力低下及因构音困难而口吃;一半以上的患儿可有惊厥发作。颅脑CT或MRI检查因尾状核严重萎缩而显示脑室扩大,且侧脑室的形态呈特征性的蝴蝶状。

目前,尚无阻止或延迟亨廷顿舞蹈症发生、发展的方法,治疗重点集中在对心理与神经两方面的症状控制治疗,同时进行必要的支持治疗。

亨廷顿舞蹈症与抽动障碍的主要鉴别点为:①亨廷顿舞蹈症患者发病年龄多在25~40岁,青少年发病少见;而抽动障碍发病多在2~15岁。②亨廷顿舞蹈症患者影像学检查可见脑萎缩、脑代谢异常,而抽动障碍无影像学异常。③亨廷顿舞蹈症患者多有舞蹈症家族史,基因检测可明确诊断。④亨廷顿舞蹈症患者往往会有进行性认知功能倒退等脑功能障碍的表现,而抽动障碍患儿一般不会有。

## 第十二节 肝豆状核变性

肝豆状核变性(hepatolenticular degeneration,HLD)又名Wilson病(Wilson disease,WD)是一种常染色体隐性遗传的铜代谢障碍性疾病,以铜代谢障碍引起的肝硬化、基底节损害为主的脑变

性疾病为特点,致病基因 *ATP7B* 定位于染色体13q14.3,编码一种由1 411个氨基酸组成的铜转运P型ATP酶。ATP7B基因突变导致ATP酶功能减弱或消失,使血清铜蓝蛋白合成减少以及胆

道排铜障碍,蓄积在体内的铜离子在肝、脑、肾、角膜等处沉积,引起进行性加重的肝硬化、锥体外系症状、精神症状、肾损害及查体可见得角膜色素环(K-F环)等。

本病通常发生于儿童和青少年期,少数于成年期发病。发病年龄多在5~35岁,男性稍多于女性。病情缓慢发展,可有阶段性缓解或加重,亦有进展迅速者。10岁以下起病者多以肝脏损害为首发症状,10岁以上以神经系统损害居多。少数患者以精神症状、肾损害、急性溶血性贫血、骨关节畸形等为首发症状。神经精神症状可以是首发症状,但多在肝脏损害症状数月或数年以后才出现。神经症状的主要表现是锥体外系症状:手足舞蹈样动作、肌张力不全改变(如头部或肢体的异常姿势)、步态异常、躯干扭转痉挛等;有精细动作(吃饭、穿衣、写字)困难;常见帕金森样症状,如动作缓慢、肢体僵硬、震颤、面无表情、构音不清等。在精神行为改变方面,易有情绪不稳、易冲动、注意力不集中、思维缓慢、学习困难等。

抽动障碍与肝豆状核变性均有不自主肌群抽动和异常发声,对两者需要加以鉴别。肝豆状核变性与抽动障碍的主要鉴别点为:肝豆状核变性常有肝损害症状,可见黄疸、肝大、腹水等肝病症状;颅脑CT或MRI检查可见基底神经节异常病变;实验室检查可见肝功能损害,测定血浆铜蓝蛋白、血铜、尿铜及裂隙灯检查眼角膜K-F环等。

当然两者的治疗也不相同,肝豆状核变性的目的在于阻止铜盐蓄积和促进体内铜盐的排泄。可采用低铜饮食、促排铜药(如D-青霉胺和二硫基丙醇)及抑制铜离子吸收药(如硫酸锌和葡萄糖酸锌)等措施,以维持铜代谢的负平衡。

## 第十三节 苍白球黑质色素变性

苍白球黑质色素变性或泛酸激酶相关神经变性(pantothenate kinase-associated neurodegeneration, PKAN),又称Hallervorden-Spatz病(Hallervorden-Spatz disease,HSD),首先由Hallervorden和Spatz于1922年报道,是由于铁盐沉积在苍白球和黑质所引起的一种遗传运动障碍性疾病,呈常染色体隐性遗传。大多数HSD患者存在泛酸激酶2(*PANK2*)基因缺陷,该致病基因定位于20p12.3-13,编码蛋白为PANK2。目前认为,此类患者有过量的铁离子沉积于苍白球及黑质,并在此基础上继发神经元变性坏死、神经胶质增生。而苍白球黑质变性的舞蹈样动作,需要与抽动障碍患儿所表现的运动性抽动症状相鉴别。

典型HSD病例于儿童早期发病,表现为渐进性肌张力障碍、肌强直、舞蹈样动作、构音障碍、精神智力异常改变以及视觉障碍等。HSD既可有家族遗传性,也可散发,于20岁前起病,多见于学龄期儿童或青春早期,缓慢起病,病程逐渐进展。临床特点是进行性锥体外系运动障碍和智力低下。早期患儿发育正常,以后由于弓形足、足内翻和下肢强直性肌张力增高,肌张力不全,逐渐出现步态不稳、行走困难。其中约有半数患者有舞蹈样和手足徐动样不自主运动。有发音困难,同时可能有锥体束征。眼底可见视网膜色素变性。

HSD 患者的骨髓涂片见海蓝色组织细胞。颅脑 CT 检查可见脑萎缩,在基底神经节(特别是苍白球)有高密度病灶(表示有铁的沉积)。颅脑 MRI 征象是临床诊断本病的最重要依据,MRI 的 $T_2WI$ 上双侧苍白球呈弥漫性低信号(相当于铁沉积区),而在其前正中部位则呈高信号,即所谓的"虎眼征"(eye of the "tiger" sign)。磁共振波谱(MRS)检查显示,HSD 患者苍白球 N- 乙酰天冬氨酸(NAA)水平和 NAA/肌酸(Cr)比值下降,提示该处存在神经轴突变性坏死。病理研究证实,"虎眼征"中低信号为有铁盐沉积的苍白球致密组织区,而高信号是苍白球中伴有空泡形成的疏松组织区。

本病临床罕见,诊断主要依靠临床表现、神经影像学资料及骨髓涂片找到海蓝色组织细胞等,可通过泛酸激酶活性测定和基因检测进行确诊。目前无特效治疗方法,仅能对症治疗,左旋多巴可使部分患者的症状得到暂时改善。本病预后不良,一般于发病后 15 年内即不能行走,20 岁前生活不能自理。

# 第十四节  神经棘红细胞病

神经棘红细胞病(neuroacanthocytosis,NA)曾被称为神经棘红细胞增多症、伴棘红细胞增多的家族性肌萎缩性舞蹈症、Levin-Critchley 综合征等,是一种罕见的遗传性疾病,因其有额面部运动障碍及不自主发声等表现,可与抽动障碍混淆,故对两者需要加以鉴别。

神经棘红细胞病的病理改变涉及脑、脊髓、周围神经等多个部位,脑部病理改变主要表现为双侧尾状核神经元严重脱失伴胶质细胞增生,壳核和苍白球亦可见神经元脱失和胶质细胞增生,但病变较尾状核轻;脊髓病理改变主要表现为颈髓前角神经元脱失;周围神经活检多数显示有髓纤维斑片状脱髓鞘改变,可能是继发于轴索萎缩的改变。

神经棘红细胞病多见于青春期或成年早期,发病年龄 8~62 岁,平均约 32 岁;病程 7~24 年,平均约 14 年,男性多于女性,男女之比约为 2∶1。

最突出的临床表现是运动障碍,且常常以此为首发症状。运动障碍的表现形式多样,凡是锥体外系损害的症状几乎都可出现于本病,但以口面部不自主运动、肢体舞蹈最常见。口面部不自主运动可表现为口面部肌肉多动、肌张力障碍样运动或两者同时存在。口面部肌肉多动或运动障碍常影响患者的朗读,严重时可引起口吃;如其与舌肌运动障碍或舌肌肌张力障碍同时存在,常引起不自主咬舌、咬唇或咬颊黏膜;由于舌肌运动障碍,有时在进食时可见患者不自主地将口中食物推出;口面部及咽喉部肌肉运动障碍常导致患者不自主发声,表现为呼噜声、吸吮声、叹息声或无法辨别的单音节声,常伴频繁打嗝或吐唾沫等,少数可表现为秽语;如与延髓肌肌张力障碍同时存在,可引起构音障碍和吞咽困难。肢体舞蹈样运动酷似亨廷顿舞蹈症,上下肢均可累及。其他常见的运动障碍有肌张力障碍,运动不能性肌强直,局部肌肉刻板、反复、短促而快速地抽动等。

性格改变和精神症状亦是神经棘红细胞病常见的临床症状,部分患者可以此为首发症状。轻者可表现为淡漠、抑郁、焦虑、注意力涣散,重者可出现冲动性行为或反社会行为、强迫观念和行为、偏执性妄想、无自制力等。约半数以上患者可有进行性智能减退。约 1/3 的患者可出现癫痫发作。可出现肌萎缩、腱反射减弱或消失等周围神经病变的症状和体征。极少数患者可出现听力障碍。

在神经棘红细胞病的辅助检查方面,周围血象可找到棘红细胞,但只有当其计数>3% 时才有诊断意义。多数患者血清肌酸激酶(CK)活性增高,均见于男性患者。部分患者肌电图(EMG)可表现为失神经支配肌电图改变。颅脑 CT 和 MRI

可显示明显的尾状核局灶性萎缩伴侧脑室前角扩大。MRI 质子密度成像(PDI)及 $T_2WI$ 尚可显示双侧尾状核和壳核弛豫时间延长伴萎缩。

对神经棘红细胞病的诊断主要依靠临床表现及辅助检查,有典型临床表现,加上外周血中棘红细胞计数>3% 者即可诊断。本病目前尚无有效治疗方法,镇静剂如苯巴比妥、地西泮、氟哌啶醇等,对性格、行为障碍、肢体舞蹈症及口面部运动障碍等可能有一定效果,但易诱发帕金森综合征。

与抽动障碍的鉴别要点为:神经棘红细胞病患者血清肌酸激酶(CK)活性增高,部分患者肌电图可表现为失神经支配肌电图改变,颅脑 CT 和 MRI 可显示明显的尾状核局灶性萎缩伴侧脑室前角扩大,周围血象可找到棘红细胞;而抽动障碍患儿无上述异常。

## 第十五节　手足徐动症

手足徐动症(athetosis)所表现的以四肢远端为主的不自主运动以及面肌抽动症状等,均需要与抽动障碍的抽动症状相鉴别。手足徐动症又称指划运动、变动性痉挛,是由多种病因所致的纹状体变性综合征,并非一个独立疾病单元,可见于许多情况,如出生时窒息、胆红素脑病、基底节大理石样变性、脑炎等。其中基底节大理石样变性是最常见的病因,缘于基底节特别是壳核和尾状核处神经细胞变性,髓鞘过度增生形成大理石样外观而得名。

特征性的手足徐动症动作常于生后数月才明显出现,首先表现为手指不断做出的缓慢的、弯曲曲的、奇形怪状的强烈运动,掌指关节过分伸展,诸指扭转,可呈"佛手"样姿势。主要表现为以四肢远端为主的、一种缓慢的蠕动样联合的不自主运动为特点,上肢重于下肢,这种手足不能自主的缓慢扭转样的强制动作是手足徐动症的特征性症状。另有腕、掌指关节屈曲,指间关节伸直,拇指与肩内收,肘半屈。面肌受累时则挤眉弄眼,扮各种怪相。还可有左右扭头和不自主的哭笑。舌肌和咽喉肌受累时则反复吐舌,言语不清和咽下困难。不自主动作于精神紧张时加重,安静时减轻,睡眠时消失。当肌痉挛时肌张力增高,肌松弛时肌张力转为正常。患者的上述症状需要与抽动障碍鉴别。但手足徐动症患者智力可减退,一般呈慢性进展,病程较长,可长达数年至数十年。少数患者病情可长期停顿而不进展。

对本病除针对不同病因给予相应治疗外,可用地西泮或抗胆碱能药物及对症处理。必要时可行手术以控制症状。

## 第十六节 迟发性运动障碍

迟发性运动障碍(tardive dyskinesia)为一种持久的刻板重复的不自主运动,是由于长期服用较大剂量抗精神病药引起的一组肌群不自主的节律性重复运动。发生率因药物种类、剂量、服药期和个体差异而不同。口服普通抗精神病药发生率约为 20%~40%,使用长效抗精神病药发生率约为 50%。

抽动障碍患儿的运动抽动症状,容易与迟发性运动障碍所表现的不自主动作相混淆,两者需要加以鉴别。迟发性运动障碍主要见于应用抗精神病药期间或突然停药后所发生的不自主运动障碍。迟发性运动障碍的发病原因可能是由于抗精神病药阻滞了多巴胺受体,于是受体"上调",出现对多巴胺过分敏感的现象,从而产生了症状;还可能与 γ 氨基丁酸功能减退、自由基的神经毒性作用、抗精神病药的神经毒性作用等因素有关。

迟发性运动障碍通常在长期的抗精神病药物治疗后,表现为舌、唇、口和躯干的异常不自主的缓慢不规则运动,或舞蹈性手足徐动症样运动。主要临床表现是某一肌群的不自主的节律性重复运动。常见的有:①口 - 舌 - 颊三联症;②肢体不自主的重复运动或抽动;③躯干肌运动不协调;④其他可累及身体任一肌群的动作。这些不自主动作难以按意志要求予以控制,在自主运动时会减轻或消失,在睡眠时消失。迟发性运动障碍的症状一旦出现,如不停药,症状往往持续不退。如果立即停药,约有半数有望在 1 年内好转。但若增加抗精神病药量,症状往往可被药物的镇静作用掩盖,不一定会真正好转。迟发性运动障碍患者常有精神病史及长期服用抗精神病药物史,详细询问病史有助于鉴别诊断。

对于迟发性运动障碍关注的重点在于预防,治疗效果一般说来都不太理想。出现迟发性运动障碍症状后可考虑换用氯氮平,它可以使大约 40% 的迟发性运动障碍症状有所减轻。还可以试用普萘洛尔或氯硝西泮治疗。

## 第十七节 感染后脑炎

感染后脑炎(postinfectious encephalitis)是指在急性病毒感染之后,间隔一段相对比较长的潜伏期,继发以弥漫性脑脱髓鞘病变为主要特点的脑炎。现认为与病毒感染后变态反应有关,故也称为变态反应性脑炎、急性脱髓鞘性脑炎或继发性脑炎,如在麻疹、水痘、风疹或上呼吸道感染后所发生的脑炎。在感染后脑炎中的部分患儿可以出现发作性挤眉弄眼、肢体抽动及咒骂等症状,与抽动障碍的表现相似,这可能缘于脑炎侵犯了基底神经节部分,造成了与抽动障碍相似的病理基础,在临床上应对两者加以鉴别。

与抽动障碍的主要鉴别点在于:这部分感染后脑炎患儿除了有抽动障碍的抽动症状外,可同时伴有脑炎其他相应的症状,如发热、头痛、呕吐、意识障碍或惊厥发作等;脑脊液检查有相应改变,即可以出现颅内压增高、细胞数和蛋白轻度升高、糖和氯化物正常;脑电图检查可发现以弥漫性慢波为背景活动的脑功能抑制状态波形;

免疫治疗等有效,随着脑炎的控制,运动抽动及秽语症状亦消失。

近年来,随着对脑炎病因研究的深入,感染后脑炎部分归类为自身免疫性脑炎,如抗 NMDAR 脑炎、MOG 抗体相关疾病等,因此,对于该类疾病应注意相关自身抗体的检测,以指导临床精准治疗,也有助于与抽动障碍鉴别诊断。

### 专家提示

- 抽动障碍临床主要依靠描述性诊断,因此要特别注意鉴别诊断。
- 抽动障碍的症状多样,因此需要与眼科、耳鼻喉科、呼吸内科、骨科、遗传代谢科等多学科疾病进行鉴别。

(高 峰)

### 参考文献

1. LIU ZS, CUI YH, SUN D, et al. Current Status, Diagnosis, and Treatment Recommendation for Tic Disorders in China. Front Psychiatry, 2020, 11: 774.
2. LECKMAN JF, BLOCH MH. Rutter's Child and Adolescent Psychiatry. Fifth Edition. Hoboken, NJ: John Wiley and Sons, 2009.
3. KIRSTEN R MÜLLER-VAHL, NATALIA S, CARA V, et al. European clinical guidelines for Tourette syndrome and other tic disorders: summary statement. European Child & Adolescent Psychiatry, 2022, 31: 377-382.
4. 中华医学会儿科学分会神经学组. 儿童抽动障碍诊断

与治疗专家共识 2017 实用版. 中华实用儿科临床杂志, 2017, 32 (15): 1137-1140.
5. World Health Organization. The ICD-11 classification of mental and behavioural disorders: clinical descriptions and diagnostic guidelines. Genewa: World Health Organization, 2018.
6. 吕传真, 周良辅. 实用神经病学. 5 版. 上海: 上海科学技术出版社, 2021.
7. YAEL M, RACHEL MT. Managing adult asthma: The 2019 GINA guidelines. Cleveland Clinic Journal of Medicine, 2020, 87 (9): 569-575.

# 第十一章

# 抽动障碍的治疗

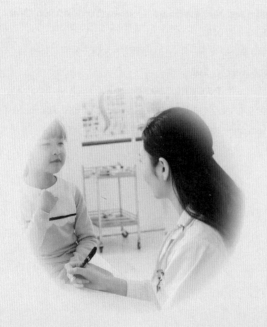

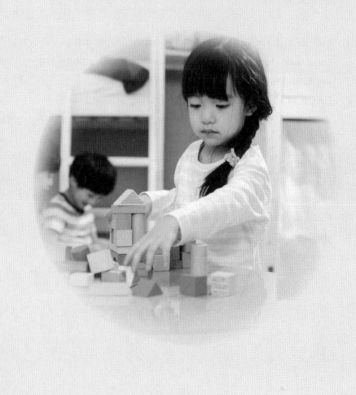

近年抽动障碍的患病率有增高趋势,尤其是在新型冠状病毒感染疫情防控期间,儿童抽动障碍有了一些新的变化。儿童抽动障碍的防治已经引起全社会的关注。抽动障碍的治疗已经远远不是单纯的对抽动症状的治疗,而更多的是对共患病的诊断、治疗与预防,难治性抽动障碍的治疗值得医生、家长及教育行业人员高度重视。目前抽动障碍治疗手段包括非药物疗法和药物疗法,如心理行为治疗、药物治疗、神经调控治疗、手术治疗等。应当指出,病因学诊断与治疗同样不容忽视,对于标本兼治,应根据抽动障碍患儿的具体病情选择不同治疗方法。迄今为止,抽动障碍的治疗原则仍是以药物治疗和心理行为治疗为主,强调个体化治疗和规范化治疗,需要建立全生命周期干预的理念。

# 第一节　概述

抽动障碍是一种复杂的慢性神经发育障碍疾病,通常并非短期内可以治愈,甚至部分患儿可持续终生。对于明确诊断为抽动障碍的患儿建议应该尽早、及时进行诊断,并确定规范的治疗方案。何时开始治疗是首诊医生应该仔细考虑的问题。一般来说,具有较好社会适应能力的轻症患儿一般不需药物治疗,首先可以选择健康教育、心理及行为治疗,帮助患儿克服存在的性格、心理行为问题,完全适应正常的学习和生活;当症状明显影响患儿的学习和日常生活,通过健康教育及心理行为治疗无法控制时,才考虑使用药物治疗。在治疗前,医生需要了解患儿既往病史,曾接受过哪些治疗、效果如何,曾使用药物等有哪些副作用。抽动障碍的治疗目标是根据每个患者不同的靶症状选择相应的治疗方法。靶症状(target symptom)就是指对患者日常生活、学习或社交活动影响最大的症状。一些初期患病的患儿在治疗中的靶症状往往是抽动症状;病程中晚期患儿的靶症状大多是共患病症状,如多动冲动、强迫观念等。明确治疗的靶症状即是患者的主要症状这一点非常重要,临床医生必须认真评估每一位患者的重点症状,抽动障碍患儿可以因为频繁抽动、强迫观念和行为、注意力不集中等,或几种症状的不同组合,而影响学习和生活,但通常以一个或两个临床症状最为主要,解决了这些主要症状后患儿和家属才能对治疗满意,并且有良好的依从性。

抽动障碍的治疗必须是个体化的综合性治疗,治疗目标除控制抽动症状以外,还需要对患儿、家庭及其社会环境进行咨询,以取得合作,增强患儿及其家属对治疗的信心,获得教育机构的帮助与干预。除了要对抽动症状进行控制外,同时要注意抽动障碍患儿共患病(comorbidity)(如注意缺陷多动障碍、强迫障碍等)的干预治疗。通常共患病比抽动障碍更易影响患儿的生活质量,当抽动症状减轻或被控制以后,共患病可能会成为临床治疗的主要目标,同时亦会影响抽动症状的反复出现。药物治疗联合心理行为疗法是必不可少的,生理 - 心理 - 社会医学模式的三轴系统治疗才是治愈该疾病的根本方式。此外,鉴于抽动障碍的临床表现复杂多样,治疗上还应针对每个患儿及其家庭情况区别对待。目前已使用的治疗手段包括药物治疗、心理行为治疗、神经调控治疗、手术治疗等。迄今为止,抽动障碍的治疗未见突破性进展,治疗原则是将药物治疗和心理行为治疗并重,难治性病例可以尝试进行神经外科手术、神经功能调控治疗,时刻注重治疗的个体化。

近年来,有不少患儿是在婴儿期发病,越来越多的幼儿期暂时性抽动障碍患儿前来就诊,在疾病初期,患儿往往就诊于眼科、变态反应科、鼻科、喉科、呼吸科等,进行相关治疗。当症状反复多次或相关症状经过治疗无效后或疾病反复进展后,才就诊于小儿神经科、发育行为儿科或心理科。在通常情况下,学龄前抽动障碍患儿的抽动症状大多轻微,具有良好的社会适应能力,其抽动症状对患儿的生活、学习或工作无明显影响,也未妨碍到周围人的生活,患儿本人能坦然接受,家长耐受、包容,同学及老师们理解,此阶段单纯给予心理和行为上的调整与干预即可,不需要给予药物治疗。此时强调家长的参与,注意家庭对抽动障碍症状消长的影响,应告诉其家庭成员、看护者、伙伴、学校的老师们关于本病的性质,友善的学校环境和教师、同学的支持与包容有助于治疗,同时还可以避免早期使用药物治疗。只有当抽动症状影响机体功能并且在非药物干涉无效的情况下,才考虑使用药物治疗。药物治疗的一个基本原则是剂量的个体化,从小剂量开始,缓慢逐渐增加剂量,最终达到令人满意的最小治疗剂量,使患儿有良好的日常表现,并把抽动障碍症状控制到可耐受的水平,且没有发生药物副作用。

应当指出,有些药物对于儿童抽动障碍来说属于超处方用药,确定用药前,医生、家长和年长儿应当仔细阅读药物说明书,了解药物副作用和不良反应,充分知情,在同意用药的前提下开始

药物治疗。现在有一系列的药物能用于抽动障碍的治疗,在治疗过程中可应用症状评定量表、药物副作用记录表等,根据治疗过程的效应、抽动症状的变化、社会适应情况、在校学习表现等加以综合评定,调整治疗方案。在副作用严重而难以加大药量的情况下,不必强求将抽动或相关行为症状完全控制,只要不影响生活、学习,并尽可能使症状在公众场合或陌生人面前不那么显眼就行了。鉴于抽动障碍的临床表现复杂多样、病程迁延难治、影响因素众多,抽动障碍的治疗要按照病程、疗程,以及共患病、病因,针对患儿及其家庭情况的共性以及特殊性全面对待。抽动障碍综合治疗流程见图11-1。

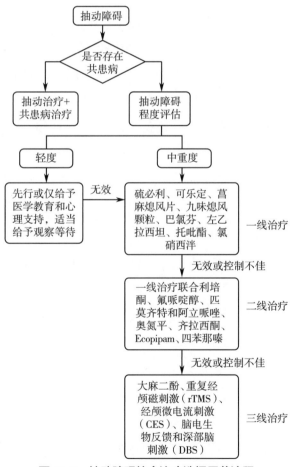

**图11-1 抽动障碍综合治疗选择用药流程**

(王 华)

## 第二节　心理行为干预

对于抽动障碍的治疗,在开始时主要是对患者支持指导及对患儿家庭、学校等有关人员的教育,药物治疗不能代替这些工作。对于具有良好社会适应能力的轻症抽动障碍患儿,只需要进行心理行为治疗即可,而不需要应用药物治疗。无论是在欧洲抽动障碍的治疗指南(2011,2021)还是在美国、加拿大等多个国家抽动障碍的治疗指南中,均推荐心理行为干预作为第一阶梯的治疗(Essoe JK,2019)。《儿童抽动障碍诊断与治疗专家共识(2017实用版)》也提出,心理行为治疗是改善抽动症状、干预共患病和改善社会功能的重要手段。

近年来对抽动障碍治疗目标也提出了新的要求,即通过治疗,一方面降低患者抽动症状的严重性(reduce tic severity),另一方面要求将患者抽动症状造成的功能损害最小化(minimize impairment),培养个体的韧性(cultivate resilience)。当前还提出要重视改善患者的生活质量(improve quality of life for individuals)(Essoe JK,2019)。McGuire 等(2016)指出"考虑到抽动障碍的长期性,任何干预手段都应将生活质量作为一项重要的结果指标"。最新的 2021 年欧洲抽动障碍治疗指南也认为应该将行为治疗的重点从仅降低抽动症状的严重程度扩大到提高个人的整体生活质量方面。许多研究支持心理行为干预在生活质量改善方面优于药物治疗。同时家庭和学校干预也很重要。轻重不同的抽动障碍可对患儿自身及其家庭的日常生活和学习带来不同程度的干扰和影响。患儿的抽动症状往往也易受情绪波动、精神创伤或学习负担过重等因素的影响而加重。因此,对抽动障碍除药物治疗外,还应进行心理行为治疗,这对于任何一个抽动障碍患者都是必不可少的,包括行为疗法、支持性心理咨询、家庭治疗等。

考虑到可及性,当前心理行为干预已逐渐作为治疗抽动障碍的主要手段,作为抽动障碍的初始治疗。心理行为干预包括一般性心理支持、健康教育,以及系统的心理行为干预,如习惯逆转训练(habit reversal training,HRT)、抽动综合行为干预疗法(comprehensive behavioral intervention for tics,CBIT)、暴露反应预防(exposure and response prevention,ERP)。最新欧洲抽动障碍治疗指南(2021)对 1950—2010 年间的抽动障碍治疗相关文献综合整理分析,将上述三种心理行为干预疗法(HRT、CBIT、ERP)推荐为儿童及成年抽动障碍患者的一线干预手段。其中 HRT 和 CBIT 的循证医学证据最充分。已有多项随机对照研究证实 HRT、CBIT 在改善儿童和成人抽动症状上均具有显著的临床疗效,可以达到临床常用药物的临床疗效,可以单独作为治疗抽动障碍或者与药物联合使用的一线治疗方法,而且 HRT 和 CBIT 有助于个体生活质量的改善,这一点优于药物治疗。

其他一些治疗方法,如认知行为治疗(cognitive behavioral therapy,CBT)及资源激活(resource activation)、基于正念(mindfulness)、相关的减压

放松(relaxation)、接纳与承诺疗法(acceptance and commitment therapy,ACT)等认知行为疗法等,还需要积累更多随机对照研究的证据。

# 一、心理教育与一般性心理支持治疗

心理教育(psychoeducation)和一般性心理支持治疗(psychoeducation and support therapy,PST)的目的是帮助家长和患儿正确认识本病,减少和消除诱发和加重抽动症状的心理因素。心理教育是指负责诊疗的医疗工作者、心理治疗师等与患儿和家长、直接照料者分享有关症状、病因、预后、潜在管理、治疗和日常经验的可理解的最新信息,以减轻他们的焦虑,与医护人员一起科学合理地对待抽动障碍,提高治疗的依从性,间接地帮助和提高临床效果。心理教育提高了患儿及家长对抽动障碍的认知、治疗的积极态度和遵医行为,降低了他们对疾病的焦虑水平。

抽动障碍儿童患病后,对其进行心理行为干预是相当重要的。患儿患病后存在焦虑、抑郁情绪,一些孩子心理负担重,会受到来自于同龄人、学校老师甚至家人的不理解,会有同伴嘲笑自己,患者对抽动障碍本身医学知识缺乏,加上网络上一些不正当的宣传,会让患者和家庭都存在不同程度的压力。有些孩子自身压力不大,但家庭成员压力大,家长的压力,反过来给孩子的抽动障碍病情波动造成不利影响,家长的过分关注、家长对抽动障碍的错误看法、家长对抽动障碍的预后忧心忡忡等,都需要医疗工作者和心理社会工作者给予心理支持,还需要对其进行健康宣教。

对于患病个体,首先需要支持和帮助患儿消除心理困扰,减少焦虑、抑郁情绪,适应现实环境,需要对父母进行疾病知识的健康宣教,降低家长的心理压力,科学认识抽动障碍,引导对患儿的规范诊治,有条件的医疗机构可开设家长心理课堂或者家长心理健康教育学校。对于少部分家庭成员有压力非常大或者本身存在焦虑抑郁症状时,则需要对其进行专门的心理治疗。没有条件开展心理治疗时,可转诊到专业的机构进行系统治疗。心理行为干预往往需要医师、心理咨询师、心理治疗师、家长和学校老师等多方面充分合作,才能取得较好的效果,其中主要是对患儿及其家长进行心理支持和指导。

## (一)对儿童的心理教育与一般性心理支持治疗

心理教育与一般性心理支持治疗主要是帮助患儿消除因得了这种"怪病"而产生的紧张和自卑心理。抽动障碍患儿也同罹患其他躯体疾病的患儿一样,会出现焦虑、抑郁、任性、易激惹等情绪问题,而且由于抽动和发声行为非常引人注目,会使患儿敏感,担心同学和教师区别对待。这些心理问题对患儿的损害甚至超过了疾病本身。因此,首先要从心理上消除患儿的困惑,告知患儿抽动障碍与肺炎、哮喘等躯体疾病一样,虽然会导致不适,并且起伏波动,但多数预后良好,是个小毛病,大一些会慢慢就好了,鼓励儿童接受症状,带着症状正常生活学习,学习如何处理症状,如何告知同学和老师自己的病情,不必因此而自卑、自责。

一些随访研究和临床观察也发现,抽动障碍的抽动症状大多数会在青春期逐渐消失。即使少部分患者症状不能完全治愈,会残留一些症状,但残留的症状一般也不会影响正常工作和学习,这些症状也是有许多办法治疗的。鼓励患儿主动战胜疾病,提高自尊。抽动症状往往还受到环境的影响,如考试成绩下降、老师批评、校园言语霸凌、同学耻笑等,这些日常生活中面临的应激源可不同程度地在一定时间里影响或加重抽动症状。因此,在学习中,应教会患儿应对外界环境发生变化,抽动症状波动,儿童自身的不利条件;教患儿学习一些肌肉放松、深慢呼吸等放松治疗技术。面对来自同伴的排斥和嘲笑,要鼓励患儿积极调整认知,以正性认知代替负性认知、过分糟糕化的思维,适应外界变化,保持情绪稳定。

### (二)对家庭成员的心理教育与一般性心理支持治疗

家庭心理干预是治疗儿童心理卫生问题的基本途径之一。心理教育的目标是使幼儿抽动的经历正常化,纠正父母对其孩子抽动行为的错误认知或错误归因,确保父母理解并致力于正确的治疗模式,以及明确父母在干预中的重要作用。

医疗工作者应帮助患儿家长正确认识本病,要让家长知晓抽动障碍患儿所出现的症状是疾病本身的病态表现,而不是患儿调皮或有意所为,千万不可因此责备或惩罚他们;也不可以"患病"为借口而过分迁就患儿。同时,要将疾病的性质和可能的转归向患儿家长进行解释,让家长了解到抽动对患儿的精神活动和身体健康并无明显影响,也不会因为抽动而使患儿变傻,更不会发展为精神病,以达到解除患儿家长一些不必要的思想顾虑,消除他们因不了解这类病情到底有多严重而出现的过分紧张与担心。

家长对患儿既要关心又不能表现得过于焦虑,不要带患儿反复求医就诊,不要过分注意与提醒患儿出现的抽动症状,更不要整天唠叨或责骂患儿所出现的这些异常动作,以免造成患儿的

病情加重。要给患儿创造轻松愉快的环境,合理安排好患儿的日常生活,要鼓励和引导患儿参加各种有兴趣的游戏和活动以转移其注意力,避免过度兴奋激动和紧张疲劳,可开展韵律性体育活动锻炼,要减轻学习压力和负担,不要贪玩电子游戏和观看恐怖电影或电视,不要勉强患儿做一些患儿极为反感的事情,如强迫练琴、超额的课外作业等。家长应充分认识抽动症状的自然病程、波动性及可能出现的变化,采用行为弱化治疗可取得较好疗效。对家长本身的焦虑、紧张等心理变化也应予以干预。当家庭心理问题突出,影响家庭功能明显时,还要进行家庭治疗。

### (三)学校环境下的心理支持性干预

抽动障碍在学龄期高发,学龄期儿童主要生活场所是学校。抽动症状在学校也会受到许多因素的影响,从而引起症状波动。因此,鼓励医教结合、医教协同,学校老师和管理者也应了解抽动症的一般心理卫生知识,能给患病的学生提供心理支持。倡导老师们和同学们像关心躯体疾病的学生一样关心、包容抽动障碍患病的学生。要加强宣传,和学校老师和同学做好解释、疾病宣教等科普工作。条件成熟时,负责治疗的医师可通过家长向患儿的带教老师适当讲解有关抽动障碍的基本医学知识,使老师能够理解患儿所出现的一些异常动作是病态,而不是故意捣乱,避免学生受到老师的误解和不公平对待;并通过老师教育其他同学,不要取笑或歧视患儿。对因疾病症状或药物副作用影响学习的抽动障碍患儿,应减轻其学业负担,制订因人而异的课程计划,鼓励患儿在病情稳定时带着症状参加正常学校学习和课外活动,帮助其改善伙伴关系;提高其自尊心,使其像正常学生一样学习、生活。对于发展同伴关系有困难的患儿,有必要对其进

行社交技能训练。对于在病情波动期的患儿,需要学校老师提供支持,积极通过家长进行沟通,同意患病学生请假休息积极治疗,减少和降低因为抽动障碍而被迫休学的比例,尽最大可能得到学校的支持,减少疾病对患病学生学业的影响。

## 二、行为治疗

对抽动障碍儿童系统的心理治疗主要是行为心理治疗(简称为行为治疗),其治疗的着眼点放在可观察到的外在行为或可具体描述的心理状态,充分运用从实验与研究所获得的有关"学习的原则",按照具体的治疗步骤,来改善非功能性或非适应性的心理与行为。

对行为治疗的基本态度是认为人的行为,不管是功能性的还是非功能性的,正常的还是病态的,都经由学习而获得,而且也能经由学习而更改、增加或消除。所谓学习的原则是指一个个体的行为,假如是受"正性反应"的,如受鼓励或夸奖,或获得令人满意的结果,就容易学习到且能维持;相反是受"负性反应",如被处罚或获得令人不悦的结果,就较不易学习或维持,或者逐渐放弃该行为。因此操作这些奖赏或惩罚的条件,适当地选择且即时地供给正性或负性的反应,就可控制行为的增减或方向的改变。对儿童的行为治疗应当尽量采用正性反应来更改行为,如采用直接且具体的奖励方法。

多种行为治疗方法已被用于治疗抽动障碍,并已取得不同程度疗效。抽动障碍的一线行为治疗方法主要包括:习惯逆转训练(HRT)、抽动综合行为干预疗法(CBIT)、暴露反应预防(ERP)等。

### (一)习惯逆转训练

习惯逆转训练(habit reversal training,HRT)是由 Azrin 和 Nunn 于 1973 年首先提出。HRT是基于对先兆感觉(或先兆冲动)研究的发现。有研究发现,很多患者在抽动发生之前都会有一种感觉,特别是年长的儿童或成人。如果出现这种感觉时,患者采取一种逆反的动作或行为,对抗抽动的发生,打破抽动发生的循环,则可以有效地控制抽动,但这些感觉,需要觉察。

HRT 主要包括自我觉察训练(awareness training,AT)、竞争反应训练(competing response training,CR)、社会支持(social support)这三个部分。通常 HRT 共包含 12 次治疗,每次治疗持续 50 分钟;前 8 次治疗频率为每周 1 次,后 4 次为双周 1 次,如果必要可再追加 2 次治疗以巩固治疗效果。习惯逆转训练的目的是让患儿学会觉察抽动何时发生、何时将会发生(即自我觉察训练部分),教会患儿通过使用一种行为动作(及竞争反应动作)与抽动症状进行对抗(即竞争反应训练部分)。此外,对于儿童患者,还需要在日常生活中寻找一位支持者(通常是他/她的父母一方),从而可以帮助患儿及时、正确地使用竞争反应。

具体而言,自我觉察训练(AT)主要是让抽动患者学会识别和区分每一种抽动正常的发生和相对应的前驱症状(称之为前驱感觉,也称之为先兆感觉或先兆冲动)。这些前驱症状可以是某种躯体感受,也可以是某种特定行为情境。AT需要由治疗师协助患者尽可能详细地对每一个抽动症状以及与其对应的前驱感觉进行描述,并通过反复训练提高患者对抽动以及前驱感觉的觉察准确性。

竞争反应即指在想要抽动或抽动发生时,患者可以运用的一种行为动作,用于阻止抽动动作的实际发生。CRT 在 AT 结束之后,是习惯逆转训练的核心部分。在这一训练环节,患者需要学会应用一种特定的竞争反应阻止抽动的发生,即当觉察到前驱症状时,及时使用竞争反应打断抽动的发生。有关竞争反应是如何引起抽动改变的问题仍然不明确,目前有 2 种假设:①第一种假设认为 HRT 是通过基底节(控制运动的大脑结构)回路与抽动进行对抗。也就是说,当抽动将要发生前,发送一个竞争反应信号来阻止基底

节产生抽动。②第二种假设认为竞争反应之所以有效,是因为患者习惯了前驱感觉。因此在竞争反应训练的实施过程中,需要注意,只有竞争反应持续 1 分钟以上或直至前驱感觉消失,经过两者中更长的时间,竞争反应才能停止。不同的抽动症状往往对应不同的竞争反应(见表 11-1),在训练过程中,需要根据抽动动作特点、患者偏好选择合适的竞争反应。

**表 11-1 不同运动抽动所对应的可能的竞争反应**

| 抽动 | 竞争反应 |
| --- | --- |
| 身体抽动 | 收紧胃部和臀部肌肉 |
| 身体扭曲 | 保持站立或坐直的状态,后背收紧挺直,两臂放在身体两侧或者在口袋里、大腿上 |
| 扯平 | 保持两臂在身侧 |
| 眨眼 | 直视前方,盯着某目标物品 |
| 眉毛运动 | 控制眨眼,降低频率 |
| 闭眼和睁眼 | 控制眨眼,降低频率 |
| 眼睛突起 | 集中注意室内某一点,进行平缓,有控制地眨眼 |
| 眼睛睁大 | 收紧眉毛并控制呼吸 |
| 扮鬼脸 | 将嘴巴轻轻地闭起来 |
| 鼻子抽动 | 鼻子放松垂直,嘴巴闭起,深呼吸 |
| 手指运动(摸头发等) | 将手放在膝盖上,必要的话握拳 |
| 脚趾抽动 | 脚趾平铺在地面上 |
| 点头、头部抽动 | 收紧颈部肌肉、眼睛凝视一点 |
| 下腭上下活动或推挤 | 当进行放松呼吸时,让下腭放松地下垂,屏住呼吸 2~3 秒后呼气 |
| 关节指节抖动 | 抱臂,合手 |
| 踢腿、脚扭动 | 脚后跟贴地,膝盖并起收紧 |
| 腿部收紧 | 臀部收紧 |
| 舔唇 | 下巴轻轻内收,闭嘴 |
| 张嘴 | 牙关收紧,舌头贴上腭 |
| 颈部绕圈 | 收紧颈部肌肉,下巴收缩 |
| 鼻子抽动 | 当收紧鼻子和眉毛时,用嘴巴进行吸气和呼气;抿嘴和收紧鼻子 |
| 鼻孔张开 | 收紧下腭并抿嘴唇 |

续表

| 抽动 | 竞争反应 |
| --- | --- |
| 咬嘴唇 | 将手放在腿上,必要时握紧 |
| 左右摇头 | 颈部适当收紧,下巴向胸部靠近并进行深呼吸 |
| 上下摇头 | 下巴向胸部靠近并深呼吸;收紧颈部肌肉 |
| 耸肩 | 手放在大腿上,肘部向臀部靠近;收紧肩部向下,保持手臂在身体两边 |
| 吐口水 | 抿唇和运用腹式呼吸 |
| 手臂 | 交叉手指,推动肩部向下,手臂向两侧 |
| 翘舌 | 舌头顶上腭,合上嘴巴,然后呼吸 |
| 腕关节 | 手放在腿面上,必要时夹紧腿部 |

引自:Woods DW,Peterson AL,Piacentini JC. Tourette 综合征管理:一种针对儿童和成人的行为干预治疗方法(治疗师指导手册)[M].徐雯,孙锦华,主译.北京:科学技术文献出版社,2022.

社会支持部分,是指在患者的日常生活中寻找一位支持者(对于儿童患者,通常是父母的一方),由治疗师对其进行培训,从而帮助患者及时、正确地练习使用竞争反应。在治疗中,社会支持的重要程度取决于患者的年龄、发展水平、个人意愿。对于成年患者和年龄稍大的青少年患者而言,社会支持者的参与程度需要和患者进行沟通协商。有一些青少年患者可能不太愿意有支持者参与治疗,其实这在理论上没有问题,但如果患者依从性差,那么邀请一位支持者参与治疗是很有必要的。

51年来,国内外积累了许多通过HRT治疗抽动障碍的临床研究。众多研究表明,HRT是一种有效的抽动治疗手段。早期的 Azrin 和 Peterson(1990)的研究中,HRT组比等待治疗的对照组提前接受长达4个月的习惯逆转训练(共7次),比较实施HRT组和还在等候治疗的对照组患者的抽动频率,发现HRT组的被试抽动频率下降了93%,而对照组的抽动频率平均下降只有14%。其后,O'Connor 和其同事们(2011)选择了69名被试者参与该实验,同样发现实施HRT组与等待治疗的对照组相比,在抽动频率方面下降更为明显。在一项随机对照研究中(randomized controlled trial,RCT),Deckerbach 等(2006)人发现HRT组在接受14次治疗后抽动严重程度明显下降,而仅仅采取支持性心理治疗组则没有变化;6个月后随访结果表明,治疗效果仍保持稳定。国内HRT方面的研究少见。如新近有研究报道,国内有学者陈健萍等(2016)在80名抽动障碍患儿中开展比较HRT和可乐定透皮贴治疗抽动障碍疗效研究。结果发现,HRT组(N=40)的治愈率为38.0%,有效率为90.0%,均显著高于可乐定治疗组,且治疗结束第12周和24周后的随访结果也明显好于可乐定治疗组。综上,已有的研究表明,HRT作为一种抽动障碍的治疗方法,其疗效确定、安全性好、疗效持久。

**(二)抽动综合行为干预疗法及其推广应用**

抽动综合行为干预(Comprehensive Behavioral Intervention for Tics,CBIT)是习惯逆转训练的进一步发展和整合。它在习惯逆转训练的基础上,结合多种治疗手段形成了一套系统的手册化的治疗方案。该方法由 Woods 教授及其团队等在习惯逆转训练(HRT)的基础上,结合功能干预、放松训练等其他干预手段发展而来。其中功能干预和习惯逆转训练是 CBIT 的两个核心成分。标准的 CBIT 共包含 8 次治疗,前两次治疗会持续 90 分钟,有助于治疗师与患者建立关系以及基础资料的收集,后面 6 次治疗时间为 60 分钟;前 6 次治疗频率为每周 1 次,后面 2 次为双周 1 次。经典的 CBIT 适应于 9 岁及以上儿童。

不同于单一的 HRT,CBIT 有功能干预的部分,其目的是分离出使患者抽动加剧的因素,并通过调整这些因素,缓解抽动症状和减少功能损害。根据抽动障碍的行为模型,尽管生物因素导致抽动症状的发生,但通过行为理论可以解释环境因素如何与生物因素相互作用进而引起抽动变化,以及在治疗环节中如何通过改变环境因素促使抽动减少。而环境因素具体可以理解为:一些在抽动前发生的事件/在抽动后发生的事件,在一定程度上会促进抽动的发生,例如增加发生频率或抽动程度。功能干预通过对这些环境因素的分析,进而提出各种策略减少其对抽动发生的影响。因为这些环境因素因人而异,在干预实施过程中,需要依靠详细的评估进而提出可行有效的干预策略。

首先,在实施习惯逆转训练前,治疗师需要对每一个患者进行个性化评估,从而系统地了解可能会促发抽动症状的外在环境因素,并通过减少和调整相关的"抽动-加强"环境因素,为患者创造更为适宜的"抽动-中性"环境。在实施习惯逆转训练过程中,患者配合渐进性肌肉放松和腹式呼吸等放松方法进行阶段调整。此外,对于儿童患者,在训练过程中会和行为奖励机制相结合以强化训练效果和提高治疗兴趣。然而,其核心目的和习惯逆转训练一致,帮助患者识别抽动的前驱症状,并通过竞争性反应打破过去的抽动负强化循环。

来自于著名杂志 *JAMA* 的研究报道,Piacentini J 和其同事(2010)将 126 名患有抽动障碍(Tourette 综合征或慢性抽动障碍)的儿童随机分到 CBIT 组和对照组,其中对照组儿童接受 10 个疗程的心理教育和支持性心理治疗(PST),CBIT 组则接受 10 个疗程的 CBIT 治疗。分别治疗结束时以及治疗结束 6 个月后,对两个组儿童进行评估,发现在减轻控制抽动症状上,CBIT 明显比心理教育及支持性心理治疗更有效。CBIT 不仅适用于儿童,对成人患者同样有效。在 Wilhelm 等(2012)的一项 RCT 研究中,以 122 名抽动障碍成人患者为被试,比较 CBIT 和心理教育及支持性心理治疗(PST)的治疗效果。结果发现在 CBIT 组中 38% 成年患者的抽动症状得到明显减少,而 PST 组中仅 6% 患者症状有所缓解;在 6 个月后的随访中,80% 患者表示治疗的保持效果亦较好。此外还有研究发现,CBIT 除了对抽动症状的缓解效果显著,在提高患者社会功能、减少焦虑和破坏性行为方面也有帮助。这些研究足以说明 CBIT 对于不同年龄段的抽动患者来说都是一种安全持久有效的治疗方法。

国内徐雯等(2022)报道了 CBIT 应用于我国内地儿童抽动障碍方面的 RCT 初步研究,结果发现,在治疗 10 周后,无论是单一 CBIT 还是 CBIT 联合药物、单一药物治疗,疗效相当,单纯使用 CBIT 干预患儿副作用发生率明显少于单纯使用药物治疗和药物合并 CBIT 治疗组的人群;CBIT 有利于帮助抽动障碍患儿改善其生活质量,可接受性好。国内 CBIT 开展方兴未艾,未来还需要积累大样本随机对照研究。

抽动综合行为干预疗法的调整方案:CBIT具有肯定的临床疗效,但系统的心理治疗推广起来较慢,不能惠及更多患者。CBIT 创始人之一的 Woods 教授及其同事曾对 672 名成年抽动障碍患者和 740 名儿童抽动障碍患者进行调查,发现 83% 的成年患者和 76% 的儿童患者未曾接受过行为治疗。他们分析行为治疗不会被广泛使用的原因:一方面由于缺少对行为治疗的了解;另一方面难以获得行为治疗相关资源,CBIT 治疗师还是比较少。因此他们和国外一些行为治疗团队尝试发展更为便捷、高效的行为治疗模式,如网络化行为治疗、小组团体治疗(可一次服务更多人)、短程的 CBIT 治疗(可一个治疗师在一定时间内服务更多患者)、小年龄段儿童 CBIT 方案的开发等,一些手机 APP、网络视频会议治疗、基于互联网的治疗等被提出和临床研究验证。

**1. 短程 CBIT 项目** 中国台湾研究者(2020)采取改版的短程 CBIT 项目(M-CBIT,改版为分 4 次而非原来的 8 次会谈),应用于中国台湾 6~18 岁儿童青少年 Tourette 综合征患者进行应用研究。结果发现,和对照组(n=23)的 YGTSS 评分比较显示,M-CBIT 干预组(n=23)比治疗前,运动抽动症状总分和抽动症状总分治疗后得分显著降低。与治疗前或治疗结束后立即评估的症状评分进行对比,M-CBIT 干预组在 3 个月随访时的 YGTSS 症状总得分显著低于治疗前、4 次治疗结束后。研究结论认为,改良的 4 期 M-CBIT 干预方案在降低抽动严重程度方面比一般性的常规照料更有效,而且对症状的改善可维持到治疗结束后的 3 个月。当然,研究也承认,CBIT 干预疗程可能具有"剂量特异性",疗程越多,改善越大;但短程的 M-CBIT 会服务到更多有需求的

个体。

**2. 快速治疗版本 CBIT** 甚至有人将 10 周的 CBIT 治疗的 8 次治疗集中在 5 个工作日内完成,如 Blount 等(2018)针对儿童和成年 Tourette 综合征(N=5,10~26 岁)的 5 天短程 CBIT,将经典的 10 周、8 次的 CBIT 治疗集中在 5 个工作日内完成。治疗结束后,YGTSS 分数平均下降 28%。1 个月后随访,结果表明疗效维持效果亦很理想,但该项研究样本量较小,还需要扩大样本量验证。

**3. 小组治疗** Zimmerman-Brenner S 等(2022)开展的一项探索性研究发现,与一般心理健康教育的小组团体治疗如小组团体治疗如抽动教育干预(educational intervention for tics,EIT)相比,CBIT 小组团体行为干预具有长期疗效优势,其对 YGTSS 运动抽动减少的影响更持久,3 个月后疗效显著优于 EIT 组。两种团体干预对儿童共患病或临床综合征焦虑症状均有临床疗效,而对抑郁症状无改善作用。当前国内 CBIT 小组团体治疗已经在一些城市,如南京、北京、上海等陆续开展。

**4. 在线版本 CBIT** 德国 Ricketts 等人(2016)通过 Skype(一种一对一的视频应用软件)在 20 名(8~16 岁)慢性抽动障碍患者中开展综合行为干预疗法,治疗组在抽动症状减少程度上和等待组(不治疗组)相比,存在显著差异,优于等待组。新型冠状病毒感染全球大流行的暴发给医疗系统带来了前所未有的挑战。世界范围内应用的遏制措施包括隔离、封控和保持社会距离等。网络视频 CBIT 和 HRT 的治疗开展较多,国内上海、南京、北京都有所开展。有学者甚至认为,如果需要 CBIT 等行为治疗,可通过网络在语种一样、不同国家间跨国进行,服务更多有需要的患

病人群。来自于德国的研究者（Jakubovski E 等，2016）对 160 名成人慢性抽动障碍患者开展了 10 周 80 次、多中心前瞻性随机对照、观察者盲的临床试验。

**5. 网络在线 CBIT 行为治疗研究，低年龄版本 CBIT** 在那些有慢性抽动障碍症状的儿童中，高达 60% 的患儿在 7 岁之前首次出现抽动（Burd、Freeman、Klug 和 Kerbeshian，2006），需要探索低年龄儿童的行为治疗范式。一项美国的开放性试验研究（Bennett SM 等，2020）将当前的 CBIT 手册（Woods 等，2008）改编为适用于患有慢性抽动障碍的 5~8 岁儿童的家庭，并在 15 名青少年的小型开放试验中记录改编后的干预措施的可行性、可接受性和初始效用；15 名儿童在三个地理位置不同的大学或学术医学中心研究点（康奈尔大学医学院、威斯康星大学密尔沃基分校、加州大学洛杉矶分校塞梅尔神经科学和人类行为研究所）注册并完成研究程序。研究结果显示，CBIT 适用于低年龄儿童，包括以适合儿童心理发展的游戏形式引入的习惯逆转训练策略和基于功能的干预措施，以减少家庭对儿童抽动症状的不适应和过分关注（Bennett SM 等，2020）。HRT 的基本概念是通过一种称为"对抗性游戏"（the opposite game，TOG）的新模式传授给儿童。治疗师出示"命令卡片"或演示身体动作，然后孩子会选择相应的"反应卡"和 / 或演示相反的身体动作。

上述行为治疗增加了可获得性，扩大了使用年龄范围，采取了多种干预形式，如团体治疗、视频在线干预、自助干预，但还需要积累更多 RCT 研究证据。

**（三）暴露反应预防**

暴露反应预防（exposure and response prevention，ERP）是强迫障碍经典的行为治疗方法之一。基于抽动障碍中冲动 - 抑制模式和强迫障碍中焦虑 - 抑制模式两者心理机制间的相似性，有学者将强迫障碍的行为治疗中部分有效方法经改良后应用于抽动障碍的治疗中。ERP 应用于抽动障碍的理论依据是当个体习惯于先兆冲动，并学会容忍抽动不发作所致的不适时，抽动频率降低。与习惯反向训练不同的是，患者不是学会对抗，而是学会压抑抽动，当集中注意于先兆冲动有关的不适感觉时，结果是压抑时间越来越长。持续暴露被认为会导致习惯化，从而降低抽动频率。

ERP 主要包含两个部分：第一让患者处于焦虑诱发情境下（暴露环节），第二让患者主动抑制强迫行为（为了减少焦虑）的发生（反应预防环节）。尽管目前 ERP 的内在作用机制并不明晰，但是有研究表明，重复暴露于诱发焦虑的刺激下，并结合反应预防可使得患者对焦虑逐渐习惯化并适当进行抑制学习，可很好地减少患者的焦虑症状。而 ERP 应用到抽动障碍时，主要就是让患者处于抽动易发的情境下，通过自我控制抑制抽动症状的出现并保持这种抑制状态相当长的一段时间（如 90 分钟）。其原理在于，通过重复的长时抽动抑制练习，患者将习惯这种抽动冲动并且能够有效抑制，从而达到减少抽动症状的目的。在治疗过程中，治疗师充当"教练"的角色，督促和鼓励患者抑制自己的抽动冲动，并尽可能地延长抑制的时间。此外，患者可以携带一些个人的"抽动诱发"物品到治疗中，从而增强抽动冲动的强度。

与 HRT 和 CBIT 的实证证据相比，关于 ERP 的实证研究相对较少。Verdellen 等（2004）曾开展了一项 RCT 研究，他们比较了 ERP 和 HRT 的治疗效果。结果发现两种疗法都能够有效地减轻抽动症状,且两种疗法的治疗效果不存在显著性差异。但是,该项研究设计中,两种疗法组中的被试接受的治疗总时间存在明显的差异(ERP组为24小时;HRT组为10小时),且ERP组的治疗时间更长。因此治疗时间作为一个混淆变量,对该研究结果的解释造成干扰。但是在一些非RCT研究中,ERP的治疗效果得到不同程度的验证,因而ERP仍然是比较有潜力的治疗方法之一。抽动障碍患者共患强迫障碍或原发性先兆冲动,可能暴露反应预防的治疗效果更好;如果是合并单纯感觉性先兆冲动或完全没有可辨认的冲动,那么习惯逆转训练治疗效果可能更好。

## 三、其他心理治疗

除心理支持教育、系统的行为干预外,近年来,认知行为治疗(cognitive behavioral therapy,CBT)以及以元认知训练、正念、接纳疗法为代表的CBT第三波浪潮被提出以及被运用到抽动障碍的治疗中。但相关的临床研究有限,因此在欧洲抽动障碍临床指南中,认知治疗以及认知行为治疗第三波浪潮的一些治疗技术,如基于正念(mindfulness)相关的治疗技术、接纳与承诺疗法(acceptance and commitment therapy,ACT)等,这些干预技术尚不建议作为单独的干预运用于抽动障碍的治疗,还需要积累更多随机对照研究的证据。但当一线干预手段(如HRT、CBIT效果有限)或药物治疗效果不佳时可以将其作为二线干预选择。

当前,只有少数研究针对认知行为治疗第三波浪潮干预措施治疗Tourette综合征患者的可行性和有效性。在一小部分患有Tourette综合征/慢性抽动障碍的青少年患者(N=13;14~18岁)中评估了接受承诺疗法(ACT)联合其他治疗

的可行性,显示出很好的临床疗效(Franklin M,2011)。

资源激活(resource activation):该治疗技术已经在一项针对年轻患者(8~19岁;N=24)的Tourette综合征/慢性抽动障碍受试者进行了应用性研究(Viefhaus P等,2019),其治疗的重点是患者的力量和能力,包括放松(relaxation)和正念(mindfulness)治疗技术。该研究显示,经过治疗,患者抽动症严重程度和抽动障碍相关功能损害得到了显著改善,表明资源激活是抽动障碍患者潜在的有效治疗方法。然而,还需要进行随机对照试验来验证临床疗效,并提出进一步使用的建议。

基于功能或情绪的管理方法:该方法是指管理问题方式视情境而定,这种干预方法的目的不是治疗抽动症状,而是建立一种系统性管理方法将抽动症状的发生尽可能减少。如Watson等研究发现,当儿童出现抽动症状时,若给以关注,抽动行为会增加,当要求父母忽视患儿的发声抽动并在未抽动时给以每15秒关注1次,抽动症状很快减少或消失。另一研究发现,患儿抽动症状与姿势有关,抽动症状在坐着时频繁、躺下时减少;因此建议,作为综合治疗的一部分,在情况允许时尽可能躺下。这种管理方法需对能使抽动症状恶化的因素进行全面评估,确认哪些情境可引起抽动增加,并制订特殊方法进行干预,以达到减轻抽动症状。还有研究试图以阳性强化减少抽动发生,或使用暂停(timeout)方法惩罚抽动症状的出现。目前这些研究结果主要来自小样本非对照研究,短期疗效得到肯定,但长期性效果并未得到验证。基于功能或情境的管理方法尽管与抽动障碍理论上的假设一致,但作为单一治疗手段尚未得到足够验证。

## 四、抽动障碍心理行为干预需要关注的几种情况

**1. 当抽动障碍有共患病时** 存在共患精神障碍时，临床医生必须采取务实的方法来指导治疗决策，并优先考虑治疗的靶症状。如果行为治疗的效果不令人满意，可以考虑从一种行为干预（HRT/CBIT 或 ERP）切换到另一种或切换到药物治疗。

如共患抑郁障碍时，抑郁明显，患者在情绪低落的时候，没有心理治疗的动力，需要先治疗抑郁，包括药物治疗和心理干预，情绪好转时再进行治疗。当共患注意缺陷多动障碍（ADHD）时，患者注意力不集中、多动、不能专注和坚持完成心理行为训练，需要先治疗 ADHD 症状，或者同时治疗。当患者共患强迫症状时，强迫症状严重，往往也不能对行为治疗的任务、作业按要求执行，不能有质量地进行训练，可先进行治疗强迫症状，而暴露反应预防可能在治疗强迫症共患抽动障碍类型的患者具有优势。强迫症治疗中的认知行为治疗，如基于正念的认知疗法，则具有优势。

**2. 治疗资源匮乏时如何应对** 在中国以及在整个亚洲，仍然严重缺乏训练有素的治疗抽动障碍的心理治疗师，多数地区的患者需要等待很长的治疗时间。资源优越的地区，也只有大约 1/2 的患者能被推荐并接受行为疗法。需要培训家长或者患儿自主学习行为治疗的技术与方法，加强抽动障碍心理行为干预的科普宣传，加强家庭、学校老师、同学的心理支持。甚至需要培训基层医务人员，根据抽动障碍指南要求，学习相关心理行为干预技能，提高专业水平，规范服务。鼓励有条件的单位开展团体治疗，并进行大样本随机对照研究的验证工作。对于边缘地区，或者无法近距离获取行为治疗的患者，建议积极联系心理治疗资源优越的地区，接受网络的行为干预。

**3. 要尊重和理解患儿** 在心理行为干预过程中，要充分尊重患儿的意愿，如果非患儿本人自愿，仅仅由家人提出治疗，不要强迫患者或者违背患儿治疗意愿进行治疗，对于儿童，如果治疗依从性差，即使有疗效也难以持久。

**4. 对于严重的抽动障碍患者或心理行为干预效果不显著者** 建议转为药物干预，或者心理行为干预结合药物治疗，综合干预。对于难治性 Tourette 综合征患者，慢性抽动障碍造成功能损害明显者，常常需要心理干预联合药物干预方能更好地帮助到患者。在当前中国心理行为干预还没有大面积推广的情况下，许多患者无法获取心理行为干预，对于中重度的抽动障碍，药物治疗在必要时还是可以使用的，也能快速改善临床症状。

（孙锦华）

## 第三节　药物治疗

## 一、治疗原则

对于中重度抽动障碍患儿，若行为治疗无效或不能开展者，则需要采用药物治疗。遵循儿童抗抽动障碍药物的治疗方案，诠释全生命周期的慢性病管理理念，整个疗程通常为 1~ 2 年。如

果在治疗过程中症状加重或者停药后病情复发，则需返回及恢复药物治疗。此外，由于药物治疗起效较快，在迫切需要快速控制抽动时，药物治疗或许是首选；使用单一药物仅能使部分症状改善，或伴有共患病时，可考虑联合用药；难治性抽动障碍（refractory tic disorders，RTD）亦需要联合用药。在药物干预治疗时，应始终注意抽动障碍的自然病史，牢记其可能随着患儿年龄增长而得到改善。药物治疗的目标并不是使抽动症状完全停止，而是尽可能地减轻抽动症状和改善对患儿社会功能的影响。抽动障碍的药物治疗指征（indication）为：①抽动引起主观不适，如肌肉疼痛感或局部伤害；②社交障碍，如社交孤立、被欺凌或因抽动休学等；③情绪问题，如焦虑、抑郁、自卑等；④功能障碍，如无法完成作业、注意力下降、讲话不流畅、入睡困难等。目前临床常用的抗抽动障碍药物有：①典型抗精神病药，如多巴胺 $D_2$ 受体阻滞剂——氟哌啶醇、哌迷清等；②苯甲酰胺类，如硫必利，为一线用药；③非典型抗精神病药，如阿立哌唑，为一线药物；④中枢性 α 受体激动剂，如可乐定、胍法辛等；⑤抗癫痫发作药：如托吡酯；⑥其他，如谷氨酸调节剂、大麻素类药物等。无论何种药物均应从尽可能低的剂量起始，并且根据患儿个体情况缓慢加量至治疗剂量。

对于影响到日常生活、学习或社交活动的中至重度抽动障碍患儿，单纯心理行为治疗效果不佳时，需要加用药物治疗。药物治疗需要一定疗程，适宜剂量，不宜过早换药、漏服或停药。开具药物治疗处方时，患者及家属应了解某种药物治疗的靶症状，且可与医生交流有关药物副作用及对治疗的担心。开处方前，临床医生应进行详细问诊，评估损害程度、潜在风险及可能获益。

对于抽动障碍患儿早期应用合理的药物治疗是非常必要的，也是综合性治疗成功的基础。对抽动症状有疗效的药物包括各种神经阻滞剂（神经抑制性药物），主要成分为经典和非经典抗精神病药物。经典抗精神病药物如氟哌啶醇、匹莫齐特（哌迷清）、硫必利（泰必利）等，虽疗效肯定，但使用不当时神经阻滞剂副作用较为明显，患儿和家属拒绝使用，常导致不得不减药或换药，从而限制了使用。副作用主要有急性肌张力障碍、静坐不能、嗜睡、认知迟钝、药源性烦躁不安、焦虑和抑郁等。特别是迟发性运动障碍，多发生在长期使用经典抗精神病药物以后，有时很难恢复，是长期应用的潜在风险。目前多倾向使用新型非典型抗精神病药物治疗抽动障碍，如利培酮、喹硫平、奥氮平、阿立哌唑、齐拉西酮等。对于症状较轻者，首选药物一般是中枢 α 受体激动剂如可乐定、胍法辛等；疗效虽不如神经阻滞剂明显而持久，但是很少发生严重副作用。

抽动障碍的药物治疗是一种不断尝试的过程，一种药物或许对某些特定患者的某些时候有效，但并不一定适用于所有患者的任何病程中。抽动障碍治疗的目的是尽可能减轻其症状，并避免引起副作用，正向作用与负向作用两者有时很难取得平衡。由于个体差异性，每个患者对药物及剂量反应不一，药物药理机制与药效学差异，治疗反应亦会因每天之不同状况而异，受不同因素影响。此外，用药的效果不是立竿见影的，需要 5~7 个药物半衰期才能达到有效治疗的血药浓度。因此，为确定某一药物是否有效或其剂量是否恰当，医生或家长常需要等待数周或数月，所以患儿家长必须密切地与医生合作，医生同样希望在治疗上有较好疗效。患儿家长最好能记录抽动障碍患儿病情日记，包括建立文书类和视频类文档,记清楚每次用药的种类及剂量,患儿抽动发生频率、严重程度和情绪、行为上的变化,以及影响因素,以便于提供给医生作为下一次调整用药的参考。

目前抽动障碍的药物治疗(drug therapy)有三个特点:①有限的疗效(没有药物能完全控制抽动)。②与剂量有关的、让患者难以接受的副作用。有些患者与其忍受目前这些药物的副作用,还不如生活在抽动障碍的痛苦中。③疗效的波动性。由于抽动障碍的抽动症状具有刻板、反复、波动的特点,受影响因素众多,影响最大的是情绪波动,无论是好还是坏的情绪。因此,本着外因和内因相结合的理念理解疾病特点,本着标本兼治的理念医患携手攻克顽症,尚需不断探索治疗抽动及其相关行为问题的新疗法。药物的和非药物的治疗方法的不同模式结合不断探索出新的疗法。

## 二、药物治疗方案

对抽动障碍的药物治疗应当规范,最好依据国内外公认的专家共识或诊治指南。治疗方案包括以下几个方面:

### (一)急性治疗期

急性期治疗的目的是积极控制患儿症状,缩短病程,改善预后。药物治疗从小剂量开始,逐渐滴定至有效治疗量,疗程长短不一,应根据病情而定。

首选药物从选用一线治疗开始,包括硫必利、舒必利、阿立哌唑、可乐定(ADHD+TD)、匹莫齐特(哌迷清)、胍法辛等。从最低剂量起始,逐渐缓慢加量(1~2周增加剂量一次)至目标治疗剂量。症状重或共患病严重时也可选择二线药物,

如氟哌啶醇、托吡酯、利培酮等。

### (二)巩固治疗期

巩固急性期疗效,防止复燃。即病情基本控制后,需继续维持急性期治疗至少1~3个月,予以巩固其疗效。

### (三)维持治疗期

防止复发,提高生活质量。即巩固治疗阶段后病情控制良好,仍需维持治疗6~12个月,维持剂量一般为治疗剂量的1/2~2/3,或根据病情缓慢减量至合适剂量。巩固治疗和维持治疗的目的在于巩固疗效和减少复发。

### (四)联合用药

当使用一种药物单一治疗仅能是部分症状改善或共患病明显时可考虑联合用药。难治性抽动障碍大多需要联合治疗。加用或停用药物时每次最好改变1种药物,药物剂量最好不要骤停,缓慢加量、减量。

### (五)停药

经过维持治疗阶段后,若病情完全控制,可考虑逐渐减停药物,减量期至少1~3个月。缓慢减量在于防止抽动症状反弹加重。若症状再发或加重,则需要寻找诱因,如果是感染或心理情绪波动所致,先去除诱因,并观察1~2周。若确定复发则须恢复原有用药或换用其他药物治疗。

## 三、常用药物

常用抗抽动障碍药物见表11-2。表中包括超病种适应证范围用药和超年龄适应证范围用药,属于标签外用药(off-label),用药前应与患儿家长进行有效的沟通,并注意监测药物的不良反应。

表 11-2 常用抗抽动障碍药物

| 药名 | 作用机制 | 起始剂量 | 治疗剂量[a] | 常见副作用 | 治疗推荐 |
|---|---|---|---|---|---|
| 硫必利 | $D_2$ 受体阻滞 | 50~100mg/d | 100~600mg/d | 嗜睡,胃肠道反应 | 一线 |
| 阿立哌唑 | 多巴胺和5-羟色胺受体部分激动剂 | 1.25~5.00mg/d | 2.50~20.00mg/d | 嗜睡,体重增加,胃肠道反应 | 一线 |
| 哌迷清 | $D_2$ 受体阻滞 | 0.5~1.0mg/d | 2.0~8.0mg/d | 锥体外系反应,心电图改变 | 一线 |
| 可乐定[b] | $\alpha_2$ 肾上腺素能受体激动剂 | 1.0mg/周 | 1.0~2.0mg/周 | 嗜睡、头晕、口干、心动过缓和低血压,贴敷局部皮肤红肿或溃烂 | 一线（TD+ADHD） |
| 胍法辛 | $\alpha_2$ 肾上腺素能受体激动剂 | 0.5~1.0mg/d | 1.0~4.0mg/d | 疲劳、嗜睡、口干、头痛和易怒 | 一线（TD+ADHD） |
| 菖麻熄风片 | 中成药 | 0.53~1.59g/d | 1.59~4.77g/d | 不明显 | 一线 |
| 九味熄风颗粒 | 中成药 | 6.0~12.0g/d | 12.0~24.0g/d | 不明显 | 一线 |
| 芍麻止痉颗粒 | 中成药 | 5.0~7.5g/d | 10.0~15.0g/d | 口干、恶心、腹部不适、嗜睡 | 一线 |
| 托吡酯 | 增强 GABA 作用 | 12.50~25.00mg/d | 25.00~100mg/d | 体重减轻、嗜睡、认知能力下降和肾结石 | 二线 |
| 丙戊酸 | 增强 GABA 作用 | 5~10mg/(kg·d) | 15~30mg/(kg·d) | 嗜睡、体重增加、肝功损害 | 二线 |
| 氯硝西泮 | 增加 GABA 作用 | 0.01~0.02mg/(kg·d) | 1.00~2.00mg/d | 嗜睡、乏力、头昏 | 二线 |
| 利培酮 | $D_2$ 和 5-$HT_2$ 受体拮抗剂 | 0.25~1.00mg/d | 1.0~4.0mg/d | 镇静、锥体外系反应、体位性低血压、高催乳素血症和体重增加 | 二线 |
| 氟哌啶醇 | $D_2$ 受体拮抗剂 | 0.25~1.00mg/d | 1.00~6.00mg/d | 嗜睡,锥体外系反应 | 二线 |
| 奥氮平 | $D_2$ 受体拮抗剂 | 2.5~5.0mg/d | 5.0~15.0mg/d | 体重增加和镇静或嗜睡 | 二线 |

注：TD,抽动障碍；ADHD,注意缺陷多动障碍。[a] 治疗剂量建议根据年龄进行选择，<8 岁患儿使用最小治疗剂量至最大治疗剂量的 1/2,如硫必利 100~350mg/d；8 岁以上患儿使用最大治疗剂量 1/2 至最大治疗剂量,如硫必利 350~600mg/d。[b] 透皮贴片。

## （一）多巴胺受体阻滞剂

抽动障碍的发病与神经递质失衡及受体异常有关,其基底神经节纹状体多巴胺受体超敏感是比较公认的观点。多巴胺受体阻滞剂（dopamine receptor blocker）是最有效的抗抽动药物,但易发生肌张力增高及动作减慢锥体外系等副作用,强调临床用药安全。近年来人们在不断寻求新的多巴胺受体阻滞剂用于治疗抽动障碍,期望达到疗效高而副作用小的目的。

**1. 氟哌啶醇** 氟哌啶醇（haloperidol）是丁酰苯类抗精神病药的主要代表，作用与氯丙嗪相似，有较强的多巴胺受体拮抗作用。在等同剂量时，其拮抗多巴胺受体的作用为氯丙嗪的20~40倍，属于强效低剂量的抗精神病药。氟哌啶醇口服吸收快，3~6小时血浆浓度达高峰。$t_{1/2}$一般为21小时（13~35小时）。在肝内代谢，单剂口服后约40%在5天内由尿排出。胆汁也可排泄少量。

早在20世纪60年代（1961年）就有关于氟哌啶醇治疗抽动障碍有效的文献报道，为抽动障碍的进一步认识和应用研究作出了巨大贡献。氟哌啶醇为多巴胺受体阻滞剂，是一种非常有效的抗抽动药物，自1961年法国医生Seignot将氟哌啶醇用于治疗抽动障碍以来，至今在临床上仍是治疗本病的常用药物，疗效明显，有效率为70%~80%，为美国FDA批准用于治疗抽动障碍的有效药物。但氟哌啶醇对本病共患病如注意缺陷多动障碍、强迫障碍等的疗效不明显。如口服氟哌啶醇有效，应维持有效剂量治疗。调整适当的剂量，使既能有效控制症状，又不至于因药物副作用而影响学习和工作是治疗的关键。该药可产生较多的副作用，有20%~30%的抽动障碍病例可能因不能耐受该药的副作用而中止治疗。有些患者在治疗过程中还可能出现与剂量相关的抑郁、恐惧、悲伤、情绪恶劣、攻击行为和学校恐怖等，也不得不被迫停药。

临床上，氟哌啶醇对每个抽动障碍患者的有效剂量是不同的，要根据每个患者达到最大疗效而副作用最小去调整剂量。其服药应从小剂量开始，缓慢增加剂量为原则，以减少药物副作用的发生。治疗抽动障碍的起始剂量为0.25~0.5mg，每晚睡前顿服；以后每隔5~7天增加剂量0.25~0.5mg，常用治疗剂量为1~6mg/d，分2~3次口服。由于氟哌啶醇容易引起药源性锥体外系反应，故需同时合用抗胆碱能药物，通常加服等量的安坦（苯海索）；或者合用东莨菪碱，口服0.1~0.2mg，每天1~2次，肌内注射，每次0.3mg（对急性肌张力障碍效果好而迅速）。氟哌啶醇最低有效血药浓度为2.0ng/ml，如超过6ng/ml可出现副作用。要完全教会患者及其家长识别抽动症状是否严重、药物疗效和副作用的表现，医生与患者之间经常保持联系对指导调整药物剂量很有帮助。调整剂量要以"低起点、慢增长"为准则，直到症状控制到能够耐受。"能耐受"是由症状的性质决定的（例如秽语较眨眼更不能耐受），并和个体自行控制其运动和发声抽动的能力有关。患者及家长理解抽动障碍的症状性质是可变的非常重要，这样可以协助医生以合理的形式调整药量，当症状加重或缓解而随之增减剂量。如果给患者大剂量用药以至于其所有的抽动均被抑制，那么医生就不知道当病情有反复时，病情何时能自行缓解。强调尽可能低剂量使用氟哌啶醇（也就是"少为最好"），大多数患者对每天6mg或更小的剂量即可达到治疗作用，最大耐受量存在个体差异性，不能一概而论。对于不会吞服药丸的儿童可以给予氟哌啶醇口服液（2mg/ml）。我国学者贾海燕对氟哌啶醇治疗抽动障碍的剂量进行了探讨，认为其治疗用量在0.025~0.05mg/（kg·d）这种小剂量范围即可，这既可达到控制抽动症状，又不会有副作用发生，同时还可避免服用安坦。王文光等也对小剂量氟哌啶醇治疗抽动障碍的疗效进行了报道，作者设观察组26例，采用小剂量氟哌啶醇（起始剂量每天0.025mg/kg，最大剂量≤2mg/d）结合支持性心理治疗，并与21例单纯小剂量氟哌啶醇组

（剂量同前）及28例常规治疗剂量组（起始剂量每天0.05mg/kg，最大剂量≤6mg/d）作对照。结果发现观察组疗效显著高于单纯小剂量组，与常规剂量组相近；而在药物毒副作用方面，观察组（11.5%）明显低于常规剂量组（46.4%）。表明小剂量氟哌啶醇结合心理干预是治疗抽动障碍一个疗效好且安全的方法。

氟哌啶醇的副作用相对比较大，副作用的发生与剂量直接相关，随剂量增加而副作用即有加大的可能性。常见的副作用为嗜睡、乏力、头昏、便秘、心动过速、排尿困难、锥体外系反应（如急性肌张力障碍、静坐不能、帕金森病样震颤等）等。在治疗的早期，可出现急性肌张力障碍（如张嘴、伸舌和角弓反张姿势），但如静脉给予苯扎托品（benzatropine）及苯海拉明（diphenhydramine）则可完全而迅速地逆转此反应。在治疗的数周或数月患儿还可能出现类帕金森病的症状，如震颤、动作慢、面具脸、肌肉强直、步态异常、流口水等。当出现这些副作用后，需立即进行减量，同时还可考虑使用抗胆碱能药物。只要给患者使用正规的低剂量氟哌啶醇，药源性的帕金森症状相对少见。长期应用氟哌啶醇等多巴胺受体阻滞剂可导致迟发性运动障碍（tardive dyskinesia）副作用。迟发性运动障碍的不自主运动有别于抽动障碍的抽动，它们趋向于包括舞蹈症或肌张力障碍的运动，而且不会像抽动障碍那样病情有起伏。迟发性肌张力障碍也是长期应用氟哌啶醇等多巴胺受体阻滞剂的副作用之一。嗜睡是氟哌啶醇另外一个常见的副作用。伴随镇静这一副作用偶尔还可出现易激惹，如出现该现象，就应减量，长期镇静或智力迟钝会影响学习和工作，需停药。另有许多抽动障碍患者在治疗过程中，会出现剂量相关性抑郁症

状，包括流泪、悲伤、乏力等。而减量后，这些症状缓解或消失。氟哌啶醇治疗过程中，还会伴有学校社会恐怖症的出现。一些患者在治疗中会胃口大增，摄入过多，体重增加。对这些患者，有必要建立饮食制度和进行每天体育运动。

为了避免或减少氟哌啶醇副作用的发生，近年来大多数学者主张小剂量用药即可，要以"低起始、慢增长、小剂量"为原则。小剂量氟哌啶醇能够达到大剂量相当的疗效，应遵循：①小剂量开始，剂量个体化。一般以0.25~0.5mg/d开始，5~7天递增0.25mg至起效为止。②小剂量维持，1~4mg/d。抽动症状加重时临时加大剂量。③服用等量的苯海索予以拮抗。氟哌啶醇一般用药1~2周后症状减轻，2~5个月后症状消失。但有的患者连续服用2~3年尚不能完全控制发作，仍需观察治疗。

**2. 癸酸氟哌啶醇** 别名氟哌啶醇-D、氟哌丁苯癸酸酯、长度利可、安度利可、长安静、氟哌啶醇癸酸酯。氟哌啶醇-D为氟哌啶醇的长效酯类化合物，在体内水解成氟哌啶醇而发挥作用。氟哌啶醇可阻断脑内多巴胺受体，抑制多巴胺神经元的效应，并能加快和增强脑内多巴胺的转化。此外，还可阻断自主神经系统的肾上腺素α受体，产生相应的生理效应。癸酸氟哌啶醇一般肌内注射，每4周1次，轻症1次50~100mg；中度症状1次100~150mg；重症1次150~200mg。氟哌啶醇-D从注射部位的吸收极为缓慢，缓慢释放入血，在血液中迅速水解成氟哌啶醇。其作用比氟哌啶醇长9~20倍，一般注射后24~72小时发生作用，6天内作用明显，在体内可维持3~4周。在肝脏中代谢，通过尿、胆汁、粪便排泄。在体内分布广泛并可透过血-脑屏障。也可分泌入乳汁。本药主要用于抽动障碍共患慢性精神病

或精神分裂症患者的维持治疗。

**3. 匹莫齐特** 匹莫齐特(pimozide)又称哌迷清,是一种二苯基丁哌啶类抗精神病药。1963年由 Paul Janssen 首次发现,之后被开发用于治疗精神分裂症或妄想障碍等精神疾病。匹莫齐特作为一种 D2 型多巴胺受体抑制剂,有研究结果显示,在小鼠体内可以同时抑制多巴胺受体、促黑素细胞激素、促肾上腺皮质激素释放因子和促性腺激素释放激素的释放,并且发现匹莫齐特通过抑制 14C-Leu 与 3H-Td R 相互作用进而抑制多巴胺与其受体的结合。作为一种选择性中枢多巴胺受体阻滞剂,主要作用是阻断突触后的多巴胺受体,作用机制与氟哌啶醇相似,在欧美广泛用于精神病的治疗,也被广泛地应用于抽动障碍的治疗。匹莫齐特与多巴胺 $D_2$ 受体的结合力是氟哌啶醇的 5 倍,其疗效与氟哌啶醇相当,有效率为 60%~70%。在镇静和致急性肌张力障碍或迟发性运动障碍副作用方面比氟哌啶醇要少。也有报道氟哌啶醇与匹莫齐特治疗抽动障碍双盲对照研究提示匹莫齐特较氟哌啶醇疗效为高,而且锥体外系副作用少。匹莫齐特用于治疗抽动障碍的起始剂量一般为 0.5~1mg,于每晚睡前一次口服,1 周后可逐渐缓慢加量,至疗效最佳而副作用最小为止。常用治疗量为 2~8mg/d,分 2~3 次服用,最大剂量为 0.2mg/(kg·d)(≤10mg/d)。临床经验证明,高剂量并不能获得更好的疗效,相反会产生不良反应。多数患儿每天 2~6mg 时症状可得到充分缓解。

副作用包括镇静、体重增加、抑郁、静坐不能、帕金森症状、急性肌张力障碍等。为防止锥体外系副作用的发生,可加服抗胆碱药物苯海索 1~2mg,每天 2~3 次。另外,使用匹莫齐特治疗抽动障碍应特别注意心脏副作用,可引起心电图改变,包括 T 波倒置、诱发 U 波出现、Q-T 间期延长致心率减慢等,已存在 Q-T 间期延长和心律失常患者禁用。上述心电图改变在服药 1 周或剂量只有 3mg/d 时即可出现,用药前应常规做心电图检查,若 Q-T 间期正常方可使用,如发现有 Q-T 间期延长应避免使用;在调整剂量的过程中应监测心电图,一旦出现 T 波倒置或 U 波时应停药,若发现 Q-T 间期出现延长,可继续用药,但不要再加量。在低剂量使用匹莫齐特治疗时,临床上心电图的明显变化似乎要少一些。

**4. 硫必利** 硫必利(tiapride)别名泰必利、N-[2-(二乙基氨基)乙基]-2-甲氧基-5-(甲基磺酰基)苯甲酰胺,是一种含甲砜基的邻茴香酰衍生物,属苯甲酰胺类,对中脑边缘系统多巴胺能神经功能亢进有抑制作用,对纹状体多巴胺能神经运动障碍有拮抗作用,从而产生安定、镇静作用。本品口服吸收迅速,用药 1 小时后血药浓度达到高峰,口服半衰期($t_{1/2}\beta$)为 4 小时。

硫必利对抽动障碍的治疗有效,抗抽动作用不及氟哌啶醇,但副作用少,耐受性好,为国内较常应用的药物,可作为首选药物之一。凡不能耐受氟哌啶醇副作用的患者,应用硫必利均可获得较好的疗效。硫必利用于治疗抽动障碍的起始剂量为每次 50~100mg,每天 2~3 次口服;然后根据抽动控制情况适当增加剂量,用药后 1~2 周见效,其治疗剂量一般在 100mg/d 以上时出现症状改善,并随剂量增加疗效也渐显著,以 100~600mg/d 或 2~10mg/kg 为适宜治疗剂量,分 2~3 次口服,最大剂量为 600mg/d。其单独应用或者与其他药物(如氟哌啶醇、丙米嗪、氯硝西泮、肌苷或普萘洛尔等)合用,均能显示出良好的疗效,往往在合并用药时有协同作用。症状明显控制而无明显副作用或有轻微副作用但不影响正常学习、生活或工作时为最合适用量。坚持原量服用2~3个月后,病情稳定可试着减少剂量,先每天减少50mg,1周后病情如稳定,再减50mg,到100~150mg/d时,维持服用一段时间,再以1周为单位视病情慢慢减量。在减量过程中如出现症状反跳应把药量加到原来剂量。就临床而言,硫必利长时间连续服药疗效较好,有试验证明1年以上服药者改善率明显高于1个月服药者,说明硫必利治疗抽动障碍需要较长的疗程才能取得较恒定的疗效,有的需要坚持服用几年,直至青春期缓解。个别青春期亦不能缓解者,甚至需要终生服药。治疗期间因停药症状加重或复发时,继续服用硫必利原来剂量仍然有效,甚至有的患儿症状改善较停药前更加明显。

该药副作用少而轻,可能出现的副作用有头昏、乏力、嗜睡、胃肠道反应等,一般无需特殊处理。内分泌方面除催乳素增高外,其他如对甲状腺释放激素和生长激素等无影响。几乎无锥体外系不良反应,故无需服用抗胆碱能药物。对自主神经系统、心血管系统、呼吸功能等均无影响。亦未见肝肾功能和外周血象异常改变。但对长期服用而剂量偏大者,注意定期检查肝功能。偶尔过量(每天达3~4g)可致神经抑制副作用,如镇静、运动不能(如动眼危象、牙关紧闭等),可用抗帕金森病药物进行治疗,但实际上这种副作用在停药后数小时内即可消失。本品能增强中枢抑制药的作用,可与镇痛药、催眠药、安定药、抗忧郁药、抗震颤麻痹药及抗癫痫发作药合用,但在治疗开始时,应减少合用的中枢抑制药的剂量。

**5. 舒必利** 舒必利(sulpiride)别名止呕灵,为磺酰胺衍生物,是中枢多巴胺($D_2$、$D_3$、$D_4$)受体的选择性拮抗剂,而对血清素、组胺、乙酰胆碱及γ-氨基丁酸无明显的影响。本品具有较强

的抗精神病作用、较好的抗抽动作用和止吐作用,还有精神振奋作用。对淡漠、退缩、木僵、抑郁、幻觉、妄想等症状有较好疗效,但无明显镇静作用及抗躁狂作用。舒必利口服后缓慢从胃肠道吸收,迅速分布于各组织中。1~3小时达血药峰值,$t_{1/2}$为8~9小时。随尿排出的主要是原药。其蛋白结合率低于40%,可进入乳汁,进入脑脊液者很少。其口服起始剂量为50mg,每天2~3次口服,然后缓慢增加剂量,一般治疗剂量为200~400mg/d。

该药的副作用较小,以镇静和轻度锥体外系副作用较常见,通常是一过性的或暂时的,故易被患者接受。由于舒必利可以导致催乳素水平明显增高,一些女性患者在使用过程中可能出现溢乳、月经失调或闭经,在男性患者可能出现男子乳房女性化。偶见心脏副作用,幼儿禁用。当一天剂量>600mg(6片)时可出现锥体外系反应,如震颤、僵直、流涎、运动迟缓、静坐不能、急性肌张力障碍。

氨磺必利属于非典型抗精神病药物,与舒必利同属于苯甲酰胺类衍生物,氨磺必利对多巴胺受体均表现出高度选择性和亲和力,并发挥拮抗作用,氨磺必利除对多巴胺受体具有亲和力外,还可作用于$5-HT_7$受体,对抑郁症状具有一定的改善作用。此外,氨磺必利还对$\alpha_2$-和$5-HT_{2a}$受体有微弱的结合力,但这种结合几乎无生物学意义。体外研究结果均表明氨磺必利对$D_2/D_3$受体的亲和力是舒必利的5~10倍,且对$D_2$和$D_3$受体亲和力相对更加均衡。

Katja等于2014年对比氨磺必利与二代抗精神病药物疗效荟萃分析研究中,共纳入10项短期(1周)及中期(13~26周)至少单盲的随机对照研究,主要对比氨磺必利分别与奥氮平、利培

酮和齐拉西酮在治疗精神分裂症患者的治疗效应,结果显示,氨磺必利与奥氮平和利培酮疗效相当,但比齐拉西酮更为有效,因奥氮平和利培酮对患者体重和代谢影响较大,因此氨磺必利更值得推荐。

6. **匹喹酮** 匹喹酮(piquindone)也是一种选择性多巴胺 $D_2$ 受体阻滞剂,具有抗抽动作用。有研究应用该药治疗了 3 例曾用氟哌啶醇治疗无效的抽动障碍患者,结果每例患者的运动抽动和发声抽动均有不同程度的改善,唯一的副作用为镇静作用。该作者在治疗观察 2 年后又进一步研究上述 3 例和第 4 例接受匹喹酮治疗的抽动障碍患者,试验分两个阶段。起初为开放性试验,共 6~8 周。运动抽动有 2 例显著改善,1 例中度改善,1 例轻度改善;3 例有发声抽动者,获明显改善者 1 例,轻度改善 2 例。在随后的双盲、安慰剂对照试验阶段,运动抽动明显改善者 2 例,中度改善者 1 例,发声抽动均获轻度改善。而安慰剂治疗期间所有患者症状均加重。

7. **丁苯那嗪** 丁苯那嗪(etrabtenazine),别名丁苯喹嗪,可逆性排空突触前多巴胺储备颗粒,并可作为一种弱的突触后多巴胺受体阻滞剂,通过耗竭大脑神经末梢内的多巴胺来发挥作用,主要用于控制运动功能障碍,由于其具有较强的抗抽动作用,且很少引起急性肌张力障碍,不会出现迟发性运动障碍副作用。本品初始剂量 12.5mg,每天 2 次,逐渐增加至 12.5~25mg,每天 3 次,如果最大剂量用药 7 天后病情仍没有改善,则用该药可能无效。国外开放研究显示,若给予 25~100mg/d 的剂量,丁苯喹嗪对一系列的过度运动(包括慢性抽动)有作用而且能很好地耐受。其最常见的副作用包括白天的镇静作用、失眠、焦虑、抑郁、静坐不能和帕金森症状等。

Jankovic 报道 9 例用氟哌啶醇及其他药物治疗无效的抽动障碍患者接受丁苯那嗪治疗,平均疗程为 9.4 个月,其中 4 例抽动症状获得明显且持久(≥6 个月)的改善,3 例抽动症状改善轻微且短暂,2 例副作用不能耐受而停用。此后,该作者又报道了用丁苯那嗪治疗 17 例抽动障碍的开放性研究,这些患者用其他药物治疗均无效。应用该药后 29% 的患者抽动症状明显改善,65% 的患者获中等程度的改善。

8. **四氢小檗碱** 四氢小檗碱(tetrahydroberberine,THB)为小檗碱氢化而成的消旋体,其是一种新型多巴胺受体阻滞剂,具有阻断多巴胺突触前后受体的作用。通常推荐剂量为每次 1.5~2mg/kg,口服,每天 2 次,服药 3~4 天见效,疗程不少于 3 个月。可有嗜睡等副作用发生,但不影响正常学习和工作。张新生等报道应用该药治疗抽动障碍 106 例,84%(89/106 例)有效。

9. **氘丁苯那嗪** 氘丁苯那嗪(deutetrabenazine)是丁苯那嗪的氘代衍生物,生物稳定性及疗效优于丁苯那嗪,是一种高选择性的 VMAT2 抑制剂,于 2017 年 4 月被美国 FDA 批准用于治疗与亨廷顿舞蹈症相关的"舞蹈症状",可改善整体运动机能。相对于丁苯那嗪,氘丁苯那嗪的半衰期更长,峰值血浆浓度低,因此可以减少给药频率,提高患者(尤其是儿童及青少年)的药物依从性,减少不良反应的发生。氘代丁苯那嗪的不良反应轻微,如乏力、头痛、易怒、嗜睡、多汗、腹泻、鼻咽炎等,但更严重的不良反应未见报道。

研究显示,氘丁苯那嗪相较于其他抗精神病药,尚未发生抑郁、自杀倾向的案例。氘丁苯那嗪推荐起始剂量是 6mg/ 次,1 次 /d,依据治疗需要和耐受性,剂量可每 2 周增加 1 次,每次每天增加剂量 6mg，每天最大推荐剂量 36mg，每次 18mg，每天 2 次 /d。在药物耐受性良好及症状缓解前提下，给药方案应个体化。在一项针对 12~18 岁 Tourette 综合征患者的开放性研究中，在 6 周内逐渐增加氘代丁苯那嗪至 36mg/d，以充分抑制抽动而不产生不良反应为最适药物剂量，随后维持最佳剂量 2 周，并通过耶鲁综合抽动严重程度量表（YGTSS）及 Tourette 综合征患者整体印象评分（TS-PGIC）来评估药物效用，发现 76% 的患者抽动症状得到显著改善。多项研究及实验数据分析认为，氘代丁苯那嗪较丁苯那嗪有较好的药物耐受性，不良反应轻微，服用频率低，适用于治疗抽动障碍所致的不自主抽动，安全性高，能有效缓解抽动症状。国内尚无该药的生产批文及相关文献报道。

**10. 甲氧氯普胺** 甲氧氯普胺（paspertin）又称胃复安、灭吐灵，属多巴胺 $D_2$ 受体阻滞剂，具有多巴胺受体阻断作用，主要作用于延髓催吐化学感受区，起中枢性镇吐作用；对中枢神经系统其他部位的作用相对比较弱。鉴于其对基底神经节纹状体多巴胺受体可能也有一定的作用，故有作者试用于抽动障碍的治疗，并取得了一定的疗效。应依据抽动障碍病情严重程度确定甲氧氯普胺治疗剂量，轻度 0.5mg/（kg·d），中度 1~1.5mg/（kg·d），重度 1~2mg/（kg·d），分 3~4 次口服。谢小玲等报道对不能耐受氟哌啶醇副作用的 24 例抽动障碍患者尝试采用甲氧氯普胺治疗，应用耶鲁综合抽动严重程度量表、瞬间抽动频率变化指标、Asberg 副作用量表、韦氏记忆测验综合评估治疗前后的变化，结果各项评估均显示甲氧氯普胺能显著减轻抽动症状及有效改善抽动障碍的综合损伤效应，记忆测验改善无统计学意义；17 例患者有极轻微倦怠，但能坚持学习，所有患者均无锥体外系反应。

常用剂量儿童每次 2.5mg，成人每次 5mg。如用量过大可引起锥体外系反应，主要表现为烦躁、坐立不安、肌肉强直、震颤、斜颈、两眼向上凝视、伸舌颤动、四肢震颤、痉挛等。

**11. 氟奋乃静** 氟奋乃静（fluphenazine）为吩噻嗪类的哌嗪衍生物，是多巴胺 $D_1$、$D_2$ 受体的拮抗药，与 5-HT 受体有高度亲和力。抗精神病作用比奋乃静强，作用较持久。镇静、降低血压作用弱。但锥体外系反应比奋乃静更多见。口服可吸收，生物利用度为 27%，达峰时间为 2~4 小时，肌内注射后 1.5~2 小时达血药浓度。可分布于脑脊液中。可通过胎盘屏障进入胎儿血液循环，亦可分泌入乳汁。小儿、年老患者对本品的代谢与排泄均降低。

氟奋乃静在控制抽动方面与氟哌啶醇和硫必利相比，有近乎相等的疗效且有相同的副作用，只是镇静作用相对较小。氟奋乃静的起始量为 2~4mg/d，每周可增加 1mg，维持剂量为 2~6mg/d，不应超过 10mg/d。可引起直立性低血压、心悸和锥体外系反应，如两眼斜视或向外上方固定、肢体扭转、角弓反张、颈部强直、斜颈、静坐不能、舌根发硬等运动障碍；用药时可考虑同时用抗震颤麻痹药（如苯海索、阿托品、东莨菪碱等），以预防或减少不良反应发生；如出现锥体外系反应时，可立即注射东莨菪碱，或口服苯海索或阿托品。

**（二）选择性单胺能拮抗剂**

其能可逆性且选择性地抑制 MAO-A，阻止脑内 5-HT 和 NE 降解，同时增加脑内突触间隙 5-HT 和 NE 的浓度，在治疗抑郁症、抗帕金森病和阿尔茨海默病中具有不可替代的重要作用。儿童抽动障碍中主要用于共患病的联合治疗。

**1. 利培酮** 利培酮(risperidone),系苯丙异唑衍生物,为特异性的单胺能拮抗剂,可高度拮抗 5-羟色胺 2(5-HT$_2$)受体、$\alpha_1$ 及 $\alpha_2$ 肾上腺素受体、多巴胺 D$_2$ 型受体(DRD$_2$)和组胺受体,进而改善神经递质和基底神经节的相互作用,调节多巴胺、5-羟色胺、去加肾上腺素水平,改善脑内抑制性神经递质的分泌,进而避免减少 $\gamma$-氨基丁酸投射通路,抑制大脑皮层的兴奋性神经元活性,降低大脑皮层兴奋性,进而改善抽动行为,有希望成为治疗本病的替代药物,在欧洲已被作为治疗抽动障碍的一线药物。利培酮在体内经过 CYP2D6 途径代谢,所得代谢产物 9-羟基利培酮仍具原药 70% 的活性。由于利培酮在成人应用中的安全性及有效性,目前应用于儿童的比例有所增加。在欧洲抽动障碍临床指南被推荐为一线用药,但在加拿大抽动障碍临床指南中为弱推荐,其远期疗效和安全性有待进一步研究。

利培酮起始剂量为 0.25mg/d,每天分 2 次服用;若 1~2 周症状无改变或仅略有改善者,视情况逐渐缓慢增量,每 5~7 天可增加 0.25~0.5mg,治疗剂量为 1~3mg/d,尽可能使用最低有效剂量。几乎所有研究都表明利培酮治疗儿童和成年抽动障碍均安全有效,不良反应较轻。Brunn 等对 38 名年龄在 8~53 岁的抽动障碍患者(包括 15 名年龄在 8~15 岁的儿童和青少年)采用利培酮治疗 4 周,所有这些患者都曾经使用过多巴胺受体阻滞剂或可乐定治疗,因疗效差或不能耐受副作用而接受利培酮治疗,其起始剂量为 0.5~1mg/d,每隔 5 天增加 0.5~1mg,直到满意的剂量,或者出现副作用为止,用药剂量为 0.5~9mg/d,平均剂量为 2.7mg/d,分两次服用。在治疗前和治疗后均用耶鲁综合抽动严重程度量表(YGTSS)评定症状的严重性。结果显示 8 例患者(21%)因不能耐受副作用而未完成 1 个月的研究,完成研究的 30 例患者中,有 22 例病情改善,7 例无变化,1 例抽动症状恶化,有效率达 73.3%。Lombroso 等对 7 名年龄在 11~16 岁的中至重度抽动障碍患者采用利培酮开放治疗 11 周,应用 YGTSS 进行疗效评定,结果表明利培酮治疗前后抽动评分减少 26%~66%,作者认为利培酮对抽动障碍患者的治疗有效,但药量应慢慢上调,以减少副作用的发生。Dion 等研究亦表明利培酮治疗抽动障碍疗效显著优于安慰剂,不引发和加重强迫症状。Sindo 等作荟萃分析后发现,利培酮治疗抽动障碍疗效与匹莫齐特相当。我国多位学者的研究亦认为利培酮治疗抽动障碍疗效肯定,耐受性好,儿童应用较安全,可考虑作为优选药物。

利培酮的常见不良反应为失眠、焦虑、易激惹、头痛和体重增加等。较少见的不良反应有嗜睡、疲劳、头昏和注意力下降等神经系统症状,便秘、消化不良、腹痛、恶心和呕吐等消化系统症状,也可出现视物模糊或皮疹等过敏反应。若这些不良反应较轻,可继续用药,经过 1~2 周副作用可能有所减轻或消失。若副作用较重,明显影响了日常生活和学习,则应在原剂量的基础上适当减少用药剂量,副作用会有所减轻。若减小剂量后副作用仍不减轻,或出现皮疹等过敏反应者最好停药。对于过敏反应严重者同时需做相应处理。此外,利培酮不引起粒细胞减少,但可引起血清催乳素升高。心电图出现异常变化,发生率为 26% 左右,见于心脏节律和 ST-T 的改变,一般出现在开始服药之后第 4 周末,但这种影响具有可逆性,异常率随着用药时间的延长而下降。

利培酮对中枢神经系统多巴胺和 5-羟色胺能的平衡拮抗作用,可以减少发生锥体外系副作用的可能。与氟哌啶醇等药物相比较,利培酮的锥体外系副作用较少,这一优点使其更容易被儿童患者及家长所接受。但也可出现运动迟缓、肌张力增高、震颤、流涎、静坐不能和急性肌张力障碍等锥体外系副作用。若出现这些副作用,可加用抗胆碱药。目前利培酮与其他抗精神病药物联合用药较为普遍,利培酮具有性价比高、医生熟悉度高、医护人员药物使用经验丰富等优势,故其临床使用率逐渐提高。

**2. 奥氮平** 奥氮平(olanzapine)是一种新的非典型抗精神病药,是噻吩苯二氮䓬类五羟色胺/多巴胺(5-HT/DA)拮抗剂,可选择性作用于中脑边缘多巴胺能通路,能与多巴胺受体、5-HT受体和胆碱能受体结合,并具有拮抗作用。拮抗 D2 受体与治疗精神分裂症的阳性症状有关;拮抗 $5-HT_{2A}$ 受体与治疗精神分裂症的阴性症状有关。不同于氯氮平,本品不会发生粒性白细胞缺乏症,无迟发性障碍和严重的精神抑制症状产生。口服吸收良好,食物对其吸收速率无影响,口服后 5~8 小时可达到血浆峰浓度。主要在肝脏代谢,约 75% 的本品以代谢物的形式从尿中排出。对本品过敏的患者、闭角型青光眼患者禁用。儿童和青少年患者使用时注意适应证,超处方用药注意知情交代。

奥氮平起始剂量为 2.5mg/d,每 5~7 天增加 2.5mg,治疗剂量为 2.5~15mg/d。常见不良反应为嗜睡、镇静和体重增加等。McCracken 等对 12 例抽动障碍儿童及青少年给予奥氮平连续治疗 6 周后,抽动症状明显改善,注意缺陷多动障碍症状也显著减轻,但对焦虑症状无显著影响。

**3. 喹硫平** 喹硫平(quetiapine)是一种二苯硫西平类物质,系新型非典型的抗精神病药,在我国应用稍晚于利培酮。临床观察显示喹硫平具有相对较低的 $D_2$ 受体活性,故在抽动障碍的患儿接受喹硫平治疗时的剂量需要较低,不良反应也较少。

**4. 其他药物** 另有齐哌西酮(ziprasidone)、舍吲哚(sertindole)等,也属于选择性单胺能拮抗剂,它们对受体的亲和力是有所不同的,齐哌西酮和舍吲哚对 $D_2$、$D_4$、$5-HT_{2A}$、$5-HT_{2C}$ 和 $\alpha_1$ 受体都显示出中至高度的亲和力,喹硫平主要是一种高亲和力的 $\alpha_1$ 受体拮抗剂,而对多巴胺 $D_2$ 受体和 $5-HT_{2A}$ 受体有较弱的亲和力,对多巴胺 $D_4$ 受体基本上无亲和力。齐哌西酮有更广泛的 5-羟色胺(5-HT)能效应,是一种强的 $5-HT_{1A}$ 受体激动剂,也能有效地拮抗 $5-HT_{2A}$、$5-HT_{2C}$ 和 $5-HT_{1D}$ 受体。基于齐哌西酮能中度地阻滞去甲肾上腺素和 5-羟色胺的摄取这一事实,提示该药有一定的抗焦虑和抗抑郁作用。尽管所有这四种新药对 $5-HT_2$ 受体较多巴胺 $D_2$ 受体有更大的亲和力,但值得一提的是,齐哌西酮和舍吲哚对多巴胺 $D_2$ 受体的绝对亲和力比氟哌啶醇要大。这几种药物对控制抽动及其相关的行为问题(如强迫障碍)是有效的,且较少引起锥体外系副作用,但它们用于治疗抽动障碍的临床疗效和耐受性尚有待于进行系统性评估。

**(三) 多巴胺自身受体激动剂**

多巴胺自身受体激动剂是起部分性或完全性激动作用还是起多巴胺 $D_2$ 受体阻滞作用,取决于它们的内在活动,它们也可能优先结合到神经末梢和细胞体突触前多巴胺 $D_2$ 自身受体上。多巴胺自身受体激动剂的网络效应是由其本身的内在活性和内源性多巴胺能紧张性水平共同决定,其对多巴胺能紧张性水平具有网络调节作用,在内源性多巴胺活动高的状态下,主要起阻断作用;而在内源性多巴胺活动低的状态下,主要起激动作用。多巴胺自身受体激动剂又被称为非神经安适剂,具有抗多巴胺受体的作用,可以考虑用于治疗抽动障碍。动物研究中已证实,多巴胺自动受体激动剂有较少的致锥体外系症状的可能性。

1. **阿立哌唑** 阿立哌唑(aripiprazole)系喹啉酮类衍生物,是首个也是唯一获美国FDA批准的多巴胺系统稳定剂,既可上调多巴胺功能的不足,又可下调多巴胺功能的亢进。与其他抗精神病药物拮抗多巴胺受体不同,其能部分激动多巴胺 $D_2$ 受体,同时对5-羟色胺 1A($5-HT_{1A}$)受体具有部分激动活性和对5-羟色胺 2A($5HT_{2A}$)受体具有拮抗活性,属第三代非典型抗精神病药物。在多巴胺功能不足的脑区,阿立哌唑作为激动剂起作用,使多巴胺功能提升到正常水平;在多巴胺功能亢进的脑区,其作为拮抗剂起作用,使多巴胺功能恢复到正常水平。

阿立哌唑于1988年在日本发明,于2002年11月15日经美国FDA批准获得上市,国内2004年上市应用于临床,临床主要用于治疗各种急慢性精神分裂症、双相情感障碍或抑郁症等。美国FDA于2014年批准阿立哌唑用于6~17岁Tourette综合征治疗。目前在韩国、泰国、中国等多个国家已批准应用于6岁以上抽动障碍的治疗。口服吸收效果好,口服后3~5小时达血药浓度峰值,绝对生物利用度为87%,空腹单次口服5~20mg的血药浓度为77~302ng/ml,连续服用14天后可达稳态,消除半衰期为48~68小时。注意药物间相互作用,当同时服用CYP2D6抑制剂(例如奎尼丁、氟西汀或帕罗西汀)时,应将阿立哌唑的剂量至少减至其常用量的1/2。停用CYP2D6抑制剂时,应增加阿立哌唑的剂量。当同时服用CYP3A4诱导剂(例如卡马西平)时,阿立哌唑的剂量应加倍。追加剂量应建立在临床评估基础之上。当停用卡马西平时,阿立哌唑的剂量应降至正常剂量水平。

近年来阿立哌唑治疗抽动障碍已经得到学术界广泛认可,疗效肯定,安全性高,用于治疗抽动障碍的起始剂量为1.25~5mg/d,推荐治疗剂量为2.5~20mg/d,1~2次/d。刘智胜等对195例5~17岁Tourette综合征患儿进行了前瞻性多中心病例对照研究,在第12周末时阿立哌唑组和硫必利组的有效率分别为60.2%和63.9%,不良反应的发生率分别为29.6%和27.8%。表明阿立哌唑治疗Tourette综合征患儿的疗效与硫必利相当,不良反应相似,且阿立哌唑起效快,用药更为便捷,可以考虑作为治疗儿童抽动障碍的一线药物。Lewis等对国外多个研究文献进行总结分析,均报道认为阿立哌唑治疗儿童、青少年和成年抽动障碍有效,不良反应较轻,耐受性较好。这些病例多为常规治疗效果不好或不能耐受不良反应者,为了进一步判定阿立哌唑治疗抽动障碍的疗效和安全性,建议今后应进行大样本对照研究或双盲安慰剂对照研究。

阿立哌唑治疗精神障碍等的不良反应主要包括:锥体外系不良反应、催乳素水平升高、嗜睡、体重增加、糖脂代谢异常、Q-T延迟、头痛、激越、焦虑、失眠、胃部不适、恶心、呕吐、直立性低血压、心动过速等。阿立哌唑比其他非典型抗精神病药物有更好的安全性,发生锥体外系症状、体重增加或高泌乳素的风险较低,且不良反应的发生与剂量相关。在治疗抽动障碍方面,阿立哌唑相关的副作用,如恶心、镇静和体重增加等比其他用于治疗抽动障碍的抗多巴胺药物更少,而且其副作用的出现大多是短暂的和轻微的。在每日治疗剂量不变的情况下,若服药后嗜睡等不良反应较重,可通过将总剂量分多次服用来缓解不良反应带来的困扰,且不改变疗效。

**2. 其他药物** 也有研究对培高利特(pergolide)和他利克索(talipexole)等其他多巴胺自身受体激动剂治疗抽动障碍患者的疗效进行了评估。Lipinski 等对 32 名 719 岁的抽动障碍门诊患者进行了 6 周的用药研究,培高利特的平均治疗剂量是(177±61)μg/d,结果大多数患者的抽动严重程度及次数有显著降低,抽动严重量表评估发现有 24 例(75%)患者治疗前后抽动的严重程度降低了 50% 以上,没有锥体外系副作用发生。Scahill 等也证实培高利特治疗抽动障碍有效,剂量为每天 0.15~0.75mg,分 3 次口服。Goetz 等对 13 例未用药的男性患者进行了他利克索随机双盲交叉对照疗效观察,结果表明他利克索对抽动障碍无效。这两项研究结果的不同,可能与培高利特和他利克索的作用机制存在微妙差异有关,培高利特对多巴胺 $D_1$ 和 $D_2$ 受体的亲和能力构成了控制抽动症状的基础;而他利克索具有高的多巴胺 $D_2$ 受体内在激动活动,起着精神刺激效应。也可能与抽动障碍患者不同的发展阶段在内源性多巴胺能紧张性方面存在差异有关。由于他利克索对抽动障碍的疗效差,且副作用大,故不主张应用。

**(四)中枢性 α 受体激动剂**

**1. 可乐定** 可乐定(clonidine)又称可乐宁或氯压定,是中枢性受体激动剂,系一种中枢性降压药,小剂量作用在突触前肾上腺能受体,大剂量作用在突触后肾上腺能受体。其抗抽动作用是通过刺激突触前受体从而反馈性抑制中枢去甲肾上腺素的合成和释放,以减弱中枢去甲肾上腺素能的活动。可乐定还有一些其他直接中枢作用,包括抑制促肾上腺皮质激素(ACTH)、刺激生长激素释放以及刺激中枢 H 组胺受体。也有报道可间接影响中枢多巴胺能神经元,以抑制大脑多巴胺的活性;或间接作用于 5- 羟色胺系统。

1979 年首次报道可乐定治疗抽动障碍有效,目前推测可能是由于抑制蓝斑区突触前去甲肾上腺素的释放而使抽动症状减轻,并能改善伴发的注意力不集中和多动症状,是目前国外治疗抽动障碍应用最多的药物,其疗效不及氟哌啶醇和匹莫齐特,但较安全,有效率为 30%~40%,远期疗效还有待于进一步观察。由于可乐定没有致迟发性运动障碍的危险,临床上常将其作为治疗轻至中度抽动障碍患者的首选药物。尤其适用于抽动障碍共患注意缺陷多动障碍(ADHD)等相关行为问题的治疗。Leckman 等以每天 3~5μg/kg 治疗 47 例抽动障碍患者,年龄 7~48 岁,40 例成功地完成了 12 周的双盲交叉试验,其中 21 例接受可乐定治疗,19 例为安慰剂。结果可乐定较安慰剂更能有效地减少抽动及其相关症状。在中国,采用可乐定透皮贴片 1~2mg/ 周对 437 例抽动障碍患儿的随机、安慰剂对照双盲试验,经过为期 4 周的短期随访,发现可乐定对抽动障碍有效且耐受性较好。

可乐定的剂型有口服片剂和透皮贴片(透皮慢释放剂)两种。可乐定透皮贴片治疗是利用药物库与皮肤表面间药物浓度梯度和控释膜的控释作用,使其以基本稳定的速度向低浓度的皮肤一侧释放。可乐定片口服起始剂量为 0.025~0.05mg/d,然后逐渐上调至最小的有效剂量,通常每 5~7 天增加 0.05mg,学龄儿童治疗剂量为 0.1~0.3mg/d, 或 3~4μg/(kg·d),0.3mg 以上时易出现副作用。开始用药时每天服用 2 次,由于其半衰期较短,以后每天药量需分 3~4 次服用,每天总量一般不超过 0.5mg。国产可乐定每片含 0.075mg,学龄儿童每天剂量在 2~3 片。可乐定的起效时间较氟哌啶醇慢,通常需服药 4~6 周方可观察到有无疗效,不要过早地认为无效而停药。遵循"低起点与慢增长"调整剂量原则,可减少副作用的发生。对口服制剂耐受性差者,可使用可乐定透皮贴片治疗。

国产可乐定透皮贴片共有 3 个规格:1mg/片(1.25cm)、1.5mg/片(1.88cm)、2.0mg/片(2.5cm)。每片释药速率 0.07~0.1mg/d。青少年患者用药应从 1.0mg(1.0mg×1 片)/周的小剂量开始,按体重逐渐增加给药剂量,最大剂量不得超过 6.0mg(2.0mg×3 片)/周。20kg<体重≤40kg,用 1.0mg(1.0mg×1 片)/周;40kg<体重≤60kg,用 1.5mg(1.5mg×1 片)/周;体重>60kg,用 2.0mg(2.0mg×1 片)/周。敷贴部位:背部肩胛骨下(首选);上胸部;耳后乳突或上臂外侧等无毛完好皮肤处。更换新贴片即更换新的贴用部位,以利于皮肤呼吸,从而降低药物对皮肤的刺激。每次 1/2~1 片,每隔 7 天换贴片 1 次。贴片前局部皮肤需清洗干净,如贴药后出现皮肤过敏,可改换贴药部位。皮肤贴片给药途径尤其适用于不会吞服药片的儿童,至少需要用药 3 个月方可获得满意的临床疗效。钟佑泉等报道可乐定透皮贴片治疗抽动障碍患儿的疗效肯定,儿童使用依从性好,简单方便,药效恒定,副作用轻微。对暂时性抽动障碍的疗效,单独使用可乐定透皮贴片与硫必利近似;对慢性抽动障碍与 Tourette 综合征,其与硫必利、阿立哌唑或氟哌啶醇联用效果优于单用硫必利、阿立哌唑或氟哌啶醇。

可乐定最主要的副作用是镇静,一般出现在治疗早期,尤其是剂量增加较快时,但几周后会减轻;其次是易激惹,少数患者有口干、失眠、心率增快等;大剂量时可能出现低血压和头晕,特别易出现在大剂量治疗的早期(如剂量 0.4~0.5mg/d),小剂量对血压几乎无影响。少数病例心电图可出现 P-R 间期延长,有的可加重原已存在的心律失常。在用药过程中应注意监测脉搏、血压和心电图,一旦出现副作用,应及时调整剂量和减慢加药速度。停药时应逐渐减量,不可骤然停药,以免引起交感神经亢进的急性撤药反应,如血压升高、心动过速、多汗、烦躁不安、头痛和抽动症状恶化等。此外,可乐定经皮给药可能引起红色皮疹。

**2. 胍法辛** 胍法辛(guanfacine)别名氯酰胍、氯苯乙胍、氯苄酰胍,是一种新型中枢性受体激动剂,与可乐定同属于一类药物,能选择性地与突触前受体结合。口服在消化道吸收快而完全,$t_{1/2}$ 为 21 小时,药物较易分布到各组织中,故血中药物浓度较低。胍法辛降压作用约为可乐定的 1/10,作用机制与可乐定相似。通过康氏儿童行为量表和耶鲁综合抽动严重程度量表评定,结果发现该药对多动、注意力缺陷及抽动症状均有较好的疗效和耐受性,比较适合用于抽动障碍共患注意缺陷多动障碍的治疗。由于胍法辛大多作用在大脑前额叶,对注意力、工作记忆均有改善,且镇静、降压作用较可乐定轻,因此被认为是一个用于治疗抽动障碍共患注意缺陷多动障碍很有前景的药物,国内尚无此药,则缺乏儿科用药经验。Hunt 等应用胍法辛进行小样本开放治疗,结果表明对注意缺陷多动障碍以及抽动障碍伴发注意缺陷多动障碍者均有效,并对药物有良好的耐受性。

胍法辛口服起始剂量为 0.25~0.5mg/d,每晚睡前服,约每 3~4 天增加 0.5mg,治疗剂量为 1~3mg/d,分 2~3 次口服。该药对心脏、血压无影响,常见副作用有轻度镇静、疲劳和头痛等。

在可乐定或胍法辛治疗前应首先了解身体健康情况及心脏疾病史,并进行全面的体格检查。如果既往有心血管疾病就不能用这类药物。该药在使用时应注意新出现的症状,特别是与运动有关的,如突然出现的头晕、易激惹、过度镇静、晕厥等症状,都需要密切临床监测,最好进行动态心电图或超声心动图检查。

### (五) 选择性5-羟色胺再摄取抑制剂

选择性5-羟色胺再摄取抑制剂(selective serotonin reuptake inhibitors,SSRI)是一类新型的抗抑郁药物,目前常用于临床的SSRI有6种:氟西汀(fluoxetine)、帕罗西汀(paroxetine)、舍曲林(sertraline)、氟伏沙明(fluvoxamine)、西酞普兰(citalopram)和艾司西酞普兰(escitalopram)。这类药物选择性抑制突触前膜对5-HT的回收,对去甲肾上腺素影响很小,几乎不影响多巴胺(DA)的回收。SSRI的治疗作用可能由不同通路、不同脑区和受体亚型中介:①中脑缝际前额叶皮层通路5-HT神经传导脱抑制,中介抗抑郁作用;②中脑缝际基底节通路脱抑制,中介强迫障碍治疗;③中脑缝际边缘皮层和海马通路脱抑制,中介焦虑、惊恐障碍治疗;④中脑缝际下丘脑通路脱抑制,中介贪食症治疗。动物实验发现抽动障碍动物模型的色氨酸羟化酶活性明显低于正常对照动物,SSRI具有增强5-羟色胺的作用,因此推测此类药物可能对抽动障碍的治疗有效。虽然SSRI始用于20世纪80年代,因其具有对5-羟色胺(5-HT)选择性高,对其他递质影响小,尤其对心血管系统和胆碱能作用较少,而半衰期普遍较长,患者依从性较好等优点,是治疗抑郁障碍的一线药物。

有临床研究观察到近40%的抽动障碍使用多巴胺受体阻滞剂治疗无效,而采用SSRI治疗有效。SSRI与利培酮联合应用可产生协同作用,用于治疗抽动障碍。SSRI可用于抽动障碍共患强迫障碍患者的治疗,这是基于抽动障碍与强迫障碍可能存在病因学联系的假说,以及5-羟色胺再摄取抑制剂对于强迫障碍的肯定疗效。其中比较多的临床观察是应用氟西汀治疗伴有强迫障碍的抽动障碍患者。

氟西汀(fluoxetine)为二环类化合物,是1988年第一个上市的SSRI。药效与三环类抗抑郁药(TCA)丙咪嗪相似,可选择性地抑制5-HT转运体,阻断突触前膜对5-HT的再摄取,延长和增加5-HT的作用,从而产生抗抑郁作用。对肾上腺素能、组胺能、胆碱能受体的亲和力低,作用较弱,因而产生的不良反应少。口服后吸收良好,生物利用度70%,易通过血脑屏障,另有少量可分泌入乳汁。在肝脏经CYP2D6代谢,生成去甲氟西汀,亦有抗抑郁作用。除用于各种抑郁症外,还可用于强迫症、恐惧症等的治疗,由于氟西汀不会引起体重增加,能有效治疗神经性贪食和暴食发作,该药治疗对伴抑郁的中学生网络成瘾症及伴发心血管症状的抑郁疗效较好。其血浆$t_{1/2}$为7~15天,达稳态时间较长,一般在用药一周后起效,2~4周可有明显改善。抗抑郁作用一般在4周后才显现出来。氟西汀可单次或分次给药,可与食物同服,亦可餐间服用。本药用法为20~60mg/d,最大剂量可达80mg/d,早餐后服用,但大剂量时易出现不良反应,儿童、老年人应适当减量。Como等对伴有强迫障碍的抽动障碍儿童和成人患者各13名,使用氟西汀治疗38个月,20~40mg/d,结果Leyton强迫症状问卷评分明显降低。Eapen等应用氟西汀治疗30名伴发强迫障碍的抽动障碍患者,疗程6个月,剂量 20~40mg/d，临床观察 76% 的强迫症状明显好转，对药物的耐受性也较好。不良反应主要为消化系统症状，如恶心、呕吐等，还可以出现轻度的静坐不能、头晕、头痛、失眠、乏力、皮疹等。此外，氟西汀还有一定的精神振奋作用，也可能导致一些患者的焦虑、激惹和失眠，所以对精神亢奋患者应避免使用。

### （六）抗癫痫发作药物

**1. 氯硝西泮** 氯硝西泮（clonazepam）为苯二氮䓬类药物，选择性作用于大脑边缘系统，与中枢苯二氮受体结合，促进氨基丁酸释放而起作用。适应证为主要用于控制各型癫痫，尤其适用于失神发作、癫痫性痉挛、肌阵挛、运动不能性发作及 Lennox-Gastaut 综合征等。非双盲设计研究表明，苯二氮类药物氯硝西泮可用于治疗抽动障碍，尤其适用于抽动障碍共患行为问题如易激惹或焦虑的患者。Gonce 等对 7 名抽动障碍患者采用氯硝西泮与多巴胺受体阻滞剂联合用药治疗，结果患者的抽动症状明显减轻。Steingard 研究报道，以氯硝西泮与可乐定联用，使一组抽动障碍伴发注意缺陷多动障碍患者的症状平均减少 50%。

氯硝西泮起始剂量为 0.01~0.02mg/(kg·d)，每天分 2~3 次服用，以后每 3~7 天增加 0.25~0.5mg（1/8~1/4 片），至达到治疗剂量 0.1~0.2mg/(kg·d) 或出现了不良反应为止。氯硝西泮的疗程应不超过 3~6 个月。常见副作用为嗜睡、头昏、乏力、共济失调、行为紊乱异常兴奋、神经过敏易激惹（反常反应）。遇此现象应及时减量或停药，停药时也需递减。

**2. 丙戊酸** 丙戊酸（valproic acid）治疗抽动障碍的机制可能与其能提高脑内氨基丁酸（GABA）水平，减少脑内兴奋性氨基酸（EAA）含量，从而降低神经兴奋性作用有关。丙戊酸盐在体内通过葡萄糖醛酸化和 β- 氧化等转化后通过尿液排泄。丙戊酸的半衰期为 15~17 小时，儿童通常更短。一般起始剂量为 5~10mg/(kg·d)，治疗剂量为 15~30mg/(kg·d)，注意肝功能损害等副作用发生。有严重肝炎病史或家族史者，特别是与用药相关的肝卟啉症患者、患有尿素循环障碍疾病以及某些线粒体病患者禁用。

**3. 托吡酯** 托吡酯（topiramate）是一种具有多种作用机制的新型抗癫痫发作药物，临床试用于治疗抽动障碍患者，显示出一定的疗效。托吡酯的抗抽动作用机制与增强脑内氨基丁酸（GABA）水平有关，起始剂量为 0.5mg/(kg·d)，治疗剂量为 1~4mg/(kg·d)。有临床研究表明，托吡酯与硫必利治疗 Tourette 综合征疗效相近，但不良反应较硫必利明显减少，同时可有效减轻合并症状。对于托吡酯长期服药影响患儿记忆功能，治疗停药标准及停药后有无反跳现象等问题，仍有待于大规模临床样本及观察研究。

主要不良反应为头晕、疲劳、复视、眼震、嗜睡、情绪不稳、抑郁、共济失调、食欲减退、失语、注意力障碍、意识模糊。持续时间一般不超过 4 个月。较少见焦虑、失眠。不良反应的发生与用药剂量无关。曾有体重减轻、认知障碍、汗闭和高热、代谢性酸中毒、高氯血症、急性眼部症状（视敏度减退、急性近视、闭角型青光眼等）和过敏性皮疹等不良反应的报道。本品因可能引起认知障碍，应慎用于学龄期的儿童和青少年。

**4. 左乙拉西坦** 左乙拉西坦（levetiracetam）是一种吡咯烷酮衍生物。临床上主要用于成人及 4 岁以上儿童癫痫患者部分性发作的加用治疗，口服液适用于 30 天以上婴幼儿。4~11 岁的儿童和青少年（12~17 岁）（体重 ≤ 50kg 者）起始剂量为 10mg/kg，每天 2 次。根据临床效果及耐受性，剂量可以增加至 30mg/kg，每天 2 次。剂量变化应以每 2 周增加或减少 10mg/kg，每天 2 次。应尽量使用最低有效剂量。儿童和青少年体重 ≥50kg 者，剂量和成人一致。一项双盲、交叉试验比较了可乐定和左乙拉西坦对抽动障碍的疗效。结果发现，可乐定与左乙拉西坦相比可明显减轻抽动，但两种药物对行为问题均无改善。可乐定最常见的不良反应是镇静，而左乙拉西坦最常见的不良反应是易激惹。左乙拉西坦的优点为无认知功能损害，且对体重无影响。

### （七）其他药物

**1. A 型肉毒杆菌素** 近年来发现 A 型肉毒杆菌素（botulinum toxin type A）能阻断神经肌肉接头处乙酰胆碱的释放，产生一种化学性失神经支配作用，使局部肌肉持续性麻痹 3~4 个月，达到治疗目的。与不自主肌肉收缩相关联的某些疾病肌内注射该药有效。有研究认为肌内注射肉毒杆菌毒素对局部肌张力障碍和抽动障碍患者的治疗有效，且有较好的耐受性。Jankovic 研究报道，对有痛性肌张力障碍的抽动障碍患者，给抽动肌肉局部注射该药有效，用药后抽动的强度和频率出现明显改善。

**2. 纳曲酮** 纳曲酮（naltrexone）是阿片受体拮抗剂，有研究报道应用此药治疗抽动障碍有效。Sandyk 应用纳曲酮治疗了 5 例抽动障碍，起始剂量 12.5mg，每天 2 次，口服，1 周后剂量加至 25mg，每天 2 次，结果所有患者的抽动频度和严重程度均显著下降，在观察的 4 周内，疗效持续稳定。纳曲酮治疗也改善了部分患者的行为障碍。副作用：有 4 例患者出现短暂的药物依赖性镇静，2 例患者出现一过性易激惹，1 例患者出现短暂失眠。

**3. 大麻二酚** 大麻二酚（cannabidiol，CBD）是一种从大麻中提取的大麻素，但它没有精神活性特性。大麻二酚可以减少四氢大麻酚的影响。CBD 是一种多靶点药物，其作用机制复杂，详细机制还未完全阐明，可能与下列因素有关：CBD 通过拮抗 GPR55 降低癫痫组织细胞内钙离子浓度，抑制谷氨酸释放和神经元异常兴奋，从而发挥抗痫作用；CBD 能直接激活腺苷 A1 受体，减少谷氨酸释放，降低神经元兴奋性；CBD 还可与 A2a 受体相互作用，当神经元兴奋时，CBD 激活 A2a 受体逆转谷氨酸兴奋性毒性，增强神经保护作用；CBD 还可竞争性抑制平衡型转运蛋白 1 对腺苷的转运，增加细胞外腺苷浓度，增强腺苷信号转导，降低神经元兴奋性，进而发挥抗痫作用；CBD 作为 GABAA 受体的正变构调节剂，可增强 GABAA 介导的电流，促进 GABA 能中间神经元动作电位产生，发挥抗痫作用。此外，CBD 能增强海马中 GABAA 受体介导的自发性抑制性突触后电流，减少齿状回兴奋性输出，从而发挥抗痫作用；CBD 能有效抑制 VGSC 电流和纹状体神经元钠电流。CBD 抑制 Nav1.2 电流，在治疗难治性 SCN2A 相关癫痫方面比传统抗癫痫药物更有优势。此外，CBD 还可减少野生型和突变 Nav1.6 通道的钠电流，降低神经元兴奋性，抑制癫痫发作。CBD 能诱导激活瞬时受体电位香草酸通道 1 受体使其快速脱敏，降低细胞内 $Ca^{2+}$ 水平，减少放电频率和突触活动，抑制神经元过度兴奋，从而发挥 CBD 的抗癫痫作用。有证据表明，它可以用来抗氧化、减少炎症，缓解肌肉痉挛，减轻某些精神疾病，并减少癫痫发作和治疗难治性抽动障碍。

**4. 中医中药** 我国中医的古代文献中并无抽动障碍的病名记载，散见于各医家文献中，如王肯堂认为："水生肝木,木为风化……时复动摇不已,名曰慢惊。"古代文献中常记载一些与抽动障碍症状相似的疾病,如"肝风""慢惊""瘛疯""筋惕肉瞤"等。这些病名是以疾病所表现的主要症状来命名的。现代多数中医医者将本病归于"慢惊风"和"肝风证"等范围。近年来临床报道较多,在病因、病机、辨证原则、治疗方法各方面渐形成共识。多数人认为,病变涉及脏器主要是肝、肾、肺、脾;致病因素主要是风、火、痰。但辨证及治疗侧重有所不同。以肝风立论者从肝论证,平肝熄风,清火安神;肝木克土,虚实夹杂者则扶土抑木,疏肝健脾。从肾论证者则培补先天之本,滋水以涵木。从肺论证者则清肺祛火,驱风化痰,以净储痰之器。从脾论证者则健脾祛湿,理气化痰。不管哪种立论,均以辨证论治为原则,根据不同的症状加减用药。总结资料看到,使用频率较高的药物有:钩藤、白芍、全蝎、半夏、陈皮、菊花、桔梗、蝉蜕等。在治疗过程中,辨证论治分析,一方面用天麻、钩藤等药平肝熄风止痉,缓解肝脏痉挛;另一方面用党参、炒白术等对患者的脾胃和肝胆进行疏导强健,去除脾胃湿气、加速血液流动,平缓患者心绪。目前中医视域对于儿童抽动障碍的内服治疗都是基于标本同治理论来进行方药的选择,不仅考虑到了儿童抽动障碍的病因,还会对患者的疾病表征给予有针对性的治疗,从而能够收获更好的治疗效果。国家药品监督管理局批准用于治疗抽动障碍的中成药为菖麻熄风片、芍麻止痉颗粒和九味熄风颗粒。关于中医中药治疗抽动障碍参见本书第十八章。

（王　华　刘智胜）

# 第四节　神经调控治疗

随着对抽动障碍研究的不断深入,尤其是对于药物难治性抽动障碍儿童患者,非药物性治疗方法如脑电生物反馈(electroencephalogram biofeedback)、经颅磁刺激(transcranial magnetic stimulation,TMS)、经颅微电流刺激(cranial electrotherapy stimulation,CES)、深部脑刺激(deep brain stimulation,DBS)等神经调控治疗,正日益受到国内外许多研究者关注。儿童抽动障碍患者是一个特殊群体,治疗须同时考虑方案的有效性和安全性。脑电生物反馈、经颅磁刺激、经颅微电流刺激治疗具有无创性和安全性的优势,近年来国内外进行了广泛性研究,并取得了一定成果。多项多中心、双盲、随机对照性研究结果显示治疗的有效性,但仍局限于短期、小样本研究,治疗的长期预后尚需进一步随访观察。深部脑刺激属于有创性治疗,主要适用于年长儿(12 岁以上)或成人难治性抽动障碍的治疗。

## 一、脑电生物反馈治疗

脑电生物反馈(electroencephalogram biofeedback)始于 20 世纪 60 年代末,主要是应用操作条件反射的基本原理,采用专门电子仪器准确测定神经肌肉和自主神经系统活动状况,并把这些信息有选择地放大成视觉和听觉信号,通过训练选择性强化的某一频段脑电达到治疗目的。作用机制是利用生物反馈疗法主要通过先进的生理科学仪器,对生理及病理信息发生自身反馈,并通过声、光的转换作为人体内反馈信号,通过不断训练和学习,给人体自主神经系统建立可操作的条件反射,进而改善抽动障碍。另外,生物反馈技术的治疗方案主要结合患儿心理因素、肢体因素等联合疗法,不仅不会对患者造成创伤和副作用,安全性较高,其治疗形式主要以游戏方式进行,还会提高患儿配合治疗的兴趣,在治疗期间让患儿处于完全放松的状态,减少紧张情绪。

目前,国内外研究者应用脑电生物反馈方法治疗抽动障碍报道相对较多。Yoo 等对 64 例儿童抽动障碍采用单一脑电生物反馈技术治疗后,YGTSS 总分为 20.36 ± 3.65 分,较其治疗前 YGTSS 总分为 45.28 ± 4.38 分明显降低。赵爱芹采用脑电生物反馈联合心理治疗 60 例抽动障碍患儿进行治疗,结果显示治疗后的总有效率达到 90% 以上,治疗后 YGTSS 评分与治疗前相比较具有统计学差异。有研究发现 Tourette 综合征患者感觉运动区脑电节律(sensorimotor rhythm)降低,额中央区 47Hz 波增多。其中,在传出运动活动和传入躯体感觉信息减少时,大脑皮质感觉运动区脑电节律减少,此节律在运动和想象运动时被抑制,这些脑电变化为脑电生物反馈治疗提供了理论基础。国内许多研究者应用脑电生物反馈治疗儿童抽动障碍,通过采集患儿脑电图及肌电图,以各种图像方式进行实时反馈,主要以提高感觉运动区脑电节律及降低波为治疗方案。国内多家医院应用这种方法治疗儿童抽动障碍取得不同程度的疗效。马岭等于 2013 年报道,脑电生物反馈治疗对 3 个亚型的抽动障碍患儿均有效,并且能够提高患儿大脑的感觉运动节律(SMR)波和改善脑功能活动。

应当指出,很多研究发现脑电生物反馈治疗对于早期抽动障碍患儿效果好,对病程长、症状重的慢性抽动障碍和 Tourette 综合征效果欠佳,尤其是对于一些病情较重、病程长且反复发作并伴有其他心理行为问题的抽动障碍患儿,脑电生物反馈疗效不理想。由于临床采用生物反馈治疗儿童抽动障碍治疗疗程较长,治疗费用较高,对于抽动障碍易于反复、病情较重且伴有其他行为障碍的患儿,应做好疗效与预后的知情告知。

脑电生物反馈治疗是治疗儿童抽动障碍的一种新方法,取得良好疗效。脑电生物反馈治疗优势在于无副作用,且具无创伤性的特点。脑电生物反馈治疗对于早期、暂时性抽动障碍患儿当拒绝用药时,不失为不服药治疗儿童抽动障碍的一种行之有效的方法。

## 二、经颅磁刺激治疗

Barker 等 1985 年首创经颅磁刺激(transcranial magnetic stimulation,TMS)应用于临床检测与治疗,具有安全、有效、无创和简单等优点,其中重复经颅磁刺激(repetitive transcranial magnetic stimulation,rTMS)已经成为一项新型无痛、无创的大脑神经调控治疗的代表技术之一。rTMS 基于电感应原理,在位于颅骨上方的金属线圈内通过以时变电流产生纵向磁场,在其下方的脑组织产生相应感应电流,后者可产生脉冲磁场无衰减地穿透颅骨,在中枢神经组织产生一定强度的感应电流作用于大脑皮质,使中枢神经突触细胞去极化,使突触末端产生诱发电位,从而引起一系列脑内代谢及神经电位活动改变的生理功能反应。rTMS 不仅可加快大脑局部血流速度,改善血液循环,提高脑细胞的兴奋性,提升神经组织的代谢率,促进神经递质的释放,改善抽动障碍的临床症状；而且还能实现皮质功能的区域性重建，产生长时程刺激，使刺激产生的效应持续一段时间，使大脑神经结构发生变化，从而巩固疗效。目前 rTMS 主要应用在神经心理疾病、脑卒中、癫痫、肌张力异常、帕金森病、脑血管病等的治疗。

TMS 有三种刺激模式即单脉冲、双脉冲和重复脉冲刺激，其中双脉冲刺激可引起短时皮质内抑制（short intervalintracortical inhibition，SICI），rTMS 不同刺激频率对运动皮质的兴奋性产生不同程度的诱发电位，起抑制或提升作用，而具体效应取决于刺激参数（包括强度、频率、脉冲总数、持续时间等）。一般来说，低频（LF-rTMS ≤1Hz），能抑制局部神经元的活动，使运动诱发电位（motor evoked potentials，MEP）阈值升高而波幅降低，皮质的兴奋性下降；而高频（HF-rTMS ≥5Hz，<50Hz），具有易化局部神经元活动的作用，使 MEP 阈值降低而波幅升高，从而增加皮质的兴奋性。目前临床上多采用重复脉冲刺激进行治疗，并取得良好的疗效。

Gilbert 等对 26 例儿童和 8 例成年 Tourette 综合征进行注意缺陷多动障碍评分和短时皮质内抑制相关性回归分析发现，注意缺陷多动障碍评分和短时皮质内抑制呈正相关，短时皮质内抑制能可靠反映 Tourette 综合征患儿和成人患者多动症状严重程度，可作为儿童和成人患者多动症状严重程度评价指标。rTMS 可增强或减弱皮质脊髓、皮质皮质联系的兴奋性，刺激效应可以持续 20~30 分钟。

许多研究者尝试应用 rTMS 治疗抽动障碍，Karp 等将 rTMS 应用于 7 例 Tourette 综合征患者，证明当刺激参数为 1Hz 时刺激初级运动区可减少抽动频率；然而，Munchau 等应用 rTMS

治疗 12 例成年抽动障碍患者发现，对初级运动区进行 1Hz 刺激并与无效刺激进行比较，两者的差异无统计学意义；Mantovani 等尝试对 5 例 Tourette 综合征患者辅助运动区（supplementary motor area，SMA）进行刺激，刺激频率 1Hz、强度 100% 静息运动阈值（motor threshold，MT），每天给予 1 200 个脉冲刺激，持续 10 天，第 2 周进行耶鲁综合抽动严重抽动量表评估发现，评分改善 67%，3 个月后改善稳定，其中 2 例症状基本消失；Kwon 等在针对亚洲儿童患者的一项研究中采用刺激频率 1Hz、部位为辅助运动区，持续 12 周治疗后发现，耶鲁综合抽动严重抽动量表和临床综合印象（clinical global impression，CGI）评分均得到改善，差异有统计学意义，10 例患儿无明显副作用发生，由此进一步证实了应用 rTMS 治疗 Tourette 综合征的有效性和安全性，但其研究未设对照组且 12 周治疗时间相对较短，无法完全排除 Tourette 综合征患者症状波动干扰等因素。国内杨淑梅等于 2022 年对 80 例 Tourette 综合征患儿在原药治疗基础上应用 rTMS 的对照研究，患儿取平卧位，调整线圈支撑臂正对患儿辅助运动区且与头皮呈切面，磁刺激频率为 1.0Hz，磁刺激强度为 110% 静息阈值水平，1 200 次脉冲 /d，连续治疗 8 周。分别记录两组治疗前后血清谷氨酸（Glu）、天冬氨酸（Asp）水平变化，并评估临床效果及不良反应。疗效评估采用治疗前后 YGTSS 评分下降率进行评估，不良反应以不良反应量表（TESS）评定。结果显示：治疗 8 周后，rTMS 组患儿血清 Glu 和 Asp 水平下降幅度较对照组更明显，且 rTMS 组患儿临床总有效率高于对照组，TESS 评分低于对照组。罗兴刚等采用低频刺激双侧辅助运动区，治疗参数为频率 1Hz、110% 静息运动阈值强度、每天 1 200 次脉冲，每周治疗3次,持续治疗8周。rTMS联合阿立哌唑治疗与阿立哌唑单药治疗在治疗2周末的疗效及相关量表评分均无明显差异,而在治疗4周末和8周末联合治疗优势体现出来,提示可能是因为rTMS起效慢于药物治疗,但能同时降低阿立哌唑所致不良反应,以及共患的焦虑情绪。rTMS辅助治疗儿童TS患者的效果确切,能明显改善临床症状,安全性较好,并能拮抗兴奋型神经递质Glu和Asp的释放,降低血清Glu和Asp水平,且rTMS治疗具有无损伤、操作简便和安全可靠等优点。

目前公认,低频的rTMS对辅助运动区进行刺激是辅助治疗Tourette综合征的有效方法,此治疗方法对发声抽动的疗效优于运动抽动,治疗过程中患儿有较好的耐受性。总之,rTMS已经成为儿童抽动障碍患者治疗的一种有效方法,但刺激参数、刺激部位、治疗时间等问题仍需研究者进一步探索。

## 三、经颅微电流刺激治疗

经颅微电流刺激(cranial electrotherapy stimulation,CES)是神经调控治疗中的一种无创、非手术物理治疗。通过双侧夹耳电极采用低强度微量电流以刺激大脑,改变患者大脑异常的脑电波,促使大脑分泌与焦虑、抑郁、失眠及儿童相关心理精神疾病等存在密切联系的神经递质和激素,并使之重新达到平衡状态以实现治疗的目的。CES作为一种无创的物理治疗技术,于1978年被美国FDA批准为一项成熟有效的治疗方法,应用于临床治疗焦虑、抑郁、失眠及神经性疼痛等疾病。但在中国是一项非药物治疗新技术,于2002年经国家药品监督管理局批准引进中国并广泛应用。

虽然CES疗法在临床已应用几十年,但其具体作用机制尚不明确,国外学者在关于CES治疗中定量脑电图分析研究发现α波(放松、清醒脑电波)的活动增加了,δ波(睡眠、困倦脑电波)和θ波的活动减少。与此同时治疗后β-内啡肽在脑脊液和血浆中分别增加了219%和98%;5-HT在脑脊液和血浆中分别增加了50%~200%和15%~40%;而去甲肾上腺素在脑脊液和血浆中分别增加了3%~15%和20%~25%,褪黑素在脑脊液和血浆中分别增加了不到20%和28%~40%,脑内的胆碱酯酶几乎没有变化,血浆中的变化也比较小,大概是6%~15%。另有研究显示,CES能够降低紧张焦虑患者的血压、心率、肌电和皮电,升高皮温,使机体处于松弛、温暖、舒适的状态,缓解患者的紧张、焦虑情绪。目前普遍认为CES疗法的作用机制可能是通过CES治疗仪产生微量电流到达并作用于主管心理及情绪活动的下丘脑、边缘系统及网状结构系统等中枢部位,增加了α波的活动,减少了δ波和θ波的活动,同时促进机体5-羟色胺、γ-氨基丁酸和β-内啡肽等神经递质的分泌,使患者感觉到轻松,头脑变得机敏,心情变得愉悦,疼痛得以减缓,同时缓解了焦虑、抑郁的情绪,从而达到治疗疾病的目的。除了影响脑电外,CES还具有使大脑皮质进入"负激活"的效果,并能改变大脑默认状态网络(default mode network,DMN)中功能连接活动程度,对脑电波的微小干扰可能对人体正常静息态脑活动产生重大影响。

CES是一种机制未明和输出参数非标准化的传递微量交变电流刺激的技术。CES输出电流的参数主要为频率、电流强度、波形变化、电极位置和治疗时间。CES传导电极的安放位置为耳垂、乳突等耳部附近区域,微电流为1 500A,频率从 0.5~100Hz。治疗时 CES 设备从电流最小挡开始调节,逐步提高电流值,最终强度设定为患者从电极所在,即双耳垂处,感觉到有轻微振跳感时为止,此时在患者舒适的情况下确定 CES 输出电流。由于个体差异 CES 治疗中可能需要时长不同的治疗时间,治疗时长通常为每次治疗时间持续 20~60 分钟,1 天 2 次,3~4 周为一个疗程。吴传军将 CES 与阿立哌唑用于治疗儿童 Tourette 综合征,治疗 4 周后患儿 YGTSS 评分显著低于治疗前评分,治疗 4 周后的 YGTSS 减分率明显高于治疗 2 周后,提示 CES 对 Tourette 综合征患儿的治疗具有一定疗效,而且随着治疗时间的延长其有效率升高,提示 CES 治疗可能存在"累积效应"。但与阿立哌唑组相比,CES 组除了在治疗 4 周末发声抽动 CES 分数减分率与阿立哌唑组相比无显著差异外,在治疗 2、4 周后,CES 组的 YGTSS 总分、运动抽动分数、发声抽动分数以及全部损害率分数减分率均低于阿立哌唑组。CES 的安全性高,美国 FDA 认为在 400A 以下的微电流刺激不是一个存在重大危险的治疗技术,其用于儿童患者的不良反应包括一过性头晕、恶心、贴电极处皮肤不适,但症状轻微,随着治疗的延续,可减轻或消失。有些不良反应一般都是电流过大引起的,将电流调小后不适症状将自行缓解。与一般的电气设备一样,妊娠和佩戴心脏起搏器的患者需要对 CES 谨慎使用,一般人也被建议不要在使用后立即从事复杂性工作,例如驾驶等。在疾病治疗中,CES 与药物或其他治疗技术联合应用是较好的治疗选择。由于 CES 的便携性、有效性及非依赖等特点,可使药物或其他治疗技术的见效时间加快、剂量减少和降低依赖程度。CES 疗法在治疗焦虑症、抑郁症、睡眠障碍、神经性疼痛、儿童注意缺陷多动障

碍及相关情绪障碍等方面疗效确切,依从性好,且不良反应轻微可控。目前 CES 的使用范围仍在不断探索和扩大。

CES 一般用于药物难治性抽动障碍的添加治疗,或者尝试用于抗抽动障碍药物不良反应不能耐受的患者以及其伴发共患病的添加治疗选择。由于 CES 治疗没有明显的不良反应,且对患儿的睡眠、注意力、情绪都有所改善,因此对于那些担心药物副作用的家长来说,也是可以尝试的一种新的非药物治疗选择。汪萍等于 2013 年采用 CES 治疗仪(安思定)对 45 例抽动障碍患儿进行自身治疗前后的对照研究,以 YGTSS、焦虑自评量表(SAS)、抑郁自评量表(SDS)进行治疗前后的评估。结果发现 YGTSS 量表评定的运动抽动临床总有效率为 91%,发声抽动临床总有效率为 88%;使用 CES 前后 SAS、SDS 量表评分比较差异均有显著性,表明 CES 治疗儿童抽动障碍伴抑郁情绪和焦虑情绪障碍疗效良好,且副作用少。CES 在治疗抽动障碍本身疾病的同时,也能够治疗其共患病,为难治性抽动障碍以及抽动障碍共患病患者提供了一种新的治疗选择。

## 四、深部脑刺激治疗

对于某些肌张力障碍疾病,如药物治疗无效的震颤、帕金森病等,深部脑刺激(deep brain stimulation,DBS)已经成为经典治疗方法之一。但对于一些神经调节障碍疾病如抽动障碍、癫痫、强迫障碍等,DBS 治疗的疗效较确切,属于有创侵入性治疗。DBS 是通过应用立体定向手术技术将刺激电极植入特定脑区(如内苍白球、丘脑),通过电脉冲抑制其异常的振荡活动,达到治疗抽动障碍的目的。DBS 治疗儿童抽动障碍的作用机制是通过对大脑深部苍白球及丘脑进

行电刺激,减少大脑多巴胺递质释放,干扰神经环路,从而抑制抽动症状。DBS 治疗抽动障碍的靶点包括:①丘脑中央中核脑室旁灰质腹内侧核;②丘脑中央中核束旁核;③内苍白球腹后部;④内苍白球前内侧部;⑤伏隔核和内囊前肢。最佳靶点尚未确定,最近的多靶点电刺激研究发现苍白球刺激比丘脑刺激更有效。

Tourette 综合征治疗指南规定:应有多学科治疗团队在根据患儿情况最大限度使用多种药物及行为疗法,排除继发性及心理诱因后考虑 DBS 治疗。最新欧洲临床指南针对 Tourette 综合征患儿的 DBS 有以下建议:①符合 DSM-5 或 ICD-10 的诊断标准;②必须排除功能性"抽动样"运动障碍;③DBS 的主要治疗目标是减少抽动而非改善并发症;④Tourette 综合征对患儿造成严重的功能损害且药物治疗效果欠佳;⑤在治疗之前必须考虑预期治疗效果和耐受性;⑥由于 Tourette 综合征患者在青春期后或成年后有一定自愈性,不推荐 DBS 最低手术年龄;⑦应有一个专门的包括精神专科、神经专科、心理专科等在内的多学科团队对患儿进行全面评估与管理;⑧应遵循特定的方案且对患儿治疗前后做系统评估。

儿童是特殊的群体,目前多个共识规定患者进行 DBS 治疗时应具备以下条件:①患者的精神共病稳定;②6 个月内没有积极的自杀或杀人意念;③年龄>18 岁。迄今为止,患者的年龄不再是 DBS 治疗的严格限制标准。相反,接受 DBS 治疗的资格应该基于神经外科干预对特定患者的获益和风险的仔细评估。由于 DBS 是一种侵入性的治疗方法,有潜在的手术并发症和许多不良副作用,在 DBS 治疗实施前,医生向患儿和家属必须进行充分的利益与风险沟通和告知,并要有儿科患者和/或法定监护人的书面知情同意。

### (一)丘脑相关核团 DBS

迄今为止,大多数 Tourete 综合征 DBS 治疗研究都集中在丘脑上,因为丘脑位于大脑皮质的运动区和运动相关的皮质下结构之间,特别是基底神经节和小脑。很多研究证明丘脑中心的 DBS 治疗可减轻 46% 运动抽动和 52% 发声抽动,同时该丘脑区域的 DBS 显著改善了伴发的强迫障碍、焦虑和抑郁及患者的社会、职业和教育功能。丘脑内侧区 DBS 使总体抽动严重程度(YGTSS 总分)平均改善 50%,其机制可能影响源于投射到纹状体和丘脑底核的旁束的兴奋性纤维的调节。

然而,个别报告与其对抽动严重程度的影响相比,内侧丘脑 DBS 在患者的 Y-BOCS 评分中没有产生总体的平均改善。但在个体水平上,约 63%Tourete 综合征患者的 Y-BOCS 评分降低了超过 50%,罕见患者出现了强迫障碍症状的增加。丘脑腹侧前侧和腹侧运动部分的 DBS 在减轻抽动严重程度方面同样有效。此外,还改善了患者的焦虑、适应功能障碍和生活质量,对强迫症(Y-BOCS)、焦虑(状态 - 特质焦虑量表)和抑郁共病症状无显著影响。

一般来说,丘脑 DBS 的耐受性良好,但患者的风险和不良副作用仍然是一个值得关注的问题。目前已经报道的副作用包括短暂的视力模糊、构音障碍、反复紧张性头痛和单一发作样发作、眼球运动障碍、精细运动技能受损,特别是在腹侧前侧和腹外侧运动丘脑区域 DBS 之后。丘脑刺激的运动副作用可能更大,因为它会随着模拟量的增加而发生情绪障碍、勃起功能障碍、感觉异常、体重增加和冷漠等,但这些刺激相关的不良事件大多是可逆的。Maciunas 等对同靶点 DBS 治疗抽动障碍进行了前瞻性随机双盲交叉试验,5 例受试患者应用丘脑相关核团 DBS 治疗,并在术后 3 个月对患者进行视频评估,结果发现患者运动抽动和发声抽动均得到明显改善;治疗前后耶鲁综合抽动严重程度评分量表(YGTSS)平均改善 44%,所有患者生活质量均有改善,焦虑、强迫症状减轻。同时,研究者发现,双侧刺激丘脑的疗效明显好于单侧刺激与未刺激者。Servello 等报道 18 例难治性 Tourette 综合征患者应用 DBS 治疗 3~18 个月,随访发现运动及发声抽动均明显改善,强迫障碍、自伤、焦虑等并发症状也均减轻,未发现严重长期并发症。Savica 等于 2012 年进行的刺激双侧丘脑研究结果显示,Tourette 综合征患者 YGTSS 评分改善 70%。Porta 等随访 2 年的前瞻性研究结果表明,经过 DBS 治疗,患者抽动症状明显减轻,强迫观念与行为症状、焦虑、抑郁等并发症状均减轻,且差异有统计学意义;同时发现,虽然患者生活质量得到明显提高,但认知功能改变差异并无统计学意义,由此得出结论,行丘脑 DBS 治疗可能对患者认知功能并无改善。

### (二)苍白球 DBS

苍白球(GP)是治疗严重和难治性 Tourette 综合征的一个很有前途的 DBS 靶点。GP 是基底神经节病理皮质回路的一个元素,被认为在运动功能的控制中发挥了关键作用。GP 由内部段(GPi)和外部段(GPe)组成,参与了直接和间接的运动通路,推测 GP 调节丘脑的兴奋性,并影响从丘脑到皮质的输入。最近的功能磁共振成像(fMRI)研究表明,GP 可能参与了 Tourette 综合征的病理生理发病机制。一项随机、双盲、交叉临床试验评估了双侧 GPi DBS 在缓解 Tourette

综合征运动症状中的作用,14 例 Tourette 综合征患者随机分配接受一次刺激或连续刺激 3 个月,然后切换到相反的条件持续 3 个月。13 名 Tourette 综合征患者在两种盲法治疗条件下都完成了评估。结果显示,这些患者的抽动严重程度在非刺激期间平均耶鲁综合抽动严重程度量表(YGTSS)总分降低了约 15%(95% 置信区间为 5%~25%)。与术前基线相比,双侧前 GPi DBS 降低了共患抑郁的严重程度,但开放标签研究期间,刺激对共患的强迫障碍症状和焦虑没有显著影响。尽管对 GPi 刺激的反应低于丘脑 CM 刺激,但不同 DBS 靶点的临床反应的强度和时间没有显著差异。GPi DBS 的各种不良事件和副作用值得注意。此外,amGPi DBS 与体重增加、头晕、恶心、步态冻结发作、言语发音能力受损和静坐不能有关。同样,腹侧后 GPi DBS 与可能构音障碍、肌张力障碍和运动障碍相关。

### (三)丘脑联合苍白球 DBS

丘脑和苍白球是目前 Tourette 综合征患者 DBS 最流行和最有用的靶点。由于这两个靶点都具有相似的疗效,因此很难优先选择其中一个,联合靶点治疗既可避免单一特定目标的不利影响和编程参数局限,也可节省功耗和电池寿命。许多研究者尝试将两者联合以观察联合刺激疗效,Martinez-Ramirez Houeto 团队选择三组患者,分别刺激丘脑、苍白球、联合刺激,随访 24 个月发现,三组临床症状均能改善 70% 以上,联合刺激并无明显优势;但刺激苍白球者更易引起抑郁和情绪不稳定。丘脑旁束(CM-Pf)是治疗 Tourette 综合征最常用的手术靶点。CM-Pf DBS 对抽动、行为、生活质量和药物需求均有持续影响,其对运动抽动的疗效优于发声抽动。同样 GPi 由于很容易在 MRI 图像中被识别和定位。

GPi DBS 也已经被广泛应用,尤其肌张力障碍的治疗为外科医生提供了很多靶向 GPi 的经验。一些小样本研究发现,GPi DBS 在抽动控制方面比丘脑刺激更有效。

### (四)内囊前肢及伏隔核 DBS

不同的目标刺激可能导致不同的不良反应,虽然与其他靶点相比内囊前肢及伏隔核 DBS 治疗效果稍差,一些研究已经证实了伏隔核 DBS(NAc)和内囊前肢(ALIC)在 Tourette 综合征治疗中的作用,在一项病例研究是术后 1 个月随访中,患者的抽动严重程度(通过 YGTSS 评估)降低了 57%,强迫障碍症状严重程度(Y-BOCS)降低了 90%。随访 3 个月强迫障碍症状减少了 53%,疗效并一直持续到 36 个月。然而,也有研究发现术后患者继续经历复发性抑郁发作,提示 NAc/ALIC 区域的 DBS 可能诱发情感性副作用,包括抑郁和轻度躁狂。虽然刺激这些不同点能够快速改变单相或双相情感障碍患者情绪,并且该靶点可成功治疗强迫障碍。但是 Tourette 综合征神经共病种类多,伴随病程轻重变化不一,损毁性手术更强调术前知情交代和预后评估。另外,由于内囊前肢为白质纤维,刺激时耗电量高,需频繁更换电池,因此,所需费用也会相对增高。

### (五)DBS 多个靶向联合治疗

总的来说,所有 DBS 脑靶点在治疗严重和难治性 Tourette 综合征方面都显示出了一定的有效性。最近的一项荟萃分析显示,DBS 治疗与 YGTSS 抽动严重程度评分总体改善 53% 相关,检查目标(丘脑、后外侧部分和 GPi 前内侧部分、NAc 和 ALIC)之间没有显著差异。鉴于 Tourette 综合征本身的异质性和复杂性,以及对 DBS 治疗的临床反应存在巨大的个体间差异,单一靶点的 DBS 不足以管理所有患者的临床症状。对于某些症状,使用多个靶点可能比使用单一靶点具有更有效或更广泛的效果,因此,DBS 多个靶向联合治疗可应用于 Tourette 综合征临床治疗。

一名 20 岁男性 Tourette 综合征患者共患严重精神病,包括重度抑郁障碍、强迫障碍和阿片类药物使用障碍等。在接受 DBS 同时靶向 CM-Pf 复合体和腹侧囊 / 腹侧纹状体(VC/VS)双侧双靶 DBS 治疗一年后,患者的 YGTSS、Y-BOCS 和汉密尔顿抑郁量表(HAMD)评分分别提高了 84%、70% 和 95%。此外,患者对阿片类药物的依赖得到改善,他逐渐减少了药物剂量和种类。迄今为止,少数研究探索了使用 DBS 联合立体定向放射外科治疗难治性 Tourette 综合征和精神共病,也有接受 GPi DBS 联合双侧前囊切开术治疗的尝试。李玉辉等于 2018 年对 12 例年龄 16~34 岁药物难治性 Tourette 综合征患者进行多靶点射频毁损术研究。根据患者精神症状及其严重程度选择毁损靶点,肌张力增高、动作减少和静止性震颤应毁损苍白球;伴强迫、焦虑症状应毁损内囊前肢;焦虑、强迫、抑郁性人格障碍、情感行为障碍应毁损扣带回;兴奋、冲动、攻击行为应毁损杏仁核;双侧肢体震颤应毁损丘脑 Vim 核。靶点毁损前先行刺激试验和可逆性毁损(45℃,60 秒),检查患者无相关不良反应后进行手术,温度 80℃、时间 60 秒,进行永久毁损操作。随访结果显示:患者术后运动抽动减分率、发声抽动减分率及总体严重程度减轻 60%。术后 2 周和术后 6 个月,运动抽动减分率、发声抽动减分率及总体严重程度减分率比较差异均无显著性,患者均未发生严重并发症。除此之外,既往在对初始手术的临床反应不佳后,患者在不同的靶点可能会接受第二次 DBS 手术。使用单一靶点的缺点是手术效果不佳时增加了患者再次手术风险、不良副作用风险和并发症。因此,使用多个靶点可能更具有潜在的临床价值,但在采用这种治疗策略时,需要清楚地了解使用多个靶点的好处和风险,并进行适当的患者选择,强调在术前和术后使用多学科协作诊疗团队(MDT),为患者提供认知行为治疗,筛查心理/功能、抽动严重程度评估并由精神病医生在术前和术后进行心理健康评估,以确认 DSM-5 诊断并评估神经发育状态和精神共病。

### (六)未来 DBS 的研究方向

目前,大多数 DBS 系统处于"开环"模式,即刺激参数预先预设,不能根据患者的临床症状或大脑潜在的病理生理变化进行改变或更新,因此,经典的开环系统代表了一种内在动态系统内的静态治疗方法。由于儿童大脑是持续成熟发育中的大脑,期待开发一种适应性更强的动态"闭环"刺激装置(aDBS),可以根据生理事件或行为表现的频率和重复程度进行个性化处理,刺激依赖于功能神经反馈的闭环系统。aDBS 可以根据患儿当前的病理活动状态进行刺激,通过患者脑电信号的实时变化来进行监测。这种方法可以避免当患者处于健康、无症状状态时,给予不必要的刺激。一位 27 岁的顽固性药物难治性 Tourette 综合征患者经过 4 年的刺激,电池被耗尽后通过手术更换 aDBS,只有在发生与抽动相关的病理活动时才给予刺激。一年后,患者的 YGTSS 和改良 Rush 评分(MRTRS)评分比 aDBS 植入手术前的评分分别提高了 48% 和 64%。提示 aDBS 的临床应用比传统的 DBS 对难治性 Tourette 综合征治疗更有效,且使用 aDBS 使神经刺激器的预期平均电池寿命提高了 63%,使用 aDBS 治疗 Tourette 综合征也可以产生长期的经济和实际效益。

(王 华)

## 第五节　手术治疗

抽动障碍患儿在药物治疗、心理行为治疗、神经调控治疗等不能取得良好效果的情况下,外科手术(surgical operation)成为治疗难治性抽动障碍的最后选择。虽然有手术治疗抽动障碍的有效性和安全性研究报道,但大多是试验性治疗,缺乏前瞻性、双盲、多中心研究来评价其效果。随着神经调控技术的日益成熟,外科损毁性手术已经逐渐被替代。需要指出的是,抽动障碍的外科手术治疗必须严格选择手术指征,临床医生术前通过对抽动障碍的严重性、药物治疗和心理行为治疗的效果进行慎重评估和筛选,确定手术治疗的必要性。同时术前应告知患者术后所必须面临的许多挑战,包括术后可能的并发症、后遗症和不良反应,这将有助于帮助患儿及其家属现实评估从抽动减少中的获益,并最大限度地提高手术的整体结果。与其他运动障碍一样,对 Tourette 综合征中的术前评估应该由经验丰富的多学科团队,包括神经学家、精神病学家、神经心理学家和功能性神经外科医生,进行全面的评估,这一点对手术成功的结果至关重要。

手术治疗抽动障碍的适应证包括顽固性运动性抽动障碍、经过 10 次以上行为治疗及 3 种以上不同作用机制药物治疗效果不佳的难治性抽动障碍患者可以考虑尝试使用外科手术治疗。目前关于手术治疗 Tourette 综合征的年龄仍存在争议，国外一些专家把手术年龄定为>18 岁，个别病例报告年龄最小为 14 岁。我国尚缺乏此方面专业指南或专家共识。目前国内外比较公认的手术禁忌证是 Tourette 综合征患者共患严重的精神障碍性疾病，或可能阻碍手术和术后恢复、护理和评估的精神缺陷。Tourette 综合征手术治疗的其他禁忌证包括严重的心血管、肺或血液系统疾病和结构性脑磁共振成像异常。迄今为止，尚无令人信服的证据说明哪一种手术疗效好，其中扣带回切开术在缓解抽动症状方面特别无效，而下丘脑毁损术可能特别危险。

# 一、外科治疗的理论基础

Tourette 综合征可能被认为是感觉、运动和边缘回路的一种过度活跃的异常神经活动，涉及基底神经节的多个核团，虽然对外科手术减轻抽动障碍的机制尚未完全明确。目前外科治疗其他神经精神疾病如强迫障碍、情感障碍等的研究报道很多，国内也有外科治疗抽动障碍的病例报告，由于缺少一个术后疗效有效性的评价系统支撑，尚需要采用具有纳入标准和结果测量的统一方法来确定哪一个术式是最佳目标，或者是否需要针对特定亚型患者的特定目标。

## （一）与抽动障碍相关的神经解剖基础

神经外科的毁损术被定论为可影响神经系统，手术结局不能简单地认为是切除靶结构的作用。为获得更好的手术结果，必须了解几个相关环路的神经解剖功能。

额叶皮质的神经冲动经白质通路投射至：①扣带回皮质和其他边缘系统结构；②直接至丘脑核群；③经纹状体和苍白球水平上的整合性中继站间接地至丘脑核群。感觉运动皮质的神经冲动经纹状体（主要为壳核）投射至丘脑腹侧核群。丘脑的传入、传出冲动投射至额叶皮质和其他皮质如扣带回、感觉运动区和运动前区，推测额叶丘脑轴是一个兴奋性的反射回路，由扣带回皮质和基底节的冲动来调整。感觉运动的皮质丘脑回路代表一个分开的平行通路，由壳核来调节。对这些皮质纹状体系统调整性的影响可包括：①从丘脑底部经苍白球至丘脑的联系；②从黑质至纹状体的多巴胺能投射；③从大脑脚盖腹侧至额叶皮质和边缘系结构的多巴胺能投射；④来自缝际核（raphe nuclei）弥散性的 5- 羟色胺能投射。

目前有关抽动障碍涉及的神经环路中不同结构的作用尚未完全阐明。一般认为：额叶 - 丘脑正反馈环路调节行为的驱动力（behavioral drives），而额叶 - 纹状体 - 苍白球 - 丘脑 - 额叶（FSPTF）环路提供调整性反馈，在功能上抑制或控制这些驱动力。边缘系统环路能调节驱动力和行为的情感效价（affective valence）。对抽动障碍可能有独特的重要性，它调节抽动的基本运动组合或相关感觉预兆的冲动。已报道的所有外科手术均影响上述环路，通过手术切断这些环路，以阻断循环性反馈，从而达到减轻症状的目的。

## （二）外科治疗的神经病理生理学机制

额叶切除术切断前额叶皮质与脑其他部位之间的联系。不仅额叶丘脑轴、额叶 - 纹状体 - 苍白球 - 丘脑 - 额叶（FSPTF）环路和额叶扣带回之间联系被切断，而且额叶皮质与其他皮质之间的联系也被切断。因而额叶切除术打断了与额叶丘脑轴相关的冲动，阻断了抑制性反馈环路，从而产生额叶综合征。双侧额叶内侧白质切断术局限性地切断内侧白质通路，也就切断了额叶丘脑间的联系，特别是额叶眶回皮质至丘脑内侧核群间的联系。

扣带回前部切开术是对扣带回皮质前部和扣带束前部的毁损。而扣带束是由与扣带回皮质毗邻的 Papez 回路有固有联系的白质所组成。边缘系白质切断术是对眶回丘脑通路和双侧扣带回前部的毁损。扣带回前部切开术结合下丘脑毁损术是切断扣带回和毁损下丘脑。下丘脑毗邻丘脑腹侧核群，下丘脑毁损影响丘脑腹侧核群的传入和传出冲动。

丘脑是几个相互独立的结构组成的复合体。每个结构有其独特的传入和传出纤维。丘脑内侧核群接受丘脑其他核群、边缘系诸结构和前额叶（包括眶部）皮质的冲动，也传出纤维至前额叶皮质。板内核群是由分散在髓板内组织中的几个小核群组成。它接受丘脑其他核群的弥散性冲动，也接受网状结构和基底节的冲动，同时传出冲动至额叶皮质、运动皮质和运动前区皮质。因此，丘脑内侧核群和板内核群是 FSPTF 回路的中继站。双侧丘脑内侧核群和板内核群的毁损术被认为在丘脑内部打断了额叶丘脑轴，而丘脑其他核群未受损害。丘脑腹侧核群是感觉和运动系统的主要中继站。它的毁损被认为在丘脑内部切断了皮质纹状体丘脑皮质的感觉运动环路。

小脑通过与丘脑的联络纤维影响运动系统。齿状核是一个小脑深部核，它传出纤维经小脑上脚至丘脑腹侧核群，归入丘脑束。丘脑腹侧核群也综合基底节的冲动，又传出冲动至运动皮质和运动前区皮质。该通路理论上对肌肉运动的准备、学习和执行起作用。因此，小脑齿状核的毁损阻断了肌肉运动的这种作用，据报道能消除与抽动障碍抽动症状相类似的某些突发性异常运动。

## 二、外科治疗方法

对具有外科手术适应证的难治性抽动障碍患者，可针对其皮质、扣带回皮质、丘脑或小脑区域进行一系列的神经外科干涉（可针对某一区域或多个区域）。抽动障碍的外科手术治疗方法有多种（表 11-3），可归纳如下：①额叶手术，如额叶切除术、双侧额叶内侧白质切断术等；②边缘系统手术，如扣带回前部切开术、边缘系白质切断术等；③多部位联合手术，如扣带回前部切开术结合下丘脑毁损术、苍白球切开术等；④丘脑手术，如双侧丘脑嘴侧板内核群和内侧核群的电凝术、丘脑腹侧核群毁损术等；⑤小脑手术，如双侧小脑齿状核切开术等。在一项国际深部脑刺激登记中，Martinez-Ramirez 等对 185 名针对丘脑中心区（57%）、苍白球前（25%）和其他区域的深部脑刺激患者，YGTSS 平均总分提高 45%。迄今尚没有对抽动障碍的神经外科治疗进行过对照研究或前瞻性研究，外科手术效果有待进一步深入研究。表 11-3 中所列举的 96 例患者，属于病例报道性质，多种手术方法被应用，每一种都仅被用于为数不多的被研究者，发现在一些病例中对抽动障碍及其相关症状产生了显著的疗效，但也有一些病例抽动症状并无改善，甚至还产生了某些神经系统后遗症。没有证据证明一种手术疗法较另外一种手术疗法高明，抽动障碍的神经外科治疗只能被看作一种实验性的，尚需进一步扩大样本验证。

表 11-3 抽动障碍的外科治疗方法

| 手术类型 | 诊断 | 合并症 | 例数 | 临床疗效 | 副作用及其他情况 |
|---|---|---|---|---|---|
| **额叶手术** | | | | | |
| 双侧额叶内侧白质切断术 | TS | 惊恐发作 产伤 | 1 | 抽动和惊恐发作明显减轻,社会能够接受 | 伴有癫痫大发作的额叶脓肿,经治疗缓解 |
| 额叶切除术 | TS | 未提及 | 1 | 病情改善 | 肥胖 |
| **边缘系统手术** | | | | | |
| 双侧扣带回前部切开术 | OCD | TS,1 例伴有精神病发作 | 2 | 1 例仪式动作改善,1 例动作迟缓改善,未提及抽动改善 | 1 例短暂的无菌性脑膜炎 |
| 双侧扣带回前部切开术 | OCD | TS、胸腺功能障碍、酒精滥用、混合性人格障碍 | 1 | OCD 明显改善,抽动症状轻度恶化 | 抽动症状轻度恶化 |
| 边缘系白质切断术 | TS | 严重的自伤性行为 | 1 | 破坏性行为完全持久消失,抽动症状减少 75% | 轻度淡漠、智力受损、注意集中困难 |
| 边缘系白质切断术 | OCD | TS | 1 | TS 症状消失,OCD 症状明显改善 | 未提及 |
| **新颖的多部位手术** | | | | | |
| 双侧扣带回前部切开术 + 下丘脑毁损术 | TS | ADHD、OCD | 1 | 不自主抽动和爆破状发声改善 30%~45%,OCD 症状改善 68% | 自伤性抽动重新出现和讷吃、发音困难、咽下困难、淡漠、字体过小症、核上麻痹 |
| 双侧扣带回前部切开术 + 下丘脑毁损术 | TS | 1 例伴双相情感障碍,1 例伴多种物质滥用 | 2 | 1 例抽动减少 90%,1 例无改善 | 1 例无副作用,1 例仍有物质滥用和发生严重车祸 |
| 苍白球切开术 | TS | 未提及 | 22 | 运动性抽动改善率 33%~35% 总体损害程度改善率 30% | 5 例一过性并发症,1 例出现视物模糊、复视、轻面瘫 |
| 双侧内囊前肢射频毁损术 | TS | 7 例伴 OCD | 15 | 总有效率 93.3% | 偏瘫 1 例,食欲和亢进亢进各 1 例,为一过性 |
| **丘脑手术** | | | | | |
| 双侧丘脑腹外侧核群化学破坏术 | TS | 未提及 | 6 | 1 例抽动症状改善 90%,其他 5 例无详细报道 | 未提及 |
| 双侧丘脑嘴侧板内核群和内侧核群的电凝术 | TS | 未提及 | 15 | 4 例改善 90%~100%,5 例抽动和秽语改善 50%~80%,6 例未见详细描述 | 2 例无特殊性副作用(可能的运动不能和健忘) |
| 双侧丘脑嘴侧板内核群和内侧核群的电凝术 | TS | 未提及 | 3 | 2 例完全缓解,1 年后均复发,1 例无改善 | 1 例精神错乱 |

续表

| 手术类型 | 诊断 | 合并症 | 例数 | 临床疗效 | 副作用及其他情况 |
|---|---|---|---|---|---|
| 双侧丘脑腹外侧核群冷冻破坏术 | TS | OCD | 1 | 所有抽动症状和秽语基本消失,社会功能改善,首次受雇用 | 短暂的言语缺损(4天后缓解) |
| 单侧丘脑腹外侧核/中间核联合未定带+双侧扣带回前部毁损术 | TS | OCD | 23 | 术后肢体抽动、发声和强迫行为均有减轻 | 一过性肢体无力、面瘫、失语和小便障碍 |
| **小脑手术** | | | | | |
| 双侧齿状核切开术 | TS | 未提及 | 1 | 抽动症状减轻,犬吠声消失 | 未提及 |

注:TS,Tourette 综合征;OCD,强迫障碍;ADHD,注意缺陷多动障碍。

任何一种外科手术都存在一些争议,因为手术可产生不可逆的改变,未知的后遗症和疗效有很多的不确定性。因此,对于严重难治性抽动障碍病例必须与传统治疗方法的危险性一起被考虑,诸如药物长期应用所致的迟发性运动障碍和难治性病例的病态表现等,最后通过权衡利弊作出可能合理的试验性外科治疗的决定。在患者及家属同意手术的前提下,需要仔细地筛选与评估患者,然后选择合理的外科手术方法。

## 三、外科治疗评估

为了科学正规地开展试验性外科手术,必须建立抽动障碍患者外科治疗的标准。较为理想的是以综合性的术前筛选开始,包括一位神经内科医生、一位精神科医生和一位神经外科医生的临床评估。应详细地复习病史以便确定原发性诊断和疾病的严重性以及确定药物和行为治疗的效果。使用有效的结构性评估工具证实原发性诊断和并发症的诊断,以及对抽动的种类、严重性和相关行为问题(如焦虑、抑郁、强迫障碍)、社会功能水平进行定量的评估。术前还应做 EEG、MRI 和神经发育及心理测定。术后必须进行重复定量的临床评估,以便了解手术前后的变化。术后神经影像学检查也是必需的,以便探明外科毁损术的部位和范围。此外,定期随访也是必要的,以便于确定长期的疗效和不良的后遗症。

最后需要特别指出的是,目前神经外科手术治疗难治性抽动障碍仍处于探索阶段,在病情特别严重且经各种药物、心理行为治疗后仍然无效时,再慎重考虑采用,否则不宜手术治疗。

(王　华)

## 第六节 其他治疗

### 一、免疫治疗

鉴于免疫紊乱与抽动障碍的密切关联，针对抽动障碍的免疫治疗受到广泛关注。链球菌感染相关性自身免疫性神经精神障碍（autoimmune neuropsychiatric disorders associated with streptococcal infections，PANDAS）在临床上并不少见。近1/4的Tourette综合征患儿与感染后自身免疫损伤有关，约1/10与A族β溶血性链球菌（group A β-hemolytic streptococcus，GAS）感染关联，感染后引起免疫紊乱可能是Tourette综合征的发病机制之一。A族溶血性链球菌感染和一些病毒感染可以触发患儿自身免疫过程，GAS感染可能会模拟宿主细胞，隐藏于人体免疫系统，产生交叉抗体，跨越血-脑屏障，能够选择性地在位于基底神经节的神经抗原发生交叉反应，产生抗神经性的抗体，与宿主基底节抗原结合，诱发神经精神异常行为。在以前或现在患有各种病原前驱感染的前提下，一些抽动症状会突然地、暴发地出现，或复发并有加重。有研究表明，随着抗神经性抗体滴度的变化，抽动症状亦会随之而波动，两者之间存在一定的关联性。目前PANDAS的治疗尚无公认的治疗原则，除用选择性5-羟色胺再摄取抑制剂类药物及认知行为治疗外，从病因学治疗的角度，部分医生提出了一些新的治疗及预防方法，如长效青霉素预防与治疗、扁桃体切除术及四苯喹嗪治疗、丙种球蛋白、血浆置换等，从目前关于本病的研究来看，

上述方法均只对部分病例有效。Alen等对4名10~14岁男孩进行了开放研究，他们都有中至重度的抽动障碍或伴有强迫障碍的抽动障碍，并且有阳性A族溶血性链球菌感染的证据或者近期有病毒感染病史，给予血浆置换、静脉注射丙种球蛋白或应用免疫抑制剂量的泼尼松治疗，结果均取得了满意的临床疗效，有2名抽动障碍的抽动严重程度根据Shapiro的抽动评分标准，抽动减少了38%~100%。近年来也有研究报道，青霉素对一小部分有A族溶血性链球菌感染证据的抽动障碍患儿治疗有效，至于这种抗炎治疗也被认为是一种免疫调节治疗。有研究报道COX2抑制剂塞来昔布联合抗生素可显著改善抽动障碍的抽动症状。

针对T细胞异常的治疗取得了显著的疗效。Li等将58例抽动障碍患者分为免疫指标正常组和异常组；正常组采用硫必利或氟哌啶醇治疗；异常组（主要是T细胞亚群）的44例患者分别采用单用免疫调节剂匹多莫德治疗和匹多莫德联合硫必利或氟哌啶醇治疗；治疗后采用耶鲁综合抽动严重程度量表（YGTSS）进行评估和免疫指标测定，结果发现单用匹多莫德亚治疗组患者的抽动严重程度、T细胞亚群、细胞因子水平均有所改善。

中药中可有效调控免疫平衡的药物，中药免疫治疗抽动障碍也收到了良好的效果。天麻素具有平肝熄风和解痉的作用。天麻素在体内外对中枢神经系统具有广泛的生物活性，其作用机制可能是通过调节神经递质，抑制了小胶质细胞

的活化。Long 等利用 3,3- 亚胺二丙腈诱导的抽动障碍大鼠模型研究天麻素对抽动障碍大鼠纹状体炎症和氧化应激的影响；钩藤碱能显著降低抽动障碍大鼠炎症细胞因子的表达，并改变纹状体中脑源性神经营养因子 / 核因子 κB（brain-derived neurotrophic factor，BDNF）/（nuclear factor-κB，NF-κB，BDNF/NF-κB）通路的表达水平。槐杞黄目前已经较为普遍用于儿童抽动障碍患儿的免疫调节与平衡。

目前，由于所研究的对象样本小并且是在非盲法的条件下进行的，加上存在相关的医疗风险，免疫治疗大多为一种实验性的治疗，使用该疗法必须极为小心，以免患儿发生意想不到的危险。对于抽动障碍患者，如果在近期有上呼吸道感染的前提下突发抽动症状加重，抗链球菌溶血素 O（ASO）滴定度高，或者个人、家庭有风湿热病史，可以考虑经验性地试用抗生素治疗。需要指出的是，对于免疫调节治疗在抽动障碍中所起作用的评价，必须依靠双盲交叉对照研究结果。

## 二、维生素 D 治疗

研究显示，儿童时期的 25- 羟基维生素 D［25-hydroxy vitamin D，25-（OH）D］水平与脑发育、免疫功能、肥胖、代谢综合征、胰岛素抵抗及心血管疾病等密切相关。维生素 D 缺乏不仅导

致慢性疾病，如慢性炎症性疾病、自身免疫性疾病和代谢紊乱等，也是孤独症谱系障碍、注意缺陷多动障碍和强迫障碍等神经精神疾病的重要生物学危险因素。目前认为维生素 D 可能与抽动障碍有关，一些心理因素包括心理社会压力、母亲的压力、母孕期间吸烟，以及潜在的生前和生后感染均可造成 25- 羟基维生素 D 缺乏。Li 等对 Tourette 综合征儿童及健康对照儿童进行为期 3 个月的维生素 D 制剂补充［剂量为 300U/（kg·d），每天不超过 5 000U］，结果显示，Tourette 综合征儿童的血清 25-（OH）D 水平显著升高，抽动症状得到显著改善，证明补充维生素 D 可作为改善 Tourette 综合征儿童症状的有效方法。一项由欧洲儿童与青少年精神病学会组织的儿童和青少年慢性抽动障碍患者的维生素 D 水平的多中心研究结果显示，25-（OH）D 每增加 10ng/ml，Tourette 综合征发生的概率相应会更高。虽然维生素 D 水平降低与 Tourette 综合征加重和严重程度无关，但与 Tourette 综合征共患 ADHD 和其严重程度相关。维生素 D 已被发现在神经系统中是必需的，被认为是一种重要的神经活性类固醇。有证据表明，维生素 D 缺乏会导致大脑的结构和功能发育障碍，并阻碍大脑中神经递质的正常传递，从而导致大脑系统功能的紊乱。

（王 华）

## 第七节 难治性抽动障碍的治疗

由于误诊、漏诊、伴有心理精神共病、治疗不足（临床医生低剂量或错误选择药物）、患儿对药物缺乏耐受性或无法获得所有可用的治疗方法

等原因，临床上难治性抽动障碍病例不断增加。难治性抽动障碍（refractory tic disorders，RTD）往往严重影响患儿的生活质量，很多研究发现发病

年龄早、患病时间长、伴有神经发育障碍、先兆冲动明显且出现较早、共患 ADHD、强迫障碍、焦虑和抑郁障碍以及社交沟通障碍（如沉默和社交退缩）的患儿是难治性抽动障碍的高危人群。面对难治性抽动障碍患儿，建议及时评估现有治疗方案的有效性，强调 MDT 合作理念，适时转诊至神经精神科或功能神经外科等诊治。虽然目前国内外关于难治性抽动障碍的统一诊断标准仍存在争议，但是难治性抽动障碍应该引起全社会的重视，早期发现、早期干预、早期治疗可有效改变预后。

对于难治性病例，治疗方案调整前应排除假性难治性抽动障碍，仔细评估治疗药物的充分性以及药物失败的原因。注意辨别诊断，除外迟发性运动障碍、肌阵挛或心因性运动障碍的可能性，除外频繁更换药物、药物的依从性不佳等导致疾病反复或复发。除此之外，精神共病严重也导致了 Tourette 综合征的功能障碍和治疗反应的限制，间歇性精神障碍及严重的持续性精神疾病，如双相情感障碍等更加重抽动障碍的严重程度。需要强调的是，难治性 Tourette 综合征（refractory Tourette syndrome，RTS）的治疗目标不是完全没有抽动相关症状，而是足够减轻症状，以实现在社会、职业和教育领域的日常功能。

目前已经开始尝试一些治疗难治性 Tourette 综合征的新治疗方法，包括深部脑刺激（DBS）、电休克疗法（ECT）、重复经颅磁刺激（rTMS），以及新的治疗药物，如新的囊泡性单胺转运体 2 型抑制剂、大麻素和抗谷氨酸能药物等。当然，也有一些疗法在临床上使用，但无法科学评价药物疗效。

与 DBS 相比，电休克疗法由于其侵袭性较低，成为非药物治疗方案的替代方法，正在成为难治性病例的一线治疗方法。长期以来，ECT 一直被认为是治疗重度抑郁症、躁狂症、神经抑制剂恶性综合征和其他神经精神适应证的有效方法，目前还没有涉及 ECT 治疗难治性 Tourette 综合征的对照研究，当 Tourette 综合征并发严重的精神疾病，或在紧急情况下应主要考虑 ECT（如严重的自残行为），或当有共病的精神疾病，可以尝试这种治疗。

手术是治疗难治性抽动障碍的主要方式之一，包括扣带回切开术 + 丘脑下毁损术、扣带回切开术、精神外科手术、丘脑和丘脑下毁损术及右侧丘脑板内核脑深部电刺激仪植入术等。采用立体定向微创手术可以应用可视靶点定位，可以更加精准定位，毁损灶可以准确对靶点进行覆盖，将丘脑至前额叶皮质的传导束切断，对额叶和丘脑内侧核的纤维联系进行破坏，双侧毁损更加彻底，使大脑内的神经递质传递发生改变，缓解临床症状，提高手术效果，从而减少并发症的发生。李玉辉等对难治性抽动障碍患者采用立体定向微创手术进行治疗，证实手术治疗可降低血清多巴胺水平，提高 5- 羟色胺水平，且并发症少，可显著提高临床疗效，缓解难治性抽动障碍患者临床症状。

谷氨酸能信号通路的拮抗剂也有助于难治性 Tourette 综合征的治疗。γ- 氨基丁酸（GABA）作为一种肌肉松弛剂，能够影响脑内氨基丁酸神经递质，已有的研究显示，治疗抽动障碍疗效尚有分歧。Singer 等曾对 10 例抽动障碍患儿进行了一项双盲安慰剂对照研究发现，功能缺损量表评分中 GABA 试验组（20mg，3 次 /d）明显优于安慰剂组，但在抽动严重量表评分中，两者差异不明显。服用 GABA 患者功能或是主观感觉确实得到改善，但其机制尚不清楚。

一项随机双盲对照研究,对采用注射稀释的肉毒杆菌毒素治疗抽动障碍患者疗效进行了观察,结果表明多数患儿的疗效局限于注射部位,最常见副作用为疼痛,还常出现肌无力、上睑下垂、轻而短暂的吞咽困难等,对眨眼和发声抽动疗效最明显。对一些存在严重发声抽动的患者进行直接声带注射治疗有良好疗效,但也会产生声幻听等副作用。由此提示,注射肉毒杆菌毒素对于治疗特别严重或损伤性抽动有利,但是对于非注射部位的抽动无改善作用。注射肉毒杆菌毒素治疗还有一个缺点是每隔几周需重复注射。迄今为止,儿童抽动障碍患者应用肉毒杆菌毒素治疗局部性抽动障碍较少。

探索新药或联合药物治疗难治性 Tourette 综合征已成趋势。郑毅等采用丙戊酸合并氟哌啶醇治疗难治性抽动障碍患儿,疗效肯定,副作用相对较轻,为难治性抽动障碍治疗提供了一种新方法。崔永华等应用利培酮治疗 132 例难治性抽动障碍患者,结果显示有效改善难治性抽动障碍的运动抽动、发声抽动和综合功能损害,疗效肯定,副作用相对较轻。郑胜云等采用利培酮联用氯丙米嗪治疗 55 例难治性抽动障碍的疗效肯定。这些研究为探索应用多受体调节药物治疗抽动障碍提供了新思路。目前已经有几种不同的抗发作药物,如托吡酯、丙戊酸、左乙拉西坦及拉莫三嗪等用于难治性 Tourette 综合征的治疗,尤其适用于难治性 Tourette 综合征共患癫痫或情绪障碍时更为适用。另外一种近年来尝试的一种新治疗方法是使用针对内源性大麻素系统的分子,包括四氢大麻酚(THC)。有趣的是许多从事娱乐性工作难治性 Tourette 综合征患者使用四氢大麻酚后主观反应良好。目前没有足够的证据推荐使用四氢大麻酚或其他大麻素治疗难治性抽动障碍,对成瘾和滥用的担忧和法律的限制我国尚无此方面实践。

如果患者伴有严重的、难治性的 Tourette 综合征或 DBS 的禁忌者,可以考虑试验新的药物治疗。由于四苯嗪的初步结果令人鼓舞,同期药物不良反应也令人关注。针对 Tourette 综合征中的多巴胺能系统的靶向治疗也在进行中。Gilbert 等报道了一项为期 8 周的新型 $D_1/D_5$ 受体拮抗剂依考匹泮(ecopipam)的多中心开放标签试验。每天使用 50~100mg,15 名受试者完成了研究,并显示 YGTSS 评分显著降低,尽管先兆症状或共病精神症状没有变化。囊泡单胺转运体 2 型(vesicular monoamine transporter type 2,VMAT2)抑制剂可下调突触前囊泡内多巴胺向神经元突触的释放,被认为是治疗难治性抽动障碍的潜在有效药物,目前开发的新型 VMAT2 抑制剂缬苯那嗪(valbenazine)已完成临床Ⅰb期 T-Force 研究,评估了在难治性抽动障碍儿童/青少年患者中使用不同剂量的缬苯那嗪的疗效与安全性,尽管缬苯那嗪总体来说安全性较好,但接受缬苯那嗪治疗的受试者在主要疗效终点 YGTSS 评分上与安慰剂相比,差异无统计学意义。氘丁苯那嗪(deutetrabenazine)具有较长的半衰期,目前已完成Ⅰ、Ⅱ、Ⅲ期临床试验,其中在小样本的Ⅰ期开放标签试验中,受试者较安慰剂组 YGTSS 评分减少,差异有统计学意义,但Ⅱ期、Ⅲ期临床试验中患者在治疗 12 周后相对安慰剂并没有达到主要疗效终点。对于难治性抽动障碍尚需进一步探索其他新型 VMAT2 抑制剂及开发新药治疗。

难治性抽动障碍单一药物治疗往往疗效不佳,近年来联合治疗越来越获得医生和家长的关注。中药治疗与西药联合用药、西药与西药联合用药、西药和非手术疗法联合、西药和手术疗法联合临床中常常使用,但尚缺乏指南和共识的明确推荐,如何进行药物和非药物治疗的有机协调应用仍需进一步临床观察、验证。关于共患强迫、多动、焦虑、抑郁、自伤和攻击行为症状的难治性抽动障碍病例治疗,已越来越引起关注,成为难治性抽动障碍治疗的一大研究热点。强调难治性抽动障碍的早期发现、早期干预、早期治疗,全生命周期照护非常重要。

(王 华)

# 第八节　疗效评定标准

抽动障碍会影响儿童和家庭成员的身心健康和生活质量,目前抽动障碍主要以药物治疗为主要治疗手段,由于病情容易反复,病程迁延时间长,甚至终生。2020年中国抽动障碍指南建议当心理行为疗法无法控制抽动障碍症状时,则应启动药物治疗,且需长期规范治疗,但药物不良反应和依从性差是2个主要影响治疗效果的因素。如何评价治疗方法的有效性尚需要采用系统评价、再评价的方法。目前通常应用抽动严重程度量表,如抽动障碍严重程度量表、抽动障碍综合量表、耶鲁综合抽动严重程度量表、Hopkins抽动量表、抽动症状自我报告及抽动障碍量表-临床医师评级等。建议临床医生对所治疗的患儿给予阶段性的疗效评定,尤其是能够对抽动障碍患者治疗前后抽动严重程度进行客观的量化评定,旨在提高抽动障碍患儿治疗的依从性及安全性。但目前尚无国内外统一的抽动障碍疗效评定标准,普遍接受的关于抗抽动药的疗效评定(efficacy evaluation)标准是以用药后发作频率与用药前相比减少50%以上被认定为治疗有效。一般来说,临床常用的疗效评定标准有以下几种:

## 一、以发作频率减少程度作为观察指标

在抽动障碍患儿治疗前后均在同一环境连续录像录音1小时,根据录像录音分别记录症状发作出现的次数,进行治疗前后的对比。这种评定的客观性比较强,也可以将患者治疗前后有关症状发作情况记录在相应的观察表上,然后计算治疗前后发作频率减少程度,这种评定方法的准确性比较差,由于任务、环境、季节等因素可能会导致疗效判定带有一定的主观性,造成疗效判定出现偏倚。疗效评定标准为:显效,发作次数减少75%以上;有效,发作次数减少50%~75%;无效,发作次数减少50%以下;恶化,发作次数增加。

## 二、以进步率作为观察指标

将抽动障碍患儿治疗前后运动或发声抽动的发作频度给以评分,计算进步率后评定疗效。发作频度分级为:0分,发作基本消失;1分,1天内发作5~20次;2分,平均每0.5~1小时内有1次抽动或发声;3分,平均每15分钟有抽动或发声;4分,平均每分钟有抽动或发声。进步率=

［（治疗前分数 - 治疗后分数）/ 治疗前分数 ］× 100%。其实，这种评估计算方法也是用于了解治疗前后抽动发作频率减少的程度。疗效分级为：显效，进步率在 50% 以上；有效，进步率在 25%~49%；效差，进步率在 25% 以下；无效，无进步或有恶化。

## 三、以症状改善程度作为观察指标

近年来抽动障碍家长更加关注抽动障碍的疗效，对于患儿焦虑情绪的家长更为突出。客观应用抽动严重程度量表（如耶鲁综合抽动严重程度量表等）来对抽动障碍患者治疗前后的疗效进行评定应用较为普遍，这种方法简单易行，相对比较全面和客观。评定结果既可以评定抽动障碍治疗前后抽动发作频率减少的程度，而且还能通过客观的评分分数高低的比较来反映抽动严重程度的减轻情况以及对学习和生活及社交活动影响的改善情况，结合其他心理行为评估量表，同时能够了解抽动障碍共患病（如强迫障碍）的改善情况。以治疗前后量表评分的减分率作为疗效评定标准：减分率 = ［（治疗前量表评分 - 治疗后量表评分）/ 治疗前量表评分 ］× 100%。具体疗效分级如下：显效，减分率在 60% 以上；好转，减分率在 30%~59%；无效，减分率在 30% 以下。

（王 华）

**专家提示**

● 近年抽动障碍的患病率有增高趋势，儿童抽动

障碍难治性病例有所增多，需要建立全生命周期的慢性病管理理念，进行多学科合作，予以规范诊疗，进行综合治疗。

● 抽动障碍的治疗原则是以药物治疗和心理行为治疗为主，强调个体化治疗、规范化治疗、按照疗程治疗。治疗目标是根据每个患者不同的靶症状选择相应的治疗方法。

● 抽动障碍的治疗方法包括非药物疗法和药物疗法，如心理行为治疗、药物治疗、神经调控治疗、手术治疗等；病因学诊断与治疗同样不容忽视，标本兼治应根据抽动障碍患儿的具体病情选择使用。

● 心理行为治疗作为综合治疗的一个方面，担负辅助药物治疗的作用。治疗方法包括心理教育、行为治疗、家庭治疗等，其中一线行为治疗为习惯逆转训练（HRT）、抽动综合行为干预疗法（CBIT）、暴露反应预防（ERP）等。

● 中重度抽动障碍患者，若心理行为治疗无效或不能开展者，则需要采用药物治疗；遵循药物治疗方案选择用药，其中一线抗抽动药物包括硫必利、阿立哌唑、可乐定（TD+ADHD）等。

● 难治性抽动障碍采用非药物治疗、药物治疗及中西医结合治疗等综合干预措施，并注重共患病的多学科协作诊治。

● 应坚持抽动障碍治疗的慢性病随访，关注治疗期间病情变化的量化评定、药物治疗的依从性和耐受性等。

（王 华 孙锦华）

## 参考文献

1. Douglas W. Woods, Alan L. Peterson, John C. Piacentini. Tourette 综合征管理：一种针对儿童和成人的行为干预治疗方法（治疗师指导手册）[M]. 徐雯, 孙锦华, 主译. 北京: 科学技术文献出版社, 2022.

2. 徐雯, 赵俊秀, 孙锦华. 抽动障碍的行为治疗研究进展 [J]. 中国临床心理学杂志, 2018, 26 (2): 417-420.

3. 陈健萍, 袁海超, 黄国强, 等. 习惯逆转训练治疗抽动障碍的研究 [J]. 中国医药科学, 2016, 16: 25-28.

4. 李玉辉, 赵开, 赵国栋, 等. 立体定向微创手术治疗难治性抽动障碍的研究 [J]. 实用临床医药杂志, 2017, 21 (17): 109.

5. 李玉辉, 赵开, 赵国栋. 多靶点射频毁损术治疗药物难治性抽动秽语综合征的效果分析 [J]. 中国医学前沿杂志 ( 电子版), 2018, 10 (2): 49-51.

6. 杨淑梅, 杨霖璟, 范海玲. 重复经颅磁刺激辅助治疗儿童抽动- 秽语综合征的效果分析 [J]. 现代实用医学, 2022, 34 (2): 236-237.

7. 罗兴刚, 蒋国庆, 王敏建. 阿立哌唑联合重复经颅磁刺激治疗儿童抽动障碍临床研究 [J]. 中国药业, 2021, 30 (11): 62-64.

8. 侯成, 刘秀梅, 杨晓燕, 等. 维生素 D 与儿童抽动障碍关系的研究进展 [J]. 医学综述, 2021, 27 (5): 857-867.

9. 辛莹莹, 孙丹, 刘智胜. 儿童抽动障碍及其共患病治疗进展 [J]. 中华儿科杂志, 2022, 60 (3): 263-266.

10. 辛莹莹, 孙丹, 刘智胜. 难治性抽动障碍的研究进展 [J]. 中华实用儿科临床杂志, 2022, 37 (24): 1911-1914.

11. ANDRÉN P, JAKUBOVSKI E, MURPHY TL, et al. European clinical guidelines for Tourette syndrome and other tic disorders-version 2. 0. Part Ⅱ : psychological interventions [J]. Eur Child Adolesc Psychiatry, 2022, 31 (3): 403-423.

12. CHEN CW, WANG HS, CHANG HJ, et al. Effectiveness of a modified comprehensive behavioral intervention for tics for children and adolescents with tourette's syndrome: A randomized controlled trial [J]. J Adv Nurs, 2020, 76 (3): 903-915.

13. ESSOE JK, GRADOS MA, SINGER HS, et al. Evidence-based treatment of Tourette's disorder and chronic tic disorders [J]. Expert Rev Neurother, 2019, 19 (11): 1103-1115.

14. LIU Z, CUI Y, SUN D, et al. Current Status, Diagnosis, and Treatment Recommendation for Tic Disorders in China [J]. Front Psychiatry, 2020, 11: 774.

15. MCGUIRE JF, PIACENTINI J, BRENNAN EA, et al. Further evidence of behavioral interventions for tic disorders: A reply to Theule and colleagues [J]. Journal of Psychiatric Research, 2016, 74: 35-37.

16. MÜLLER-VAHL KR, SZEJKO N, VERDELLEN C, et al. European clinical guidelines for Tourette syndrome and other tic disorders: summary statement [J]. Eur Child Adolesc Psychiatry, 2022, 31 (3): 377-382.

17. VIEFHAUS P, FELDHAUSEN M, GORTZ-DORTEN A, et al. A new treatment for children with chronic tic disorders-resource activation [J]. Psychiatry Res, 2019, 273: 662-671.

18. XU W, DING Q, ZHAO Y, et al. A preliminary study of Comprehensive Behavioral Intervention for tics in Chinese Children with Chronic Tic Disorder or Tourette Syndrome, Front [J]. Psychiatry, 2022, 13: 997174.

19. SUKHODOLSKY DG, CHRISTOPHER W, WILLIAM NK, et al. Randomized, Sham-Controlled Trial of Real-Time Functional Magnetic Resonance Imaging Neurofeedback for Tics in Adolescents With Tourette Syndrome [J]. Biological Psychiatry, 2020, 87 (12): 1063-1070.

20. JW YOO, LEE DR, CHA YJ, et al. Augmented effects of EMG biofeedback interfaced with virtual reality on neuromuscular control and movement coordination during reachingin children with cerebral palsy [J]. Neuro Rehabilitation, 2017, 40 (2): 175-185.

21. MARTINEZ-RAMIREZ D, JIMENEZ-SHAHED J, LECKMAN JF, et al. Efficacy and safety of deep brain stimulation in tourette syndrome: the international tourette syndrome deep brain stimulation public database and registry [J]. JAMA Neurol, 75 (3): 353-359.

22. KAKUSA B, SALUJA S, TATE WJ, et al. Robust clinical benefit of multi-target deep brain stimulation for treatment of Gilles de la Tourette syndrome and its comorbidities [J]. Brain Stimul, 2019, 12 (3): 816-818.

23. JOSEPH L, BARBARA C, DANIEL OC, et al. Safety and Efficacy of Flexible-Dose Deutetrabenazine in Children and Adolescents With Tourette Syndrome: A Randomized Clinical Trial [J]. JAMA Netw Open, 2021, 4 (10): e2128204.

24. JANKOVIC J, COFFEY B, CLAASSEN DO, et al. Safety and Efficacy of Flexible-Dose utetrabenazine in Children and Adolescents With Tourette Syndrome [J]. JAMA Network Open, 2021, 4 (10): e2128204.

25. QUEZADA J, COFFMAN KA. Current approaches and new developments in the pharmacological management of Tourette syndrome [J]. CNS Drugs, 2018, 32 (1): 33-45.

26. LONG, RUAN J, ZHANG M, et al. Rhynchophylline attenuates Tourette syndrome via BDNF/NF-κB pathway

in vivo and in vitro [J]. Neurotox Res, 2019, 36 (4): 756-763.

27. BOND M, MOLL N, ROSELLO A, et al. Vitamin D levels in children and adolescents with chronic tic disorders: a multicentre study [J]. Eur Child Adolesc Psychiatry, 2022, 31 (8): 1-12.

28. BOND M, MOLL N, ROSELLO A, et al. Vitamin D levels in children and adolescents with chronic tic disorders: a multicentre study [J]. European Child & Adolescent Psychiatry, 2022, 31: 1295-1306.

29. MARTINEZ-RAMIREZ D, JIMENEZ-SHAHED J, LECKMAN JF, et al. Efficacy and Safety of Deep Brain Stimulation in Tourette Syndrome: The International Tourette Syndrome Deep Brain Stimulation Public Database and Registry [J]. JAMA Neurol, 2018, 75 (3): 353-359.

30. SZEJKO N, WORBE Y, HARTMANN A, et al. European clinical guidelines for Tourette syndrome and other tic disorders-version 2. 0 Part Ⅳ: deep brain stimulation. pharmacological treatment [J]. Eur Child Adolesc Psychiatry, 2022, 31 (3): 443-461.

31. ROSSNER V, EICHELE H, STERN J, et al. European clinical guidelines for Tourette syndrome and other tic disorders-version 2. 0 Part Ⅲ: pharmacological treat-ment [J]. Eur Child & Adolesc Psychiatry, 2022, 31: 425-441.

32. UEDA K, BLACK KJ. A Comprehensive Review of Tic Diaorders in Children [J]. J Clinical Medcine, 2021, 10 (11): 2479.

33. IVERSON AM, ARBUCKLE AL, SONG DY, et al. Median Nerve Stimulation For Treatment of Tics: A 4-Week Open Trial with Ecological Momentary Assess-ment [J]. J Clinical Medcine, 2023, 28 (12): 2545.

34. PRINGSHEIM T, OKUN MS, MÜLLER-VAHL K, et al. Practice guideline recommendations summary: Treat-ment of tics in people with Tourtte syndrome and chronic disorders [J]. J Neurolgy, 2019, 92 (19): 896-906.

35. KLEIMAKER M, KLEIMAKER A, WEISSBACH A, et al. Non-invasive Brain Stimulation for the Treatment of Gilles de la Tourette Syndrome [J]. Front Neurol, 2020, 11: 592258.

36. JOHNSON KA, DUFFLEY G, ANDERSON DN, et al. Structureal connectivity predicts clinical outcomes of deep brain stimulation for Toueette syndrome [J]. Brain, 2020, 148: 2607-2623.

37. QUEZADA J, COFFMAN KA. Current Approaches and New Developments in the Pharmacological Management of Tourette Syndrome [J]. CNS Drugs, 2018, 32 (1): 33-45.

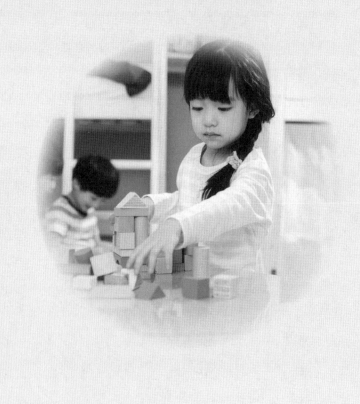

# 第十二章

# 抽动障碍的共患病及心理行为问题

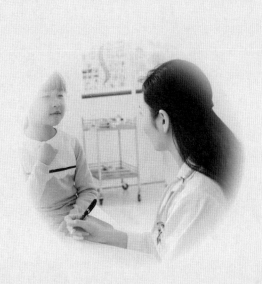

共患病（comorbidity）亦称共病、同病或合病，由美国耶鲁大学临床流行病学专家Feinstein AR于1970年首次提出，系指同一个体同时存在两种或多种且相互难分主次、缺乏必然因果关联关系的疾病。临床上共患病的概念主要用于研究精神病学领域的"一人多病"现象。对于躯体疾病，由于更多地强调症状之间的因果关联，因而较少应用这一概念，而多用伴随疾病来描述类似现象。共患病概念的建立为临床客观描述疾病的复杂表现提供了便利，尤其适用于共存多种综合征，而相互关系特别是因果关系难以确立的患者。尽管对于共患病概念的认识还没有完全统一，也缺乏可操作性强的定义和标准，但近20年来在精神病学领域开展了对共患病现象的大量研究，显著提高了对于该领域复杂病例的诊断与处理水平，深化了对同一患者所共患的多种综合征发病机制的认识。某种疾病的共患病可以改变这种疾病的基本临床特征，如严重程度、功能损害、生存年限、预后及致死率等。大约1/2的TD患者和超过80%的TS患者至少共患一种精神障碍，大约60%的TS患者共患两种或两种以上精神障碍，包括注意缺陷多动障碍、强迫障碍、焦虑障碍、抑郁障碍、特定学习障碍、睡眠障碍等，此外还容易共患一些行为问题，如暴怒发作、自伤或自残行为等。注意缺陷多动障碍是最常见的共患病，其次是强迫障碍，分别影响约50%~60%和36%~50%的TD/TS患者。TD/TS合并症的发生率也存在性别差异。通常，注意缺陷多动障碍、特定学习障碍、暴怒发作在男孩中更常见，而强迫障碍和自伤/自残行为在女孩中更常见。共患病增加了TD的复杂性和严重性，影响儿童学习、社会适应、个性和心理素质的健康发展，并给疾病的诊断、治疗和预后增加了更多的困难和挑战。

## 第一节　共患注意缺陷多动障碍

### 一、抽动障碍共患注意缺陷多动障碍概述

注意缺陷多动障碍（attention deficit hyperactivity disorder，ADHD）俗称多动症，指发生于儿童时期，与同龄儿童相比，表现为突出的注意集中困难、注意持续时间短暂、活动过度或冲动的一组综合征。抽动障碍患儿注意缺陷多动障碍的发生率为35%~80%，平均在50%左右。ADHD症状（注意力不集中、多动冲动或两者兼有）通常在抽动症状发生前2~3年出现。注意缺陷多动障碍共患抽动障碍容易导致学习困难和人际关系不良。尽管随着年龄增长，患儿抽动症状发作有减少或消失趋势，但注意缺陷多动障碍症状仍可持续至成年期。因此，注意缺陷多动障碍症状常较抽动障碍症状具有更大的损害性。

研究表明，与单纯TS患者相比，TS共患ADHD患者在学业、社会功能和生活质量方面面临更大的挑战。如有研究显示，与单纯TS患者相比，TS共患ADHD患者在整体学习成绩、写作和数学方面出现障碍。共患注意缺陷多动障碍

的抽动障碍患儿在外向型行为和某些内向型行为上均有损害。男性常存在较多行为问题,焦虑或抑郁、交往不良、社交退缩、强迫性、多动、攻击性、违抗和违纪行为等,而女性行为表现与注意缺陷多动障碍行为特征相似,但与单纯抽动障碍患儿相比,攻击和社交退缩行为较多。抽动障碍患儿攻击行为可能与共患注意缺陷多动障碍或强迫障碍有关,与抽动障碍严重程度无关。

## 二、抽动障碍共患注意缺陷多动障碍评估

为确定儿童、青少年和成年抽动障碍是否存在共患注意缺陷多动障碍及其严重程度,可运用几种神经心理评估量表评估注意缺陷多动障碍的临床表现。常用于儿童注意缺陷多动障碍评估量表有:SNAP-Ⅳ(the Swanson, Nolan and Pelham Questionnaire, 4 edition)和Connors量表儿童版(the Childrens Version of the Connors ADHD Rating Scale, CCARS)。其中CCARS有儿童和成人版本(66项或30项条目),分别评估注意缺陷多动障碍的冲动性、注意力缺陷、多动或活动过度方面,以及评估其自尊、整体心理学功能。但CCARS量表并非回顾性调查问卷,不能准确可靠地收集来自父母、同胞或其他家庭成员提供的童年期(7岁前)行为信息,而且成年患者可能同时共患抑郁或其他精神症状也会干扰其提供信息的有效性,因此用于成人的评估存在些许不足。

## 三、抽动障碍共患注意缺陷多动障碍机制

抽动障碍与注意缺陷多动障碍共患的病理生理机制目前还不清楚。有研究认为抽动障碍

和注意缺陷多动障碍两者在遗传学上可能存在着联系,抽动障碍基因可仅表现为注意缺陷多动障碍,半数注意缺陷多动障碍病例起因于抽动障碍基因的存在。Comings等调查了许多抽动障碍家系,发现抽动障碍患者的遗传缺陷能被注意缺陷多动障碍表达。通过对家族遗传基因的研究,认为抽动障碍可能有两种形式:一是伴有注意缺陷多动障碍,另一为不伴注意缺陷多动障碍。两者关系可能取决于抽动障碍基因染色体的位置,在发育过程产生注意缺陷多动障碍的高危性。也有人认为抽动障碍伴发注意缺陷多动障碍是与5-羟色胺代谢失调有关。Comings检测抽动障碍、注意缺陷多动障碍患儿及其父母、近亲与正常人的全血5-羟色胺、色氨酸浓度,结果发现抽动障碍患儿及其父母、注意缺陷多动障碍患儿的父母全血5-羟色胺和色氨酸的浓度水平较正常人为低,而注意缺陷多动障碍患儿仅色氨酸水平降低,故认为抽动障碍与注意缺陷多动障碍的关系密切,两者可同时存在,其共同的基本缺陷均缘于5-羟色胺代谢失调。但有学者认为抽动障碍与注意缺陷多动障碍之间的关系尚不能确定,而且不认为两者之间有密切的遗传基因关系。注意缺陷多动障碍很可能是一种包括多基因型和一种广谱表型的异质性基因分配。Bradley等认为,要想详细阐明任何类型的注意缺陷多动障碍与抽动障碍之间的关系,需要更确切的诊断方法以及解释抽动障碍的其他进展。

## 四、抽动障碍共患注意缺陷多动障碍(ADHD)治疗

有必要进行全面的医学和精神病学评估,以区分注意缺陷多动障碍和抽动障碍症状,并优先

考虑最有问题的症状进行干预。若抽动与多动症状轻微、没有造成功能损伤时,只需临床观察和加强心理教育;当进一步发展出现功能损伤时,则须在综合行为干预(CBIT)或/和抗抽动药物基础上加用抗 ADHD 药物。ADHD 常用的治疗药物包括中枢兴奋剂(如盐酸哌甲酯)及去甲肾上腺素再摄取抑制剂(如盐酸托莫西汀)。在所有研究中,治疗剂量的盐酸哌甲酯、右苯丙胺、可乐定、胍法辛和盐酸托莫西汀可能通过更好的自我调节控制来减轻 TS 患者的 ADHD 症状和抽动症状。$\alpha_2$ 受体激动剂如可乐定对抽动症状和 ADHD 症状均有效,盐酸阿托莫西汀不会诱发或加重抽动,常被建议作为抽动障碍共患 ADHD 的一线治疗。虽然早期的研究描述了中枢兴奋剂会加重抽动症状,甚至导致一些人产生抽动症状,但最近的研究表明,在短效和长效兴奋剂的治疗下,抽动症状不会出现或恶化。相反,在抽动障碍共患 ADHD 的儿童中,哌甲酯治疗可能会轻微减少抽动症状,所以是我国治疗抽动障碍共患 ADHD 的二线药物。

## 第二节　共患强迫障碍

### 一、抽动障碍共患强迫障碍概述

强迫障碍(obsessive-compulsive disorder,OCD)以强迫思维或/和强迫行为为主要表现。强迫思维的定义是患者感受到反复的、持续性的、侵入性的和不必要的想法、冲动或意向,大多数个体会引起显著的焦虑或痛苦。重复行为(例如,洗手、排序、核对)或精神活动(例如,祈祷、计数、反复默诵字词)。个体感到重复行为或精神活动是作为应对强迫思维或根据必须严格执行的规则而被迫执行的。重复行为或精神活动的目的是防止或减少焦虑或痛苦,或防止某些可怕的事件或情况。然而,这些重复行为或精神活动与所涉及或预防的事件或情况缺乏现实的连接,或者明显是过度的。强迫思维或强迫行为是耗时的(例如,每天消耗 1 小时以上),并常引起具有临床意义的痛苦,或导致社交、职业或其他重要功能方面的损害。

抽动障碍患者强迫障碍的发生率为 22%~66%,而一般人群强迫障碍的发生率为 2%~3%。抽动障碍共患的强迫障碍中,60%~70% 表现为轻度至中度强迫障碍,30% 表现为重度强迫障碍。虽然抽动症状通常在 5~7 岁开始,在 10~12 岁之后常会减轻,但强迫症状在 10~12 岁开始,患者随着年龄的增长,症状往往会恶化。TS 共患 OCD 和单纯的 OCD 之间,有很多差异。Leckman 等人进行了一项横断面研究,旨在调查抽动相关和非抽动相关的强迫障碍。他们调查了 177 名强迫障碍患者,其中 56 人患有抽动相关的强迫障碍。与单纯强迫障碍(无抽动)患者相比,抽动相关强迫障碍患者更常遭受攻击性、宗教性和性思维的困扰,更容易出现检查、计数、订购、触摸和囤积行为的强迫症状。令人惊讶的是,这两组人在"恰到好处"现象的存在方面并没有什么不同。George 等人使用 Yale-Brown 强迫症量表(Y-BOCS)、Leyton 强迫症问卷(LOI)

对 10 名单纯强迫障碍患者与 15 名 TS 共患强迫障碍患者的强迫症状进行了前瞻性评估。他们发现,TS 共患强迫障碍患者表现出明显更多的暴力性和对称性强迫症,以及更多的触摸、计数和自伤性强迫症。相反,患有单纯强迫障碍的患者更容易产生与污垢和细菌有关的强迫性想法,因此,他们会有更多的清洁冲动。有趣的是,TS 相关强迫障碍患者觉得他们的强迫行为是自发引起的,而单纯强迫障碍患者报告说,他们的强迫症状发生之前有认知驱动。

复杂的运动抽动通常具有强迫性,与强迫行为有时难以区分,例如,当抽动重复直到达到"恰到好处"的感觉时。这种性质的常见强迫性抽动包括反复触摸、轻拍等。对于一些人来说,这些强迫性抽动行为常执拗于固定的次数。然而,对于大多数人来说,他们并不是焦虑驱动的担忧,而是通过参与来满足感官不适感,直到达到"恰到好处"的感觉。TS 中伴随对称行为的常见"非恰到好处"感觉与 TS 中抽动前的先兆冲动相似。

## 二、抽动障碍共患强迫障碍机制

通过家系调查可以证明抽动障碍先证者的一级亲属中强迫障碍增多,抽动障碍和强迫障碍的一级亲属中强迫障碍和抽动症状也经常出现,说明两者在病因学方面有着密切联系。一些证据表明抽动障碍和强迫障碍有共同的病理生理学。尽管强迫障碍在女性中更常见,抽动障碍在男性中更常见[(3~4):1],这两种情况都具有家族性。遗传学研究表明 OCD 和 TS 有着共同的遗传学背景。更有学者甚至认为 OCD 是 TS 表型的一种替代表达,更常见的是影响女性基因携带者。这种假定的重叠也反映在临床表现上,这

使得抽动障碍和强迫障碍衍生症状之间的区分有时非常具有挑战性。

## 三、抽动障碍共患强迫障碍评估

最广泛使用且值得推荐的用于评估儿童和成人强迫症状和严重程度的工具是耶鲁布朗强迫症量表(Yale-Brown Obsessive Compulsive Scale,Y-BOCS),对于儿童,有儿童版(the Childrens Yale-Brown Obsessive Compulsive Scale,CY-BOCS)。Y-BOCS 和 CY-BOCS 是由临床医生使用的量表,用于评定症状的严重程度,但不用于确定诊断。它们包含症状检查表,并为强迫症和强迫症提供了 5 个评分维度:花费或占用的时间、对功能或关系的干扰、痛苦程度、抵抗力和控制力(即抵抗力成功)。每个项目的评分从 0(表示"无症状")到 4(表示"极端症状")。(C)Y-BOCS 被认为是 OCD 评估的黄金标准。

## 四、抽动障碍共患强迫障碍治疗

直到今天,还没有已知的治疗方法可以同时改善抽动和强迫症状。儿童强迫症治疗的试验数据表明,抽动障碍患者共患的强迫障碍对选择性 5- 羟色胺再摄取抑制剂(SSRIs)如盐酸舍曲林的反应与无抽动的单纯强迫障碍患者一样好,对认知行为干预的反应也一样好。对单独的行为疗法效果不佳时,增加 SSRIs 治疗可能会有效。在强迫症状的治疗中,高剂量明显优于低剂量,然而,随着 SSRIs 剂量的增加,需要注意可能随之而来的不良反应负担。值得注意的是,SSRIs 不仅可以减轻强迫症症状,还可以改变整体的安全感、焦虑感和应激敏感性,这可能会导致更好的自我调节和抽动抑制。对于治疗困难的强迫障碍,可以考虑使用阿立哌唑和利培酮作

为增效剂。在一项荟萃分析中,抽动障碍共患强迫障碍的患者对抗精神病药物增强治疗有特别

有益的反应。重要的是要记住证据基础的有限性和药物安全监测的必要性。

## 第三节　共患睡眠障碍

### 一、抽动障碍共患睡眠障碍概述

健康的睡眠对生长、发育和整体健康至关重要。健康的睡眠包括根据年龄获得适当的睡眠量、良好的睡眠质量、适当的巩固、连续性和没有睡眠障碍。充足的睡眠对大脑发育、学习、记忆巩固、情绪调节、执行功能以及其他重要功能都很重要。睡眠不足、睡眠中断或睡眠障碍与认知缺陷、执行功能障碍、情绪失调、交感神经激活增加、激素失调、癫痫阈值降低等后果有关。

有强有力的证据表明,TD 患者,尤其是儿童 TD 患者的睡眠受到负面影响。高达 65% 的 TD 儿童表现出各种类型的睡眠障碍(sleep disorders,SD),包括但不限于睡眠启动困难、睡眠中断增加以及相关的睡眠效率下降。一些研究表明,抽动的严重程度与睡眠中断之间存在直接相关性。TD 患者的嗜睡也被认为是继发于潜在的 TD 睡眠中断。睡眠呼吸紊乱或昼夜节律紊乱与 TD 没有显著关联。此外,据报道,运动抽动在睡眠期间持续存在。研究表明,患有 TD 的儿童比没有 TD 的儿童睡眠更少,而且睡眠中断会随着年龄的增长而恶化。事实上,与患有 TD 的年幼儿童相比,年龄较大的青少年睡眠质量较差。在最近的一项研究中,药物或合并症似乎都无法预测 TD 儿童的充足睡眠量,这表明睡眠中断是 TD 固有的,而不仅仅是继发于合并症或药

物。使用多导睡眠图对 TD 患者睡眠结构的研究发现,TD 患者总睡眠时间减少、睡眠效率降低和唤醒指数升高。

### 二、抽动障碍共患睡眠障碍机制

研究发现共病焦虑与 TD 患者睡眠障碍的最高风险相关,其次是注意缺陷多动障碍和过敏性鼻炎。一项使用睡眠日记的研究表明,约 48% 的 TD 儿童和 56% 的 TD 共患注意缺陷多动障碍的儿童睡眠启动受到影响,而前一组 27% 的儿童和后一组 47% 的儿童的睡眠维持受到影响。TD 儿童睡眠中断的病理生理学尚不完全清楚,但已经推测了几种潜在的机制。早期研究表明,多巴胺能功能障碍,多巴胺能活性可能增加,这可以通过使用产生多巴胺耗竭的药物(四贝那嗪)改善症状来证明。最近,环境因素对遗传易感性的影响的表观遗传学基础已经被假设。目前还没有一致的 TD 神经成像标志物,但磁共振波谱和正电子发射断层扫描的研究表明,其他神经递质也与此有关,包括 GABA 和谷氨酸盐。总的来说,有强有力的证据支持皮质基底神经节 - 丘脑皮质回路的参与,这对运动的调节和控制至关重要。这可能表明,包括血清素、组胺、乙酰胆碱、去甲肾上腺素、内源性大麻素、阿片类药物和腺苷在内的相关神经递质可能在抽动的病理生理学中形成动态相互作用。这些神经递

质中的许多(最显著的是乙酰胆碱、去甲肾上腺素、血清素、组胺和 GABA)在睡眠和清醒的调节中具有重要意义,支持 TD 睡眠中断增加的病理解释。

## 三、抽动障碍共患睡眠障碍治疗

有效管理睡眠问题可以改善抽动障碍的严重程度和对生活的影响,这一发现强调了充分识别和治疗 TD 儿童睡眠主诉的重要性。抽动障碍共患睡眠障碍时,首选积极治疗原发病,保持良好的睡眠卫生。当其效果欠佳,或睡眠障碍发作频繁、剧烈,造成患儿伤害,可以在医生指导下需联合必要药物干预,如艾司唑仑、褪黑素、氯硝西泮等。

## 第四节 共患孤独症谱系障碍

## 一、抽动障碍共患孤独症谱系障碍概述

孤独症谱系障碍(autism spectrum disorder,ASD)是一组以社交交流、社交互动障碍及受限的、重复的行为模式、兴趣和活动为主要临床特征的神经发育障碍。ASD 包括孤独症、Heller 综合征、阿斯伯格综合征(Asperger syndrome,AS)和未特定的 ASD。ASD 的新诊断标准侧重于两个核心领域:社交沟通障碍和兴趣受限/重复行为。在过去的 20 年里,孤独症谱系障碍的患病率一直在稳步上升,目前估计达到了 36 名儿童中的 1 名。其代表性疾病为孤独症,俗称自闭症。

直到最近,人们才关注 TS 和孤独症谱系障碍(ASD)之间的关系,对 TS 患者和家庭成员进行了两项研究,并对 TS、ASD 和普通人群受试者进行了一项比较研究。所有参与者都完成了关于孤独症人格特征的定量自我报告,包括关于限制性和重复性行为的分量表。总体而言,高达

22.8% 的 TS 儿童符合 ASD 的标准(22.8%),但只有 8.7% 的 TS 成年人符合标准。在儿童研究中,这一比例的上升主要是由于社会反应量表(SRS)重复和限制行为(RRB)分量表的高分,该分量表与强迫症症状有着惊人的相似之处。具体而言,临床医生诊断为 TS 合并强迫症的儿童 SRS 评分升高,表明该量表上强迫症和 ASD 评估之间的症状重叠。另有研究表明,22% 的孤独症谱系障碍患儿表现为运动抽动或发声抽动症状。

## 二、抽动障碍共患孤独症谱系障碍评估

有几种量表,如儿童孤独症评定量表(the Childhood Autism Rating Scale,CARS),孤独症诊断观察量表(Autism Diagnostic Observation Schedule,ADOS),发育、维度和诊断访谈量表(the Developmental,Dimensional,and Diagnostic Interview,3di),可用于帮助更好地评估孤独症相关的行为和症状。

## 三、抽动障碍共患孤独症谱系障碍治疗

抽动障碍共患 ASD 时，两种疾病都需要按照各自的诊疗流程进行治疗。药物和非药物干预都可用于 ASD。药理学治疗包括精神刺激药、非典型抗精神病药、抗抑郁药和 $\alpha_2$- 肾上腺素受体激动剂。这些药物可以部分缓解 ASD 的核心症状，更主要用于控制合并症的症状。有时一些药物如非典型抗精神病药阿立哌唑、利培酮等，既可用于治疗抽动障碍，又可用于控制 ASD 的合并症状。非药物干预在改善孤独症谱系障碍患者的社交和言语交流方面显示出有希望的证据，包括音乐治疗、认知行为治疗和社会行为治疗。

# 第五节 共患对立违抗障碍

## 一、抽动障碍共患对立违抗障碍概述

对立违抗障碍（oppositional defiant disorder，ODD）是儿童期常见的心理行为障碍，主要表现为与发育水平不相符合的、明显的对权威的消极抵抗、挑衅、不服从和敌意等行为特征。

对立违抗障碍患者在童年早期其主要抚养人就经常会抱怨患者难带、不好哄，特别容易出现不听话、烦躁不安、脾气大等行为。学龄前儿童往往在稍不如意时就出现强烈的愤怒情绪和不服从行为。学龄儿童还常以故意的、不服从的、令人厌烦的行为频繁地表达对父母、兄弟姐妹及老师的反抗和挑衅，并常对他人怀恨在心，经常为了逃避批评和惩罚而把因自己的错误造成的不良后果归咎于旁人，甚至责备他人、过分强调客观理由。

据报道，11%~54% 的 TS 患者出现对立违抗障碍。由于社会污名，抽动儿童更容易受到欺凌，出现社交困难。学校或工作场所的困难常导致歧视，可能会降低他们的自尊心。共患 ADHD 的抽动障碍更容易同时共患对立违抗障碍。

## 二、抽动障碍共患对立违抗障碍治疗

抽动障碍共患对立违抗障碍时，积极治疗原发病之后如果对立违抗障碍的症状仍然没有缓解，建议针对对立违抗障碍进行治疗。主要治疗方法包括心理治疗和药物治疗。对立违抗障碍心理治疗的疗效比较确切的有两个方法：个体治疗和家庭干预。个体治疗的核心就是提高患者解决问题的技能，家庭干预主要就是对父母进行管理以及应对对立违抗障碍行为的训练，支持性心理治疗，它的重点在于心理上给予支持，通过个体小组和家庭治疗的方式针对儿童分离自主依赖等的问题，使对立违抗障碍儿童的父母、老师等相互合作，形成一个持久的支持网络，帮助孩子健康成长。如果抽动障碍共患对立违抗障碍的患者同时共患了 ADHD、焦虑障碍或抑郁障碍，可同时予以相应的药物治疗。

## 一、抽动障碍共患焦虑障碍概述

焦虑障碍（anxiety disorder, AD）是一组以焦虑、恐惧为主要临床特征的疾病，该组疾病主要包括童年分离焦虑障碍、童年特定恐惧性焦虑障碍、童年社交焦虑障碍。

焦虑是对未来将要发生事情的担心，适度的焦虑对于人体是有利的，但是过度焦虑则是有害的。焦虑症状有三个方面的表现：①主观的焦虑感，表现为烦躁不安、注意力难以集中、担心不好的事情会发生等；②有生理方面的反应，包括心动过速、呼吸加快、脸红、恶心、出汗、眩晕等；③在行为方面出现回避、烦躁、坐立不安等表现，不同年龄阶段的儿童及青少年对于焦虑的表达方式不同。年龄小的儿童多表现为哭闹、难以安抚和照料；学龄前儿童常表现为胆小害怕、回避、黏父母、哭泣、夜眠差等；学龄儿童则表现为抱怨多、担心明显，有时能说出明确的担心内容，不愿上学，与同学交往减少；更大的儿童可能对于社交敏感，与人交往时过度关注自己的行为，行为退缩，回避与人交往。

对于 TS 患者共病焦虑的患病率，因评估的年龄和使用的研究方法而异，从 2% 到 45% 不等。相比正常同龄的儿童和青少年，抽动障碍患者更容易出现分离性焦虑和躯体化症状。抽动障碍患者焦虑症状与睡眠障碍主要与睡眠中运动、活动增加有关。受 TS 和共病焦虑影响的患者表现出更早的焦虑发作，通常在抽动发作的 1

年内。TS 儿童从 4 岁开始焦虑发作的风险就开始增加。没有更多的研究关注 TS 患者的焦虑和普通儿科人群的焦虑之间的差异。TS 患者受焦虑症状影响的比例可能甚至高于这些估计。尽管如此，不符合焦虑症正式诊断标准的患者可能会出现损害性焦虑症状。焦虑产生的机制与边缘的情绪处理结构在抽动过程中也被激活有关。评估可选用儿童多维焦虑量表（MASC）。

## 二、抽动障碍共患焦虑障碍治疗

抽动障碍共患焦虑障碍时，在积极治疗原发病的前提下，如果焦虑障碍仍然没有解决，需要进行治疗。焦虑障碍的治疗原则强调全病程、综合治疗。在临床症状缓解后需要巩固治疗，各国指南均推荐焦虑障碍的药物治疗至少维持 1~2 年。维持治疗中需要加强心理治疗，以便减少复发。目前焦虑障碍常用的治疗方法包括药物治疗、心理治疗、物理治疗及其他治疗。在焦虑障碍的不同阶段，治疗的侧重点不同。应结合患者的具体情况选择适宜的治疗方法，将相关治疗方法有机结合常能发挥出更好的治疗作用。

常用的抗焦虑药包括苯二氮䓬类和 5- 羟色胺 1A（5-HT1A）受体部分激动剂。苯二氮䓬类药物抗焦虑作用起效快，常在发作初期合并使用，5-HT1A 受体部分激动剂通常起效较慢。常用的苯二氮䓬类药物有劳拉西泮、阿普唑仑、氯硝西泮等。常用的 5-HT1A 受体部分激动剂有丁螺环酮和坦度螺酮。最常用于治疗焦虑障碍的抗抑郁药包括选择性 5- 羟色胺再摄取抑制剂及去甲肾上腺素再摄取抑制剂。最常用的药物包括：氟西汀、帕罗西汀、舍曲林、氟伏沙明、西酞普兰、艾司西酞普兰、文拉法辛等。

<br/>

# 第七节　共患抑郁障碍

## 一、抽动障碍共患抑郁障碍概述

抑郁障碍（major depression disorder，MDD）是一类以情绪低落为主要临床表现的疾病。儿童抑郁障碍的临床症状以情绪低落、兴趣匮乏或减退为主，但易激惹、行为冲动、易怒、学习能力减退等在未成年人群中十分常见。儿童抑郁障碍的识别率低、诊断难度大，应参照成人抑郁障碍诊断标准并结合不同时期儿童的特点予以诊断。国外总结了五项研究发现，3~5 岁的学龄前儿童主要表现为对游戏失去兴趣，在游戏中不断有自卑、自残和自杀表现。6~8 岁的儿童主要表现为躯体化症状，如腹部疼痛、头痛、不舒服等；其他还包括痛哭流涕、大声喊叫及无法解释的激惹和冲动。9~12 岁的儿童主要表现为空虚无聊、自信心低下、自罪自责、无助无望、离家出走、恐惧死亡。12~18 岁的青少年更多表现为冲动、易激惹、行为改变、鲁莽不计后果、学业成绩下降、食欲改变和拒绝上学。

有研究报道，13%~76% 的 TS 患者会出现抑郁障碍，抑郁障碍的高危年龄期从 7 岁左右开始。共病抑郁障碍与抽动严重程度呈正相关。患有抑郁障碍的 TS 患者通常有阳性的抑郁障碍家族史。大约 10% 的抽动障碍青少年有过自杀念头和企图，其中 10% 发生在愤怒和沮丧的背景下。

## 二、抽动障碍共患抑郁障碍的机制

在患有 TS 的儿童和成人中，患抑郁症的风险远高于普通人群。关于 TS 遗传机制与抑郁症共存的研究并没有带来确切的结果。TS 患者比正常人群更常发生抑郁症的原因之一可能是药物治疗的副作用，主要是用于减少抽动的神经抑制剂：氟哌啶醇、吡莫齐、硫必利、舒必利或阿立哌唑。此外，在对患抑郁症风险增加的可能解释中，TS 的排斥性和污名化性质似乎特别可能表明了这一现象的原因。患者暴露于各种类型的心理压力源，如社交孤立、被同龄人拒绝以及成为暴力的受害者，这可能会导致他们的自尊下降。TS 患者的生活质量较低，这可能是该疾病伴随上述所有方面的结果。抑郁症症状的严重程度也可能与抽动的数量、频率、严重程度和复杂性有关。

## 三、抽动障碍共患抑郁障碍的治疗

由于抑郁障碍可能造成自杀倾向，故当怀疑抽动障碍患儿共患抑郁障碍时，应尽早咨询精神专科医生或心理医生。抑郁障碍的治疗目标在于尽可能早期诊断，通过及时、规范的治疗控制症状，提高临床治愈率，最大程度地减少病残率和自杀率，防止复发，促进患儿社会功能的恢复。对抑郁障碍的治疗倡导基于评估的全病程治疗。选择性 5- 羟色胺再摄取抑制剂代表药物包括氟西汀、舍曲林、帕罗西汀、氟伏沙明、西酞普兰和艾司西酞普兰,整体疗效和可接受度良好,是一线抗抑郁药;去甲肾上腺素再摄取抑制剂代表药物包括文拉法辛、度洛西汀和米那普仑。目前循证证据较多、疗效肯定的心理治疗方法包括认知行为治疗、人际心理治疗和行为心理治疗(如行为激活),这些治疗对轻中度抑郁障碍的疗效与抗抑郁药疗效相仿,但严重的或内源性抑郁障碍往往不能单独使用心理治疗,须与药物治疗联合使用。

## 第八节　共患精神分裂症

### 一、抽动障碍共患儿童精神分裂症概述

儿童精神分裂症(childhood schizophrenia,CS)是指发生在儿童青少年时期(指18岁以下),以特征性思维歪曲、情感不协调、明显的感知障碍、行为异常为主要临床特征的精神病性障碍。

社会认知障碍可能反映了障碍特异性或障碍一般机制的功能障碍。尽管跨障碍比较可能被证明是有洞察力的,但很少有研究比较不同神经精神障碍的社会认知。精神分裂症和Tourette综合征(TS)的平行研究发现二者有一定的相似性,此结果对研究者是一种鼓舞。有学者对精神分裂症或TS患者的社会认知(模仿、情绪识别和对意图的理解)进行了调查。尽管研究结果表明,社会认知缺陷在精神分裂症中更为明显,但患有TS的成年人可以表现出与偏执狂患者相似的任务表现。在这两种疾病中,行为和神经影像学的发现增加了对他人行为和情绪的内部模拟的可能性,同时也增加了相对应用不足的心理化。更具体地说,神经生物学基质如颞顶叶交界处和额下回的功能障碍可能是精神分裂症和TS中自我-其他区别问题的基础。另有研究显示,抽动障碍和精神分裂症之间可能存在某种共同的神经生物学基础,如两者均可能存在多巴胺功能障碍的现象,但涉及的脑区和环路不同。目前仅有两例个案报道在精神分裂症症状期间发生了抽动症状,1例是青少年,1例是成年人。所以两者是否有关系尚不能明确,需要更深入的研究来验证。

### 二、抽动障碍共患儿童精神分裂症治疗

如遇抽动障碍共患精神分裂症的临床情况,则建议尽快寻求精神专科医生的指导,进行专业的诊疗。儿童精神分裂症患病率高,临床症状丰富但不典型,给诊疗带来诸多挑战。抽动障碍共患儿童精神分裂症时主要采取抗精神病药物治疗、心理治疗和教育训练相结合,各种治疗的选择,除了根据主要临床症状之外,还要结合患者具体情况,如年龄、躯体发育、营养状况,加以全面考虑。

## 第九节　共患癫痫

### 一、抽动障碍共患癫痫概述

癫痫（epilepsy）是大脑神经元突发性异常放电，导致短暂的大脑功能障碍的一种慢性疾病。

抽动障碍有时会和癫痫共患，但两者是两种不同的疾病，不一定有因果关系。关于抽动障碍与癫痫共患的研究报道较少，既往有研究报道两者共患率为 1.7%~22.6%。

一项研究共有 116 名确诊为慢性运动或发声抽动障碍的患者参与，其中男孩 83 名，女孩 33 名，年龄为 3~15 岁。在研究的第一阶段进行了临床心理神经学检查、心理测试和视频脑电图监测，在研究的第二阶段评估治疗效果，结果发现 46.6% 的慢性运动或发声抽动障碍患者出现癫痫样活动，16.4% 的患者同时患有癫痫和慢性运动或发声抽动障碍。

### 二、抽动障碍共患癫痫治疗

抽动障碍共患癫痫时，应分别按照各自的诊疗流程进行专业的治疗。在药物治疗方面，往往控制癫痫发作是重点，可根据癫痫发作类型、癫痫综合征或病因等因素进行考虑。需注意的是，卡马西平与拉莫三嗪诱发继发性抽动的可能性较大，临床使用这两种药物时应注意观察患儿抽动的病情演变。抗癫痫发作药物，特别是托吡酯和丙戊酸钠，对癫痫和抽动障碍都有效，适用于抽动障碍共患癫痫的治疗。

## 第十节　共患偏头痛

### 一、抽动障碍共患偏头痛概述

偏头痛（migraine）多为一侧或两侧颞部反复发作的搏动性头痛，发作前可伴视觉、体觉先兆，发作时常伴呕吐。女性多发，约为男性的 3~4 倍，多在青春期起病，发病年龄 25~34 岁，少数发生于儿童期或中年后。

偏头痛是抽动障碍患儿的常见共病，一项前瞻性问卷访谈研究显示，约 55% 的 TS 儿童和青少年出现偏头痛症状。TS 患者偏头痛的确切机制尚未阐明。

### 二、抽动障碍共患偏头痛治疗

偏头痛的治疗包括急性治疗和预防性治疗。大多数儿童偏头痛不需要药物治疗，可以通过改变不良行为和生活方式以避免头痛症状发生或改善头痛症状。当头痛发生的频率和严重程度导致与偏头痛相关的社会功能损害时，应考虑药物治疗。布洛芬、对乙酰氨基酚等非甾体抗炎药常用于儿童偏头痛急性发作期的治疗。偏头痛预防性治疗可依据病情、年龄、病理机制选用托吡酯、氟桂利嗪、桂利嗪、普萘洛尔、阿米替林或尼莫地平等。对于抽动障碍合并偏头痛的患儿，应该选择对抽动障碍、偏头痛有共同作用机制的药物，如托吡酯。

建立良好的生活方式和作息规律；避免诱因，如避免睡眠紊乱以及情感应激；减少巧克力、奶酪、咖啡因、碳酸饮料等的摄入，控制体重，保持良好的心理状态，避免过多使用电子产品(如长时间看电视、玩电子游戏等)，上述建议无论对抽动障碍患者，还是对偏头痛患者均有益。心理干预治疗对避免抽动、偏头痛的诱发和反复均有帮助，可采用认知行为治疗、生物反馈或放松疗法。

## 第十一节　共患其他心理行为问题

## 一、学习困难

### (一) 抽动障碍共患学习困难概述

抽动障碍患儿学习困难(learning difficulties, LD)的发生率为24%~50%。学习困难是指儿童在有适当的学习机会时，学业一方面或几方面的成就严重低于智力潜能的期望水平。抽动障碍患儿存在学校或学业上的各种困难，涉及单一或多种联合因素，可能是严重抽动障碍、抑制抽动障碍发作药物的应用、执行功能障碍、污名化的直接后果，也可能和共患注意缺陷多动障碍、强迫行为或其他精神病理状态相关。TS可能以不同的方式影响学校成绩。抽动会直接影响学习，也会间接影响学习，因为抽动会增加压力；相反，课堂上的压力又会增加抽动。抽动，尤其是严重的抽动，会导致疲劳和慢性疼痛，未控制的运动性抽动或发声性抽动使注意力分散，从而干扰学习。患有TS的儿童也可能因为与TS相关的困难而被带出学校。TS也可能因为影响社会关系、同伴问题或被取笑或欺负而影响上学。学校可能会对TS使用不适当的纪律，如惩罚或停课。

TS也与旷课增加有关。在经历抽动时离开房间会让孩子感到孤立，错过教学时间，会加剧抽动。这些因素势必对抽动障碍患儿的学习造成不良影响，从而导致不同程度的学习困难。注意缺陷多动障碍和强迫障碍干扰抽动障碍患儿的注意力集中和完成作业，从而可能造成学习困难。注意缺陷多动障碍是抽动障碍最常见的共患病，学习困难与注意缺陷多动障碍共存者最多。

抽动障碍患儿还表现出特殊的学习困难，包括视知觉损害、视觉运动技能降低以及在阅读技能、数学计算和书写语言利用方面的损害等。Abwender等分析了138例抽动障碍伴学校问题的儿童，其中30例(22%)诊断为特殊学习困难。所余108例中，36例(33%)定为留级，41例安排特殊教育；回归分析表明抽动障碍伴注意缺陷多动障碍是发生学习困难的预兆。

### (二) 抽动障碍共患学习困难评估和治疗

用于评估患儿学习困难类型和严重程度的工具包括韦氏学前儿童智力量表(WPPSI)或韦氏儿童智力量表(WISCCR)、联合型瑞文测验(CRT)、学业成就测验等。学习困难多与其他共患病并存,易被漏诊或误诊,从而导致针对学习困难干预措施延迟启动,增加教育的困难。治疗的原则是确定这些因素的存在,澄清哪些是痛苦的主要来源,并制订个性化的多模式治疗计划。对潜在问题的及时诊断和适当的治疗可以在预防抽动障碍儿童的学业失败方面发挥重要作用。

## 二、暴怒发作

### (一) 抽动障碍共患暴怒发作概述

暴怒发作(rage attacks)是指一连串出现的暴怒表现,它可以是持续的,可能包括声音的提高、不可抑制的哭泣、肢体抬起、伤害他人或其他暴力行为。

根据目前的文献,25%~70% 的 TS 患者会有暴怒发作,并被认为是家属最重要的问题。最典型的情况是,暴怒发作突然出现,而且没有任何"突然"的警告。它们是不可预测的,与任何环境触发因素都无关。尽管缺乏纵向研究,但从临床经验来看,暴怒发作似乎不会随着年龄的增长而改善。因此,由于其高患病率、持续到成年、不可预测的性质以及无法中断,一旦发作,不仅会严重损害患者的生活质量,还会严重损害家庭生活和社会关系。但直到今天,人们对 TS 患者暴怒发作的现象知之甚少。

### (二) 抽动障碍共患暴怒发作机制与治疗

研究表明,暴怒发作与抽动障碍的严重程度和共患病的存在密切相关,特别是共患注意缺陷多动障碍、强迫障碍、对立违抗障碍(ODD)和冲动,但不发生在"单纯 TS"患者中。因此,人们认为,暴怒发作并不代表一种与抑郁和焦虑类似的离散性疾病,而是应该被解释为一种去抑制行为的表现。

在抽动障碍共患暴怒发作的治疗方面,应首先积极控制原发病和其他可能的共患病。对于暴怒发作本身,行为干预似乎是有效的,但关于药物疗效的证据有限。

## 三、自伤行为

### (一) 抽动障碍共患自伤行为概述

自伤行为(self-injurious behavior,SIB)是指在没有明确自杀意图的情况下,反复、故意伤害自己身体,且为不被社会所允许的行为。自伤行为多种多样,表现为患儿自己咬伤自己或自己打自己、用头撞坚硬的物体、抓破皮肤、放手指在火炉上和接触热的物体等,严重者可导致永久性自残损害。

有研究报道,17%~35% 的 TS 患者有自伤行为。自伤行为与抽动障碍的严重程度呈正相关,自伤行为多发生于重症抽动障碍患者。抽动障碍伴发自伤行为的机制尚不清楚。自伤行为的产生有两种可能的原因:①自伤行为可能是一种特殊的抽动形式,如咬舌、撞头、拍打自己等;研究发现复杂运动抽动、强迫症和更严重抽动的存在与 SIB 的存在有关。②自伤行为是共患病所致,如共患强迫症所致的强迫性自伤行为,共患抑郁症所致的非自杀性自伤行为。但自伤行为并不是抽动障碍的必然行为。自杀行为不仅是一个精神医学学问题,更是一个复杂的社会问题。抽动障碍患者出现自杀行为,可能是有其人格特征、家庭环境、成长经历以及来自学业的压力影响,其动机可能包括:缓解负面情绪;表达自我愤怒;应对情感麻木;表明自我身份;引起他人关注;寻求兴奋刺激等。

### (二) 抽动障碍共患自伤行为治疗

抽动障碍共患自伤行为时,不仅要积极治疗原发病和其他可能的共患病,还要针对自伤行为本身采取应对措施:①必要的保护措施。父母作为孩子的监护人,要有敏感性,要能及时察觉孩子的性格、情绪、行为等方面的可疑变化,尽早发现孩子的自伤行为并予以制止,避免行为的强化。②家长不仅要稳定自身情绪,提高养育技巧,还要帮孩子表达和控制情绪。③进行心理治疗和必要的药物治疗。但具体方法和效果还需要进一步深入地研究验证。

 **专家提示**

- 大约 1/2 的 TD 儿童和超过 80% 的 TS 患者至少共患一种精神障碍。

- 最常见的共患病是注意缺陷多动障碍和强迫障碍。

- 最近的研究表明,在短效和长效兴奋剂的治疗下,抽动症状不会出现或恶化。

- 13%~76% 的 TS 患者会出现抑郁障碍,抑郁障碍的高危年龄期从 7 岁左右开始。

- 抽动障碍最常共患的其他心理行为问题包括学习困难、暴怒发作和自伤行为。

(崔永华)

## 参考文献

1. LIU ZS, CUI YH, SUN D, et al. Current Status, Diagnosis, and Treatment Recommendation for Tic Disorders in China. Front Psychiatry, 2020, 11: 774.

2. UEDA K, BLACK KJ. A Comprehensive Review of Tic Disorders in Children. J Clin Med, 2021, 10 (11): 2479.

3. LECKMAN JF, GRICE DE, BARR LC, et al. Tic-related vs. non-tic-related obsessive compulsive disorder. Anxiety, 1994, 1 (5): 208-215.

4. GEORGE MS, TRIMBLE MR, RING HA, et al. Obsessions in obsessive-compulsive disorder with and without Gilles de la Tourette's syndrome. Am J Psychiatry, 1993, 150 (1): 93-97.

5. SZEJKO N, MÜLLER-VAHL KR. Challenges in the Diagnosis and Assessment in Patients with Tourette Syndrome and Comorbid Obsessive-Compulsive Disorder. Neuropsychiatr Dis Treat, 2021, 17: 1253-1266.

6. NATALIA S, SALLY R, ANDREAS H, et al. European clinical guidelines for Tourette syndrome and other tic disorders-version 2. 0. Part I: assessment. Eur Child Adolesc Psychiatry, 2022, 31 (3): 383-402.

7. BLATY JL, DELROSSO LM. Tourette disorder and sleep. Biomed J, 2022, 45 (2): 240-249.

8. NEIL P. Robertson. Advances in Tourette's syndrome. Journal of Neurology, 2023, 270: 1808-1810.

9. RENATA R, ADRIANA P, MIRIAM S, et al. Use of Nutritional Supplements Based on L-Theanine and Vitamin B6 in Children with Tourette Syndrome, with Anxiety Disorders: A Pilot Study. Nutrients, 2022, 14 (4): 852.

10. 辛莹莹, 孙丹, 刘智胜. 儿童抽动障碍及其共患病治疗进展. 中华儿科杂志, 2022, 60 (3): 263-266.

11. KARA AJ, YULIA W, KELLY DF, et al. Tourette syndrome: clinical features, pathophysiology, and treatment. Lancet Neurol, 2023, 22 (2): 147-158.

12. MAŁEK A, GOLIŃSKA P. Depression in Tourette Syndrome. Psychiatr Pol, 2020, 54 (1): 69-82.

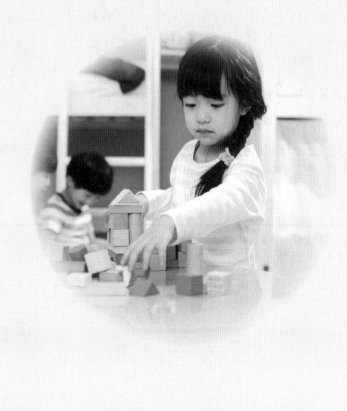

# 第十三章

# 抽动障碍的预后

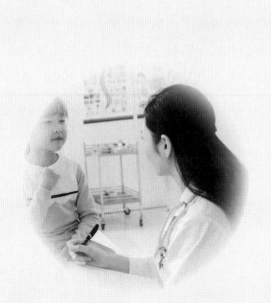

20世纪70年代以前抽动障碍(tic disorders)被认为是一种终生性疾病,但近年来的研究表明本病是一种与遗传、生物、心理和环境有关的慢性发育障碍性疾病,至青春期后大部分有自然完全缓解的可能,预后相对良好。多数抽动障碍患儿到了成年期后可正常地生活、工作和学习,也可以胜任所从事的任何工作;但也有少部分难治性的病例,尤其共患行为障碍和精神障碍及有神经精神疾病家族史的病例,至成年期抽动的症状迁延不愈或因共患病而影响职业生涯和生活质量。在当前治疗上仍有不少困难,预后较差。一项由22个国家3 500例抽动障碍患者参加的研究结果显示,在接受治疗的情况下,16岁以后的抽动障碍患者仍有明显症状者占19.4%。影响儿童抽动障碍预后(prognosis)的因素很多,且各家报道不一,本章简要介绍。

## 第一节　年龄因素

抽动障碍的起病因人而异,可以突然起病,但大多数为逐渐起病,部分在之后自然缓解。

对于大多数抽动障碍患者来说,在儿童期间起病后往往症状起伏波动,时好时坏,可以从一个症状转变为另一个症状,到了10~12岁其症状可以达到高峰,有时抽动症状每天或每周都有明显变化,到青少年后期常常是抽动症状稳定下来和开始缓和的一个时期,4/5起病于10岁前的患儿抽动症状在青春期其程度会明显减轻或减少,在成年早期症状开始有大的改善。约1/3患者抽动症状完全消失,其余2/3患者症状改善、程度减轻,可以不造成社会、生活和学习的功能损害,但有少部分可能症状反复直至终生。极少数老年人也诊断为抽动障碍,65岁以上患者不超过全部患者的1%。此外,也有人认为起病于4~6岁的抽动障碍儿童预后较差。

来自于临床和人口学的研究表明,抽动障碍患儿到成年期(adult stage)有3种结果:近50%患儿抽动可以完全停止;30%~50%患者病情减轻,尽管可能残留轻微抽动症状,但18岁后人群抽动强度和频度多数会下降,不会影响患者的社会功能程度;当然,有约20%抽动障碍患儿抽动强度不会减弱,仍存在中等程度或以上的总体社会功能损害,甚至部分患儿到成年期症状加重,进而可能出现较严重的并发症。有研究总结抽动障碍患儿成年期的三种结局:1/3患儿抽动表现缓解;1/3患儿抽动表现减轻;1/3患儿抽动表现一直迁延至成年或终生,可因抽动表现或共患的心理行为障碍和精神障碍而影响患者生活质量。

## 第二节　疾病严重程度的影响

对于抽动障碍预后的评估,有赖于长期随访资料的分析。一般来讲,抽动障碍的病程转归对大多数患者可能是良好的,但确有一小部分患者可因严重抽动症状、注意缺陷多动障碍、强迫行为、焦虑障碍、抑郁障碍、品行障碍等而影响生活、工作和学习质量。有研究资料表明,于儿童期起病的抽动障碍,在青春期过后大约40%~50%的患者抽动症状自然缓解,25%~30%的患者抽动症状明显减轻,剩下25%~30%的患者抽动症状迁延到成年。一直持续至成年的这部分患者的症状通常不会比儿童时期更糟,多数人随着年龄增长会越来越懂得如何去掩饰或修饰他们的症状。大多数抽动障碍患儿在长大成人后病情向好的方向发展,甚至完全缓解,对患者的学习、生活及社会适应能力一般影响不大,能够过着正常人的生活;仅少数患者症状迁延,可因抽动症状或共患的行为障碍而影响患者的学习、生活或社交活动,使患者的生活质量降低。研究发现,有精神系统或神经系统疾病家族史患儿的随访未愈率明显高于无遗传学背景的抽动障碍患儿,因此,对于有遗传学背景的抽动障碍患儿,即家庭中患有精神系统或神经系统疾病的患者应尽早就诊,并积极应用药物进行干预,改善患儿预后。有学者认为,儿童期初诊病情为中重度者较轻度者成年后不良预后的风险升高1.9倍,吴舒华等的研究也表明抽动严重程度是Tourette综合征预后的主要危险因素。

能预测抽动障碍严重程度(order of severity)的因素包括目前疾病严重程度、共患强迫障碍和社会心理压力等。抽动障碍症状越严重,生活质量越差。但有学者认为,儿童期抽动症状的频度和严重程度难以预测成年期抽动症状严重程度以及之后的病程。也有学者认为约2/3儿童抽动障碍能预测症状改善或几乎症状完全消失。关于抽动形式的影响,随访研究发现儿童期表现为发声性抽动症状的抽动障碍患儿,成年后社会、心理功能损害程度高于运动性抽动症状的抽动障碍患儿。但关于儿童期的一些抽动形式是否可以预测成年期抽动症状或共患病症状,目前仍存在争议。有抽动障碍家族史等因素,也可能与本病的预后有一定的关系。

## 第三节　共患病因素

抽动障碍患儿往往伴有不同程度的行为障碍,如急躁、易怒、冲动、抑郁、自卑、内向、胆小、任性、自伤或伤人等,也可以共患一种或多种心理行为障碍,比如儿童注意缺陷多动障碍、学习困难、强迫障碍、睡眠障碍、焦虑障碍、抑郁障碍和品行障碍等，均增加了抽动障碍病情复杂性和治疗的难度。

共患病（comorbidity）不同程度影响抽动障碍的预后，由于这些病可能会导致孩子注意力不集中、情绪压抑、学习困难，严重的肢体抽动和发声抽动使患儿的眼睛很难盯在书本上，如共患注意缺陷多动障碍，患者不自主运动增多，注意力难以集中，无法保证听课和学习效果；而共患强迫障碍的患儿，可能反复思考同一件事情或做同一个动作，自己不能控制，浪费了大量学习时间。患儿的抽动和行为障碍还会使自身被孤立，缺乏同伴和朋友，继发抑郁、自卑、内向等不良情绪。因此，在治疗抽动障碍的同时，也要考虑治疗其他共患的障碍问题。如果共患病是患儿的靶症状，就应先治疗或同时治疗共患病。Swain 等认为存在共患病是影响患儿功能损害的重要因素，从而影响预后。吴舒华等对 98 例抽动障碍患儿随访研究后发现，抽动障碍预后与是否存在共患病、家族史和抽动严重程度相关。抽动障碍患儿中 40%~60% 共患注意缺陷多动障碍，注意缺陷多动障碍可能比抽动障碍会造成更大的社会功能损害，如表现有攻击性行为、冲动行为、品行问题或其他不良行为者易导致违法犯罪，预后较差。对于抽动障碍共患注意缺陷多动障碍的患儿，如果存在学校、老师和家长处理对策不当、患儿出现受歧视、多次被斥责、被打骂或被劝退停学处理等情况，可造成老师及家长与患儿之间矛盾激化而发生情绪抵触、对立违抗甚至过激行为

等，预后更差。因此，应及早采取正确教育引导、心理疏导和药物治疗相结合的方式治疗。60% 的抽动障碍患儿出现强迫症状，成年期抽动障碍患儿生活质量较低多与共患强迫障碍有关。钱连华等对 21 例抽动障碍患者进行了长达 9~12 年的追踪随访观察，结果发现在青春期中或稍后有 90%（19/21）抽动症状获不同程度的改善，且其中 48%（10/21）获痊愈，同样提示本病的抽动症状大多预后良好；但发现一个值得注意的问题是所有病例在初次就诊时均未发现明显的强迫症状，而在随访的 17 年中先后有 48%（10/21）出现强迫行为，表现为强迫性数数字、强迫性行走和强迫性触摸物体，这种高达 48% 的强迫行为出现率，与抽动障碍的改善、氟哌啶醇等的治疗无明显关系，提示强迫症状是本病的另一临床表现特点，可能是影响患者远期预后的重要因素。

另外，小部分抽动障碍患者伴发的品行障碍容易导致亲属或人际关系恶化或出现刑事犯罪，预后（prognosis）可能较差。因此，应积极治疗共患病，及早采取正确教育引导、心理行为和药物治疗的综合干预措施，改善患儿的症状和预后。抽动的严重度也对患者生活质量有较大影响，儿童期抽动的严重度、先兆冲动和抽动障碍家族史被肯定为成人期较差生活质量的预测因素，尤其是抽动的严重度显著影响了患者成年后身体、心理和认知领域的功能。总之，抽动障碍共患注意缺陷多动障碍和强迫障碍等，与抽动障碍心理、生活和社会功能的进一步损害有关。

## 第四节　诊断因素

正确的诊断(diagnosis)对抽动障碍治疗效果、预后有密切关系。儿童时期出现不自主运动的症状较为常见,而且原因复杂多样,因此需加以鉴别。抽动障碍几种亚型分别有其自然病程,按其诊断标准对于病程持续和缓解都有限度,如Tourette综合征起病于18岁以前,症状可延续至成年,抽动症状短暂缓解一般不超过2个月。因此,在判定疗效、维持用药时间及预后时,需考虑不同亚型的特点,并需追踪观察各亚型之间的演变。Bruun等研究Tourette综合征预后与疾病谱的关系时,对58例抽动障碍患者随访了2~14年,结果10例仍停留于诊断为短暂性抽动障碍,23例符合慢性运动性或发声性抽动障碍,25例符合Tourette综合征。表明抽动症状可单独持续存在,也可以从短暂性抽动障碍发展至Tourette综合征。

## 第五节　治疗因素

一般来说抽动障碍患儿能严格遵守用药原则,通过采用适当的药物治疗(drug therapy),如盐酸硫必利、舒必利、阿立哌唑、可乐定贴片等,大多数患儿的症状可以获得改善和完全缓解,但需要持续服药治疗1~2年。有研究认为,目前尚不能完全明确药物对抽动障碍的预后和疾病自然进程的影响。由于需要坚持用药的时间是1~2年,许多家长和患儿对抽动障碍的认识程度不高,认为抽动障碍症状不耽误吃喝,对用药缺乏依从性,导致不能坚持服药、过早停药、漏药,或用药量不当,或自行过于频繁调整药物种类等,都可能使患儿不能坚持系统治疗,造成病情复发或症状恶化;药物治疗突然中断也可能发生撤药反应而影响预后。

部分抽动障碍患儿在服药治疗过程中,可能因药物不良反应而影响学习或日常生活,如表现为嗜睡、反应迟钝、记忆力减退、情绪低沉、书写操作困难、体重增加、成绩下降、厌学等。因此,对抽动障碍患儿的预后追踪过程,尚需重视药物造成的负面影响。对于共患注意缺陷多动障碍(attention deficit hyperactivity disorder)的抽动障碍患儿,以前认为盐酸哌甲酯可能诱发或加重抽动症状,近年来通过荟萃分析研究,认为常规剂量盐酸哌甲酯治疗共患注意缺陷多动障碍患儿同样有效且不会加重抽动症状;可乐定可作为抽动障碍共患注意缺陷多动障碍的首选治疗用药。据刘智胜等对抽动障碍的记忆功能和记忆模式缺陷的研究结果提示,氟哌啶醇等药物对Tourette综合征患儿总的记忆功能产生影响。因此,在对Tourette综合征患儿的预后追踪过程中,也需要重视药物因素对孩子的负面影响。在治疗过程尚需密切观察患儿的症状、体征，谨慎选择合适的药物。

鉴于抽动障碍易受精神因素影响，故及时控制抽动症状，减轻患者躯体不适和心理负担，纠正不良行为和情感障碍，改善其父母的教养方式和家庭环境，对本病的预后和防止严重行为障碍的发生也是有益的。

# 第六节　其他因素

抽动障碍患儿经过治疗症状缓解之后，常常由于内因性或外因性的影响而使症状反复、复发或波动，症状时轻时重而影响预后（prognosis）转归。抽动障碍患儿症状加重通常可能与以下因素（element）有关：月经期和其他内分泌的变化、躯体疾病、发热感染（尤其是病毒感染）、吸烟、喝酒和兴奋饮料（如咖啡、可乐和红牛）、外伤意外事件、气候突然变化（如过冷或过热）、反复呼吸道感染、精神创伤、过度兴奋或疲劳、学习负担过重、临考期精神紧张、电子产品成瘾、离家生活、服用某些药物（抗精神病药，抗抑郁药，精神兴奋剂，抗癫痫发作药如拉莫三嗪、抗组胺药、可卡因、左旋多巴等，可诱发或加重抽动症状）等。因此，对抽动障碍恢复期过程又出现明显症状者，需考虑和避免某些诱发或促使抽动障碍加重因素的影响。父母性格急躁易怒也是儿童抽动障碍成年后仍有抽动症状的危险因素，急躁的父母性格在教养中易给患儿造成心理压力，不利于患儿的预后。因此，父母应控制自己的情绪，给家庭营造一个和谐温和的环境。

尽管抽动障碍经常会影响个人的外在形象，而且至今尚无法完全根治，但是它不会威胁到生命，也不会影响患者的寿命。的确，很多抽动障碍的患者在长大成人后在工作中可能会出现一些问题。但是，抽动障碍的孩子长大后还是具有他们的擅长之处的，由于他们的精力比较旺盛，想象力比较奇特，加上好动的天性，成为作家、音乐家、法官、检察官、律师、工程师、数学家、教授、演员、体育明星的大有人在，也有不少成为医生甚至是外科医生的。在这些行业中他们可能会有发明创造，得到成功的概率也比较大。绝大部分抽动障碍患者到了成年期可以拥有正常或接近正常的生活，可以胜任所从事的任何工作。家长日常要仔细观察孩子对什么感兴趣，擅长和喜欢做什么事情，给他们建立一个能施展兴趣和才能的环境，协助患者选择一个适合自己的专业和工作。

**专家提示**

- 抽动障碍是一种与遗传、神经生物、心理和环境等有关的慢性发育障碍性疾病。
- 抽动障碍的预后与年龄、疾病严重程度、共患病、诊断、治疗等因素有关。
- 少部分难治性抽动障碍患者，尤其是有共患病者，且其症状可能伴随一生。

（王家勤）

**参考文献**

1. 林节. 多发性抽动症的预后及影响因素. 中国实用儿科杂志, 2002, 17 (4): 202-203.

2. 吴舒华, 刘智胜, 孙丹, 等. Tourette 综合征患儿的预后及影响因素. 实用儿科临床杂志, 2008, 23 (12): 934-935, 954.

3. 孙锦华, 杜亚松. 儿童抽动障碍预防及预后. 中国实用儿科杂志, 2012, 27 (7): 506-508.

4. KURLAN R. Handbook of Tourettes syndrome and related tic and behavioral disorders. 2nd ed. New York: Maecel Dekker, 2005.

5. BRUUN RD, BUDMAN CL. The course and prognosis of Tourette syndrome. Neurol Clin, 1997, 15 (2): 291-298.

6. SWAIN JE, SCAHILL L, LOMBROSO PJ, et al. Tourette syndrome and tic disorders: a decade of progress. J Am Acad Child Adolesc Psychiatry, 2007, 46 (8): 947-968.

7. HASSAN N, CAVANNA AE. The prognosis of Tourette syndrome: implications for clinical practice. Funct Neurol, 2012, 27 (1): 23-27.

8. 卢青, 孙丹, 刘智胜. 中国抽动障碍诊断和治疗专家共识解读. 中华实用儿科临床杂志, 2021, 36 (9): 647-653.

9. 张思, 范菲, 王思蒙, 等. 抽动障碍儿童成年预后影响因素的病例对照研究. 中国循证儿科杂志, 2022, 17 (6): 448-452.

10. LOWE TL, CAPRIOTTI MR, Mcburnett K. Long-term follow-up of patients with Tourettes syndrome. Mov DIsord Clin Pract, 2018, 6 (1): 40-45.

11. LIU ZS, CUI YH, SUN D, et al. Current status, diagnosis, and treatment recommendation for tic disorders in China. Front Psychiatry, 2020, 11: 774.

# 第十四章

# 成年抽动障碍

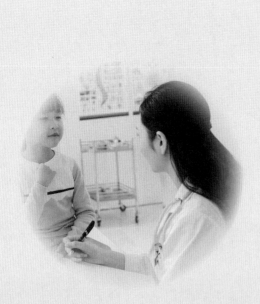
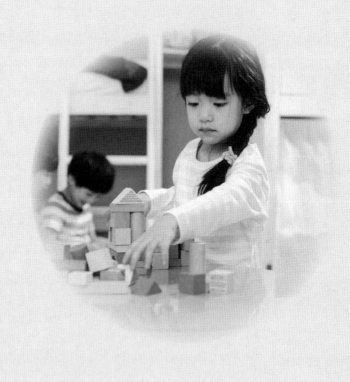

# 第一节　概述

抽动障碍(tic disorders,TD)常见于儿童,多数患者随着年龄增长症状可逐渐缓解。抽动症状首发年龄常常是集中于4~8岁,抽动症状程度最严重的年龄阶段为10~12岁。在大多数情况下,抽动症状在整个青春期进程中的严重程度逐渐降低,有部分人的症状在成年早期达到最低至轻度水平。抽动症状持续至成年者仅为少数。

有研究认为,抽动障碍患病率在成年早期显著降低,约为每2 000名成人1例。成年后发病的抽动障碍很少见,临床上会有个别报道。成年后发病的抽动障碍患者为一个较为特殊的人群,此类患者在临床表现方面往往具有独特的特点。既往研究显示,多数成年后发病的抽动障碍患者有明确的诱因(如感染、药物、脑卒中后等),成人原发性抽动障碍少见。

在抽动障碍共患病方面,有研究提示,随着年龄的增长,包括焦虑障碍和抑郁障碍在内的共患情绪障碍、情感障碍也会增加,这种情况在患有慢性抽动障碍(chronic tic disorders,CTD)的青少年和成人中变得更加突出。此外,愤怒攻击行为和情绪调节障碍在儿童和成人慢性抽动障碍患者中都很常见。

## 一、成年抽动障碍流行病学

目前对于成年抽动障碍(adult tic disorders)患病率的调查相对较少,有的也是来源于对成年Tourette综合征(adult Tourette syndrome)患病率的调查研究,主要来源于欧美国家。

早在1986年,美国北达科他州开展了一项(Burd等)对成年Tourette综合征患者患病率的调查,当时研究用的诊断标准为美国DSM-Ⅲ标准,除了症状学标准,还包含了个体的功能损害标准,即抽动症状会导致明显的个体痛苦,以及社会、职业或其他重要功能领域出现明显的损害方可诊断为Tourette综合征(Tourette syndrome)。通过对该州所有执业的共计有409名医生(包括精神科医生、神经科医生和儿科医生)的访谈和相关资料调查,从而最终确定成年Tourette综合征患者的患病率。结果发现,在被调查区域448 556名成人中,有22例被诊断为Tourette综合征,基于此数据,进而获取该州成年Tourette综合征患病率为0.049‰,估算值为49例/100万成年人群。可见,该种疾病在当地成年人中相对罕见。其中,男性成年Tourette综合征的患病率是女性的3.4倍(95%置信区间为1.26~9.28)。相比于成人流调数据,北达科他州学龄儿童Tourette综合征的患病率则为520/100万,男女比例为9.3∶1。

2011年,Schlander等研究者分析了德国2003年法定健康保险的医疗保险索赔数据,其中包括223.8万就诊患者的完整门诊索赔数据(法定健康保险中医疗保险索赔数据用于报销之目的,因此索赔信息比较准确,不太可能出现漏报),该数据覆盖了该地区人口的82%的人群,代表性强。结果研究者发现,在所有被确诊为抽动障碍(ICD-10代码为F95抽动障碍)和合并慢性发声和多发运动抽动障碍的成年患者(Tourette综合征,F95.2)人群中,成年 Tourette 综合征的患病率为 0.051‰,患病率估算为 51 例 / 百万成年人,男性成年人的风险是女性成年人的 2.6 倍(95% 置信区间:1.65-3.97)。该研究分析了不同年龄组(0-6、7-12、13-18、19-29、29-49 和 >50)患病率性别的差异,发现随着年龄增长,原来儿童期男性占主导地位高的患病率趋势逐渐变得不明显。甚至发现在 30 岁以上年龄组中,女性患者比同龄男性更常被诊断为抽动障碍。更有趣的是,在儿童和成年抽动障碍的诊治过程中,由哪些医师来负责诊治,也存在着差异。他们发现,青少年和成年抽动障碍患者多是由专科的医学专家来诊治的,而儿童抽动障碍多是由卫生初级保健医生来诊治的。

Yang 等(2016)收集了 2010 年和 2011 年加拿大社区人群横断面调查的健康相关数据。结果发现,在该社区 112 513 名加拿大成年人群中,有 74 例被诊断为 Tourette 综合征。成年 Tourette 综合征的总患病率为 0.66‰,估算为 660 例 / 百万成年人,其中男性患病率为 0.89‰,女性患病率为 0.44‰。男性与女性患病率风险比为 1.93(95% 置信区间为 1.21~3.08)。

Levine 等人(2019)对上述这三个研究进行随机效应的荟萃分析,结果显示,Tourette 综合征的患病率约为每百万成年人患病 118 例(95% 置信区间,每百万成年人 19~751 例),但各研究之间存在很大的异质性($I^2$=99%),不同研究之间成年 Tourette 综合征患病率的估计值相差超过 10 倍(49/100 万 ~657/100 万)。各个研究之间在抽动症状的识别和抽动症状评估方法上的异质性以及采纳的 Tourette 综合征诊断标准的差异,这些也是影响 Tourette 综合征患病率调查结果差异的主要因素。相比之下,各个研究关于成年 Tourette

综合征男女性别比例的趋势相似,风险比为 2.33(95%CI:1.72-3.16)。

在国内,我们还缺乏成年抽动障碍大样本的流行病学数据,未来需要更多关注成年抽动障碍,特别是成年 Tourett 综合征的患病率,儿童和成年抽动障碍临床研究专家需要加强合作,严密设计、积极开展这方面的调查,为未来该疾病诊治的医疗卫生服务模式和政府政策制定提供数据。

## 二、基于成年抽动障碍的病因学研究

成年抽动障碍(adult tic disorders)的病因学研究一直是研究的热点,其中一个原因是,儿童在一些研究如抽血、注射造影剂等知情同意方面不如成年人那么好获得,成人患病人群则相对容易些。因此 TD 病因学的许多研究是基于成年抽动障碍的样本,更多基于严重亚型成年 Tourette 综合征的研究样本。在众多病因学研究中,研究比较聚焦的多在抽动障碍的遗传学研究和脑影像学研究方面,很多是基于对成人的研究。下面主要就遗传学和脑影像学两方面的研究列举近年来成年抽动障碍的一些研究发现。

### (一)遗传学研究

抽动障碍是表型异质性强、共患病发生率高的复杂性疾病。大多数研究表明,Tourette 综合征和慢性抽动障碍是抽动障碍同一疾病谱系的一部分、疾病的不同亚型。在表型和共患病方面,在三种常见亚型中,Tourette 综合征患者抽动症状更加复杂,持续时间长,同时有较高的共患病率、社会功能损害和生活质量受损明显,故 Tourette 综合征是抽动障碍中最严重的亚型,其中男性 Tourette 综合征比女性更常见。而慢性抽动障碍相较于 Tourette 综合征,尽管病程要求

1 年以上,慢性化病程,其抽动症状相对而言较为简单,表现为单纯的运动抽动或者单纯的发声抽动,是抽动障碍中处于中间型的亚型。暂时性抽动障碍是抽动疾病谱系中表型最轻的一种亚型,病程短暂,多数症状轻,个体社会功能损害轻。因此,当前许多遗传学研究更关注的是最严重的 Tourette 综合征亚型,成人该方面的研究尤为突出,一些暂时性抽动障碍在很多研究中并没有纳入此类样本。

已有的许多家系和双胞胎遗传学研究表明,遗传因素在 Tourette 综合征发病机制中起着重要作用。成年 Tourette 综合征的研究结果也验证了此观点的科学性。有研究发现,在 Tourette 综合征患者一级亲属中,Tourette 综合征发病率比一般人群高 10~100 倍,在慢性抽动障碍患者的一级亲属的调查研究(Pauls DL 等,2014)结果也支持此家族人群的高发病率倾向(可达 7~22 倍)。一项研究(Zilhao NL 等,2017)认为,由于临床表型的不同,使得抽动障碍的遗传度差异较大,其差异总体在 0.25~0.77 之间,其中 Tourette 综合征 / 慢性抽动障碍(TS/CTD)的遗传度更高。Browne HA 等(2015)学者发现,Tourette 综合征 / 慢性抽动障碍 (TS/CTD)和强迫症,存在临床症状特点的重合,且经常共同出现在某些个体和家系中,同时,Tourette 综合征 / 慢性抽动障碍(TS/CTD)的家族聚集特性比强迫症更加明显。Tourette 综合征 / 慢性抽动障碍(TS/CTD)更倾向于垂直传播,即更倾向于由成年亲代传给子代。此外,男性和女性患者之间没有发现家族遗传风险的差异性。

依托于技术进步,全基因组检测成本降低和检测效能大大提高。在过去 10 年中,Tourette 综合征全基因组关联分析(genome-wide association study,GWAS)已成为常见疾病遗传研究的主流方法。自 2013 年首个 Tourette 综合征的 GWAS 研究(Scharf JM 等,2013)被报道,至今的一些研究仍未在全基因组水平发现有显著致病意义的相关位点(Yu D 等,2015)。这些研究出现的阴性结果可能与纳入的 Tourette 综合征样本量较小有关,所纳入的 Tourette 综合征样本量远小于其他精神障碍(精神分裂症、孤独症谱系障碍等)的样本量。

全外显子组测序(whole exome sequencing,WES)可以检测罕见的破坏编码蛋白功能的有害变异,在散发性抽动障碍家系以及对数个 Tourette 综合征队列中,可以识别出潜在有致病意义的基因突变。一些研究是基于成年 Tourette 的研究,或者纳入儿童和成人病例一起分析。如有研究(Sundaram SK 等,2011)发现,在 *MRPL3*、*DNAJC13* 和 *OFCC1* 基因中鉴定出 3 个新发的非同义突变。Willsey AJ 等团队(2017)在两个 Tourette 综合征队列中进行全外显子组测序研究,结果发现约 12% 的散发临床病例携带导致抽动障碍风险的新生破坏性变异,并发现 *WWC1*(WW 和 C2 结构域包含 1)、*CELSR3*(cadherin EGF LAG 7-pass g 型 受 体 3)、*NIPBL*(nipned-b-like)和 *FN1*(fibronectin 1)4 个潜在的致病基因。后续有研究者在散发 Tourette 综合征家系中发现 *RICTOR* 基因的新发突变,故而 *RICTOR* 基因也被纳入了 Tourette 综合征新的致病候选基因。部分 Tourette 综合征患者基因携带大片段缺失,也会导致发病,往往较大基因片段的缺失者其疾病表型更加严重。到目前为止,已经使用基因组微阵列在 Tourette 综合征中进行了几项大规模的拷贝数变异(copy number variation,CNV)研究,用于检测 Tourette 综合征患者基因的大片段缺失,发现约 1% 的 Tourette 综合征病例携带这些已知或潜在致病性拷贝数变异之一。

近年来,表观遗传调控已被证明对许多神经精神疾病的发展产生影响,并在胚胎和成人神经发育中发挥重要作用。如成年 Tourette 综合征患者 *DRD2* 基因的甲基化水平高于性别和年龄匹配的对照组;*DRD2* 的甲基化与抽动严重程度呈正相关。然而,在同一研究中,*DAT* 的甲基化与抽动严重程度呈负相关。上述这些研究都是初步探索,样本量非常有限,未来需要在更多的人类和动物模型研究中进一步重复验证和确认。

### (二)神经影像学研究

Tourette 综合征患者的常规神经成像,如 $T_1$ 或 $T_2$ 加权的磁共振成像(magnetic resonance imaging, MRI)研究结果通常提示正常。然而,使用先进的功能和结构神经成像显示 Tourette 综合征患者的大脑会有一些不同之处。Tourette 综合征患者的影像学研究有两类,其中包括与灌注相关的方法,如核医学扫描(主要是基于成人的研究结果)、基于任务和静息状态的功能磁共振成像(functional magnetic resonance imaging, fMRI)和近红外光谱(near infrared spectrum instrument, NIRS)。第二类为结构方法,包括脑容量研究、弥散张量成像和弥散谱成像技术。虽然目前 Tourette 综合征的发病机制尚不清楚,但许多神经影像学研究从不同的角度提供了许多影像学异常的证据。结合这些影像学的异常有助于我们进一步了解 Tourette 综合征的发病机制。因此,我们将在以下部分简要回顾不同神经成像模式在成年抽动障碍中的主要发现。

**1. 核医学扫描** 对于 Tourette 综合征患者,利用正电子发射断层摄影术(positron emission tomography, PET)和单光子发射计算机断层摄影术(single photon emission computed tomography,

SPECT),可以在特定的放射性示踪剂的追踪下,提供疾病中葡萄糖消耗和神经递质的特定变化。这两种方法是在功能磁共振成像(functional magnetic resonance imaging, fMRI)发展前,用于评估区域脑灌注状态的主要神经成像技术。由于儿童存在使用正电子发射断层摄影术和单光子发射计算机断层摄影术方面的伦理问题,所以受试者常常为成年患者,研究多是对成年 Tourette 综合征的研究。在 Tourette 综合征患者中,基于 PET 的研究(Hsu CJ 等,2020)显示,Tourette 综合征患者在静息状态下,前额叶皮质、边缘区、皮层下区和基底神经节 $^{18}$F- 脱氧葡萄糖的局灶代谢率较低,尤其是尾状核、扣带回皮质、眶额皮质、岛叶和海马旁区更为明显。在儿童 Tourette 综合征患者中,双侧纹状体多巴胺转运体(dopamine transporter, DAT)水平升高,提示 Tourette 综合征患者的多巴胺能系统异常。然而,在成年 Tourette 综合征患者中未观察到此差异。因此,多巴胺转运体异常可能只有在 Tourette 综合征的早期阶段才明显。

**2. 功能磁共振成像(fMRI)** 在成年 Tourette 综合征患者的任务态 fMRI 研究中,大多数研究都发现 Tourette 综合征患者存在前额叶皮质过度激活。基于任务态 fMRI 的研究表明,Tourette 综合征患者与正常人群在抽动症状的产生、运动执行和反应抑制方面存在显著差异,这些结果也表明了在空间维度和时间维度上,额叶皮质、前额叶皮质和基底神经节均参与了 Tourette 综合征的病理生理过程。然而,在功能磁共振研究中,使用不同的主动任务范式,会使得患者的任务表现变异性较大,可能导致不同任务中存在一定的数据偏差。目前仍未获得合适的任务范式,能更好地揭示 Tourette 综合征最有意义的解剖学结构与功能的异常（Hsu CJ 等，2020）。

在基于任务的功能磁共振成像研究中，为了避免任务相关的偏倚，人们对静息状态功能磁共振成像（resting-state functional magnetic resonance imaging，rs-fMRI）的应用越来越感兴趣。有研究发现，静息状态功能磁共振成像可以在成人 Tourette 综合征患者中检测 BOLD 信号中静息状态下的自发低频波动。

一项研究（Nielsen AN，et al，2020）使用功能连接磁共振成像来检查患有 Tourette 综合征的儿童和成人的全脑功能网络。该研究使用了多变量分类方法进行分析。结果发现，可以在儿童和成年 Tourette 综合征（N=202）的混合样本中发现区分儿童与成年人不同的大脑功能网络联系模式。与典型发育中的健康个体相比，儿童期 Tourette 综合征的脑网络显得"更老"，成年期 TS 的大脑网络则显得更为"年轻"。

**3. 基于体积的结构 MRI 研究**（volumetric MRI studies）　脑灰质和白质体积研究是研究 TS 患者大脑微结构变化的方法。多数结果显示，这些变化主要集中在额叶皮质和基底神经节区域。既往 1 项对 154 名既有儿童也有成年 Tourette 综合征的 MRI 研究（Peterson BS 等，2003）发现，Tourette 综合征患者尾状核的体积明显减小，合并强迫症的儿童和成年 Tourette 综合征患者的豆状核体积都是减小的。然而，在儿童和成年 Tourette 综合征患者之间存在一些差异。在成年 Tourette 综合征中，尾状核和豆状核以及苍白球的体积减小最为显著。此外，Tourette 综合征患者基底神经节的体积不对称性也消失了，也有报道称成年 Tourette 综合征患者（32 例患者，31 例对照）的左侧导水管周围灰质、中脑多巴胺能核团和丘脑下区体积增大（Garraux G 等，2006）。

**4. 弥散张量成像**（diffusion tensor imaging，DTI）　是 MRI 中的一种特殊技术，根据水分子在大脑中的自由度，可以推断弥散的方向。DTI 可以提供个体大脑白质显微结构变化的信息，也可以揭示 Tourette 综合征患者在 CSTC 结构上的连接改变。

Worbe Y 等人（2015）纳入了 49 例成年 Tourette 综合征和 28 例年龄、性别匹配的正常对照，并且评估了 CSTC 通路的各向异性分数（fractional anisotropy，FA）和径向扩散率（radial diffusivity，RD），结果发现在成年 Tourette 综合征患者中，中央后回和中央前回、左侧辅助运动区、扣带皮质、顶叶下皮质和额叶皮质的各向异性分数（FA）值增加，即连接大脑皮质、基底神经节和丘脑的神经通路中存在白质异常。Tourette 综合征患者的脑显微结构变化在成人和儿童中可能存在差异，提示其伴随发育存在一些纵向变化。另外，Worbe 等人（2015）对成年 Tourette 综合征的研究还发现，与男性 Tourette 综合征相比，不管用药与否，白质通路存在结构异常在女性 Tourette 综合征中更为显著。

Debes 等人（2015）对 Tourette 综合征患者从儿童到成年的纵向研究表明，那些症状持续到成年的 Tourette 综合征患者，与抽动症状得到缓解的患者相比，持续抽动、迁延不愈的 Tourette 综合征患者的脑成像弥散度更加明显。与持续抽动发作的患者相比，缓解期 Tourette 综合征患者的大脑发育更类似于对照人群正常大脑发育的过程。

## 三、成年抽动障碍的临床特征

成人和儿童抽动症状在临床表现上都可以有运动抽动和 / 或发声抽动症状，抽动症状也都可以涉及全身各个部位，且抽动症状时轻时重，具有此起彼伏的特点，入睡后抽动症状可明显缓解。儿童期起病延续到成人的抽动障碍，往往某些症状持续存在，会对个体情绪和学业、工作造成明显影响，许多个体有过焦虑抑郁症状。儿童期的个体多数对外界的看法关注度不如成人那么明显，只是儿童的父母压力大。总体上看，成人抽动严重程度往往与情绪关系更为密切，成人更容易合并精神障碍等，在共患病方面，成年抽动障碍共患病更多见的是抑郁障碍和强迫症。

成年抽动障碍的抽动症状是否有自身特征？2013年，McGuire JF等人对239例青少年Tourette综合征和成年Tourette综合征的抽动症状进行聚类分析，结果发现，成年Tourette综合征的面部表情抽动，比在青少年中更为常见，且复杂的运动抽动在成年人群也比在青少年人群中更为常见。然而，研究显示复杂的发声抽动在青少年和成年Tourette综合征两组中均没有显著性差异。复杂发声抽动在两组中的分布相当，可能意味着复杂发声抽动的出现提示更严重的抽动症状，而与年龄无关。

国内对成年抽动障碍的研究比较少。国内北京协和医学院（彭晓宇等，2014）曾对成年抽动障碍的临床特征进行研究。该研究共纳入45例患者，平均年龄为（27.73±8.64）岁（范围18~49岁），男性患者33例，女性患者12例，男：女=2.75:1。平均发病年龄（17.04±10.76）岁（范围4~40岁）。平均病程（10.69±6.17）年（范围1~30年）。其中发病年龄<18岁的患者31例（68.89%），发病年龄≥18岁的患者14例（31.11%）。成年后发病的抽动障碍患者中1例患者发病2个月前有明确感染史（口腔手术后发热），其余13例患者发病前无明显诱因（外伤、感染、药物等）。

研究发现，成年期抽动症抽动部位涉及全身，最常见的部位为面部和头颈部，其次为上肢、肩部、躯干部，简单发声性抽动亦常见，复杂运动性抽动和复杂发声性抽动均少见。在45例患者中，出现感觉性抽动患者37例（82.20%），无感觉性抽动患者8例（17.80%），成人出现感觉性抽动比例要高于儿童抽动障碍患者，多数感觉性抽动为运动性抽动出现前的感觉，在运动抽动出现前，会有特定部位出现局部的痒感、酸痛、牵拉感、内部压力释放感，也有患者表现为无法明确具体抽动部位的抽动前预感（前驱感觉或先兆感觉），当抽动症状出现后此种感觉消失。11例（24.44%）患者表现为多重（或多种）感觉性抽动，21例（46.67%）患者表现为只有一种感觉性抽动。该项研究提示成年抽动障碍具有自己的临床特点：成年抽动障碍容易出现感觉性抽动，也容易合并强迫症状。研究还发现，抽动障碍和强迫症可能为同一疾病的不同表型。合并强迫症加重抽动症状的严重程度；合并强迫症的抽动障碍患者更容易出现焦虑和抑郁症状；合并强迫症往往会影响成年抽动障碍患者生活质量。研究推测，与儿童抽动相比，成人抽动慢性化更突出，感觉性抽动明显，合并强迫症的成年抽动障碍生活质量影响更为明显，临床中需要关注成年抽动障碍的强迫症状。

## 四、成年抽动障碍的诊断与临床评估

目前对于成年抽动障碍的诊断依然是通过病史、临床表现、临床评估等信息，排除其他疾病作出诊断。美国DSM-5对暂时性抽动障碍、持续性（慢性）抽动障碍和Tourette综合征诊断条目要求进行了定义，然而这三种常见亚型均界定了要求必须起病于年龄18岁之前。以Tourette综合征为例,美国《精神障碍诊断与统计手册》(第5版)(DSM-5)明确指出,要诊断 Tourette 综合征,抽动症状必须出现于 18 岁前,而且患者必须有至少 1 年的抽动,包括至少两种形式的运动抽动和一次发声抽动。对于起病于 18 岁以后、症状学标准符合 Tourette 综合征,成人期起病的按照诊断标准则不能诊断 Tourette 综合征,未来是否可提出成年期起病的抽动障碍,是否为独立的亚型,有待于未来更多临床研究。所幸的是,美国 DSM-5 诊断标准还引入其他特定的 / 非特定的抽动障碍类别,以解释成年期发病的抽动或由其他医疗条件或使用药物引发的抽动。

此外,近几年关于功能性运动障碍和功能性发声的文献越来越多。功能性发声的特点通常是在成年期开始,多在经历创伤事件后出现,有发展为语言障碍的倾向,对改善抽动的药物治疗效果欠佳。有文献支持社交媒体容易诱发功能性抽动行为。可能部分原因是新冠肺炎大流行后导致的精神障碍患病率整体增加或疾病谱改变所致。儿童青少年期从未出现过抽动症状的个体,在成年后首次出现抽动症状,需要考虑到器质性因素致病的可能,必要时需要神经科医师和精神科医师共同开展详细的临床评估和诊断。

对于成年抽动障碍,有多种评定量表可用于评估任何年龄组 Tourette 综合征患者的症状,但耶鲁综合抽动严重程度量表(Yale Global Tic Severity Scale,YGTSS)是评估抽动严重程度评估的常用工具。此外,还可以使用以下工具用于临床和科研:Tourette 综合征临床整体印象量表(Tourette's Syndrome Clinical Global Impression Scale,TS-CGI)和 Tourette 障碍量表(Tourette's Disorder Scale,TODS)等。然而,YGTSS 是一个半结构化的访谈,需要施测者受过一定培训,且

YGTSS 呈现的是运动抽动和发声抽动的总分,并不提供关于具体抽动形式、频率、强度的信息。因而,在自评量表方面,也发展出一些补充评定。抽动症父母评定量表(Parent Tic Questionnaire,PTQ)用于评定儿童青少年的抽动症状。成人抽动症自评问卷(Adult Tic Questionnaire,ATQ)是根据父母抽动问卷改编而来,用于评估成年抽动障碍的严重程度。与 PTQ 相似,ATQ 包括 14 种常见的运动抽动和 13 种常见的发声抽动。每个列表都包含一个开放条目(例如,其他发声或其他运动抽动),允许个人添加一种标准列表中没有出现的抽动类型。对于每一种抽动,须选择"是"或"否",以表示抽动是否在过去 1 周内发生的。ATQ 可以作为 YGTSS 评定的补充量表。

鉴于抽动症状的可变性和波动,指南建议使用多种方法来衡量症状的严重程度,包括在诊所内外环境中直接观察,个人及其家庭的历史信息,以及基于视频的评估等方式。除了评估成年抽动症状的严重程度,还需要评估成年 Tourette 综合征患者的生活质量,欧洲指南推荐抽动障碍特定生活质量量表,如 Tourette 综合征生活质量量表(Gilles de la Tourette Syndrome Quality of Life Scale,GTS-QoL)用于成年抽动障碍生活质量的评定。

患有 Tourette 综合征的成年人可能会遭受神经认知方面的困难,这会影响他们的日常功能,有研究者认为,"仅患有 Tourette 综合征"的人即使没有同时发生的共患病也存在执行功能障碍。况且,Tourette 综合征非常容易出现共患病症状,即使共患如亚临床 ADHD、OCD 等疾病症状,也会对 Tourette 综合征的神经心理功能造成负面影响。因而,成年 Tourette 综合征,尤其是伴有共患病的患者,需完善相关的神经心理测试,用于指

导成人应对某些现实生活中的困境。

由于抽动障碍贯穿于整个发育过程,需要实施一个涵盖婴儿期到成年期的跨年龄范围的评定,以便能够充分捕捉各个年龄和生命阶段的症状演变过程。一个标准的访谈加上一些辅助评定的问卷和评分量表就足以指导诊断和治疗。然而,精神共患病发生在超过 3/4 的 Tourette 综合征患者之中,可能需要转诊特定专科门诊。此外,在少数病例中,需要进行更广泛的神经和精神病学临床评估与筛查,以区分抽动障碍与其他器质性精神疾病,包括功能性"抽动症状样"的运动。而神经心理评估有助于识别特定的学习和认知障碍,以帮助成年 Tourette 综合征在生活中对困境进行合理调整。

对于成人共患病的临床评估工具,则宜选择成年人适用的问卷,而非儿童期使用特定年龄的问卷。如焦虑抑郁等情绪的评估可选择成人用的焦虑自评问卷(Self-Rating Anxiety Scale,SAS)、抑郁自评问卷(Self-Rating Depression Scale,SDS)、贝克焦虑量表(Beck Anxiety Inventory,BAI)(Beck,Epstein,Brown 和 Speer 1988)、贝克抑郁量表第 2 版(Beck Depression Inventory-Second Edition,BDI-Ⅱ)、90 项症状清单(SCL-90),也可选择抑郁症筛查量表(PHQ-9)和广泛性焦虑障碍量表(GAD-7)(Generalized Anxiety Disorder,GAD-7);对于攻击行为,可选择愤怒攻击问卷修订版(rage attack questionnaire-revised,RAQ-R)(Müller-Vahl 等,2020);对于成人注意缺陷多动障碍,选择成年注意缺陷多动障碍自我报告量表(Adult ADHD Self-Report Scale Version,ASRS)、美国 DSM-5 障碍定式临床检查(Structured Clinical Interview for DSM-5 Disorders,SCID-5)H 章节成人注意缺陷多动障碍部分、成人注意缺陷多动障碍诊断性访谈(DIVA-5)(中文第 3 版,郑毅等,2021);对于强迫症状的评估可选择耶鲁布朗强迫症量表(Yale-Brown Obsessive-Compulsive Scale,Y-BOCS)(Storch 等,2010)。

## 五、成年抽动障碍的治疗

### (一)心理教育和一般性心理支持治疗

不像儿童抽动障碍,对于成年抽动障碍,多数不需要与家属沟通,更多时间需要与患者本人进行交流,取得患者的信任,对其进行健康宣教,并对其患病后的情绪、行为等症状进行心理支持,对于专业人员而言,给予成年抽动障碍患者的心理支持往往比儿童更富有挑战性,尽管一些人可能可以获得社会支持,也存在有用的自助资源。而且一些成年抽动障碍由儿童期转归而来,慢性病病史、对治疗的失望和症状对工作、生活的持续影响,往往需要治疗师给予较高治疗频次的心理支持治疗,当然,治疗的依从性也与其个性特征、既往治疗经历有关。

### (二)系统的心理治疗

主要是行为治疗,习惯逆转训练和抽动综合行为干预(Comprehensive Behavioral Intervention for Tics,CBIT)在治疗成年抽动障碍方面已积累了大量的循证医学证据,如 Wilhelm S(2012 年)对 63 例成年 Tourette 综合征进行 CBIT 的随机对照研究,结果发现,CBIT 对成人治疗疗效肯定,治疗结束后随访 6 个月其后的临床疗效依然存在。在欧洲、美国 CBIT 已被作为成年抽动障碍的一线治疗。成年抽动障碍(adult tic disorders,ATD)常共患抑郁障碍、强迫障碍、睡眠障碍、焦虑障碍等,其生活质量也会受到影响,超过了抽动症状本身的影响,需要管理共患病本身。对于一些共患病,心理治疗是治疗的主要部分。对于成人的抑郁等共患病,认知行为治疗(cognitive behavioral therapy,CBT)常常是首选的心理治疗方法,当然有家庭心理问题者,在个体治疗的同时还需要家庭治疗。

### (三) 药物治疗

对于 Tourette 综合征患者,由于病情反复波动,药物治疗是成年 Tourette 综合征的主要治疗手段。儿童和成人 Tourette 综合征的药物选择是否存在差异? 欧洲 Tourette 综合征研究学会指南编写组开展了一项调查(Roessner V 等,2022),他们访谈了 59 名治疗 Tourette 综合征的资深临床专家,访谈内容为:他们治疗抽动障碍的常用药物选择顺序。结果发现,在获取的专家的回答中,对于儿童/青少年治疗 Tourette 综合征的首选药物与成年人年龄段相比并无大的差异,对两个年龄段的患者,专家都倾向于首先选择阿立哌唑。但对于第二位的药物选择,专家们认为,如果阿立哌唑治疗效果不好,他们更倾向于直接选择氟哌啶醇治疗成年 Tourette 综合征,而不像儿童 Tourette 综合征那样会在阿立哌唑之后,选择可乐定、硫必利等,最后再选择氟哌啶醇进行药物治疗。

尽管大多数欧洲国家没有把氟哌啶醇作为一线治疗药物,但氟哌啶醇治疗 Tourette 综合征临床疗效肯定,特别是对于那些抽动症状严重的成年 Tourette 综合征患者,当一线药物如阿立哌唑效果不明显时,可选择小剂量的氟哌啶醇治疗。临床上主要是需要密切观察治疗后的副作用,一般要从小剂量开始,逐渐加量。通过临床上观察发现,氟哌啶醇和阿立哌唑等抗精神病药物的使用,在成人可能会出现比儿童还多的副作用,儿童代谢快,儿童耐受性反而比成人要好一些,有时会发现成人使用的有效剂量要小于儿童。但无论儿童还是成人,仍然需要从小剂量起始、逐渐加量,定期复查心电图、肝肾功,使用后注意观察有没有锥体外系副作用的发生,及时予以苯海索等药物对抗副作用。对于从儿童到成人的 Tourette 综合征患者,由于慢性化、病程长、治疗难度大,常常会有长期服用氟哌啶醇的情况,如长期服用氟哌啶醇这类传统抗精神病性药物,需要注意和警惕迟发性运动障碍的发生。建议慢性抽动障碍的患者在病情稳定时,逐渐减少氟哌啶醇剂量或者逐渐使用新型抗精神病药物如阿立哌唑等药物治疗为主。对于迟发性运动障碍,纠正症状比较困难,新近有报道氘丁苯那嗪治疗有一定疗效,获得临床的适应证。对于难治性成年 Tourette 综合征,特别发声症状顽固者,有报道在治疗时同时会合用氯硝西泮或硝西泮或丙戊酸盐等治疗方案,临床应用有案例报道对症状改善效果,心理治疗合并药物干预也适合于一些心因性因素突出、愿意采取行为治疗如习惯逆转训练、抽动综合行为干预疗法的成年抽动障碍案例。

### (四) 物理治疗和脑外科治疗

物理治疗,特别是脑外科治疗如深部脑刺激(deep brain stimulation,DBS)应用于抽动障碍,是从成年抽动障碍(adult tic disorders,ATD)应用开始的,近年来逐渐向年轻人推广应用。近年来物理治疗的临床研究逐渐增多,特别是经颅磁刺激(transcranial magnetic stimulation,TMS)技术在成年抽动障碍的临床研究提示具有一定的临床疗效,但还需要积累更多证据。

深部脑刺激(deep brain stimulation,DBS)是近年来广受关注的一种应用于难治性抽动障碍、强迫性障碍等疾病的神经外科治疗手段。最早在 1999 年,Vandewalle V 等首次报道了其团队对三名其他治疗难治的成年 Tourette 综合征患者进行的丘脑深部脑刺激（DBS）。随后，他们提出了 DBS 治疗的几个靶点。基于 CSTC 功能障碍模型，Tourette 综合征 DBS 最常见的靶区是丘脑中央内侧区和苍白球内区（GPi）。至 2021 年已经发表了 8 项随机对照试验（各研究的样本量从 1 例到 17 例），研究 DBS 在 Tourette 综合征中的疗效和安全性，总计 62 名患者参加了 DBS 的治疗性研究，主要是 Tourette 综合征患者，取得了一定的临床疗效。Baldermann JC 等人（2016）纳入了 57 项研究（含对照研究和非对照研究），样本包含有 156 名抽动障碍患者的 DBS 治疗研究的荟萃分析，结果发现，抽动障碍经 DBS 治疗后抽动症状改善程度量表（YGTSS-TTS）得分平均改善达到 52.7%（IQR=40.74，$P<0.001$）。

尽管如此，欧洲 Tourette 综合征和其他抽动障碍临床治疗指南（2021）中指出：国际 Tourette 综合征研究小组基于对已有的 DBS 治疗抽动障碍的临床研究数据如注册临床研究试验的数据库、两项荟萃分析研究和八项随机对照试验研究的结果评估发现，在深度脑刺激（DBS）治疗抽动障碍的临床研究文献中，几项随机对照试验研究报告汇总的结果提示 DBS 临床疗效结果还是不尽人意，更多有力的证据还只是来自于开放性研究和非病例对照研究，证据尚显不足。尽管 DBS 在治疗 Tourette 综合征看起来前景很好，但研究发现，临床疗效在不同患者之间存在很大差异，临床疗效和 DBS 术后风险还需长期随访。在既往报告的研究中，其选择的研究样本量还较小，治疗后随访疗效的维持时间还较短。因此，关于 DBS 在治疗抽动障碍的临床疗效和副作用方面仍有待商榷。在儿童和成人中，症状突然加重或迅速症状恶化，导致治疗过程可能存在困难，这可能与其共患功能性的"抽动症状样的"运动（functional "tic-like" movements）有关，而非由于抽动症状本身严重程度加重造成，此时需要进行评估，不主张在治疗过程中存在困难，就一定要采取有创性的治疗。

最后，欧洲 Tourette 综合征和其他抽动障碍临床治疗指南（2021）建议，在当前依然认为 DBS 是治疗 Tourette 综合征的一种实验性治疗方法，尽管未来可能会存在很好的治疗应用前景，当前临床上还需要积累更多随机对照试验研究的证据，宜谨慎使用，抽动症状的严重要综合考虑多种因素，不一定马上选择 DBS。如果确需使用，建议在评估后，选择用于那些被精心筛选后的、功能损害遭受到严重影响的和耐药的难治性抽动障碍患者。

## 第二节　儿童抽动障碍转化为成年抽动障碍

### 一、抽动障碍从儿童青少年迁延至成人的临床演变

抽动症状最早出现于学龄早期，在青春期早期抽动类型和频率通常会增加，往往在成年早期会逐渐减弱。也有部分患者的抽动症状和抽动所致的相关功能损害会持续到成年，从而导致生活质量下降。

Groth 等（2017）研究者追踪了一个前瞻性 Tourette 综合征随访队列，于基线期纳入了 314 例 Tourette 综合征患者（n = 314，年龄范围 5~19 岁），评估抽动症状的严重程度和共患病情况，并在 6 年后对同一个队列进行随访（n=227），用于研究抽动症状和共患病的持续性和严重程度。在随访期间，使用发育和健康评估（Development and Well-Being Assessment，DAWBA）工具来诊断共存的精神障碍。使用混合效应模型对严重程度评分的重复测量进行建模。经过随访，Groth 等人（2019）发现抽动症状和 ADHD 症状随着年龄增长，症状严重程度出现显著的下降，在青少年时期强迫症的严重程度也有所下降，但一些强迫症的症状仍然存在。相反，睡眠障碍则随着年龄的增长而显著增加。

不少研究认为，TS 伴发的 ADHD 症状、OCD 症状与年龄显著相关，注意力不集中、多动和冲动以及强迫症状随着年龄的增长而减少，尽管如此，在青少年后期和成年早期，亚临床 ADHD 症状仍然会导致执行功能障碍持续存在。另外，这个年龄阶段也容易并发情感障碍，如焦虑、抑郁情绪、间歇性暴怒等，其亚临床强迫症状也可能随之持续存在。对于处于这个年龄段的 Tourette 综合征个体，也需要积极关注其临床症状的演变和社会功能受损的情况，尽管抽动症状可能减轻，但仍需要在情绪管理、控制，应对学业、职业困境等过程中给予积极支持。

## 二、抽动症状从儿童持续至成年的预测因素

在成年早期 Tourette 综合征患者中，抽动严重程度评分高、共患强迫性障碍和 ADHD 是儿童青少年时期症状持续存在的预测因素。Groth 等研究者（2017）在同一个前瞻性随访队列（随访 6 年）研究中发现，儿童青少年期抽动严重程度越重，预示着持续到成年早期的抽动症状越重。此外，该队列研究还发现儿童时期 Tourette 综合征患者因抽动症状而被他人所取笑，以及有 Tourette 综合征同时合并强迫症、ADHD 家族史，则预示着其成年后可能会获得较高的抽动症状评分。

同样，在这个队列中发现，基线时抽动症状严重程度是持续到成年期的最强预测因子；耶鲁抽动严重程度量表（Yale Global Tic Severity Scale，YGTSS）得分每增加 10 分，受试者在成年早期出现中度至严重抽动的可能性就会增加 2.4 倍。与既往研究结果类似，在童年期因抽动症状被取笑，可能会导致社交困难。作为一种心理社会应激，童年期被取笑的创伤经历与后来成年期 Tourette 综合征症状的严重程度存在显著相关。女性和儿童期严重的 ADHD 症状评分是成年期共患情绪障碍的预测因素（Groth 等，2019）。同时，儿童期抽动的严重程度只能预测未来成年期 Tourette 综合征抽动症状的严重程度，而不能预测共患病的情况。从另一个角度讲，儿童期抽动症状越轻微，且无明显共患病、无任何家族史，且未经历持续的心理社会应激，往往提示 Tourette 综合征越容易随着年龄增长而获得良好的预后。

另有研究发现，成年期抽动严重程度增加的预测因素包括儿童期抽动严重程度较高、尾状核体积较小和精细运动控制能力较差。此外，未治疗的共患病精神病理的存在，如存在 ADHD 和强迫性障碍，会对 Tourette 综合征患者的长期预后产生不利影响。

**专家提示**

- 成年抽动障碍大部分由儿童青少年期迁延而来,很少部分会起病于成年期。抽动障碍患病率在成年早期会显著降低,儿童期男性患病率高的性别趋势随年龄增长逐渐不明显;而首发于成年期的抽动障碍,需排除器质性疾病因素的影响。

- 成年抽动障碍的精神科共患病多为抑郁障碍和强迫性障碍。儿童青少年期抽动严重程度越重,则可能预示着持续到成年早期的抽动症状越重。成年早期 Tourette 综合征患者中,抽动严重程度评分高、共患强迫症和注意缺陷多动障碍是儿童青少年时期症状持续存在的预测因素。

- 成年抽动障碍的治疗包括药物治疗、心理治疗和物理治疗等,心理干预目前被推荐使用,习惯逆转训练或抽动综合行为干预疗法可作为患者的一线治疗,可单独使用或者和药物联合使用。相对于单一的药物治疗而言,心理干预单独治疗或者联合药物治疗不仅有助于改善患者症状,还有助于提高患者生活质量,改善社会功能,预防复发。当然,由于心理治疗不容易获取,当前药物治疗对于成年抽动障碍仍然是主要治疗,阿立哌唑、硫必利、可乐定等可作为一线治疗药物。使用药物要遵循个体化、规范化、系统治疗等原则,注意观察其副作用的发生并及时处理。深部脑刺激在治疗成年抽动障碍方面获取一定疗效,在推广应用上应该比儿童会容易,但仍需严格掌握适应证,谨慎使用,需要积累更多临床证据。

(赵滢 孙锦华)

## 参考文献

1. BROWNE HA, HANSEN SN, BUXBAUM JD, et al. Familial clustering of tic disorders and obsessive-compulsive disorder. JAMA Psychiatry, 2015, 72 (4): 359-366.

2. BYLER DL, CHAN L, LEHMAN E, et al. Tourette Syndrome: a general pediatrician's 35-year experience at a single center with follow-up in adulthood. Clin Pediatr (Phila), 2015, 54 (2): 138-144.

3. CAO X, ZHANG Y, ABDULKADIR M, et al. Whole-exome sequencing identifies genes associated with Tourette's disorder in multiplex families. Mol Psychiatry, 2021, 26 (11): 6937-6951.

4. DEBES N, JEPPESEN S, RAGHAVA JM, et al. Longitudinal Magnetic Resonance Imaging (MRI) Analysis of the Developmental Changes of Tourette Syndrome Reveal Reduced Diffusion in the Cortico-Striato-Thalamo-Cortical Pathways. J Child Neurol, 2015, 30 (10): 1315-1326.

5. ERIGUCHI Y, KUWABARA H, INAI A, et al. Identi-fication of candidate genes involved in the etiology of sporadic Tourette syndrome by exome sequencing. Am J Med Genet B Neuropsychiatr Genet, 2017, 174 (7): 712-723.

6. GROTH C, MOL DEBES N, RASK CU, et al. Course of Tourette Syndrome and Comorbidities in a Large Prospective Clinical Study. J Am Acad Child Adolesc Psychiatry, 2017, 56 (4): 304-312.

7. GROTH C, SKOV L, LANGE T, et al. Predictors of the Clinical Course of Tourette Syndrome: A Longitudinal Study. J Child Neurol, 2019, 34 (14): 913-921.

8. HILDONEN M, LEVY AM, DAHL C, et al. Elevated Expression of SLC6A4 Encoding the Serotonin Transporter (SERT) in Gilles de la Tourette Syndrome. Genes (Basel), 2021, 12 (1): 86.

9. HSU CJ, WONG LC, WANG HP, et al. The multimodality neuroimage findings in individuals with Tourette syndrome. Pediatr Neonatol, 2020, 61 (5): 467-474.

10. LEVINE JLS, SZEJKO N, BLOCH MH. Meta-analysis:

Adulthood prevalence of Tourette syndrome. Prog Neuropsychopharmacol Biol Psychiatry, 2019, 95: 109675.

11. LEVY AM, PASCHOU P, TUMER Z. Candidate Genes and Pathways Associated with Gilles de la Tourette Syndrome-Where Are We？ Genes (Basel), 2021, 12 (9): 1321.

12. LIN H, KATSOVICH L, GHEBREMICHAEL M, et al. Psychosocial stress predicts future symptom severities in children and adolescents with Tourette syndrome and/or obsessive-compulsive disorder. J Child Psychol Psychiatry, 2007, 48 (2): 157-166.

13. LIU ZS, CUI YH, SUN D, et al. Current Status, Diagnosis, and Treatment Recommendation for Tic Disorders in China. Front Psychiatry, 2020, 11: 774.

14. MCGUIRE JF, NYIRABAHIZI E, KIRCANSKI K, et al. A cluster analysis of tic symptoms in children and adults with Tourette syndrome: clinical correlates and treatment outcome. Psychiatry Res, 2013, 210 (3): 1198-1204.

15. MULLER-VAHL KR, KAYSER L, PISARENKO A, et al. The Rage Attack Questionnaire-Revised (RAQ-R): Assessing Rage Attacks in Adults With Tourette Syndrome. Front Psychiatry, 2019, 10: 956.

16. MULLER-VAHL KR, LOEBER G, KOTSIARI A, et al. Gilles de la Tourette syndrome is associated with hypermethylation of the dopamine D2 receptor gene. J Psychiatr Res, 2017, 86: 1-8.

17. MÜLLER-VAHL KR, SZEJKO N, VERDELLEN C, et al. European clinical guidelines for Tourette syndrome and other tic disorders: summary statement. Eur Child Adolesc Psychiatry, 2022, 31 (3): 377-382.

18. MÜLLER-VAHL KR, KAYSER L, PISARENKO A, et al. The Rage Attack Questionnaire-Revised (RAQ-R): assessing rage attacks in adults with Tourette syndrome. Front Psychiatry, 2020, 10: 956

19. PAULS DL, FERNANDEZ TV, MATHEWS CA, et al. The Inheritance of Tourette Disorder: A review. J Obsessive Compuls Relat Disord, 2014, 3 (4): 380-385.

20. PETERSON BS, THOMAS P, KANE MJ, et al. Basal Ganglia volumes in patients with Gilles de la Tourette syndrome. Arch Gen Psychiatry, 2003, 60 (4): 415-424.

21. QI Y, ZHENG Y, LI Z, et al. Genetic Studies of Tic Disorders and Tourette Syndrome. Methods Mol Biol, 2019, 2011: 547-571.

22. RIZZO R, RAGUSA M, BARBAGALLO C, et al. Circulating miRNAs profiles in Tourette syndrome: molecular data and clinical implications. Mol Brain, 2015, 8: 44.

23. ROESSNER V, EICHELE H, STERN JS, et al. European clinical guidelines for Tourette syndrome and other tic disorders-version 2. 0. Part Ⅲ: pharmacological treatment. Eur Child Adolesc Psychiatry, 2022, 3 1 (3): 425-441.

24. SCHARF JM, YU D, MATHEWS CA, et al. Genome-wide association study of Tourette's syndrome. Mol Psychiatry, 2013, 18 (6): 721-728.

25. SCHLANDER M, SCHWARZ O, ROTHENBERGER A, et al. Tic disorders: administrative prevalence and co-occurrence with attention-deficit/hyperactivity disorder in a German community sample. Eur Psychiatry, 2011, 26 (6): 370-374.

26. SUNDARAM SK, HUQ AM, SUN Z, et al. Exome sequencing of a pedigree with Tourette syndrome or chronic tic disorder. Ann Neurol, 2011, 69 (5): 901-904.

27. SZEJKO N, ROBINSON S, HARTMANN A, et al. European clinical guidelines for Tourette syndrome and other tic disorders-version 2. 0. Part I: assessment. Eur Child Adolesc Psychiatry, 2022, 31 (3): 383-402.

28. SZEJKO N, WORBE Y, HARTMANN A, et al. European clinical guidelines for Tourette syndrome and other tic disorders-version 2. 0. Part Ⅳ: deep brain stimulation. Eur Child Adolesc Psychiatry, 2022, 31 (3): 443-461.

29. WEINGARDEN H, SCAHILL L, HOEPPNER S, et al. Self-esteem in adults with Tourette syndrome and chronic tic disorders: The roles of tic severity, treatment, and comorbidity. Compr Psychiatry, 2018, 84: 95-100.

30. WILLSEY AJ, FERNANDEZ TV, YU D, et al. De Novo Coding Variants Are Strongly Associated with Tourette Disorder. Neuron, 2017, 94 (3): 486-499 e9.

31. YANG J, HIRSCH L, MARTINO D, et al. The prevalence of diagnosed tourette syndrome in Canada: A national population-based study. Mov Disord, 2016, 31 (11): 1658-1663.

32. WORBE Y, MARRAKCHI-KACEM L, LECOMTE S, et al. Altered structural connectivity of cortico-striato-pallido-thalamic networks in Gilles de la Tourette syndrome. Brain, 2015, 138 (Pt 2): 472-482.

33. YU D, MATHEWS CA, SCHARF JM, et al. Cross-

disorder genome-wide analyses suggest a complex genetic relationship between Tourette's syndrome and OCD. Am J Psychiatry, 2015, 172 (1): 82-93.

34. ZILHAO NR, OLTHOF MC, SMIT DJ, et al. Heritability of tic disorders: a twin-family study. Psychol Med, 2017, 47 (6): 1085-1096.

35. 彭晓宇. 成人抽动障碍的临床研究 [D]. 北京协和医学院, 2014.

# 第十五章

# 抽动障碍的护理

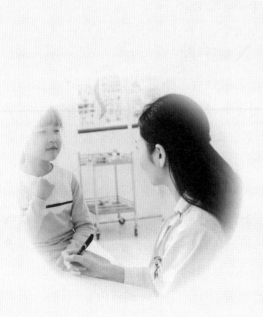

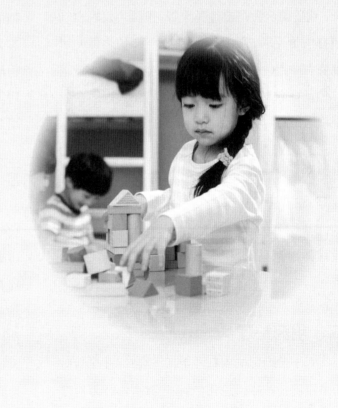

抽动障碍的发病可能是遗传、神经生物、心理和环境等因素综合作用的结果,其治疗要基于个体化需求。抽动障碍的护理应根据患儿实际状况,医护患共同合作,采取个体化、有针对性的护理干预(nursing intervention)措施,将有利于提高患儿及其父母识别症状、应对疾病的能力,有效减轻患儿负性情绪与心理障碍,改善其临床症状与生活质量,保持良好心身状态,健康成长。

## 第一节　临床护理

### 一、病情观察

抽动障碍患儿大多数以运动抽动为首发症状,目前多数患儿及其家长对疾病了解程度并不高,认为患儿临床症状是不良习惯与不接受管教的行为,或是被多种多样的症状所迷惑,错误就诊于其他科室,如将喉肌抽动所导致的干咳误认为是慢性咽类、气管炎;将眨眼误认为是眼结膜炎;皱鼻误认为是慢性鼻炎等,被医生发现而询问有关情况时,家长多不配合回答,加之患儿对此症有一定的抑制能力,当症状较轻者有意掩盖其抽动症状时,家长及医生不易察觉,因而会延误临床诊断与治疗。

护理人员要认真观察抽动障碍患儿抽动发作的部位、形式、频率、强度、复杂性及干扰程度等,充分了解引起抽动症状加重或减轻的因素,同时要注意观察有无发作先兆或诱因,并做好详细记录,以作为临床诊断和疗效观察的依据。

### 二、用药护理

对于抽动影响到日常生活、学习或社交活动的中重度抽动障碍患儿,当心理教育和行为治疗无效或无法控制时,需要用药物治疗。应向患儿及家长主动介绍药物的名称、用药时间、方法、剂量,药物的作用及注意事项,指导患儿及家长治疗期间一定要严格遵医嘱用药,督促检查患儿按时、按量、准确无误用药,防止少用、漏用和多用,不可以随便更换药物和药物剂量;当患儿患有其他疾病时,应注意服药顺序及有无合并用药禁忌。明确告知患儿及家长治疗期间可能出现的药物不良反应及处理方法,减轻患儿及家长对药物治疗的顾虑及产生不良反应时的恐惧心理,使其能够及时发现不同药物、不同剂量服用后的药物治疗反应以及药物不良反应,以便医生可以确切了解患儿的用药情况,产生疗效最大化而副作用最小化的效果。

### 三、饮食护理

良好的饮食习惯可以使患儿的抽动障碍症状得到缓解和控制。患儿应合理饮食,保证营养均衡,不宜偏食或挑食,坚持清淡饮食,多进食高营养和易消化类食物(如蒸煮类食物),多吃新鲜蔬菜、水果,少吃油腻、高脂肪、高热量及生冷的食物,不食辛辣刺激性食物(如辣椒、咖喱、烧烤等),尽量避免含咖啡因、食用色素、含铅量高等食物的摄入,如膨化食品、碳酸饮料、西式快餐等。勿暴饮暴食。

## 四、健康教育

护理人员在关注抽动障碍患儿疾病本身时也应重视评估其主要照顾者,通过对其进行详细的健康教育、疾病相关知识指导与心理疏导,从而提高家庭坚韧力水平,提供良好的家庭环境,促进患儿疾病康复。健康教育实施基础为患儿及家长的心理状态、家庭与社会因素和年龄等。护理人员通过主动与患儿及家长进行交流与沟通,评估和了解其护理相关需求和意见,遵循简单、实用、有效的原则,采取不同健康教育方式,使用非医学术语进行个体化、参与式、有针对性的健康教育干预,确保教育措施更贴近患儿及家长的需求,从而提高患儿及家长的认知度,增强其治疗信心。

**1. 对家长进行健康教育** 抽动障碍通常发生在学龄期,家长在帮助患儿控制症状方面发挥着重要作用,他们也希望医务人员为他们提供学习护理技术的机会,以应对疾病对他们的孩子和他们自己的影响。护理人员应主动沟通,对家长讲解抽动障碍疾病相关知识,包括疾病诱发因素、治疗方法、护理干预等,指导家长在照顾患儿时需注意的事项等,使其认识到患儿的异常表现源于疾病,不可立即提醒患儿或责令其改正,要正确面对疾病,调适好心理状态,采取平常心对待,尽量避免患儿情绪激动,消除病耻感,多陪伴多沟通,多倾听患儿的需求诉说,多和患儿进行舒服的谈话,为患儿打造一个愉悦放松的环境,减少压力,多进行互动性活动,稳定自己和患儿的情绪,积极配合治疗和护理。

**2. 对患儿进行健康教育** 护理人员应给予患儿足够的关爱和鼓励,为患儿营造舒适、安全和亲密的治疗环境。主动与患儿交流,了解患儿的性格与心理特征,对患儿提出的问题进行耐心解答与示范,并利用表扬法肯定其治疗和护理配合度,提高其治疗护理依从性。对学龄期患儿应普及疾病知识,使其正确认识疾病,病情能够通过临床治疗得到改善,去接受这些抽动症状也许会长期伴随他,帮助其客观面对疾病,消除其自卑、抑郁或焦虑等负面情绪。引导患儿体验自身各部位的抽动症状,学会记录抽动频率,对自身病情有所察觉,在家长的帮助下,指导其进行放松训练,如腹式深呼吸等,使其有效掌握放松疗法,放松身心并改善症状。教会患儿识别抽动运动的症状情况和发生前兆,尽量先于抽动先兆做到有意识的阻抗动作。鼓励和引导患儿积极与他人交流,帮助他们树立自信心,正确面对社会交往与学习。

## 第二节　生活护理

## 一、居室环境

抽动障碍患儿的居室环境除了要注意开窗通风,保持适当的湿度、温度以外,最重要的是要求环境安静,减少噪声。噪声是一种公害。频率高低不一、振动节律不齐、难听的声音被称为噪声。过强的噪声会打乱人的大脑皮质兴奋与抑制的平衡,影响神经系统正常的生理功能,有害于健康。长期生活在较强噪声环境里，可使人感觉疲倦、不安、情绪紧张、睡眠不好。严重时则出现头晕、头痛、记忆力减退。抽动障碍患儿存在着中枢神经系统功能紊乱，如噪声长期干扰，必将加重病情或诱发抽动。所以，当儿童患有抽动障碍后，要保证居室安静，尽量减少噪声，如空调、冰箱、洗衣机等要离患儿居室远些；不要大声放摇滚乐、打击乐，可适当放些古典乐、小夜曲等缓慢、柔和的音乐。使患儿生活在一个相对安静、柔和、宽松的环境中，将有利于疾病的康复。

## 二、起居与睡眠

家长要为患儿营造安静的生活环境，作息规律，保证充足的睡眠，避免过度疲劳、紧张或兴奋激动等。保持良好的生活习惯，注意头发不宜过长，衣领不可过高过硬。有部分抽动障碍患儿可因抽动给其生活带来不便，如头颈部抽动可影响患儿的进食；四肢抽动可影响患儿穿衣；膈肌的抽动可引起呕吐；膀胱肌肉抽动可引起尿频；还有的患儿会出现频繁的强迫性咬唇、咬嘴、咬牙等症状，造成躯体感染。对于这部分患儿，在生活上必须给予照顾，如喂饭、协助穿衣、协助大小便等。

培养患儿形成按时睡眠、按时起床的良好习惯，不要让患儿熬夜或者赖床，每日的作息时间相对比较固定，形成一种生物钟现象。家长要创造有利于睡眠的环境，保证患儿睡眠环境的安静、安全、无光，温度、湿度适宜。睡前可让患儿做适量运动，身体略感疲乏有助于患儿入睡。睡前不让患儿吃东西，喝茶、饮料等，以免引起大脑兴奋，造成入睡困难。睡前用热水泡脚，有助于改善睡眠。向右侧卧的睡姿有益于睡眠，不要蒙头睡，有利于血液循环、氧气供应充足，可提高睡眠质量。

## 三、管教

家庭是患儿治疗疾病的主要场所，父母的教养方式在治疗抽动障碍的过程中同样有着举足轻重的作用。对抽动障碍患儿，应当像正常孩子一样去管教，不要过度溺爱，也不提倡打骂或体罚，家长不要担心患儿有病就不敢管，否则，最后患儿的病治好了，却形成了不良性格，如不懂礼貌、任性、脾气暴躁、打骂父母等，让他们在一个正常的环境中成长是最好的选择。家长要对患儿生活上悉心照顾，保持足够的耐心，保持患儿情绪稳定与心情舒畅；正确引导，与患儿经常谈心，及时发现和纠正他们心理上的问题，让患儿用一种坦然、乐观的态度面对疾病，增加适应环境的能力。树立战胜疾病的自信心，克服自卑感及恐惧心理，与老师保持良好的沟通，当患儿在学习上有所进步时，要多加鼓励，让患儿在家庭和学校均有温馨感。生活中注意避免接触不良刺激，尽量减少接触电子产品，尽量少看电视，不玩电子游戏机或者电脑游戏；避免看一些惊险、恐怖的影片或电视节目。对于秽语患儿要正确指导文明语言的使用。不要做负性强化刺激，不要以羞辱、打击的方式来"纠正"患儿的发作，不要总是提醒、责怪，甚至于恐吓，长时间的负性强化刺激会让患儿把注意力放到自身的抽动动作上面，反而会更加频繁发作，久而久之抽动症状没有减轻，患儿却会变得自卑、胆小、敏感、暴躁、逆反、违抗等。

## 四、上学

由于抽动障碍患儿的智力一般不受影响，故可以正常上学，选择适合患儿需求的学校，加强和学校老师的沟通,提前告知老师患儿的病情,请老师正确面对患儿所患的疾病。要注意患儿的学习负担不要过重,更不要过分强求患儿课外学习。家长不要对患儿提一些不切实际的要求,如要求各门功课达到多少分以上,而是应该帮助患儿合理减压。当患儿抽动发作特别频繁、用药不能控制或同时伴发比较严重的行为问题时,就需暂时停学一段时间,待临床症状明显减轻或基本控制后,再继续上学。

## 五、游戏和体育活动

患儿通常可以参加学校组织的各种活动,如春游、参观和课外文娱活动等。游戏和体育活动会帮助患儿转移注意力,振作精神,放松情绪,增强抵抗力。可引导患儿参加各种他们感兴趣的游戏、体育活动,不玩刺激性游戏,不做危险性运动,注意运动不要过量,有一定危险的活动应有成年人在旁边照看。

## 六、预防接种

抽动障碍不是预防接种的禁忌证,可以按时进行常见传染病的疫苗预防接种;如患儿患过敏性鼻炎、过敏性结膜炎、特应性皮炎、食物过敏等,若这些疾病病情稳定,则可以接种;共患支气管哮喘的患儿应在缓解期接种。抽动障碍患儿可以接种新冠疫苗,但不推荐与其他疫苗(包括免疫规划疫苗)同时接种,接种间隔时间应>14天。

---

| 第三节 | 心理护理 |
| --- | --- |

抽动障碍与心理学的联系已被证实,抽动障碍患儿患病之后不但要承受疾病带来的痛苦,很可能会受到一些排挤和不公正的对待,如来自于同学的欺负、嘲笑、孤立,甚至霸凌(校园欺凌);老师的不理解、排斥,甚至孤立;父母的焦虑、责怪,甚至恐吓等。这些都严重地影响到患儿的社会交往和人际关系,让他们面临着巨大的心理压力。抽动障碍的治疗不仅是医学问题,更是社会问题,需要患儿、家长和老师共同努力。

### 一、正确对待,正面引导

当患儿在承受疾病给他带来痛苦的同时,家长也承受着压力,对其进行心理护理,让家长了解自身不良的情绪反应对患儿抽动的负面影响。

作为家长,怀疑孩子可能患病时,不必惊慌,要尽快到正规医院治疗,要和医生配合,正向地采纳医生给予的临床建议,在坚持治疗的同时,细心呵护,尝试去体谅,多进行交谈,了解患儿的心理动态。提高家长对学校环境中对患儿羞辱与歧视态度的认识,与老师积极沟通,请老师给予正面引导。作为老师,了解学生所患的疾病及相关知识,帮助其适应学校的环境,正确引导师生对待该学生:无论他的动作如何使人生气,既不要注意他的样子,亦不要模仿和取笑。在课堂上,不应该为了让该学生减少抽动的发生而去奖励他或者惩罚他,正常地面对该学生的抽动,当其他同学有意见时,以幽默的方式,将这件事淡化处理。

## 二、不要过度关注患儿的抽动障碍

当患儿压力过大、饥饿、兴奋、疲劳或面对环境改变时，会让抽动变得更加严重，而运动、分散注意力、聚精会神做某件事、保持健康的饮食习惯时，他们的抽动发生率会大大降低。更多的时候，家长不要将注意力或精力放在患儿的每一次抽动上，过度的关注会给患儿带来紧张情绪，加重症状。

## 三、心理支持

抽动障碍的患儿往往会出现情绪的问题，家长要正确面对，多陪伴，尽心呵护，温和教育，帮助患儿排除紧张感和恐惧感，让患儿生活在平静和自信的气氛中。应避免直接用敏感语言明示患儿的抽动症状，遇到患儿有抽动动作时，一定要冷静、淡定，理解患儿，给予患儿更多的鼓励，帮助患儿建立自信，缓解压力。

## 四、社会融入性培养，避免过分保护和退化性培养

疾病并不是对患儿骄纵的借口，也不要因为担心患儿受委屈，选择退学或限制他的各种活动。要把他当成一个正常孩子去看待，不要过度溺爱，也不提倡打骂患儿，让他们在一个正常的环境中成长是最好的选择。鼓励和引导患儿融入同龄患儿中，参加各种集体活动，帮助他们获得同伴的接纳，尝试让患儿去接受他的"与众不同"，去接受这些抽动症状也许会长期伴随他，但是并不影响他的生活或者学习，他可以和同龄孩子一样，享受他这个年龄该去享受的一切。

### 专家提示

- 应根据患儿实际状况，医护患共同合作，采取个体化、有针对性的护理干预措施。

- 护理人员应重视评估抽动障碍患儿及其主要照顾者，了解护理相关需求和意见，使用非医学术语进行个体化、参与式、有针对性的健康教育干预，确保教育措施更贴近患儿及家长的需求。

- 抽动障碍不是预防接种的禁忌证，可以按时进行常见传染病的疫苗预防接种。

- 家长不要将注意力或精力放在患儿的每一次抽动上，过度的关注会给患儿带来紧张情绪，加重症状。

- 抽动障碍的治疗不仅是医学问题，更是社会问题，需要患儿、家长和老师的共同努力。

(胡 玲)

### 参考文献

1. 刘茂昌, 刘智胜. 儿童抽动障碍药物治疗研究现状. 中华实用儿科临床杂志, 2020, 35 (12): 948-951.

2. 卢青, 孙丹, 刘智胜. 中国抽动障碍诊断和治疗专家共识解读. 中华实用儿科临床杂志, 2021, 36 (9): 647-653.

3. LEE MY. Living with tics: Nursing care of pediatric Tourette syndrome. Biomed J, 2022, 45 (2): 280-285.

4. 王红歌, 孙雪义, 张玉, 等. 卡通游戏式健康教育联合团体辅导在儿童难治性多发性抽动症护理中的应用. 中华现代护理杂志, 2020, 26 (20): 2773-2777.

5. 黄赛君, 俞红, 刘珂, 等. 不同类型抽动障碍儿童父母亲职压力水平分析. 中国儿童保健杂志, 2018, 26 (2): 202-205.

6. ADDABBO F, BAGLIONI V, SCHRAG A, et al. Anti-

dopamine D2 receptor antibodies in chronic tic disorders. Dev Med Child Neurol, 2020, 62 (10): 1205-1212.

7. 叶秀娟, 王小燕, 刘桂华, 等. 抽动障碍儿童主要照顾者家庭坚韧力及影响因素研究. 中华护理教育, 2021,

18 (3): 279-283.

8. 李洪华, 董涵, 王冰, 等. 儿童抽动障碍的心理教育与行为干预治疗的研究进展. 中国当代儿科杂志, 2018, 20 (11): 968-973.

第十六章

抽动障碍的预防

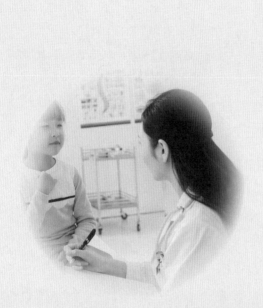

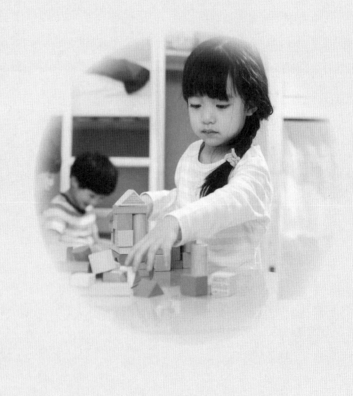

抽动障碍的预防(prevention)比其治疗更为重要,包括避免或减少致病因素、诱发因素等的发生,加强患儿日常生活管理及心理教育,防止抽动障碍症状加重或复发等。文献报道中大多认为在紧张、疲劳、压力、焦虑、兴奋,或发生感染性疾病的时候,抽动症状会加重,而在注意力集中、活动、放松、情绪稳定、睡眠时,抽动的频率会降低或消失。应尽量避免诱发、加重因素,如避免看电视、打游戏,勿过劳或过于兴奋,健康饮食,给予正确的引导,减轻儿童心理负担,增加体质锻炼,避免感冒感染等。另外,家庭因素也不容忽视,应注重改善家庭环境与促进心理调适能力。

## 第一节　减少免疫相关危险因素

围产期的危险因素会导致免疫失调,可能与抽动障碍的发生有关。母体自身存在免疫性疾病、孕期饮酒、孕期体重增加等都是危险因素。减少母孕期和出生时不利因素,做到优生优育,减少出生后不良的社会心理因素,以预防疾病发生。感染和免疫学说认为,继发于链球菌感染的自身免疫过程是导致抽动障碍发生的潜在因素,因此,应积极提高婴幼儿和儿童期免疫力,减少感染性疾病发生。临床发现,儿童抽动障碍的发病及症状变化与饮食因素有关。食用含有咖啡因、精制糖、甜味剂成分的食品与抽动障碍病情恶化呈正相关。食用色素、添加剂和饮料可能加重抽动症状,原因可能为食物中某些成分消化吸收后,能与 DA 能和 5- 羟色胺(5-HT)能系统相互作用,导致脑内神经递质平衡失调。另有研究报道,经常进食西式快餐与膨化食品也与抽动症状的发生有关,考虑可能与这些食品中铅含量高有一定的关系。还有研究发现抽动障碍与铁营养状况及母亲孕期吸烟有关。因此,饮食调整和避免被动吸烟在抽动障碍的干预中可能发挥一定的作用。提示这些可能是抽动障碍发生的危险因素。

## 第二节　积极治疗抽动症状

要认识到抽动障碍是可治疗的,经过治疗后的抽动障碍患儿可正常生活和学习。抽动障碍患儿的治疗应确定治疗的靶症状,即对患儿日常生活、学习或社交活动影响最大的症状。对于轻度抽动障碍患儿,主要是心理疏导,密切观察;对中重度抽动障碍患儿的治疗原则是药物治疗和心理行为治疗并重。抽动障碍常伴发注意缺陷多动障碍、学习困难、强迫障碍、睡眠障碍、自伤行为、情绪焦虑抑郁、强迫行为、对立违抗、冲动攻击行为等,父母面对患儿这些伴发心理行为问题应采用行为管理的办法来处理,并须积极配合相应的药物治疗,不要一味地认为患儿不听话,企图使用简单、粗暴的教育方式令其改掉伴发的"坏毛病"。家长不能在患儿面前表现出焦躁、愤怒的情绪。父母对抽动不恐惧、不过度担心、不手足无措,患儿也能从父母身上感受到战胜疾病的信心。

应使家长认识到目前对于抽动障碍的治疗主要是对症治疗,即通过药物、行为治疗、心理教育等方法对抽动症状进行控制和引导。而药物治疗联合行为治疗对于抽动障碍的疗效肯定。

部分家长担心药物会影响患儿"大脑发育",药物副作用会影响学习,从而自行终止药物治疗,使疾病反复发作而影响预后。因此,需进行药物治疗相关的教育工作,纠正家长对药物治疗的偏见,提高治疗依从性。使家长认识到部分抽动障碍如 Tourette 综合征需要药物治疗,作为慢性疾病必须坚持长期及规范化治疗,遵从医嘱定期复诊,症状消失时须继续坚持用药。

## 第三节 改善家庭环境与促进心理调适能力

社会心理因素在抽动障碍的发生中具有重要地位。儿童在家庭、学校及社会中遇到各种心理事件或引起儿童紧张、焦虑情绪的因素均可诱发抽动症状。而且各种类型抽动障碍在应激或焦虑情况下均可能加重,如家庭气氛压抑、刻板,家长对孩子期望过高,对儿童管教过于严厉和刻薄,采用打骂、体罚等管教方式;热衷于做与儿童年龄和资质天赋不相称的高强度、高要求"智力开发"或能力训练等。学校对学生要求过严、学业负担重等亦会使患儿感到生活在紧张与恐惧的环境中,情绪得不到放松,没有获得所需的温暖,心理承受能力降低。在对抽动障碍进行积极药物治疗的同时,在对患儿的学习问题、社会适应能力和自尊心等方面予以教育干预。策略涉及家庭、学校和社会。鼓励患儿多参加文体活动等放松训练,避免接触不良刺激,如打电玩游戏、看惊险恐怖片、吃辛辣食物等。家长可以将患儿的发作表现拍摄下来,就诊时给医师看,以便于对病情的判别。家长应与学校老师多沟通交流,并通过老师引导同学不要嘲笑或歧视患儿。鼓励患儿大胆与同学及周围人交往,增进社会适应能力。

## 一、关注抽动障碍患儿的家庭环境

近年来,抽动障碍与家庭环境因素的关系已引起国内外学者的关注,Leslie 等研究认为家庭的情感支持及凝聚力与儿童的行为问题呈负相关;情感支持和凝聚力差的家庭中养育的儿童,是行为问题的高风险人群。国内也有研究显示不良的家庭环境与抽动障碍患儿症状和行为问题具有比较明显的相关性,乔阳等研究显示家庭不和、单亲家庭、父母亲文化程度低、父母职业及对子女关心程度等与抽动障碍的发生有关。刘康香等对 55 例抽动障碍患儿的家庭环境因素进行调查分析显示,34 例(61.8%)抽动障碍患儿父母教育方式过分严厉,39 例(70.1%)家庭氛围不和睦,提示抽动障碍的发病可能与父母的教育方式和家庭氛围有关。55 例抽动障碍患儿的 10 个家庭环境因子中矛盾性、独立性、娱乐性、组织性和控制性等 5 个因子与正常儿童比较差异有显著性,提示抽动障碍患儿的家庭成员常会表露出愤怒情绪、攻击倾向、相互之间缺乏尊重、自信心不足等。另有研究者认为抽动障碍伴注意缺陷多动障碍患儿的家庭结构松散、矛盾冲突多、缺乏安全感等问题明显多于健康儿童。

有关父母教养方式与儿童行为问题的报道也愈见增多,有研究认为教养方式可能与抽动障碍发病有关,亦可能与行为问题诱发或严重程度有关。Conlon 等报道父母教养方式对后代罹患精神疾病有影响。国内也有研究者分别对 120 例患有抽动障碍的儿童和 120 例正常健康儿童进行父母亲养育方式的对比,结果提示父亲"拒绝因子"和母亲"拒绝因子"是对本病影响比较显著的危险因素,即父母亲"拒绝因子"得分越高,儿童患抽动障碍的可能性越大。可见抽动障碍儿童的父母存在不良教养方式,父母亲对子女缺乏情感上的温暖、理解、信任和鼓励,取而代之的是过多的拒绝、否认、严厉、惩罚和过度干涉,体现出家庭亲子关系明显不同于正常家庭,其中父母亲对子女过多的拒绝和否认所起的作用最大,它将会导致儿童自卑、抑郁、焦虑心理的产生,这种不健康的心理状态对本病的发生起到了一定的作用。另有报道显示,抽动障碍伴注意缺陷多动障碍儿童的父母对孩子不合理期望占41.7%,缺乏亲子交流占 35%,对孩子不良行为的态度采用惩罚、责打的父亲占 55.0%,母亲占48.3%,提示不良的教育态度与养育方式、不良的亲子关系是抽动障碍伴注意缺陷多动障碍中不容忽视的影响因素。

对于家庭因素的研究,最终目的是期望能为抽动障碍患儿的治疗提供更多帮助,国外有报道表明父母管理训练能改善抽动障碍患儿的症状及其行为问题。提示临床医生在给予抽动障碍患儿药物治疗的同时,也要重视家庭因素的作用,开展对父母等家庭成员的教育和培训也是其中不可忽略的环节。家庭的物质环境、情绪气氛、父母养育方式和家庭结构等会对儿童心理行为发展产生影响,在抽动障碍患儿的家庭生活中常较少有情感交流而有较多的矛盾冲突,常较少有民主协商而有较多的训斥打骂,这样的家庭氛围不利于儿童的心理发育。同时,抽动障碍患儿的种种行为问题、人际关系问题等,又给父母造成很大困扰,使父母有很大的挫败感、失望、易怒等负面情绪增多,对子女的训斥增多。因此,抽动障碍患儿行为问题与家庭精神环境相互作用、相互影响,帮助家庭成员提高对本病的认识,建立和谐宽松良好的家庭氛围,为减轻抽动障碍患儿的抽动症状和行为问题,缓解患儿的心理负担十分必要。

近年来研究发现,抽动障碍患儿家长的知信行水平不理想,患儿处在一个相对不良的家庭环境中。家庭不良环境包括家庭不和谐、多冲突、少娱乐、亲密度低、少情感交流、父母离异、亲人亡故等;另外,家庭教育不良,父母养育方式存在问题,如管教过严、过于挑剔、苛刻、高拒绝、多否定、过分干涉和要求超过实际水平等;许多抽动障碍患儿家长将抽动障碍作为一种不良习惯,希望通过严格管理来改善。因此,家庭干预尤为重要,首先要提高家长对抽动障碍特征和预后的认识,正确对待患儿,既不视其为故意为之而加以训斥、批评、惩罚,也不以"患病"为借口而过分迁就。对家长本身的焦虑、强迫、紧张等心理变化也应予以干预,抽动障碍患儿家长自身常存在焦虑、强迫等情绪问题,在管理患儿时经常有极端行为。家长应配合医师的工作,家长不要强调难治性,不要过度关注,不要频繁变换医师,也不要过分溺爱,创造良好的家庭环境。

## 二、加强对抽动障碍患儿父母的心理健康教育

心理应激和偏离常态的家庭教育往往会诱发或加重抽动障碍的发作。患儿的个人愿望被压抑或出现强烈的抵抗情绪时就会出现抽动症状，一切使患儿感到精神压力的情况都会使抽动症状加重。家庭因素也是导致抽动障碍发病的高危因素，家庭环境不良（如父母离异、家庭成员关系不和谐等）和不良教育教养方式，是诱发和加重抽动障碍的主要因素。患儿的家庭常常存在父母管教过严或偏离常态的干涉管制，导致儿童出现紧张、焦虑、恐惧，产生过大心理压力。

不良的家庭环境和亲子关系既是抽动障碍的诱发因素，又是其加重因素。抽动障碍患儿多数存在不良的家庭教养环境，矛盾式养育方式。很多家长对孩子生活上过分溺爱，在学业成就上又要求甚严，训斥、体罚较多，期望值过高，尤其当家长性格急躁、教育方式简单、粗暴、过度监管时，均会严重影响患儿心理平衡，使患儿感到自卑和自我关注、持续紧张，会再次加重患儿胆小、怕黑、敏感、易紧张、安全感不足的个性特征，从而导致抽动症状加重。

应改善抽动障碍患儿父母教养方式和儿童生活家庭环境，降低抽动障碍发生风险。有研究发现，抽动障碍患儿父母教养方式不良、对患儿惩罚、过于严厉、过分干涉和保护等教养方式均可能促进抽动障碍发生。对抽动障碍患儿家庭环境因素的研究发现，抽动障碍患儿家庭反映良好，家庭结构因素如亲密度、情感表达、娱乐性、组织性，其评分明显低于正常对照组，而反映不良家庭结构因素，如矛盾性，明显高于正常对照组。共患注意缺陷多动障碍和非共患注意缺陷多动障碍的抽动障碍家庭均存在家庭功能缺陷。对已明确诊断为抽动障碍的患儿，父母应接受其存在疾病这一事实，调整心态，积极面对，正确认识疾病性质，积极配合医生，帮助患儿减轻症状。部分家长存在错误认识及做法，如常对患儿表现的行为不理解，认为其故意与家长作对，对抽动症状及伴发多动冲动或强迫症状采取惩罚、责骂和威胁的处理方法。有研究发现，73.9% 的抽动障碍患儿父母曾采取责备、惩罚的方式干预患儿不自主的抽动行为。因此，应加强对父母的心理健康教育，避免错误的应对方法。

## 三、减轻学习压力、改善生活方式与避免抽动症状加重

心理压力或紧张的学习和生活方式往往会诱发抽动症状出现或使原有症状加重。研究认为，患儿如果长时间学习任务过重、学习压力过大，或长时间接触电视、沉湎于电脑游戏等低频辐射电器及观看惊险恐怖的电视节目或刺激性强的动画片，均可导致精神过度紧张而诱发抽动或使症状加重。因此，父母要合理安排患儿的日常生活和学习，劳逸结合，鼓励和引导其参加各种有兴趣的游戏和活动以转移其注意力，同时应避免过度兴奋激动和紧张疲劳。

患儿因出现抽动症状而常被同学嘲笑，表现出在同学面前自卑、自信心不足，这时需要学校老师的心理支持。鼓励家长更多地与学校老师沟通，帮助他们更好地了解病情，避免患儿因"意外或失控的动作"而受到惩罚，也可减轻其学业负担，降低其压力水平。学校老师可以帮助教育其他同学不要嘲笑、孤立和污蔑患儿。

应向学校老师讲解与抽动相关的健康知识，使其认识到抽动障碍是一种需其配合治疗的神

经精神疾病,而不是一种故意捣乱的行为。同时,还应让老师了解,抽动障碍症状在心理压力下会加重或复现,须适时给予患儿安慰、疏导,改善不良情绪,鼓励患儿建立学习的信心、帮助患儿逐渐改善症状。可为抽动障碍患儿,特别是那些在学习、社会适应和自尊方面存在问题的儿童,提供特殊的教育支持,帮助和促进患儿恢复健康生活。多数轻度、社会适应性较好的抽动障碍儿童,仅通过心理教育和支持就能取得疗效。

有证据表明,近期抽动发作的儿童抑制抽动的能力可以预测未来抽动的严重程度。研究人员让45名近期出现抽动的儿童完成多重抽动抑制任务,要求他们自由抽动,抑制抽动,并在有奖励的情况下抑制抽动。研究人员在基线和12个月的随访中检查了儿童抽搐的严重程度。结果显示,在12个月的随访中,在奖励存在情况下表现出更好的抽搐抑制的参与者表现出抽搐严重程度降低。这些结果表明,抽搐发作时更好的抑制抽动能力可能与抽动的长期缓解和/或减少有关,但需要未来的研究来证实这一说法。有趣的是,简单地让一个孩子在没有奖励的情况下抑制抽动并不能预测未来的结果,因此,奖励似乎是减少抽搐表现的关键因素。

## 四、提高抽动障碍患儿应对应激的能力

来自儿童的不良心理因素主要有内向不稳定的个性,常表现为孤僻、被动、要求完美却缺乏信心、过分敏感、情绪控制差等个性特征。若此类个性特征的患儿遇到社会不良心理因素超出神经系统耐受能力时,心理应激易出现抽动障碍等。因此,应加强患儿个性塑造,父母、老师与患儿多沟通交流,积极疏导不良情绪,培养乐观向

上的性格,提高其应对应激的能力。

## 五、重视抽动障碍患儿的心理疗法

心理疗法是临床上最常用的辅助治疗手段,抽动障碍不仅会造成机体生理性的损害,更会影响心理健康,导致生活质量严重下降,对轻度患儿采用心理治疗,通过对患儿和家长的心理咨询,调适其心理状态,消除病耻感,采用健康教育指导患儿、家长、老师正确认识本病,淡化对患儿抽动症状的关注。对中重度患儿,应药物治疗与心理治疗并重,同时注重个体化治疗,促进心身康复。大量临床实践证明,精神心理治疗与药物治疗联合应用时,可使单纯药物治疗无效的顽固性病例的症状得到明显改善。难治性抽动障碍患者具有明显的神经心理学损害表现,包括ADHD、OCD、睡眠障碍、抑郁情绪、学习障碍等。相比于健康儿童,抽动障碍患儿更容易受到各种伤害,如辱骂、嘲笑、歧视和边缘化等。心理治疗对于抽动障碍患儿的预后和防止严重精神障碍发生具有重要意义。目前,心理行为治疗已经被欧洲和美国写入抽动障碍治疗指南,并推荐作为一线治疗手段。

抽动障碍目前病因未明,社会环境及生物心理因素在其发生发展中可能起重要作用。心理教育指的是向抽动障碍患儿及家属分享关于抽动障碍的症状、病因、预后、潜在管理、治疗及日常护理经验等通俗易懂的最新信息,这通常被认为是抽动障碍进行干预治疗的第一步,尤其适用于病情为轻度,患儿学习、生活、社会活动不受影响的独立干预治疗。另外,课堂注意力不集中、难以完成实际任务、社交孤立和校园欺凌等都被发现是抽动障碍儿童所经历的与学校有关的常见问题。有学者总结了以老师和同学为研究对象

的心理教育与抽动障碍认知之间的关系,发现为老师提供心理教育有助于其对疾病知识的了解,为同学提供心理教育使得对抽动障碍患儿持有更积极的态度,有助于抽动障碍患儿更好地融入校园生活。因而在对患儿及其家属进行心理教育的同时,也应加强对老师和同学乃至整个社会的科普教育工作,减少对抽动障碍患儿的歧视、嘲笑与孤立,帮助患儿建立自尊心与自信心。

目前已有学者提出了抽动障碍心理教育干预的9项指标,然而目前针对抽动障碍心理教育干预的规范化研究甚少,心理教育对成年患儿的潜在影响,心理教育是否能减少患儿和家庭的心理压力甚至是改善抽动症状,其长期疗效如何等问题均有待进一步研究。

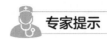 专家提示

- 抽动障碍的预防比其治疗更为重要,包括避免或减少致病因素、诱发因素等的发生,加强患儿日常生活管理及心理健康教育,防止抽动障碍症状加重或复发等。
- 围产期的危险因素会导致免疫失调,可能与抽动障碍的发生有关。
- 抽动障碍是可治疗的,经过治疗后的抽动障碍患儿可正常生活和学习。
- 儿童在家庭、学校及社会中遇到各种心理事件或引起儿童紧张、焦虑情绪因素均可诱发抽动症状。

（王海勤）

## 参考文献

1. 刘娣, 张瑛. 儿童抽动障碍研究进展. 长治医学院学报, 2022, 36 (3): 237-240.
2. 雷爽, 韩新民, 宋宇尘, 等. 儿童抽动障碍 160 例回顾性临床特点分析. 内蒙古医科大学学报, 2022, 44 (1): 52-56.
3. 翟倩, 丰雷, 张国富. 儿童抽动障碍病因及治疗进展. 中国实用儿科杂志, 2020, 35 (1): 66-72.
4. 卢青, 孙丹, 刘智胜. 中国抽动障碍诊断和治疗专家共识解读. 中华实用儿科临床杂志, 2021, 36 (09): 647-653.
5. 辛莹莹, 孙丹, 刘智胜. Tourette 综合征及其他抽动障碍心理干预的欧洲临床指南 (2021 版) 解读. 中华实用儿科临床杂志, 2022, 37 (8): 596-600.
6. 中华医学会儿科学分会神经学组. 儿童抽动障碍诊断与治疗专家共识 (2017 实用版). 中华实用儿科临床杂志, 2017, 32 (15): 1137-1140.
7. 衣明纪. 儿童抽动障碍的非药物治疗. 中华实用儿科临床杂志, 2016, 31 (23): 1771-1777.
8. 刘秀勤, 李韵, 杨丽容, 等. 抽动障碍患儿一级亲属焦虑特点及对患儿焦虑情绪的影响. 中华行为医学与脑科学杂志, 2018, 27 (10): 892-895.
9. ANDRÉN P, JAKUBOVSKI E, MURPHY TL, et al. European clinical guidelines for Tourette syndrome and other tic disorders-version 2.0. Part Ⅱ: psychological interventions. Eur Child Adolesc Psychiatry, 2022, 31 (3): 403-423.
10. KIM KM, BAE E, LEE J, et al. A Review of Cognitive and Behavioral Interventions for Tic Disorder. Soa Chongsonyon Chongsin Uihak, 2021, 32 (2): 51-62.
11. WOODS DW, HIMLE MB, STIEDE JT, et al. Behavioral Interventions for Children and Adults with Tic Disorder. Annu Rev Clin Psychol, 2023, 19: 233-260.
12. STIEDE JT, WOODS DW. Pediatric Prevention: Tic Disorders. Pediatr Clin North Am, 2020, 67 (3): 547-557.
13. CHANG Y, ZHANG Y, BAI Y, et al. The correlation between tic disorders and allergic conditions in children: Asystematic review and meta-analysis of observational studies. Front Pediatr, 2023, 11: 1064001.
14. ZIMMERMAN-BRENNER S, PILOWSKY-PELEG T, RACHAMIM L, et al. Group behavioral interventions for tics and comorbid symptoms in children with chronic tic disorders. Eur Child Adolesc Psychiatry, 2022, 31 (4): 637-648.

# 第十七章

# 抽动障碍的教育策略

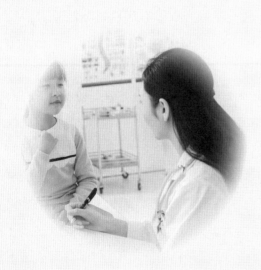

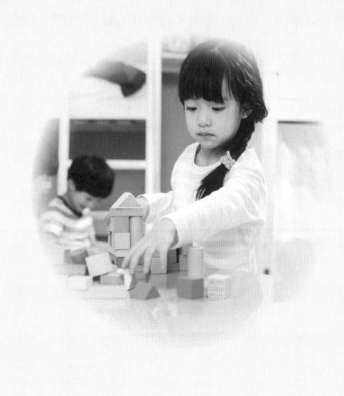

由于抽动障碍不仅仅是一种神经发育障碍，也是受环境及心理影响的疾病，患儿同时还常常伴随多种心理行为障碍。因此，在进行积极治疗的同时，应对患儿及其家庭、学校、社会大众进行教育干预，不仅能够促进疾病的康复，而且有利于患儿回归社会。就教育干预（educational intervention）的策略而言，涉及家庭、学校和社会的诸多方面，下面逐一介绍。

# 第一节 家庭教育

## 一、对家长进行教育

抽动障碍不仅对患儿本身造成了精神和肉体上的痛苦，而且对患儿的家庭同样产生较大的影响和压力。关于患儿的家长，不仅限于其父母，还应包括与患儿共同居住的爷爷奶奶或外公外婆等长辈。教育的主要内容包括：对疾病病因、发生发展过程，加重/缓解因素，对孩子可能造成的影响等疾病知识的正确认识；良好的心态，保持情绪的稳定；对孩子的正确期望等。新近诊断为抽动障碍患儿的父母会有各种反应，有的父母不重视，不认为这是问题，也不承认他们的孩子患有本病，认为这是孩子调皮捣蛋，听之任之而可能延误治疗；有的父母则过度焦虑，对孩子的将来比较担心，因他们的孩子是"十全十美"的梦想破灭而忧伤；甚至有的父母觉得孩子出现的不自主抽动是对父母的惩罚，有愧疚感。另外，有些父母难以接受某些不被社会所接受的或违背宗教信仰的特殊症状（如秽语）。

就家长而言，当小孩被确诊为抽动障碍后，家长要尽量保持平静的心态，配合医生做好对患儿的治疗。抽动障碍患儿大部分预后良好，病程时间长、存在共患病者治疗比较困难。特别是不要在患儿面前讲此病的难治性，更不要经常在患儿面前提及或过分关注其所表现的症状。患儿所表现的抽动症状为病理情况，并非患儿品质问题或坏习惯，家长不要认为是小孩故意捣乱，进而责骂甚至殴打。责骂或殴打会加重精神负担，可能使病情加重或反复，还将造成父母之间、父母和小孩之间的矛盾。当然，也不能因为孩子患有抽动障碍过度放松，否则可能会适得其反。另外，家庭成员争吵、看刺激性的动画片及电影、读紧张惊险的小说等会造成孩子心理紧张，对儿童不利，家长要尽量避免这些情况的出现或发生。个别患儿有自残及伤害他人行为，家长要把可能造成伤害的物件，如利器、木棒等，放在恰当位置，不让孩子容易拿到。另外，也不要认为孩子有病就过分溺爱、顺从，以免促使患儿养成任性、固执、暴躁或不合群等不良性格。

家长要配合医生对患儿进行必要的管理，根据患儿不同的病程和严重程度，进行相应的干预。认为没有治疗的必要，待青春期自愈的观点是不对的，特别是对于伴有心理行为障碍的患儿，更应积极干预治疗。如注意力不集中及无目的活动太多，会造成学习困难，长此以往必将影响学业，即使青春期抽动停止，但学习成绩下降,行为让人讨厌,也必将受到周围人们太多的批评,使儿童的心灵受到伤害,形成自卑心理,对成年后进入社会不利。所以,当小孩患抽动障碍后,家长应积极主动地配合医生对患儿进行早期治疗,虽然短期内给家长及患儿带来一些麻烦,但对患儿以后的学习及身心健康是有好处的。此外,对抽动障碍的治疗不要频繁更换医生,因为本病是一种病程长易于反复的疾病,在治疗期间,要克服急于求成的心理,配合医生寻找合适的药物和剂量。抽动障碍虽然有通用的治疗方法,但不是对每例患者都有效,医生也各有自己的治疗经验和体会,当一种方法疗效不佳时,要酌情及时调整治疗方法,直至病情得到控制。在临床上可以看到一些家长见患儿服几次药效果不明显后,就认为这位医生治法不好立即换一位医生。更有甚者,有的家长让患儿同时服用好几位医生的药,多种神经阻滞剂同时服用,这样不仅对患儿的治疗不利,而且还可能带来较多的药物副作用。

## 二、对患儿进行教育

对于患有抽动障碍孩子的教育,医生、家长、教师均应参与其中,观点一致,相互配合,共同完成。在教育内容上应根据孩子不同年龄段和是否共患其他心理行为问题等侧重点有所不同。在小孩患有抽动障碍的家庭里,患儿像所有其他小孩一样,首先要了解他们自己及周围的世界。正是家庭给了他们对疾病的最初认识,也使得患儿的自我约束、自知力、自信及自尊等得到提高。抽动障碍多起病于学龄前期或学龄期,这个年龄组的儿童,具备了一定的思考判断能力,家长与医生应合理配合,把此病适当地告诉儿童,正确引导。正确认识该病,不仅可以避免或减轻心理障碍的发生,还可以充分调动患儿主观能动性,对疾病的康复是有好处的。建议患儿要做到以下几点:①树立战胜疾病的信心,自己的病是有可能治好的,积极主动地配合家长和医生的治疗。②了解自己的不可控制的症状是因疾病而致,就像头痛时捂头一样自然,同学们是可以理解的,不要自己看不起自己。主动和同学交往,以增进友谊。③当影响学习使成绩下降时,要知道这是暂时的,可以通过加倍努力追上或超过别人。④避免情绪波动。平时少看电视,不玩游戏机,不看恐怖影视片。⑤与同学和睦相处,不打架斗殴。

## 三、对同胞兄弟姐妹进行教育

对于抽动障碍患儿的同胞兄弟姐妹而言,一方面,受遗传及环境因素的影响,他们发生抽动障碍的概率较其他无抽动障碍患儿的家庭要高;另一方面,他们对患儿抽动症状出现时的反应和表现,会影响患儿的病情严重程度甚至转归。因此,对患儿的同胞兄弟姐妹的家庭教育,既要将教育患儿正确看待疾病的内容用于教育其同胞兄弟姐妹,也要告诉他们如何正确与抽动障碍患儿相处,如何正确面对患儿的抽动发作,既不要嘲笑和谈论,也不要模仿与学习。如果同胞兄弟姐妹年长懂事,还可以在患儿紧张容易抽动时,帮助患儿转移注意力和放松。

# 第二节　学校教育

由于抽动障碍多发病于学龄儿童,所以教育界人士的正确观念与态度尤为重要;特别是中、小学老师更是抽动障碍患儿能否发展健全人格的关键角色。往往老师一念之差,抽动障碍患儿受到的待遇便有天壤之别,例如莫扎特患有抽动障碍,对于他的大吼大叫,第一位老师要求他上课钟声一响就要咬住一支笔,直到下课钟声响起为止;而第二位老师则视之为班上最重要的唤醒钟,不知不觉他的抽动症状就逐渐减轻了许多。

## 一、对老师进行教育

老师首先应充分了解该病的特点,必要时积极发动学校配置的心理老师的作用。就老师而言,大部分时间直接面对学生,加之老师的职业特长更善于观察学生的面部表情、肢体动作等。当上课发现本应聚精会神听讲时,有的同学却挤眉弄眼、咧嘴耸鼻,或有不该有的肢体动作,先不要批评,应认真观察,如频繁无规律地交替进行,或有异常发声时,要考虑到该学生可能是病态,提醒家长及时带患儿到医院就诊。当确诊为抽动障碍后,老师要出于爱心,对患儿更加爱护,并提醒同学们不要因患儿的怪异动作而哄笑、讥讽、看不起。要主动与患儿接触,帮助其解决由于疾病带来的学习和生活上的不便。当患儿在学习上有所进步时,要及时鼓励。家庭和学校社会的温暖对患儿的心理健康发育非常重要。

老师还应了解,患儿在不同的环境状况下所表现出的抽动症状会有差异。虽然对于患儿来说,学校是最紧张的环境,但儿童在学校抽动发作的可能性小(由于主动的抑制或有意识地努力控制抽动等因素)。儿童在教室发生抽动的可能性最小,而在与同学单独交流中,抽动发作的可能性大,在患儿独自待在房间里时抽动发作的可能性最大,患儿放学回家后抽动发作也会比较多。不同的环境中抽动发作的差异,常使学校老师及患儿父母和其他人员产生极大的迷惑。不了解抽动障碍的老师常怀疑父母也许夸大了患儿的病情,甚至会问"为什么在学校很少看见患儿抽动?""父母是否言过其实了?"相反父母看到孩子从学校回来后暴发频繁抽动时,怀疑学校给他们的孩子施加了某种压力或遭到歧视,因而使患儿的病情恶化。这种相互猜疑,将破坏父母和学校潜在的合作,可能对患儿造成不利。因此,了解患儿随环境不同而呈现抽动发生变化的特点,是十分必要的,将有利于消除父母和学校之间的不信任,避免相互之间发生误解或矛盾。

如果班上有抽动障碍的患儿,老师还应该注意教育和引导其他同学正确认识和对待患有抽动障碍的同学。

## 二、对同学进行教育

由于抽动障碍的高发生率,一般而言,每个班都可能有不止一个孩子患有抽动障碍,因此对于整个学生群体的疾病知识教育和正确的引导相对而言不是那么困难,但应先行。抽动障碍患儿容易遭到同学们的歧视。Halifax 曾对学龄期儿童进行了一项调查,缘于抽动的严重程度无法被预测,抽动障碍患儿中约 35% 在他们的班级中被列为不受欢迎的人。因此,应与抽动障碍患儿的学校老师及同学取得沟通,尤其重要的是应对患儿的同班同学加以引导教育。首先需要患儿家长与学校老师进行耐心交谈,让老师能够了解患儿所患病情,必要时临床医生也可以出面向老师加以解释;然后再通过老师去教育同学们,营造出患儿良好的学习氛围,以消除歧视,并有利于减轻患儿父母的压力。在国外有的学校让同学们观看有关抽动障碍的录像片,如一部长达 45 钟的录像片《我——一个普通的小孩》(A Regular Kid—That's Me),可帮助同学们对患有本病的患儿有一个比较全面的了解;短片《停止——我不能》(Stop It—I Can't!),也能够帮助教育抽动障碍患儿及其学校同学。有研究报道,一个 7 岁孩子的反应对其同龄人的教育具有代表性,他们的班级因有一个患抽动障碍伴发行为障碍的同学而观看了《停止——我不能》这个短片,在看了录像片及听了学校辅导员和老师对抽动障碍的解释后,同学们都轻声地问"为什么你们不早点告诉我们?"施行该教育计划后,抽动障碍患儿不再因他的症状而受耻笑,同学们给予他更多的理解和同情。

此外,还必须告诉同学们抽动障碍不是一种传染性疾病,本病不会在同学之间传染。并应让患儿本人知道抽动障碍不是一种致死性的疾病,当他或她长大成人后,症状会有明显好转,甚至完全缓解。明白这两点其实是比较重要的,不仅可以消除同学们对患儿不必要的思想顾虑,更有利于增强患儿战胜疾病的信心。

## 三、关于学习问题的教育

虽然抽动障碍患儿的智商在正常水平,但其学习困难的发生率要明显高于一般人群。学习困难(learning difficulties,LD)可以有诸多方面的表现:①视觉运动、视空间、视感知问题;②数学书写计算(并非心算)困难;③阅读理解困难;④拼写困难;⑤书写语言的表达困难等。

学校是儿童及青少年生活的主体,抽动障碍对患儿学业的影响是不容忽视的问题。首先是有关抽动的影响,抽动可以直接影响学习或行为,如果抽动突然发作,而又不能很快缓解,势必对患儿的学习造成一定的影响,例如手臂的抽动会妨碍书写,眼球的抽动或头的运动会影响阅读。抽动的严重程度也有可能影响患儿的学校生活能力,如有研究报道,患儿表现有较多复杂抽动者,他们的数学笔试测验成绩差。Bornstein 等对于抽动因子是否与学习困难有关的调查发现,抽动障碍患儿抽动发生的年龄越小,他们的概念形成、触觉记忆和皮肤书写觉比那些初次发作抽动年龄大的患儿更贫乏。再就是本病所伴发的行为障碍对患儿学业的影响,临床实践表明抽动障碍患儿伴发的强迫障碍或注意缺陷多动障碍等行为异常,对患儿的学业有不同程度的影响。其中某些强制性的行为或仪式是不易被老师所察觉的,如患儿在阅读时,以沉默方式默数字母"E"出现的次数;又例如"十全十美"的学生将纸挖成一个洞并且继续在上面写字,使它看起来很好。反复重复某个学习行为,势必浪费许多学习时间,将对患儿的学习产生直接或间接的影响。至于抽动障碍伴发注意缺陷多动障碍的儿童在教室里会经历许多困难和麻烦,上课注意力不集中受到老师的特别"关照",爱动且小动作多，又酷爱招惹其他同学，常被老师和同学所厌烦，患儿的学习成绩往往不尽如人意。一般认为本病所伴有的注意缺陷多动障碍是导致患儿学习困难的主要原因。另外，需要注意的是，这些行为异常是疾病本身的症状表现，而不要误认为是患儿故意这样做的。

在明确抽动障碍患儿伴发有何种行为异常后，应试图给予其相应的教育干预措施，利于减轻或缓解其行为障碍。对于伴有强迫障碍的患儿，应允许患儿有更多的时间完成学习任务；如果有明显的阅读仪式，可考虑减少阅读量，甚至可以采用听录音课件来代替部分阅读；如果患儿有强迫性的书写仪式，可考虑减少手写作业量，部分书写作业可用电脑打字来代替。在伴有强迫障碍的患儿中，为了减少与注意力相关的压力，可将患儿的座位靠近老师以帮助其集中注意力，如果患儿因抽动而感觉害羞，则不要将座位安排在前排中央，一些儿童宁愿靠近门坐着，而能够毫无阻挡地离开教室去缓解抽动；为了控制多动，可允许患儿选择完成作业的方式和地点，允许其常常改变位置，甚至站起来做作业，允许患儿时而离开教室去消除过多的能量。

另外，老师可负责适当减轻抽动障碍患儿的学习负担，消除歧视、惩罚等不正确的教育方法，建立一个理解和支持的环境。一旦发现患儿在学习上取得了进步，应及时给予鼓励，以增强其自尊心和自信心，并能改善患儿社会和教育适应能力。

## 第三节　社会教育

抽动障碍被确定诊断后，让患者本人及其家人、老师、同学和朋友了解并接受抽动障碍，这比任何治疗方式都重要，而社会开明到可以完全接纳抽动障碍患者尤为重要。

### 一、医生的态度

临床医生应对抽动障碍患儿提供及时正确的诊断和治疗，要耐心细致地向患儿及其家长解释病情。当然，还要理解家长们的心情，注意倾听患儿家长的倾诉，主要是他们因得知患儿生病所受到的伤害、悲伤、愤怒或内疚，甚至可能对医生妄加指责。对于有些家庭，父母的一方因不接受孩子患病的诊断，相互之间常常发生冲突，这就需要临床医生能够与患儿父母一同坐下来交谈，帮助他们理解和接受患儿的病情。医生也要倾听患儿的谈话，然后用孩子可接受的方式同他们交谈，让患儿正确认识这种疾病及其治疗措施，虽然他们是患者，但不要忘了他们仍是成长中的孩子。

一般来讲，临床医生应对抽动障碍患儿及其家长提供较为宽广的专业知识服务，下面所提的四点内容也是特殊教育人员或社会工作者所要注意的问题：

1. 临床医生在对抽动障碍患儿作出正确诊断及提供及时治疗信息的同时，要尽量帮助家长开始适应他们这种变化了的家庭生活，尤其要帮助家长解除对于疾病的焦虑情绪。

2. 对患儿的学习能力和神经心理问题进行评估，当发现有异常后，要及时与家长取得沟通，做出相应的矫正对策。

3. 帮助家长关注患儿的全面发展，包括自尊、自信，以及自我保护能力，积极参与活动的能力，离开家庭结交朋友的能力。

4. 还应该考虑对抽动障碍患儿的同胞兄弟或姐妹提供帮助。如果患儿的同胞抽动症状比较轻，可能容易被人们所忽视，但他们常常担心其症状会同他们的兄弟或姐妹一样变得严重。对于未患抽动障碍的同胞常常担心他们将来有可能会患该病，内心总是充满着恐惧感。因此，在提供任何家庭帮助的同时，临床医生也应为患儿的同胞提供教育和支持。

## 二、社会交往

患儿成长的社会环境存在较大的变异性，有抽动和古怪行为的小孩往往不被社会生活中的人们所理解，还有可能遭到部分人的歧视甚至污辱，这种环境对患儿的病情康复及成长均是不利的。曾有一份来自沙特阿拉伯的报道，是关于一个患有抽动障碍女孩的故事，在家里她遭到她哥哥的欺负，在学校里她遭到同学们的取笑，因为她有秽语（不分场合不可克制地说出一些污秽的语言）而被老师罚站在教室门口，以至于她被吓坏而尿湿了裤子。最后她被学校开除，被软禁在家里。

对抽动障碍患儿来讲，在积极治疗的同时，要鼓励患儿多与周围人进行正常交往。当病情较轻，抽动症状不重及行为基本正常时，一般不影响与周围人的正常交往与相处。家长应鼓励患儿多出外玩耍，多交朋友，期望形成外向性格，最大程度地减少抽动障碍可能带给患儿的不良影响。当病情较重，多组肌肉频繁抽动，伴有怪异发声及行为异常时，对与人交往带来困难，一方面是语言表达言不由衷，另一方面是由于学习成绩下降而产生自卑，再者因为频繁秽语及怪异行为使周围人讨厌，这样就对患儿人格的形成造成不良影响。此时，家长应发挥亲情关系的优势，主动亲近患儿，还要与学校老师及同学取得沟通，并主动找医生进行治疗，大部分患儿通过用药及心理行为治疗，其病情是可以控制的。要注意患儿在青春期后即使抽动症状得到了控制或缓解，但由于长期的心理影响，往往患儿心理并不健康，有的甚至抽动已完全停止仍不能适应社会，不喜欢或拒绝与周围人交往，形成自闭心理。个别患儿还会有慢性焦虑、压抑感及一过性情绪不能控制。这些都影响了抽动障碍患儿的正常交往，使其自尊受挫或被排斥在集体之外。此时要主动找心理医生治疗，并鼓励患儿大胆与周围人交往，家长和周围人的爱心可为患儿创造一个温馨的环境，将有利于患儿病态心理的康复。

## 三、社会媒体

在社会媒体，尤其自媒体发达的时代，知识和信息的传播快速而便捷，具有极大影响力。积极传播正确的关于抽动障碍的知识，给予家长和患儿正确的引导，对于抽动障碍的康复和回归社会具有重大作用，但在传播过程中要注意方式方法，不加重家长的焦虑。

## 四、帮助机构

许多国家成立了专门的 Tourette 综合征协会（Tourette Syndrome Association，TSA）对抽动障碍患者及其家庭提供支持和帮助。抽动障碍协会提供疾病诊治信息，定期组织聚会，通过对患儿病情的相互交流，能够彼此理解与宽慰，也为新近诊断的患儿与老患儿提供见面的机会，同其他的患儿相聚使孩子明白世界上并不是他自己患有本病,尤其是对那些觉得没有朋友和被社会拒绝的抽动障碍患儿,可使他们觉得自己其实也能被社会所接受,对未来有积极的态度。抽动障碍协会可以为患儿家庭提供心理支持,尤其当家庭气氛变得紧张的时候,往往可以使其获得及时的支撑。

关于互联网上与抽动障碍有关的信息资源,详见本书第二十章内容。

### 专家提示

- 抽动障碍的教育干预在患儿的治疗管理中占有非常重要的地位,不仅能够促进疾病的康复,更有利于患儿回归社会。

- 教育干预需要家庭、学校和社会诸多方面的积极参与,涉及家长、同胞兄弟姐妹、老师、同学、社会媒体等。

- 医务人员在抽动障碍的教育干预中要起到引领和培训作用。

- 在抽动障碍的教育干预中需要有耐心和爱心,并要用恰当的方法。

- 抽动障碍相关协会可以提供更多、更方便的教育干预。

(罗 蓉)

### 参考文献

1. 刘智胜. 孩子, 我们慢慢来——抽动障碍儿童家长必读. 北京: 人民卫生出版社, 2023.
2. 孙中运, 衣明纪, 冉霓. Tourette 综合征患儿家长知识、信念、行为现状及影响因素. 实用儿科临床杂志, 2011, 26 (24): 1876-1878.
3. NUSSEY C, PISTRANG N, MURPHY T. How does psychoeducation help? A review of the effecis of providing information about Tourette syndrome and attention-deficit/hyperactivity disorder. Child Care Health Dev, 2013, 39 (5): 617-627.

# 第十八章

# 抽动障碍的中医诊断与治疗

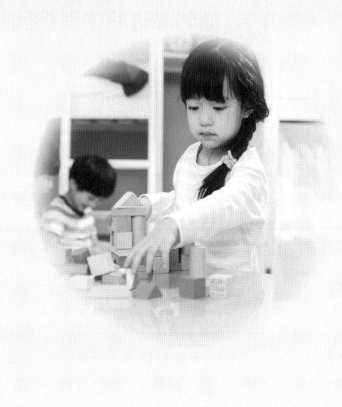

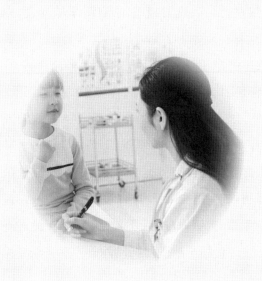

## 第一节　概述

抽动障碍（tic disorders）这一病名在中医（traditional Chinese medicine）古籍中并没有明确提出，但其相关的症状记载散见于诸多古籍文献，如"目连劄""鼻䶎""瘛""颤""瘛疭""痉病""抽搐""筋惕肉瞤""肝风证""慢惊风"等描述。宋·钱乙《小儿药证直诀·肝风有甚》中记载："风病或新或久，皆引肝风，风动而止于头目，目属肝，目上下左右如风吹，不轻不重，儿不能任，故目连劄也"。清·叶天士《医效秘传》中记载："瘛疭，瘛者，筋脉急也。疭者，筋脉缓也。急则引而缩，缓则纵而伸，或伸动而不止，名曰瘛疭，俗谓之搐是也"。《景岳全书·发搐（十八）》中记载："搐，抽搐也，是即惊风之属，但暴而甚者，谓之惊风，微而缓者，谓之发搐。发搐不治，则渐成惊风矣"。当代中医学者多将抽动障碍归为"痉病""肝风""慢惊风""抽搐""瘛疭""筋惕肉瞤"等范畴。

## 第二节　抽动障碍的中医病因病机

抽动障碍的中医病因是多方面的，与外因（外感六淫、饮食失调、情志不畅等）、内因（先天禀赋不足、体质因素、产伤外伤因素）等有关。

### 一、中医病因

#### （一）外感因素

据《温病条辨·解儿难》中记载，小儿"脏腑薄，藩篱疏，易于传变；肌肤嫩，神气怯，易于感触"。小儿五脏六腑皆娇弱，卫外之气不固，寒热不能自调，相比于成人，更容易感受六淫之邪。风邪为六淫之首，风淫易夹杂他邪由皮肤毛窍纹理趁虚而入导致抽动。小儿肝常有余，外风易引动内风加重病情，使得本病易伤难治，一旦形成，不仅难收难敛，而且病情起伏不定。

抽动障碍的发病与饮食因素，包括不良饮食行为、不合理饮食结构、饮食不耐受关系密切。不良饮食行为表现为进餐不规律、暴饮暴食、偏嗜零食、挑食及畏食等。其中经常食用西式快餐、烧烤食物、膨化食品、奶油制品、辛辣食品、冷性食物是抽动障碍相关饮食因素中的危险因素。不合理饮食结构，包括各类营养素摄入比例失调。有调查显示抽动障碍患儿膳食多样化水平低，膳食摄入食物种类不均衡；碳水化合物、蛋白质、脂肪供能比例不合理；视黄醇、硫胺素、核黄素、维生素C、钙、锌摄入不足，维生素E摄入过高。此外，食物不耐受对抽动障碍的发病也有相关性,抽动患儿常伴有湿疹、过敏性鼻炎等过敏性疾病,据文献报道部分患儿合并食物不耐受,以鸡蛋、牛奶最常见。

小儿脾常不足,过食肥甘厚味、辛辣煎炸、饮料零食等,易损伤脾胃,脾胃运化功能失调,不能布散津液于四肢百骸,反见水液潴留于中焦,聚液成痰,脾土衰,肝木旺,扰动肝阳,肝风挟痰上扰而出现抽动之症。

### (二) 情志因素

长期不良情绪的影响或剧烈的情绪波动常会导致疾病的发生。研究发现社会环境因素失衡,比如来自家庭、学校、社会的压力,容易给孩子带来愤怒、焦虑、紧张、恐惧、敏感多思等负面情绪,是诱发和加重抽动的关键因素。《素问·阴阳应象大论篇》记载:"人有五脏化五气,以生喜怒悲忧恐。"情志与五脏相关,情志不调能损伤五脏,影响气机,诱发疾病。小儿有天真执拗之性情,稚阴稚阳,淳朴真挚,有嗔痴贪妄的想法,且父母多有溺爱娇宠,管教过严,或者患儿学习负担过重,再加之玩手机、玩电脑游戏、看电视时间过长,且有不同于成人的外界环境认识,致使情志易失调。小儿户外活动不丰富,生活环境较单一,易使其过多想象接触的电视场景和游戏等,兴奋激动增加,久之肝木不能条达,精神情志失调,引发抽动的发生。

### (三) 先天禀赋因素

《灵枢·寿夭刚柔》记载:"人之生也,有刚有柔,有弱有强,有短有长……"小儿禀赋于父母,在母胎内时,通过母体感知外界的环境,出母胎后,开始接触外界环境,免疫力低下,致使先天肾精不足,需要后天水谷精微物质的滋养,肾水亏虚不能克制肝木,脾土虚则肝木旺,皆致肝亢,亢则化火生风,引发抽动。

### (四) 体质因素

通过《黄帝内经》对不同年龄段体质的描述,古代医家将一部分对于体质的思考投向小儿身上。《颅囟经》是第一部中医儿科著作,提出3岁以下小儿乃"纯阳之体",阳气旺盛,生机勃勃,如清晨升起的太阳,如春日新发的草木。刘完素也认为:"小儿病者纯阳,热多寒少也。"而"滋阴派"朱丹溪则认为:"人生之十六载之前气血剧盛……独阴常不足。"在阳气旺盛的基础上再提出阴容易不足的体质特点。《温病条辨·解儿难》中,吴鞠通提出"稚阴稚阳"学说,认为小儿的阴、阳处于未长成的幼稚状态。《小儿药证直诀》中,钱乙提到小儿"五脏六腑,成而未全,……全而未壮"。认为小儿娇嫩的五脏并未发育完全,易感邪气,与"稚阴稚阳"学说具有异曲同工之妙,又着眼于五脏生理特点,首创五脏辨证体系,即"肝主风,心主惊,脾主困,肺主喘,肾主虚"。从阴阳论小儿体质,自然亦可从五脏论之。在《万氏家藏育婴秘诀·五脏证治总论》中,万全提到:"五脏之中肝有余,脾常不足,肾常虚……予亦曰心常有余,肺常不足。"总而概括之,即小儿五脏生理特点"二有余,三不足"也。

《医宗金鉴·订正伤寒论注》提到:"六气之邪,感人虽同,人受之而生病各异者,何也? 盖以人之形有厚薄,气有盛衰,脏有寒热,所受之邪,每从其人之脏气而化,故生病各异也。"说明在侵入邪气一致的情况下,个人体质是导致疾病、证候、症状各异的重要因素。

总的说来,儿童体质可以分为均衡质和不均衡质,均衡质可称之为平和质,即阴阳、气血和调平衡的体质,但这种均衡和平只是阶段性的状态,可以随着体内外多种因素产生动态变化而改变,转化为不均衡质。不均衡质则可以按形成的先天、后天因素不同区分为特异体质和偏颇体质。我们尽量让宝宝处于均衡质状态，阴阳气血平和少生病。按照阴阳气血寒热虚实常见分为八类：平和质、特禀质、气虚质、血虚质、阴虚质、阳虚质、痰湿质、阳热质。

赵静参照《中医体质分类与判定》标准制定小儿体质问卷调查表，调查了110例多发性抽动症患儿，调查结果提示110例患儿中偏颇体质占87.3%，其中阴虚质占比最多。

### (五) 疾病因素

出生时难产、产程时间过长、羊水浑浊、外伤等易导致脑脉受损，冲任不固，瘀血滞留，清阳不升，浊阴不降，气血运行不畅，可引发本病。

## 二、中医病机

《素问》指出"风胜则动"。抽动与风邪密切相关。"诸风掉眩，皆属于肝。"故本病的病位在肝，也影响到心、肺、脾、肾等其他脏腑。其病机属性为本虚标实，病初为实，迁延日久多虚。

### (一) 肝亢风动

肝藏血、主筋，为刚脏，体阴而用阳，肝阴肝血不足，阴不制阳，血不养筋，以致肝阳上亢、肝风内动，出现筋脉拘急、震颤等症状。若情志不舒，阻碍气机运行，导致肝疏泄失职，肝郁气滞，气逆不畅，或感受外邪，从阳化热，热引肝风，风邪上扰，使肝阳亢盛、生风，出现眨眼、挑眉、斜眼、耸鼻、歪嘴、斜颈等症状；或风动筋挛，出现摇臂、甩手、吸腹、踢腿等症状。

### (二) 外风引动内风

风有"内风""外风"之别，陈文中云："世言热极生风，而不知风寒暑湿之气亦能生风也"。肺为娇脏，五行属金，外合皮毛，开窍于鼻，风邪外袭，首先犯肺，感冒受凉常为抽动症状诱发或

加剧的重要原因之一。小儿肺脏娇嫩，形气未充，卫外功能不足，加之护养不当，易感外邪。感冒以风邪为主，易夹他邪侵犯肺卫，扰动气机。肺气亏虚，肺失宣降，肝有余而亢动，金不能克木，致肝升太过，引发抽动。肝在左主升，肺在右主降，肺不仅主呼吸之气，也主一身之气的调畅，肝与肺一升一降，相互制约又相互为用。若肺脏宣降失调，肺金不能克制肝木，肝木疏泄不及或太过则可出现风动之象。

### (三) 痰火扰神

火热之邪烁津蒸液为痰，痰火动风上扰者，常见秽语频发，喉中痰鸣，烦躁怒叫，睡眠不安。神为心所藏，脏腑为心所主，人体生命活动、思维意识等由心所统领。小儿心常有余，受社会环境、心理压力等因素影响，情志失调，扰动心神，心经火旺，子病及母，心肝风火相煽，抽动频作。心无所依，神无所主，言为心声，发声性抽动可由喉中吭声、清嗓子等症状逐渐表现为口出秽语等。心神不宁或心气不舒，又可致患儿伴发多动症、抑郁症、焦虑症等。

### (四) 气郁化火

《医碥》有言："百病皆生于郁。郁而不舒则皆肝木之病矣。"小儿因过于娇惯，稍有不顺易焦躁，同时受学业压力大、教育方式不当等因素影响，易致肝气郁结。万全有言："肝主风，小儿病则有热，热则生风。"肝郁日久，化火生风，出现抽动诸症。

### (五) 脾虚痰聚

小儿先天脾常不足，加之后天饮食喂养不当，脾虚运化失调致痰湿内停。痰邪致病广泛，变幻多端，随气升降内达脏腑，外致筋膜肌肉。土虚木乘，痰饮挟风邪走窜，上蒙清窍，扰乱心神，出现注意力不集中、睡眠欠佳、脾气急躁等

症;脾在体合四肢、主肌肉,且"唇为脾之华,口乃脾之窍",风痰走窜经络肌肉,四肢出现甩、踢、跺、颤等症,面部可见努嘴、张口、口唇蠕动等症;痰气凝结于咽喉,出现喉中吭声、清嗓子等症。肝之疏泄与脾之运化相互为用,肝疏泄有度有助于脾运化正常,则不生痰湿,脾运化调畅有助于肝疏泄正常,以防"土壅木郁"。

### (六)阴虚风动

《临证指南医案·中风》中有言:"内风,乃身中阳气之变动。"即内风的产生是因机体阳气的变动,如精血亏损不能涵养肝木,肝阳偏亢引发内风。小儿先天肾常不足,抽动日久可伤及肾阴。肾水亏虚,母病及子,肝木失养,引发风动之象,出现肌肉筋脉拘挛等症。

## 第三节 抽动障碍的中医诊断

## 一、疾病诊断

目前主要采用临床描述性诊断方法,依据患儿抽动症状及相关伴随精神行为表现进行诊断。参考本书第八章第二节诊断标准。

## 二、中医辨证

### (一)辨虚实

病程短,抽动频繁有力,发声响亮,伴烦躁易怒,大便干,舌质红,脉沉实,辨证多属实证;病程较长,抽动较弱,发声较低,伴面色无华,懒言倦怠,舌淡苔薄,或潮热盗汗,舌红少苔者,辨证多为虚证。病程长,多虚实夹杂,应根据不同阶段的临床表现,准确辨证。

### (二)辨脏腑

本病的病位主要在肝,常与心肺脾肾相关;烦躁易怒者,病主要在肝;感受外邪,伴随鼻塞流涕,喉部异声,引发抽动者,病主要在肺;夜眠多梦,心烦不宁,抽动秽语者,病主要在心;抽动无力,纳少畏食,面黄体倦者,病主要在脾;肢颤腰扭,手足心热,舌红少苔者,病主要在肾。

### (三)辨体质

1. **特禀质** 伴随症状表现容易出现过敏、免疫缺陷相关的疾病,因为遗传或胎传表现为易感疾病的特征。常有过敏性疾病家族史,外感风邪或进食、接触发物后易见皮疹、瘙痒、鼻痒、晨起或吹风后喷嚏、眼红瘙痒流泪、咽痒咳嗽、易作泄泻、时有烦躁、皮肤较干、舌质淡红、舌苔薄白或薄黄、脉平。

2. **气虚质** 伴随症状中偏肺气虚者:面色苍白,常自汗出,活动后气短气喘。偏脾气虚者:面色萎黄,形体偏瘦或虚胖,肌肉松软,易于疲乏,食欲缺乏,时有嗳气,大便溏薄不化,每于食后即便,舌质淡胖,脉软弱。偏肾气虚者:生长发育迟缓,身材偏矮,肢端欠温,毛发稀疏不泽,乳牙萌出、恒牙替换延迟,气短、活动气喘,小便频数清长。

3. **血虚质** 伴随症状表现为面色苍白,眼睑色淡,口唇淡红或淡白,精力不足,多梦失眠,活动乏力,四肢麻木,毛发稀疏、少光泽、易脱落,甲床色淡,舌色淡红,舌苔薄白,脉细。

4. **阴虚质** 伴随症状表现为面色萎黄,唇红,颧红,手足心热,盗汗,毛发萎黄,皮肤不润,形体偏瘦,精神欠佳或好动烦闹,头晕耳鸣,两目干涩,注意力不集中,睡眠不宁、寐浅易醒,唇干唇红,咽干,大便干燥,舌色红,舌形瘦,舌苔少或花剥、光剥,脉象细数。

**5. 阳虚质** 伴随症状表现为面色淡白或白,双目少神,性格内向,语声低微,运动后易头晕多汗、气短心悸,受凉饮冷后腹痛、呕吐、泄泻,常少言寡语,口唇淡白,精神不振,畏寒怕冷,喜暖喜按,好进热食,食量较小,大便溏稀,小便清长,手足不温,舌色淡白,舌苔薄白,脉迟或沉细少力,指纹浅淡。

**6. 痰湿质** 伴随症状表现为面色苍白或有虚浮,形体偏胖,肌肉松软,腹壁肥厚,头身困重,喉中有痰,性格憨厚,嗜睡,入寐鼾声,神疲易倦,好静,懒动,动作迟缓,胸闷不畅,皮肤滋润,喜进甜食、油腻、炙烤食品,口中黏腻,大便溏,舌色淡白或淡红,舌边齿印,舌苔白滑或厚腻,脉濡或滑。

**7. 阳热质** 伴随症状表现为面色潮红,两目红赤,眼眵较多,口唇色红而干,形体结实,急躁易怒,易于亢奋,哭闹,语声有力,呼吸气粗,好动少宁,睡眠不安,易于出汗,汗出肤热,食欲好,易生口气,喜冷饮,大便干结臭秽,小便黄,咽干咽红,舌质红,舌苔薄黄或黄腻,脉象滑数。

## 第四节 抽动障碍的中医治疗

遵循"未病先防、既病防变、愈后防复"的治疗原则,在抽动障碍的诊疗中用"辨体—辨病—辨证"的诊疗模式,根据患儿体质特点选择饮食搭配方案以及相应的注意事项以改善体质,做到"未病先防";病中,用脏腑辨证方法对患儿进行辨证论治,再配合饮食调理,在治疗疾病的同时改善患儿体质,做到"既病防变";病后,顾护脾胃,饮食调配,做到"愈后防复"。

### 一、饮食干预

通过合理饮食行为,重视饮食忌宜,对抽动患儿的饮食进行干预:饮食有节,忌暴饮暴食,控制零食,少吃各种冷饮、碳酸饮料、甜食、方便面、咖啡、辛辣、油炸、膨化食品;和调五味,宜清淡营养,易消化饮食,多食绿色蔬菜、水果,合理肉蛋摄入,少食海鲜等发物。另一方面,通过合理的饮食指导及饮食方案达到防治疾病的目的。特别是中医饮食干预,认为药食同源,每一种食物都如药物一般具有四气五味,寒热温凉,能入五脏,补五味,治疾病,助健康,其中因质论食和辨证施食是中医饮食干预的主要方面。

在未病时将不均衡质进行饮食调护调理成平和质:比如阳热质宜食性味清润甘寒的食物,如苦瓜、冬瓜、萝卜、黄瓜、鸭肉、桃、李、梨、绿豆等清肺润肠;痰湿质宜食性味甘温的饮食,如小米、黄豆、薏苡仁、赤小豆、海带等温燥化湿,忌酸涩肥腻;阴虚质宜食性平甘寒、甘凉的饮食,如绿豆、百合、藕、茄子、冬瓜等清热养阴,忌狗肉、牛肉、羊肉、辣椒、荔枝等辛热温燥的饮食。

发病时在脏腑辨证基础上进行饮食调理,阴

虚火旺证患儿饮食忌辛辣油腻,以免伤阴液,助阳热;痰热内扰证患儿少食油腻香甜食物,以避免痰浊内生。

# 二、情志干预

《灵枢·师传》记载:"人之情,莫不恶死而乐生,告之以其败,语之以其善,导之以其所便,开之以其所苦,虽有无道之人,恶有不听者乎。"中医情志调护的"告、语、导、开"同样适用于抽动障碍。告:加强疾病认知,通过告知疾病的发病原因、临床表现、加重/减轻的相关因素及预后等,进行知识宣教,树立正确的疾病防治观。语:通过培养兴趣爱好,使其积极参加社会活动等,正向引导,增强自信、乐观等正向情绪。导:创造宽松的家庭、学校及社会氛围,舒缓患儿压力,培养其正确的生活习惯,避免不良情绪刺激。开:通过自我疏导、倾诉、心理咨询等多种方式管理其负面情绪。

# 三、辨证施治

实证以平肝息风、豁痰止痉为主;虚证以滋肾补脾、柔肝息风为主,虚实夹杂,治当标本兼顾,攻补兼施。

## (一)分证论治

### 1. 肝亢风动证

(1)证候:抽动频繁有力,多动难静,面部抽动明显,摇头耸肩,吼叫,任性,自控力差,甚至自伤自残,伴烦躁易怒,头晕头痛,或胁下胀满,舌红、苔白或薄黄,脉弦有力。

(2)辨证要点:抽动频繁有力,发声高亢,急躁易怒,便干尿黄,舌质红苔白或黄。

(3)治法:平肝潜阳,息风止动。

(4)主方:天麻钩藤饮(《杂病证治新义》)加减。

1)常用药:天麻、钩藤、石决明、栀子、黄芩、益母草、茯神、全蝎等。

2)加减:头晕头痛者,加川芎、菊花;头部抽动者,加葛根、蔓荆子;肢体抽动明显者,加鸡血藤、木瓜、伸筋草等;口角抽动者,加黄连、生白附片;眨眼明显者,加菊花、谷精草、木贼、僵蚕。

### 2. 外风引动证

(1)证候:喉中异声或秽语,挤眉眨眼,每于感冒后症状加重,常伴鼻塞流涕,咽红咽痛,或有发热,舌淡红,苔薄白,脉浮数。

(2)辨证要点:抽动频繁有力,发声高亢,感冒后加重,鼻塞流涕,舌淡红、苔薄白,脉浮数。

(3)治法:疏风解表,息风止动。

(4)主方:银翘散(《温病条辨》)加减。

1)常用药:金银花、连翘、牛蒡子、薄荷、桔梗、枳壳、黄芩、荆芥穗、木瓜、伸筋草、天麻、全蝎等。

2)加减:清嗓声明显者,加金果榄、胖大海、玄参等;眨眼明显者,加菊花、决明子;吸鼻明显者,加辛夷、苍耳子、白芷。

### 3. 痰火扰神证

(1)证候:抽动有力,喉中痰鸣,异声秽语,偶有眩晕,睡眠多梦,喜食肥甘,烦躁易怒,口苦口干,大便秘结,小便短赤,舌红、苔黄腻,脉滑数。

(2)辨证要点:抽动秽语,烦躁不安,便秘尿黄,舌质红,苔黄腻,脉滑数。

(3)治法:清火涤痰,宁心安神。

(4)主方:黄连温胆汤(《六因条辨》)加减。

1)常用药:黄连、法半夏、陈皮、枳实、竹茹、茯苓、瓜蒌、胆南星、石菖蒲等。

2)加减:烦躁易怒者,加柴胡、龙齿;大便秘结者,加大黄、芒硝等;吸鼻明显者,加辛夷、苍耳子、白芷;喉部异常发声者,加射干、青果、锦灯笼、山豆根。

#### 4. 气郁化火证

(1)证候:抽动频繁有力,秽语连连,脾气急躁,面红耳赤,头晕头痛,胸胁胀闷,口苦喜饮,目赤咽红,大便干结,小便短赤,舌红、苔黄,脉弦数。

(2)辨证要点:抽动频繁有力,脾气急躁,头晕头痛,胸胁胀闷,舌红、苔黄,脉弦数。

(3)治法:清泻肝火,息风止动。

(4)主方:清肝达郁汤(《重订通俗伤寒论》)加减。

1)常用药:栀子、菊花、牡丹皮、柴胡、薄荷、钩藤、白芍、蝉蜕、琥珀粉、茯苓等。

2)加减:急躁易怒者,加龙胆、青黛;大便秘结者,加槟榔、瓜蒌子;喉中有痰者,加浙贝母、竹茹。

#### 5. 脾虚痰聚证

(1)证候:抽动日久,发作无常,抽动无力,嘴角抽动,皱眉眨眼,喉中痰声,形体虚胖,食欲缺乏,困倦多寐,面色萎黄,大便溏,舌淡红、苔白腻,脉沉滑。

(2)辨证要点:抽动无力,时发时止,时轻时重,面色萎黄,食欲缺乏,困倦多寐,舌淡红、苔白腻,脉沉滑。

(3)治法:健脾柔肝,行气化痰。

(4)主方:十味温胆汤(《世医得效方》)加减。

1)常用药:陈皮、法半夏、枳实、茯苓、炒酸枣仁、五味子、太子参、白术等。

2)加减:痰热者,加黄连、胆南星、瓜蒌;肝郁气滞者,加柴胡、郁金、白芍;纳少者,加焦山楂、神曲、炒麦芽等。

#### 6. 阴虚风动证

(1)证候:肢体震颤,筋脉拘急,摇头耸肩,挤眉眨眼,口出秽语,咽干清嗓,形体消瘦,头晕耳鸣,两颧潮红,手足心热,睡眠不安,大便干结,尿频或遗尿,舌红绛、少津,苔少光剥,脉细数。

(2)辨证要点:形体偏瘦,五心烦热,时作抽动,肢体抖动,舌红苔少,脉细数。

(3)治法:滋阴养血,柔肝息风。

(4)主方:大定风珠(《温病条辨》)加减。

1)常用药:龟甲、鳖甲、牡蛎、地黄、阿胶、鸡子黄、麦冬、白芍、甘草等。

2)加减:心神不宁者,加茯神、钩藤、炒酸枣仁等;多动者,加石决明、煅磁石、龙骨;注意力不集中、学习困难明显者,加石菖蒲、远志、益智仁;病久者,加丹参、红花等。

### (二)其他疗法

#### 1. 中成药

(1)菖麻熄风片(Changma Xifeng Table):药物组成为白芍、天麻、石菖蒲、珍珠母、远志。4~6岁,一次1片,一日3次;7~11岁,一次2片,一日3次;12~14岁,一次3片,一日3次。用于肝风内动夹痰证。

(2)芍麻止痉颗粒(Shaoma Zhijing Granule):药物组成为白芍、天麻、蒺藜、钩藤、灵芝、首乌藤、酸枣仁、醋五味子、胆南星、栀子、黄芩。5~12岁,一次5g(2袋),一日3次;13~18岁,一次7.5g(3袋),一日3次。用于肝亢风动或者痰火内扰证。

(3)九味熄风颗粒(Jiuwei Xifeng Granule):药物组成为天麻、熟地黄、龙胆、龟甲、钩藤、龙骨、僵蚕、青礞石、法半夏。开水冲服,4~7岁,一次6g,一日2次;8~10岁,一次9g,一日2次;11~14岁,一次12g,一日2次,或遵医嘱。疗程

6周。用于肾阴亏损，肝风内动证。

2. 中医外治方法

（1）针灸（acupuncture）治疗：

1）主穴：百会、印堂、神门、内关、合谷、三阴交、太溪。

2）据症状加减：频繁眨眼、皱眉，配太阳、丝竹空；皱鼻严重者，配迎香；噘嘴、咧嘴，配地仓、颊车；异常发音、咽痒、喉中有痰，配天突、廉泉、申脉、照海、丰隆；扭脖子，配颈夹脊；怂肩，配肩髃；脾气急躁，配大陵、劳宫；注意力不集中，配定神针；智力障碍，配本神、神庭。

操作方法：采用细针具（0.25mm×25mm；肥胖者用0.25mm×45mm）刺入穴位，留针20~30分钟，隔日1次，1个月为1个疗程。

基本方：肝、神门、心、肾、脾、皮质下、脑、内分泌、胃、眼（每次4个左右，自由交替）。

3）辨证加减：

肝亢风动证：肝、耳尖、肝阳、耳中、艇中、皮质下。

痰火扰神证：肺、交感、心。

脾虚痰聚证：三焦、脑干、心、胃、皮质下、脾、胆。

外风引动内风证：肝、肺、神门、脑、皮质下。

气郁化火证：肝、肝阳、耳尖、心、脾、三焦。

肝肾不足：肾、皮质下，肝、神门、脑。

阴虚风动证：肾、肾上腺。

操作方法：先用乙醇脱去耳郭皮脂，将揿针或王不留行籽用胶布贴于耳穴上，并按压穴位，使耳穴局部有痛、胀、热等感觉，每天按压2~3次，每次贴一侧耳朵，隔5~7天换贴另一侧，一个月为一疗程。

（2）推拿（massage）治疗：

1）基本方1：心肝同清（3~5分钟）。头面四大手法（开天门、推坎宫1~2分钟，揉或运太阳2~3分钟，掐揉耳背高骨50~60遍）。头部三振按（拇指指腹或掌根振按百会，每振5~8秒钟停顿片刻，再振，共操作1分钟；两手示、中、无名三指并拢分别置于两目上眶，3揉1振，2~3分钟；两掌相对置于两太阳穴，对称向中央挤按；后一手掌置于前额，另一掌置于后枕部亦对称向中央挤按；每挤按3~5秒钟，振1次，操作2~3分钟）。

2）基本方2：补脾经（3~5分钟），补肾经（3~5分钟），揉二马（2~3分钟），揉内劳宫（1~2分钟），捏脊（3~20遍）；丹田操作（三指摩或全掌摩小腹约1分钟；揉2~3分钟；每振3~5秒钟，放松，再振，约1分钟；横擦令热）。

（三）预防护理

1. 注意围产期保健，孕妇应该避免七情所伤，生活规律，营养均衡。

2. 培养儿童良好的生活和学习习惯，教育方法要适当，减少儿童精神压力。

3. 及时治疗眼部、鼻部疾病，勿长时间看电视或玩电子游戏。

4. 精神调护，耐心讲解病情，给予安抚和鼓励，避免精神刺激。

5. 饮食清淡，不进食兴奋性和刺激性的饮料和食物。

6. 增强体质，防止感受外邪而诱发或加重疾病。

专家提示

- 抽动障碍中医病因涉及外感因素、饮食因素、情志因素、先天禀赋因素、体质因素、疾病因素等。
- 抽动障碍的病位在肝，涉及心肺脾肾等脏腑。
- 饮食干预及情志干预为中医基础干预方案，需要重视。

体—辨病—辨证"的诊疗模式。

● 诊疗中需要辨体质,辨脏腑,辨虚实,采用"辨

(熊小丽)

## 参考文献

1. 陈宏, 王素梅, 吉晓晓, 等. 类抽动障碍疾病的古籍文献挖掘研究. 北京中医药, 2021, 40 (7): 773-776.

2. 周扬, 白晓红. 小儿体质学说在指导抽动障碍防治方面的研究进展. 云南中医中药杂志, 2021, 42 (9): 88-91.

3. 汪受传. 儿童体质八类法. 南京中医药大学学报, 2019, 35 (5): 518-522.

4. 赵静, 白晓红. 110 例儿童多发性抽动症患儿中医体质分析. 辽宁中医杂志, 2013, 40 (7): 1356-1357.

5. 王煊. 胃肠积热与小儿抽动障碍的相关性病例对照研究. 北京: 北京中医药大学, 2019.

6. 冯春丽, 李春香, 殷丽娟, 等. 抽动障碍致病相关因素及中医健康干预现状分析. 中医儿科杂志, 2021, 17 (4): 96-99.

7. 戎萍, 马融, 韩新民, 等. 中医儿科临床诊疗指南·抽动障碍 ( 修订). 中医儿科杂志, 2019, 15 (6): 1-6.

8. 马融, 韩新民. 中医儿科学. 北京: 人民卫生出版社, 2019.

9. 李建荣, 李显, 孙明月, 等. 针灸治疗儿抽动障碍的网状荟萃分析. 世界中西医结合杂志, 2022, 17 (06): 1079-1084.

10. 程艳, 景晓玉, 王渝评, 等. 耳穴贴压治疗抽动障碍选穴规律分析. 云南中医学院学报, 2019, 42 (02): 70-74.

11. 廖品东. 小儿推拿学. 北京: 人民卫生出版社, 2016.

# 第十九章

# 抽动障碍的动物实验研究

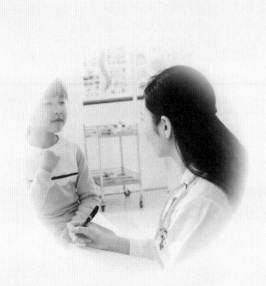

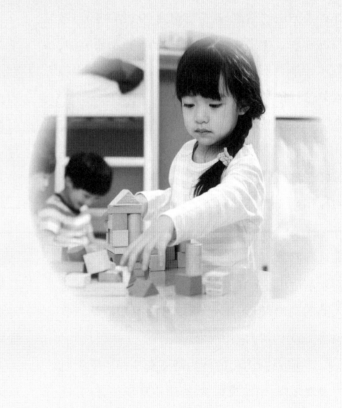

对抽动障碍(tic disorders,TD)的实验动物模型研究约始于20世纪70年代初,在那之前人们对此病的了解甚少。在早期的一些动物实验中由于使用药物而诱导出了某些抽动障碍的症状,随着对该病认识的逐渐加深,人们将这些实验引用和发展为抽动障碍的疾病模型。国内是从20世纪80年代以来才陆续报道此病,尤其近十几年来,由于该病的发病率不断升高,所以对相关研究越来越重视。国内学者从开始关注以临床治疗和流行病学调查为重点的研究,逐渐向基础领域渗透,着手从发病机制上寻找防治该病的方法,利用动物模型的探索性研究也就越来越多。随着分子生物学和基因工程等先进技术和方法在医学领域中的应用和发展,人们对抽动障碍动物模型(animal model)的研究越来越深入。

## 第一节　抽动障碍动物模型建立的基本原则

### 一、抽动障碍实验动物的选择原则

实验动物的选择是研究中的首要问题,选择适当与否往往关系到课题质量、经费开支、研究途径及方法的简繁,甚至影响到实验结果的成败与准确性。在建立抽动障碍的动物模型研究中,除了要遵循医学实验中选择实验动物的基本原则外,还要注意以下几点:

1. 应根据实验动物神经系统的特点来选择。如鼠类、家兔等动物神经系统与人类相似,易受惊吓,特别是小鼠,在发育过程中对听觉很敏感,所以用来研究外部环境对抽动障碍的影响比较好。鼠类的脑室注射,适合一些神经系统的药物筛选实验,对直接观察某些药物对神经系统的影响非常适用。猴的高级神经活动发达,是最接近人类的动物,但条件所限,现有的关于抽动障碍动物实验中实际应用很少。

2. 应根据动物的行为特点来选择。鼠类行为表现多样,情绪反应敏感,适应环境快,探究性强,并可人为唤起或控制其感觉,所以特别适用于行为学的研究。抽动障碍的动物模型必须出现特有的神经性异常行为,如抽动行为和刻板运动,多在固定的较小空间用记录仪器或双盲观察法直接观察计分,鼠类体型较小,是首选动物。

3. 对抽动障碍的病因、预防、治疗及药效学实验,应根据不同的实验目的,选择不同时期、不同品种的动物。如有时需要孕期的大鼠小剂量应用氟哌啶醇等药物和影响因素,出生后再观察对多巴胺激动剂或其他治疗的反应,或用新生仔鼠观察疾病在幼年动物上的发展情况等。

### 二、抽动障碍动物模型的确定原则

随着人们对抽动障碍的研究深入,对动物模型的要求标准也逐渐变化和完善。成功的动物模型不外乎具备以下几个特性:相似性、重复性、可靠性、适用性、可控性、易行性和经济性。因为抽动障碍疾病的多样性和复杂性,建立动物模型时,既要考虑到动物本身的因素,又要考虑到种属之间的差异。

Shaywitz等(1982)建议,一个比较满意的复制抽动障碍伴发注意缺陷障碍的动物模型,应该达到以下标准:①模型应该在生长期的动物上产生,而不是神经生物学意义上的成熟动物,即在行为上应该与临床观察的疾病发展过程相适应,如儿童期发病,成年时症状减弱;②在动物模型上应复制注意缺陷障碍的主要特征,如过度活动、认知困难、环境适应困难等;③动物模型的产生确信与临床紊乱症状的假定发病机制有关;④对药物的反应与临床应用与相关患者的反应一致。

Paul 等(1990)提出理想的神经系统疾病的动物模型应该符合以下标准:①模型应该复制人类疾病的病理生理表现;②动物表现的行为变化应该与人类的紊乱行为相类似;③同样的药物对人和动物的影响应该相同;④动物模型可以提示预防或减轻紊乱行为后遗症的治疗方法。

Simone 等(2013)提出,啮齿类动物的抽动障碍模型应该:①与人类抽动症状极为相似;②所出现的症状具有抽动障碍病因学有关的神经递质系统的功能紊乱;③非常接近常见合并症的表现。

但目前完全达到这些标准的动物模型仅占少数,多数模型实际上仅就疾病的某一个方面进行复制以探讨某一方面的特殊问题。

抽动障碍的动物实验模型除遵循以上原则外还应具备:能再现抽动障碍的特征性行为变化,这是最容易也是最常复制的一个症状,如运动过度、刻板运动;易于复制,最好能在两种以上的动物用专一的方法复制该病;动物能在一段时期内稳定出现症状而不死亡;模型动物出现与抽动障碍患者相似的生化表现,如脑脊液内高香草酸(homovanillic acid,HVA)的浓度减低及尿中 3- 甲氧基 -4 羟基苯乙二醇(3-methoxy-4-

hydroxyphenylglycol,MHPG)减少等,有时还要做有关组织学方面的鉴定。

## 三、抽动障碍动物模型的评价原则

Massoud 等在 1998 年就提出,动物模型的建立需要有一个明确的评价方法,即"效度"。近年来,Swerdlow 等对抽动障碍动物模型的评价提出了一种比较全面的效度标准,即表面效度、预测效度和结构效度三种效度。

### (一) 表面效度

表面效度(face validity)是指模型能在多大程度上模拟抽动障碍的客观行为指标,具有类似所模拟疾病的特异性特征。由于存在着种属间的差别,动物所表现的症状很难被准确地确定其与抽动障碍精神运动行为症状的相同性,所以模型的表面效度最难确定。具有明显表面效度的动物模型并不一定必然反映所模拟的人类抽动障碍的病理生理状态,但是却能帮助直观地了解到这些症状与某些脑紊乱的相关性,尽管尚未证明这样的紊乱与抽动障碍症状之间逻辑上有必然联系。

### (二) 预测效度

预测效度(predictive validity)是衡量模型表现出的抽动症状对治疗措施的反应如何。如果模型所预测问题能够在一定的临床条件下得到验证,则该模型具有预测效度。预测效度模型多数是用来筛选有治疗可能性的药物,也常常用来筛查如抗精神病、抗抑郁和抗焦虑的药物。因此预测效度模型是对抽动障碍治疗进展直接有效的动物模型,尤其是用于探索新的、有效的治疗方法和药物。

### (三) 结构效度

结构效度(construct validity)即模型是否可

以从神经系统结构和功能的角度为抽动障碍提供合理的理论依据。换句话说，如果建立某种抽动障碍模型的理论基础与人类抽动障碍的病理生理机制一致，则这种模型就具有结构效度。具有结构效度的模型不一定兼具表面效度和预测效度。如果造模时能够跨越种属间的差异，在动物模型上直接复制人类抽动障碍发生的生物学机制，则有望建立有结构效度的抽动障碍动物模型。

概括来讲，具有表面效度的抽动障碍动物模型可以帮助严格确定人类症状的定义和诊断标准；具有预测效度的抽动障碍动物模型可通过模型对不同药物的敏感性、特异性和相对的毒理作用等参数评估药物的作用；而要建立较好的结构效度模型，很大程度上依靠目前对抽动障碍病理机制的发现、假说或概念模式，由于目前对抽动障碍发病的病因和病理生理仍不清楚，各类抽动障碍动物模型几乎没有一种能达到完美兼有三种效度，这也给模型的评估带来了一定的困难。因此根据研究的需要选择不同的效度模型，是研究者在实验前要着重注意的问题。

## 第二节　常见的抽动障碍动物模型

1961年，Seignot等首先应用多巴胺受体阻断剂氟哌啶醇治疗抽动障碍取得了明显的效果，继之1966年Ernst和Smelik两位学者在做某些药物实验时就发现，应用多巴胺受体激动剂在动物身上可以诱发一些突发的、反复刻板的肌肉运动等一系列酷似抽动障碍表现的症状和体征。20世纪70年代，Klempel在给帕金森病患者应用左旋多巴（L-dopa）（Klempel，1974）和其他多巴胺激动剂治疗的过程时，发现上述药物可以引起类似抽动障碍样的过度活动和刻板运动，结合实验室的检查证明，脑脊液中高香草酸（HVA）的变化与抽动障碍的一致，并且临床应用多巴胺 $D_2$ 受体（dopamine $D_2$ receptor）受体拮抗剂氟哌啶醇治疗抽动障碍有效，从而引起了人们对多巴胺神经递质在抽动障碍发病中作用的探索，并逐渐开展了相关的动物模型研究。

近些年来，基因工程等先进技术的飞速发展也给抽动障碍动物模型的建立开辟了新的途径。在药物研究领域对抽动障碍动物模型进行分类，常常从发病机制的角度划分，比如以神经系统失调分类法，将动物模型分为与多巴胺（dopamine，DA）能系统有关的抽动障碍动物模型、与5-羟色胺（5-hydroxytryptamine，5-HT）能系统有关的抽动障碍动物模型、与去甲肾上腺素（norepinephrine，NE）能系统有关的抽动障碍动物模型以及与γ-氨基丁酸（γ-aminobutyric acid，GABA）有关的动物模型等。本章节参考了各种分类方法，尝试从实验方法的角度对抽动障碍动物模型加以划分。

### 一、诱发性抽动障碍动物模型

诱发性动物模型是通过物理、生物和化学等致病因素的作用，人为地诱发出具有类似人类疾病特征的动物模型。诱发性动物模型制作方法简便,实验条件容易控制,重复性好,在短时间内可诱导出大量模型,广泛用于药物筛选、毒理和病理机制等研究。但诱发性动物模型是通过人为限定方式而产生的,多数情况下与临床所见自然发生的疾病有一定差异,况且许多人类疾病目前还不能用人工诱发的方法复制,因而又有一定的局限性。根据诱发因素的不同,TD 的诱发性动物模型又分为化学因素诱发性抽动障碍动物模型和免疫机制诱发性抽动障碍动物模型。

### (一) 化学因素诱发性抽动障碍动物模型

这类方法主要是通过化学物质参与代谢实现的,所以在复制动物模型的过程中对动物的品种、年龄和体重存在着剂量、耐药性和副作用的差异。该方法包括一些最经典和最传统的建立抽动障碍动物模型的方法,根据其导致的主要神经递质紊乱的不同,又分为多巴胺神经递质失调模型、5-羟色胺神经递质失调模型等。

多巴胺神经递质失调模型:DA 神经递质失调被认为是抽动障碍最为重要的病理生理机制之一,其可能涉及以下异常:①突触后 DA 受体数量增加或 DA 受体亲和力增强;②DA 神经支配增加;③突触前 DA 异常;④DA 的释放增加。在此基础上建立的动物模型如下:

(1) 亚氨基二丙腈诱导的抽动障碍动物模型:该模型是 1982 年由 Diamond 等创立的。亚氨基二丙腈(iminodipropionitrile,IDPN)是一种中枢神经毒素,在 20 世纪 50 年代以后应用于神经病理学的研究,可造成中枢和外周神经系统持久的病理改变,实验动物可出现 ECC 综合征(excitation with choreiform and circling movements,ECC),兴奋、旋转、舞蹈样运动及头颈部异常运动,这些表现类似人类基底神经节功能异常导致的运动障碍。20 世纪 80 年代起该模型被尝试用作抽动障碍模型,多采用中小剂量、长程给药造模。IDPN 能够导致多种神经递质的紊乱,特别是 DA 下降,以及多巴胺受体 $D_2$(dopamine receptor $D_2$,$DRD_2$)受体升高。

实验动物:可以选择白化雄性 Sprague Dawley(SD)大鼠(200~250g);白化雄性 Swiss 小鼠(20~25g);雄性金黄地鼠(150~200g);白化雄性新西兰家兔(2.5~3.0kg)等。

实验药品及给药方法:IDPN 溶解于生理盐水,剂量为每天 150mg/kg,浓度 100g/0.1ml,给药途经为腹腔注射,每天 1 次,共用 7 天。

评分说明:动物抽动现象在用 IDPN 7 天以后出现,可用双盲法观察评分。每次至少观察 1 小时,主要诱发症状为运动行为和刻板运动,实验中每周都要做 1 次评分。评分标准如下:①运动行为(locomtion)评分:0 分,安静或正常活动;1 分,能过度兴奋;2 分,探究行为增加;3 分,跑;4 分,跑和跳。②刻板运动(stereotypy)评分:0 分,无刻板运动;1 分,旋转行为;2 分,头和颈部的上下运动过多;3 分,头、颈部的上下运动过多加旋转行为;4 分,头向侧摆合并头和颈部的上下运动过多。

该模型操作方法简单易用,动物来源广而经济,复制成功率高。在神经生化学方面,模型鼠脑及血浆中发生改变,尤其单胺类递质含量呈现出多样性变化:脑组织 DA 含量可以降低,NE 和 5-HT 含量增加,$DRD_2$ 亲和力升高,血浆 DA、NE、二羟苯乙酸(dibenzene-hydroxy-acetic acid,DOPAC)、HVA、5-羟吲哚乙酸(5-hydroxyindole-acetic acid,5-HIAA)、谷氨酸、天冬氨酸等含量增加。而部分研究结果显示,纹状体等脑区 DA、DOPAC、HVA、5-HT、5-HIAA、NE 含量却无明显变化。所以该模型既有神经系统功能上的改变,也有生化方面的改变,比较好地复制了人类TD的症状。

(2)DA能药物诱导的抽动障碍动物模型:这类实验首先是从抗精神病药物和对帕金森综合征的治疗研究中发现,应用加强DA活性的药物,如阿朴吗啡(apomorphine,APO)、左旋多巴(L-dopa)、苯丙胺(amphetamine,AMP)、哌甲酯(methylphenidate)等,可以诱发动物的抽动障碍样行为,主要以刻板运动和过度活动为主。因为诱发的症状不能保持长久,严格来讲这类实验不能叫作动物模型,应该属于传统上的神经系统药物筛选实验。这类实验的特点是:诱导的TD症状以刻板运动为主,各种药物所诱导的刻板运动表现不一致,即使同一种药物在各种动物上的表现也不一致,而且其症状出现的程度在一定范围内还与药物的剂量成量效关系,如应用范围在30~100mg/kg的左旋多巴,随药物剂量的增加,其刻板运动出现的次数就会逐渐增高。这类实验种类很多,总结起来主要有以下几类:

A. 以大鼠为实验动物:

a. 苯丙胺(即安非他明,amphetamine,AMP)诱导的抽动障碍动物模型:苯丙胺是一种苯乙胺类中枢神经系统兴奋剂,可促进中枢DA释放,还可抑制神经DA重吸收,并增加其他单胺类递质的分泌。

实验动物:雄性白化SD大鼠(300~350g)。

实验药品及给药方法:α-安非他明3.75mg/kg或苯乙胺(作为α-安非他明替代品)50mg/kg,腹腔注射,每天1次,连续5周。该模型动物可持续1 000~1 400小时。

评分说明:在注射药物后马上进行双盲观察计分2小时,每5分钟记录1次,每隔1天评分1次。主要诱导动物出现刻板运动,其评分标准

为:0分,无刻板运动;1分,探究行为增加,不连续的吸鼻声;2分,偶尔头部摇动,舔咬笼子,易受声音刺激影响;3分,连续头部摇摆,停留在一个位置达5分钟,只受强的声音刺激干扰;4分,连续的头部摇摆,停留在一个位置超过5分钟,不再受强的声波刺激影响。

b. 阿朴吗啡诱导的抽动障碍动物模型:阿朴吗啡为$D_1$和$D_2$受体激动剂,主要是通过增强黑质-纹状体DA系统的功能,诱导和增强动物出现舔、嗅、咬等刻板运动。

实验动物:150~200g大鼠。

实验药品及给药方法:阿朴吗啡2.0mg/kg皮下注射。

评分说明:把动物分别放入笼内,熟悉环境10分钟后,进行观察计分。计分方法:0分,无刻板运动;1分,动物不连续地嗅,常伴有兴奋活动;2分,动物连续地嗅,头稍有活动,伴有周期性的兴奋活动;3分,动物连续地嗅和头部活动,伴有不连续的咬、啃和舔的动作,并有很短的兴奋活动期;4分,动物连续地咬、啃和舔,无兴奋活动期,有时全身迅速移位。

c. 氟哌啶醇诱导的抽动障碍动物模型:本实验的原理是在大鼠妊娠末期给予氟哌啶醇,可使胎鼠纹状体DA受体的密度降低,出生后应用DA试剂可产生类似抽动障碍的异常反应。

实验动物:每笼3只雌性SD大鼠,每只重200~250g,另放一只有生殖能力的雄鼠。每天早晨检查直至证明受精(作为孕期第1天记录),孕期母鼠单独饲养,仔鼠出生后,每窝挑选10只,食物和水随时供给,每天12小时光照(7:00~19:00),控制环境温度(22±1)℃,湿度40%~50%。

实验药品及给药方法:氟哌啶醇用85%的乳酸溶解后,配成浓度为每毫升盐水中含2.5mg

或 5.0mg 的等张液,用 1mol/L 的 NaOH 调到 pH=5,放在 5℃ 环境保持每周新鲜。孕鼠从孕 4 天开始用药,分别按 2.5mg/kg 或 5.0mg/kg 腹腔注射,对照组注射等量的盐水,直到孕 19 天,注射时需避开孕鼠的子宫。

评分说明:新生鼠分别在出生后 10 天、15 天和 30 天进行行为测定。测定行为前将它们分别从每窝拿出,称重后放入一清洁的塑料笼里熟悉环境 15 分钟,首先皮下注射等量的盐水,15 分钟后在动物颈部再分别皮下注射阿朴吗啡 0.3mg/kg 或对照盐水,然后记录行为(注射过阿朴吗啡的动物不能继续用于其他实验)。

一般的活动用运动测量计法记录。每次记录 1 小时,每 5 分钟合计 1 次。刻板运动计分标准如下:0 分,缺少刻板运动,正常运动性活动;1 分,不连续地嗅,周期性的探究活动;2 分,连续地嗅,不连续的嘴部运动,很短周期的探究行为;4 分,连续的嘴部运动,缺少运动性活动。

本实验的特点是不仅诱发出动物的行为反应,而且在动物生长的过程中伴有纹状体受体的功能改变,所以适用于抽动障碍病因学及治疗学的研究。

d. 6- 羟基多巴胺(6-hydroxydopamine,6-OHDA)诱导的 TD 动物模型:6-OHDA 是一种神经毒素。1972 年 Breese 及其同事首先使用 6-OHDA 进行 DA 系统破坏的实验,后经 Bennett 等反复证实,最后认为此模型是复制了抽动障碍的一种症状轻微的脑功能失调(minimal brain dysfunction,MBD),按照 DSM-Ⅲ 的标准称为注意缺陷(attention deficit disorder,ADD),由此提出了 ADD 动物模型的标准,同时也被看作是抽动障碍动物模型的一种。

实验动物:雄性大鼠 220~250g。

实验药品及给药方法:先予以 NA 摄取阻断剂去甲丙米嗪 25mg/kg 腹腔注射,以增强 6-OHDA 对 DA 神经末梢的特异毒性作用。动物麻醉后固定在立体定位仪上,将 6-OHDA 8μg/(1.5μl·2min)注入内侧前额叶皮层(medial prefrontal cortex,位于 A(anteroposteriorly from the bregma,前囟门前后)+10.3;V(ventrally from the skull,距离颅骨深度)−1.0;L(laterally from the midline,中线左右旁开)+/−0.8mm 处,术后 4 周用开阔法测定实验动物的自发运动和阿朴吗啡(1mg/kg,腹腔注射)诱导的运动性活动。

评分说明:同上。

此模型利用 6-OHDA 降低局部功能性 DA 水平的作用,可导致动物出现皮层下的 DA 超敏现象,使动物表现抽动障碍样的过度活动和注意缺陷,对抽动障碍病因的研究有一定帮助。

B. 以小鼠为实验动物:

实验动物:同窝新生 5 天的小鼠。

实验药品及给药方法:腹腔注射去甲丙米嗪 20mg/kg,1 小时后脑池注射 6-OHDA(100μg 6-OHDA.HBr,溶解于容积为 25μl 的生理盐水中)。

评分说明:药物注射 30 分钟后将动物放入一个透明树脂玻璃的笼内,内放有三排安装水管和食物的钢支架,观察行为计分 1 小时。需记录的刻板运动和运动性活动有以下几种:a. 不活动,即站或坐着不动;b. 走动,即在笼内走或跑;c. 爬,即前爪搭在笼子边或水瓶上;d. 站立(rearing),即两前爪完全离地;e. 进食,即啃咬食物;f. 饮水,即咬住水瓶;g. 嗅,即在笼内四处嗅;h. 理毛行为(grooming),即自我舐或舔的动作;i. 搔(scratching),即用后腿搔抓身体。

一般在鼠崽出生后的第 1 个月内进行 9 次

行为观察,每次将动物单放入一个笼内并立即进行双盲观察1小时。

该实验是利用神经毒素6-OHDA在幼年小鼠进行脑池注射,其原理是损坏小鼠脑内的DA系统,产生快速和持久的降低DA浓度的效应,可以使脑内的DA比对照组浓度降低10%~20%,但是不影响脑内的NE和5-HT浓度。动物在生长发育过程中出现DA受体超敏现象,导致过度活动和ADD症状的出现,尤其在大鼠2~3周时最明显,以后随着大鼠的成熟,这些症状渐渐消失,疾病的过程和症状与临床TD的过度活动和ADD近似。

C. 以猫为实验动物:

实验动物:雄猫体重为2.5~3.5kg,饲养于71cm×50cm×42cm的笼里,实验前预先放入1m×1m×1m的观察室4次,每次1小时,并且接受1~2次的对照盐水注射,每次于注射后做预实验观察。

实验药品及给药方法:为避免引起呕吐,实验当天勿喂食。可用以下两种方法诱导:a.α-安非他明硫酸盐7.5mg/kg,阿朴吗啡10mg/kg,浓度为5ml/kg,腹腔注射。注射药物后应马上进行40分钟的行为观察。b.盐酸苄丝肼30mg/kg,腹腔注射,30分钟后再用左旋多巴100mg/kg,腹腔注射,然后马上进行行为观察,计时80分钟。应注意,一只猫一次只能接受一种药物,如需重复实验,阿朴吗啡和安非他明需间隔至少2天,而左旋多巴则需间隔1周。

评分说明:观察者通过一个闭路电视对动物进行评分,诱导动物表现的行为变化主要有:身体姿势的改变,头部的位置和运动,爪的运动,面部或躯干的运动,猫的叫声和不自主的行为,如流涎、排便、排尿或呕吐等。以上每种行为必须

持续3分钟以上才可认定。

本实验的特点是:诱导的刻板运动和运动障碍并不能完全被区分;实验结果与药物有量效关系;每种药物诱导的动物行为不太相同,如左旋多巴诱导的运动障碍较少见,阿朴吗啡常诱导出一种高频率的肢体抽动;实验结果出现与保持时间与药物有关,如苄丝肼诱导的刻板运动是在用药后50分钟出现,阿朴吗啡是在10分钟后出现,可持续30~40分钟。

本实验可用于TD的病因研究和药物筛选,近年应用较少。

D. 以豚鼠为实验动物:本实验是通过长期给动物应用抗精神病药物,使纹状体DA受体部位长期被DR阻滞剂占用,而出现DR超敏的状态,从而容易对DA试剂产生类似抽动障碍的异常行为。

实验动物:雄性白化豚鼠,重250~325g,每笼2只饲养。

实验药品及给药方法:实验分为前期、中期和后期三部分。前期实验的目的是使动物对药物的反应一致而进行的预实验。实验开始以前先给动物称重,放入观察笼内1小时以后,给予阿朴吗啡,按照0.2mg/kg剂量皮下注射,诱导刻板运动,10分钟以后进行70分钟的行为评分。然后按需要将动物分为对照组和实验组,皮下注射氟哌啶醇0.5mg/kg或等量的盐水,连续3周后停药3天,再用同样的方法以阿朴吗啡诱导,并进行第2次行为评分,此为中期实验。1天以后分组口服左旋多巴200mg/kg或卡比多巴(carbidopa)20mg/kg及安慰剂,3周以后停药3天,再次用阿朴吗啡的方法诱导进行第3次行为评分,此为后期实验。

评分说明:刻板运动计分标准如下:0分,无

刻板运动;1 分,偶尔舔格子(笼子壁)和偶尔发生的探究行为;2,偶尔啃咬笼子,易受房间里的活动或声音影响;3 分,持续而强烈地啃咬一个部位,无运动性活动,只受大的声音影响;4 分,持久而连续地啃咬一个部位,不受声音的影响。

本实验是从迟发性运动障碍的动物模型引申而来,特点是在刻板运动发生的同时伴有 DA 受体功能的变化,与抽动障碍的发病机制类似,故可以应用于抽动障碍的症状学及治疗学的研究。

(3)5- 羟色胺神经递质失调模型:和 DA 一样,5-HT 也是中枢性神经递质,它主要来自脑干的中缝核,在大脑内广泛存在。有研究发现 TS 患者的血清中 5-HT 的水平降低,其代谢产物 5-HIAA 在脑脊液和基底神经节也是降低的,但在皮层部位正常。药理学证据表明,许多调节 5-HT 活性的药物(如奥氮平)对抽动的治疗有效,从而提示 5-HT 系统在抽动的发病机制中起作用。很多抽动障碍的动物模型是通过 5-HT 的前体或 5-5-HT 受体激动剂全身给药的方法构建的。Hayslett 等采用 2,5- 二甲氧 -4- 碘苯 -2- 氨基丙烷(2,5-dimethoxy-4-iodophenyl-2-aminopropane,DOI)诱导抽动障碍模型。DOI 为选择性 5-HT(2A/2C)受体激动剂,由于抽动障碍患者存在 5-HT 神经元缺陷或受体的高敏感性,利用 DOI 可引起啮齿类动物运动异常——小鼠表现为持续头部抽动(head twitch response,HTR)和舔食前爪;大鼠表现为 HTR 或耸肩等,这种行为能部分模拟 TD 的临床表现,因此作为抽动障碍动物模型用于多种临床药物的药效评价。

A. 以大鼠为实验动物:

方法:SD 大鼠,雄性,200~220g,清洁级,DOI 1mg/kg,每天 1 次,连续给药 15~21 天,表现

为爪的动作、自咬行为增加。

B. 以小鼠为实验动物:

方法:DOI 腹腔注射 1mg/kg,多采用长程给药,连续 14 天或 21 天。用药后动物 HTR 行为可持续 2~3 小时,连续给药 21 天,停药后小鼠产生较持久的 HTR 行为。由于动物品系和剂量不同,也有不同的表现。如增加剂量至 2.5mg/kg 时,除了以上行为外,小鼠还出现搔抓头部、颈部等刻板行为。

(4)γ- 氨基丁酸(GABA)神经递质失调模型:GABA 是一种抑制性神经递质,尸检、磁共振波谱学(magnetic resonance spectroscopy,MRS)、正电子发射计算机断层显像(positron emission tomography,PET)和动物实验均证实 TS 患者存在的 γ- 氨基丁酸(gamma aminobutyric acid,GABA)的功能异常。巴氯芬是一种 $GABA_B$ 受体激动剂,对 TS 有不同程度的疗效,也支持 GABA 的异常是抽动障碍可能的机制之一。通过脑内局部注射 GABA 受体拮抗剂,可以构建 TD 动物模型,这一模型对研究抽动障碍有如下优点:①诱导出的症状是可逆的,仅存在数个小时;②症状可以被迅速诱导出来,通常仅需要 2~10 分钟;③可以反复在同一部位进行操作;④在不同的部位(如感觉运动环路、边缘系统等)局部注射可以引出不同的刻板症状。

A. 以大鼠为实验动物:用 $GABA_A$ 拮抗剂如印防己毒素(picrotoxin)或荷包牡丹碱(bicuculline)直接注入大鼠纹状体,诱导出双侧肢体或者面部的运动障碍,包括重复出现的肌肉抽搐和突然快速的双侧肢体的屈曲,然后随之出现缓慢的放松,面部出现鬼脸表情和伸舌等。其原因是由于纹状体的 GABA 能神经元参与运动的调节,该方法也在猴模型中诱导出口面部的运动

障碍。

方法：成年 SD 大鼠，荷包牡丹碱溶于生理盐水或人工脑脊液，终浓度为 1μg/μl，注射量为 0.5~1μl，在 1~3 分钟的时间内通过显微注射到纹状体。在注射之前进行 10 分钟的行为学评估，注射后至少观察 40 分钟（如果没有出现抽动行为）或者出现的抽动行为消失后再观察 10 分钟。其抽动症状均出现在注射的对侧，抽动程度差别较大，从单个爪子的抽动到肢体的抽动甚至躯干的偏转。抽动症状出现的时间平均为显微注射后的（6±3）分钟，持续时间平均为（45±18）分钟。

B. 以小鼠为实验动物：

方法：C57BL/6 雄性小鼠，2.5~5 月龄，予以 2μl 印防己毒素，显微注射至纹状体 / 皮质，2 分钟内注射完成，显微注射后 5 分钟、15 分钟、25 分钟、45 分钟分别评估一次小鼠头部和四肢的抽动情况，计算时间点 5 分钟内抽动的次数及总的抽动次数，该模型小鼠抽动行为表现为刻板的举起对侧的前后爪子或摇头（纹状体），探索，嗅、舔后爪（皮质）等。

（5）兴奋性氨基酸失调模型：谷氨酸是大脑主要的兴奋性神经递质，尸检、MRS 等检查提示 TS 患者的苍白球、运动前皮质谷氨酸降低。Smith 等将谷氨酸直接注入成年大鼠纹状体，可诱导动物出现旋转行为的抽动障碍。

方法：将谷氨酸受体激动剂［红藻氨酸（kainic acid，KA）、α- 氨基 -3- 羟基 -5- 甲基异噁唑 -4- 丙 酸（amino-3-hydroxy-5-methylisoxazole-4-propionic acid，AMPA）直接注入成年大鼠的纹状体，可诱导出旋转行为，诱导出的行为可以被谷氨酸受体拮抗剂、动作电位阻滞剂河豚毒素、DA 受体拮抗剂阻断，提示谷氨酸受体激动剂诱发旋转行为可能是 DA 依赖的，其可能引起了 DA 释放的增加。

评分标准及方法：0 分，无明显运动；1 分，旋转行为；2 分，垂直的头部和颈部运动障碍；3 分，垂直的头部和颈部运动障碍加旋转行为；4 分，头侧摇动伴有垂直的头部和颈部运动障碍。谷氨酸直接注入纹状体引起的功能改变可能是因为谷氨酸含量增加对神经细胞毒性作用所致。将谷氨酸直接进行脑室注射或尝试在幼年小鼠饲养，也可出现类似症状。

### （二）免疫机制诱发性抽动障碍动物模型

近年来，人们发现 A 族 β- 溶血性链球菌感染相关的儿童自身免疫神经精神疾病（pediatric autoimmune neuropsychiatric disorder associated with streptococcal infections，PANDAS）日益增多，引发了对抽动障碍发生的免疫学相关因素的探索。PANDAS 免疫假说的理论基础是：M 蛋白是 A 族链球菌的主要毒素，能与包括大脑组织在内的人体抗原决定簇发生免疫交叉反应。研究发现在 TS 患儿抗链球菌 M12 和 M19 蛋白抗体滴度增加，患儿血清中发现有增高的抗基底神经节抗体（ABGA）。链球菌 M 蛋白的氨基酸序列和基底神经节的抗原有同源性，溶血性链球菌侵入机体后，可通过免疫识别而引起免疫应答，产生了相应的抗体，由此可能通过分子机制识别人体正常的基底神经节组织并产生交叉反应，导致 ABGA 的出现，从而引起了抗神经元抗体介导的中枢神经系统功能障碍，导致运动和行为异常。近年有报道 20%~35% 的抽动障碍发病与感染后自身免疫病理损害有关，其中约 10% 与 A 族溶血性链球菌感染有关。

免疫介导的动物模型，主要是基于以上有关抽动障碍（TD）的发病机制所探索的各种办法，有些方法是干扰了免疫信号、有些则是依赖自身抗体和免疫系统而诱导 TD 的症状,是具有结构效度的模型。TD 的免疫动物模型主要采用的是以下 4 种方法:①外周或中枢注射细胞因子或其他免疫调节剂,改变与 TD 相关的神经元功能和行为。②免疫接种可能诱导交叉反应产生自身抗体的微生物的免疫原性成分;这些自身抗体是针对 TD 相关神经环路,例如皮质 - 纹状体 - 丘脑 - 皮质环路中的 DA 能通路。③将含有与神经元或其他中枢神经系统的常驻细胞相结合的自身抗体的血清(使用来自受感染患者或直接接受抗原免疫的动物的血清),通过外周或中枢注入初生动物体内,从而破坏中枢神经系统的信号转导和行为。④在小鼠品系或转基因中进行的研究,这些小鼠在接触特定环境刺激后会自发产生自身抗体或产生免疫异常。

**1. 免疫因子诱发的 TD 模型** 不同的促炎症细胞因子对行为有不同的影响,其模式与这些细胞因子在引起大脑单胺类物质以及细胞因子受体区域特异性变化相关。雄性 BALB/c 小鼠腹腔注射 IL-2,能够影响中枢神经系统结构中 DA 的释放,不仅导致前额叶皮层中 DA 的更替,也导致海马和下丘脑中 NE 的利用增加。IL-6 可诱发了高水平的 5-HT 以及海马和前额叶皮层的 DA 活动。IL-1 可诱发了中枢 NE、5-HT 和 DA 活动的各种变化。用 IL-2 或 IL-6 处理的小鼠群体都表现出更多的挖掘和直立行为。IL-6 处理的小鼠也表现出更多的运动性和梳理行为。相反,IL-1 与移动和非移动探索水平的明显下降有关。IL-2 介导的攀爬行为的增加被 SCH 23390[一种多巴胺 D1 受体(DRD1)的拮抗剂]和 DRD2 拮抗剂 Sulpiride 阻断,而非竞争性 N- 甲基 -D- 天冬氨酸(N-methyl-D-aspartic acid,NMDA)受体

拮抗剂 MK-801 则没有影响。这些行为激活作用的细胞因子特异性,与这些不同的细胞因子相关的区域特异性单胺能递质变化,以及对神经药物的反应模式,可能为理解导致 TD 重复性运动异常的一些机制提供依据。

**2. 交叉免疫诱发的 TD 模型** 一些免疫功能改变或对自身免疫性疾病发展敏感的小鼠品系和转基因模型已被证明表现出重复的行为模式。Mady Hornig 等用自身免疫性疾病易感的 SJL/J 小鼠品系来建立 TD 实验模型。用 GAS 原液(M6 型)免疫该品系小鼠,小鼠表现出在开场实验以及社会互动测试实验中直立行为增加。直立行为与血清中的抗 GAS 和抗脑抗体水平以及脑中 IgG 沉积存在密切相关。在后来的研究中观察到其他行为异常,如在社会互动测试中梳理行为的增加和在旋转棒测试中运动协调减少。强迫性梳理行为的出现被认为与社会应激有关,与 TD 表现一致。

BTBR T+tf/J(BTBR)小鼠品系是一个例子,该品系主要是作为孤独症谱系障碍(autism spectrum disorders,ASD)的模型而开发的,但它显示出与 TD 中描述的免疫紊乱和行为障碍相重叠的特征。BTBR 小鼠的血清 IgG 和 IgE 增加,与 TD 的一些报告相似,此外,BTBR 小鼠血清中 IgG 同型的抗脑抗体增加,这与它们外周血中分泌 IgG 的 B 细胞和脑中 IgG 和 IgE 沉积的高水平相一致。

**3. 患者血清诱发的 TD 模型** 在动物模型研究中,将来自 TD 受试者或对照组的血清,或从这些血清中提取的 IgG,微注射入雄性 Fischer 344 大鼠纹状体,可导致大鼠出现运动刻板性和发作性发声,并持续数天。将含有高水平抗神经或抗核抗体的 TD 血清注入大鼠外侧纹状体

后,同样发现了口部刻板行为。在确定 TD 血清具有免疫活性的 120kDa 蛋白靶点为超极化激活核苷酸门控阳离子通道 4(hyperpolarization-activated and cyclic nucleotide—gate cation channel 4,HCN4)蛋白后,将针对 HCN4 蛋白的抗体注入大鼠纹状体,导致刻板行为的剂量依赖性增加。

TD 免疫模型的构建方法多样,目前尚无公认的 TD 免疫模型,选取几种建模方式介绍如下,见表 19-1。

**表 19-1 基于免疫机制建立的动物模型**

| 动物 | 实验组 | 对照组 | 给药途径 | 给药次数 | 中枢神经系统病理生理改变 | 行为学表现 |
| --- | --- | --- | --- | --- | --- | --- |
| SJL/J 小鼠雄性及雌性交配后产幼鼠 | 0.4μg IL-2/0.5ml PBS 中孕期(孕 12 天开始)给药 | PBS | 腹腔注射 | q.d.,共 5 天 | — | 自我梳理、直立增加,条件性眨眼获得减少 |
| BALB/c 小鼠,雄性,3 月龄 | IL-2/IL-6 200ng | PBS | 腹腔注射 | 1 次 | IL-2:DA ↑,NE ↑ IL-6:DA ↑,5-HT ↑ | IL-2:挖掘、直立、探索新事物增多 IL-6:挖掘、梳理增多 |
| SD 大鼠,雄性,8 周龄 | TS 患者的血清 10μl | ADHD 血清/PBS | 显微注射到纹状体 | 1 次 | 在丘脑发现来自人的抗 HCN-4 抗体 | 刻板动作增加,类似抽动症状(如前爪梳理)增加 |
| BALB/c 小鼠,雄性,2~3 月龄 | 抗链球菌 IgM 抗体 6.25/12.5μg | PBS | 皮下注射 | 1 次 | 纹状体、运动皮层 IgM 升高;免疫反应增强 | 刻板行为增加;上下摆动头、吸吮、梳理行为增多 |
| SJL/J 小鼠,雄性/雌性,4~6 周龄 | GABHS 2.5μl | PBS | 皮下注射 | 3 周 1 次,共 3 次 | 抗脑组织抗体升高,脑内多个部位 IgG 升高 | 直立、梳理行为增多;服从、防御逃脱行为增多;协调、社交行为减少,学习能力下降 |
| Wistar 大鼠,孕鼠,8~12 周龄 | LPS 100μg/kg 孕中期(孕 9.5 天)给药 | 生理盐水 | 腹腔注射 | 1 次 | 纹状体 DA 合成减少 | 雄性子鼠重复性行为增多 |

注:PBS,磷酸缓冲盐溶液(phosphate buffered saline);LPS,脂多糖(lipopolysaccharide)。

## 二、基因工程抽动障碍动物模型

目前研究证明基因变异是抽动障碍病因之一。通过生物工程技术人为改变动物遗传性状而获得的抽动障碍模型,可作为重要的疾病研究、药物研发及探索人类基因功能的工具。基因工程抽动障碍动物模型主要包括以下几种类型:

### (一)转基因抽动障碍动物模型

抽动障碍的发生与遗传因素导致的早期脑皮质 - 纹状体环路的功能障碍有关,即神经回路发育缺陷假说。尽管缺少详尽的资料证明这一假说,但是人们仍一致认为额叶皮层、基底神经节和基底神经节内部回路与抽动的发生有关。有关抽动障碍患者局部脑功能的研究也表明,这一回路中有多个部位活动低下,如额叶、尾状核、海马旁等处,DRD₁ 和 5-HT2A/2C 受体活动过度,DICT-7 模型即是建立在此学说的基础上。

D1CT-7 小鼠模型: Campbell KM 等(1999)研究的 D1CT-7(D1 receptor with cholera toxin)转基因小鼠模型,为拟皮质边缘叶谷氨酸能神经回路的动物模型,部分模拟了人类 TD 类似的强迫障碍样行为。该模型通过编码表达胞内霍乱毒素的 A1 亚基,激活皮层的刺激性 G 蛋白,增加皮质边缘叶 D₁、5-HT2A/2C 神经元内的环 - 磷酸腺苷水平,引起回路中传出神经元释放过量的谷氨酸。同时还激活杏仁体内的 DA₁ 和 GABA 神经元,直接刺激谷氨酸的释放。导致诱发模型鼠出现强迫样的刻板行为如头部震动、旋转、攀爬、跳跃等,雄性模型鼠要比雌性模型鼠表现得更加多动不安,模拟了人类抽动的男性发病率高于女性,抽动的出现多发生在幼年模型鼠而非成年模型鼠,这体现了人类抽动发病多在幼年期,该模型还能部分地模仿人类的 OCD 症状。用氟哌啶醇可以抑制抽动行为,而肾上腺素能受体阻断剂可乐定也缓解模型鼠的抽动行为,但不能减少 OCD 症状。这类动物模型虽然可以复制抽动障碍,呈现较高的表面效度和结构效度,但模型小鼠也出现了与抽动障碍不同的一些症状,比如惊厥阈值的下降等,因此揭示有更加复杂的病理机制参与其中。

D1CT-7 小鼠携带有一个转基因(通过将霍乱毒素胞内酶 A1 亚基连接到人 DRD1 受体启动子上产生),导致位于梨状皮质第二层、体感皮质第二层和第三层、杏仁核夹层上的 DRD1 神经元的亚组慢性活化。D1CT-7 小鼠表现出许多与 TD 相类似的症状,从生后第 3 周(大致相当于 TD 发病年龄)开始出现突发性轴性抽动,有性别倾向。雄性的 D1CT-7 小鼠症状更为严重和复杂,而且这些症状能够被抗精神类药物或可乐定控制。D1CT-7 小鼠的表观预测及效应预测均很好,但是在结构效应上仍有质疑。因为皮层第二、三层的锥体细胞主要是皮层内的水平投射,它接受大量的 DA 神经元的传入,通过 D1 受体的活化加强突触后膜的兴奋性,导致皮层活动增强,但这与 TD 患者中观察到的皮层活动减少不一致。尽管如此,D1CT-7 小鼠仍被认为是最佳的 TD 基因变异验证模型。

**(二)基因突变抽动障碍动物模型**

**1. DAT-KD 小鼠模型** 这种突变小鼠是通过插入四环素调节系统到 DAT 基因(*SLC6A3*)第 2 外显子的 5′ 未翻译区域,下调 DAT 表达而获得的明显降低的 DAT 表达 TD 模型。模型鼠在本能的固定行为模式基础上自发产生过多的刻板行为、活动亢进以及过度追求某种刺激等异常行为,类似于抽动障碍样抽动,与 D1CT-7 转基因小鼠行为部分交叠。基底节神经回路中 DA 能通路过度兴奋,可能参与 DAT-KD 小鼠刻板行为的产生,其中黑质网状部启动小鼠刻板行为,新纹状体前背侧部则与刻板行为的连续性有关。因此 DAT-KD 小鼠成为兼具表面效度和结构效度的拟基底神经节回路 TD 模型。

**2. MAOA 基因敲除小鼠模型** 单胺氧化酶 A(monoamine oxidase A,MAOA)是 5-HT 和 NE 代谢的关键酶,在 DA 的降解中起重要作用。MAOA 基因敲除小鼠会表现出自发的重复刻板行为以及攻击性。MAOA 基因敲除小鼠的体感皮质明显受损,其可能可以作为研究 TD 患者该区域的神经解剖学改变的模型。

**3. SLITRK1 基因缺失小鼠模型和 Slitrk1 基因突变模型** 人 SLITRK 基因和小鼠 SLITRK 基因家族成员的染色体定位及排列顺序高度同源,这个基因组与皮层、丘脑和基底神经节的神经突起和分支的生长有关,参与 TD 的遗传发病机制。

SLITRK1 基因缺失小鼠模型:Katayama 等研发的 SLITRK1 基因敲除小鼠,表现为焦虑和抑郁样的行为变化,特别在高架十字迷宫、趋避冲突实验和悬尾实验中都有阳性表现。使用可乐定可以有类似对 DICT-7 模型的作用,减少焦虑样的行为。尽管该模型没有表现出抽动障碍样的刻板和抽动症状,但是神经生化分析揭示,在模型鼠前额叶皮质、纹状体和伏隔核的 NE 和其代谢产物水平生高,具有较高的结构效度。

SLITRK1 还有突变模型:该模型为 SLITRK1 基因序列突变所致,是一种少见的拟皮质 - 纹状体 - 丘脑 - 皮质(CSTC)回路模型。小鼠、猴、人类大脑皮质锥细胞胞质囊泡及树突体小泡中富含 SLITRK1,而哺乳类动物纹状体的纹体部 SLITRK1 表达尤其明显,其表型多变,功能保守,编码单次跨膜蛋白,参与 CSTC 回路的发展,该基因突变模拟了 TD 可能的发病机制。

**4. DTSZ 突变仓鼠模型** 该模型为原发性阵发性张力障碍模型,以面部扭曲、肢体过伸等张力障碍姿势为主要表现,同时该模型模拟了多数抽动障碍患儿成年后抽动自然缓解的病史特点,纹状体 GABA 能中间神经元受抑,脚内核神经元活力降低,基底神经节输出减少可能参与该模型运动异常的发生。因 DTSZ 突变仓鼠模型部分模拟了人类严重抽动障碍的表现,成为近年来探讨抽动障碍发病及治疗的颇具前景的动物模型。

**5. "观星"鼠模型** "观星(stargazer)"是对模型鼠头部运动的形象描述。15 号染色体单基因退行性突变,导致模型小鼠出现重复定型的抬头、弓颈动作,同时伴发共济失调及持续终生的频发长程惊厥行为。模型大鼠(Zucker rat,观星大鼠)出现类似"观星"动作,伴发耳聋,身材矮小,能量需求增加,甘油三酯下降等。观星鼠模型主要模拟了人类抽动障碍的头部抽动表现,是一种具有表面效度的模型。

还有 SNAP、PCLB、JAG1 等基因缺失突变所致的小鼠模型。其中 SNAP 基因编码 25kD 突触相关膜蛋白 25(synaptosomal-associated protein 25,SNAP-25),该蛋白与突触结合蛋白、突触小泡蛋白相互作用,导致突触前囊泡靠近易发生胞吐的部位,从而参与神经递质胞外释放,调节小鼠运动机能。SNAP-25 缺乏的突变小鼠表现为自发性过度活动,用于探讨 TD 样过度运动行为的神经生化学机制。中枢 SNAP-25 表达下降,DA 利用率下降,NE 调节异常,可能参与了该模型的异常运动。

**(三)其他因素诱导的抽动障碍动物模型**

**1. 应激刺激诱导的刻板运动模型** 该模型首先在 1975 年被 Antelman 及其同事描述,后被 Peter J. Knott 等发展为抽动障碍的模型,着重观察抽动障碍的刻板运动变化,了解应激刺激和抽动障碍之间的关系。利用应激刺激可诱导大鼠出现一系列的刻板运动变化,并且同时伴有尾核 DA 的释放及脑脊液中的 HVA 水平升高,表明该行为反应有 DA 的中介,这种情况与以上提到的苯丙胺等诱导 DA 过度活动一致,并与在临床观察中常见到应激刺激可以使抽动障碍患者的症状加重的情况类似。

方法：雄性 SD 大鼠，200~230g，用一尾夹夹住鼠尾 300 秒，采用旷场试验（open field test），通过闭路电视进行双盲行为计分，主要观察的刻板运动有舔、咬、啃等行为。如需用药物实验，则在上述计分后立即给药，30 分钟后重新施于尾夹并再次观察计分 300 秒，每次都由受过一定训练的人员观察。本实验所用的尾夹，要求每次使用的力度均等，以造成动物偶尔出声的中等疼痛为好。

此类模型的建立因为使用应激刺激的种类和方式的界定而备受争议，比如刺激强度和刺激时间以及刺激间隔的不同，疼痛刺激、浸水刺激和束缚刺激等刺激类型的区别，还有动物对刺激产生的耐受和习惯等。另外，该模型所面临的应激刺激和人类感受到的抽动障碍症状，证明有下丘脑 - 垂体 - 肾上腺轴和相关的去甲肾上腺素能通路参与发生，揭示了该系统对机体免疫系统和 DA 系统的影响，也可能参与了抽动障碍的发病。

**2. 隔离式诱导法** 单独笼养动物，可影响神经元的可塑性，导致皮质、海马区谷氨酸和 5-HT 等神经递质功能异常。雄性 CF-1S 品系的小鼠，重约 28g，随机地放入群养笼（5 只 / 笼）作为对照，实验组独养（1 只 / 笼），35 天后开始测量行为。3 分钟一个周期进行行为交叉观察，包括头或四肢的抽搐、旋转行为的出现、发声、重复的行为（翻筋斗、爬、扭曲或搔抓）、攻击行为（咬、抓、好斗或与另一动物格斗）、运动行为（locomotor）的变化（用格子通道法测量）、随机运动（后腿的姿势改变、挖洞和咀嚼的行为等）。这些行为是独养动物的特殊表现，很少发生在对照组群养动物。

该动物模型的特点是操作简便，实用性强。虽然该模型与临床上抽动障碍的症状不完全相同，但其诱导的行为同时伴有与临床相似的包括脑内的代谢酶、DA 受体和氨基酸浓度的生物化学变化，同时提示环境、心理和饮食等因素对抽动障碍发病的重要影响，所以在抽动障碍病因研究、药物筛选各方面的应用非常有价值。

**3. 前脉冲抑制诱导的抽动障碍动物模型** 该模型建立的理论基础是抽动障碍患者在抽动症状发生之前，可以有多种不适的感觉出现，即感觉性抽动，这些感觉症状是运动性或发声性抽动的先兆症状（先兆感觉），有研究认为，超过 90% 的患儿有过这样的经历。主要反映感觉运动门控功能（sensorimotor gating）的缺失，以至于大脑不能阻止过量信息的进入，导致认知能力缺失和对外界环境适应能力的降低。研究并测量感觉运动门控机制的方法之一是对惊吓反射的前脉冲抑制（prepulse inhibition，PPI），PPI 是指一个弱的刺激对一个能引起惊吓反应的听觉或触觉刺激的抑制性效果。抽动障碍患者往往存在 PPI 缺失，低水平 PPI 培育的幼鼠在空间实验与操作实验中都表现出持续的重复行为，类似人类抽动障碍的运动行为。

Swerdlow 等（2013）将大鼠放于专门测试惊吓反射的测试箱，模拟人类抽动障碍患者的感觉冲动先兆，包括不同的惊吓反射刺激和不同的刺激时间，与只给予背景声音的无刺激组对照，从而测试大鼠的行为改变，提供了一种非药物诱导的抽动障碍动物模型。动物实验中用 DA 激动剂阿朴吗啡可使大鼠的 PPI 降低，出现抽动障碍的行为，DA 活动过度是导致 PPI 降低的重要因素，所以这种动物模型可以预测 DA 受体拮抗剂对抽动障碍的治疗作用。应用西拉唑啉（cirazoline）可以破坏大鼠的 PPI，而给予去甲肾上腺素类药物能够扭转西拉唑啉的破坏作用，故证明此类药物具有抗抽动作用。以 PPI 下降为基础的动物模型,虽然未能直接模拟 TD 的抽动表现,但因模拟了人类抽动障碍的感觉冲动先兆而具有一定的应用价值。

## 第三节　抽动障碍动物模型的应用和生物学意义

动物模型用于疾病的神经生物研究主要目的有:①开发新的治疗手段或者目标以改善人类的疾病;②揭示疾病的病理过程,以进一步了解人类的神经病理机制。但是具体到每一种疾病,一定要应用比较医学的原理,辨证地看待每一个实验结果,既要考虑到人类疾病的特征,又要考虑到种属之间的差异,正确评估动物模型,才能将其合理地运用。神经科学研究的一个基本目的是要搞清并治疗中枢神经系统的紊乱,尽管目前对脑的功能和行为的正常及异常有了更加深刻的理解,但我们仍不能有效地治疗大多数神经和精神性疾病。因此要依赖发展相应的疾病动物模型借以说明疾病的根本神经机制,同时也可对治疗有所提示。

### 一、抽动障碍动物模型的药物学研究应用

人类疾病动物模型的一个长期存在的科学和临床价值之一就是评估、实验和发展各种治疗药物和方法。20 世纪 60 年代起,Janssen 等人所用于抗精神病药物筛选的动物实验,因抽动障碍的病因学进展,而后发展作为抽动障碍的动物模型,所以在药效学方面的应用是抽动障碍动物模型最早探索、也是最广泛的应用领域。如前所述,不同的抽动障碍模型具有不同效度,各模型均是部分模拟人类抽动障碍的行为学、生理学、

神经生化学特征及其病理表现。同时已有的抽动障碍模型存在自身局限性,或缺乏体现抽动障碍临床实质特征的形态学表现,或改善模型动物行为的药物用于临床无效,或临床有效的药物不能改善模型动物的行为、生化学变化。因此,要综合研究目的、实验条件、模型效度特点来选择模型工具,以使得抽动障碍的动物药物实验更具针对性、合理性和说服力。

IDPN 诱导的动物模型能比较全面地反映抽动障碍的行为特点,表面效度明显、稳定、持久,也具有一定的结构效度,虽近期有人研究发现预测效度不大,但最早应用氟哌啶醇可以完全阻断由 IDPN 诱导的刻板运动,氯氮平、可乐定可以有协同作用,都是通过该模型应用而推向临床的。这些早期的实验对后来人类抽动障碍的治疗起着重要的指导作用,并且还从很多方面帮助人们对抽动障碍的病因有所了解。

DA 能药物诱导的抽动障碍动物模型,是预测效度较好的模型,所以广泛应用于药物的筛选,不仅仅用于抗精神病药物的评价,最多见的是评价抗 DA 能药物对抽动抑制的疗效。苯丙胺模型体现的好斗、易激惹的特点,揭示中枢神经兴奋增高的结构效度,阿朴吗啡模型因为影响单胺能递质系统,可以部分地模拟临床抽动障碍患者的行为学和神经生化改变,而具有结构效度。应用这两类模型,同多数预测效度模型一

样,主要用于急性药效的实验,但应特别注意诱导的行为变化与药物之间的量效关系。这两种模型表面效度较短暂,因此在慢性药物的研究应用中受限。

DOI 诱导的鼠头部抽动模型与抽动障碍相似性较大,模型相对较为稳定,表面效度明显、持久,具有预测效度,通过影响 5-HT 能神经系统而具有结构效度,5-HT 受体阻滞剂对于 DOI 诱导的啮齿类动物的刻板行为具有抑制作用,所以这个模型为治疗研发提供了新的途径。但是,由于模型建立的基础仍是药物激动剂与拮抗剂之间的相互作用,因此其应用较为局限。

对中草药制剂治疗抽动障碍的作用等研究,多采用 IDPN 和 DOI 等诱导的表面效度持续较长并具有预测效度的动物模型,以利用其对持久阳性体征改变的观察。近年来国内尝试的一些滋肾平肝、息风化痰的中草药制剂,如菖麻熄风片、芍麻止痉颗粒、九味熄风颗粒等,应用这些模型验证其治疗作用,对临床探索抽动障碍的中医治疗学研究有着一定的意义。

由于抽动障碍本身具有反复发作、时好时坏的病程特点,所以采用预测效度模型评价抗抽动障碍药物的长期疗效比较困难,需采用大样本的对照试验。还有很多抽动障碍患者的心理或者感觉症状需要自我描述,这些都是在动物模型上难以实现的。特别是治疗药物的开发很大程度上依赖于对抽动障碍发病机制、病理生理的研究进展,以及对与抽动障碍发病有关的正常神经生理的了解,所以目前的药理学研究并不拘泥于一个完善的模型或者假说,并且又受药物种类及药物剂量的影响,同时尚未涉及其他可能的致病因素,例如药源性因素和遗传因素的作用,所引起的模型动物行为学的改变尚不全面,还需建立其他的动物模型进行补充和完善。

## 二、抽动障碍动物模型的病因学研究应用

抽动障碍的发病因素非常复杂,很难用单一的生物化学缺陷来揭示所有的症状,况且有一些缺陷更可能是形态上的改变,抽动障碍动物模型产生的多样化也说明了这一问题。近年来各种生物化学、组织化学及生理学方法等在患者和实验动物中应用,也大大促进了对人类抽动障碍的探索过程。总结目前的抽动障碍动物模型有关其发病机制的研究集中在几个大方面:

### (一) 神经功能失调对抽动障碍发病影响的研究

**1. 多巴胺能神经系统** 中枢 DA 系统功能的改变与抽动障碍的发病有一定关系早已是公认的事实,DA 系统活动亢进有可能由突触前 DA 神经元的过度支配引起,其原因可能是由于 DA 受体超敏反馈抑制了突触前的 DA 释放,及 DA 在突触间隙转运数目增加使 DA 清除增强,也有可能是由突触后 DA 受体超敏感造成的。TS 的患者脑脊液中 HVA 低于正常对照组,且降低程度与症状严重程度明显相关,这些也在动物模型中得到验证。实验动物突触间隙 DA 含量下降,DA 的主要代谢产物 HVA 含量也下降。用氟哌啶醇后脑脊液中的 HVA 水平增高。苯丙胺诱导的刻板运动主要依赖于 DA 的增多,但当细胞外的 DA 浓度达到高峰后下降时,却有强烈的刻板运动出现。因此提示 DA 可能作为一系列行为反应的"扳机点"。但是导致 DA 系统功能亢进的原因很多,比如 DA 递质释放增加、转运体的功能增强等。有研究认为在纹状体 DA 系统的功能主要靠 DAT 调控,当 DA 水平较低时 DAT

调节纹状体 DA 的释放，$D_2$ 受体调节 DA 释放则需要较高浓度的 DA 刺激。在放射自显影技术中，使用放射配体可以在动物实验中观察脑内某些受体的分布情况。有实验证明 DOI 诱导的 TD 动物模型中发现额叶 $D_1$ 受体 mRNA 表达增高，阿朴吗啡作为 DA 突触后 $D_1$ 和 $D_2$ 受体激动剂诱导抽动障碍模型，也直接证明了抽动障碍与 DA 系统的密切关系，这对于进一步探索抽动障碍的发病和治疗机制有很重要的意义。

2. 5-HT 能神经系统　5-HT 神经调制系统，在整个中枢神经系统中参与多种生理功能的调节，包括情绪、饮食、睡眠和认知等，与很多精神疾病如 OCD、抑郁症等的发生有关，人们认为也与抽动障碍这种伴有 OCD 等症状的疾病发生有关。但是多年的研究报告结果却有相互矛盾的现象，因此其在抽动障碍发病中的生理作用至今不清楚。临床检查发现抽动障碍的患者基底神经节、脑脊液中 5-HT 的主要代谢产物 5-HIAA 水平均低于正常对照组，且降低程度与症状严重程度明显相关。单光子发射计算机体层摄影术研究发现，患者的 5-HT 转运体密度下降，患儿存在 5-HT 神经元缺陷或受体的高敏感性。DOI 诱导产生的 TD 模型，以及注射抽动障碍患儿抗体的免疫诱导的 TD 模型，均表现出 5-HT 转运体表达增高、5-HT 含量下降，现有证据表明 5-HT 是通过 DA 系统的相互作用而影响到 TD 发病的。

3. NE 能神经系统　NE 是参与中枢和外周的神经调制系统，与 DA 等其他调制系统在多个水平相互作用。如在分子水平 DA 作为 NE 的前体直接影响到 DA 和 NE 的含量；在系统水平，NE 能神经元与 DA 能、ACh 能和 5-HT 能神经元有密切的通路联系，因此 NE 的自然和药理的变化均导致其他神经调制通路活动的相应改变。

NE 调节认知、记忆、注意和行为的功能，与应激反应紊乱、焦虑、抑郁和注意缺陷等疾病的发生有直接关系。这也是为何 NE 在抽动障碍共患病发病机制中的作用被特别注意的原因，如抽动障碍患者常伴有的 ADHD 症状和对应激刺激的反应变化等。动物实验中，应用 NE 受体激动剂可以影响 PPI 的作用，在 IDPN、基因缺失小鼠和基因突变小鼠的模型中，伴有脑中 NE 浓度增高等改变，揭示 NE 在抽动障碍发病机制中的调节作用。

4. GABA 能神经系统和兴奋性氨基酸　GABA 是中枢神经系统中的一种抑制性神经递质系统，虽然很多神经调制系统都与抽动障碍的典型症状有关，但是有证据表明皮质 - 基底神经节 GABA 系统的失调，可以引起重复的肌肉痉挛样抽搐或称舞蹈样运动障碍。GABA 诱导的抽动障碍动物模型，主要是干扰了基底神经节局部的神经传递，这是参与人类抽动障碍疾病的投射到纹状体的部分环路。利用 GABA 拮抗剂微量注射到感觉运动环路，可以诱导动物出现简单的抽搐。近来的研究用 GABA 拮抗剂注入纹状体，诱导出口面部、前肢和后肢的运动障碍，局部用药诱发的动物模型揭示了在运动性抽搐和伴随的 OCD 或 ADHD 之间的联系。Gittis 等证明，GABA 抑制剂在小鼠诱导出的运动失常，伴有纹状体中间神经元快速放电（fast spiking interneurons，FSIs）的阻断，这同在抽动障碍患者选择性丧失 FSIs 的情况相同，揭示了 GABA 能神经系统的抑制性 FSIs 的丧失或者功能紊乱，在运动性抽动的发病中起到了主要作用。

许多年来，在抽动障碍发病有关皮质 - 基底神经节环路和缺陷的病理生理学假说中，DA 能神经系统一直占主导地位。在此前提的基础上开发了很多当前常用的药理研究动物模型。然而在神经化学、神经生理学和神经影像学的研究进展中,给我们的提示是在抽动障碍的发病机制中,起最重要传递作用的可能是 GABA 能神经系统而非 DA 能神经系统,也包括经典的皮质-基底神经节环路和小脑。鉴于此观念的进展,局部应用 GABA 拮抗剂诱导的抽动障碍动物模型,同时具备了较好的表面效度和预测效度,结合不同的 DA 类的模型平台,将会给探索抽动障碍的病因学、症状学以及治疗提供一条充满希望的非常重要的途径。

抽动障碍的发病与兴奋性氨基酸也有关。内源性神经兴奋性物质包括如谷氨酸、天冬氨酸等兴奋性氨基酸(excitatory amino acids,EAA),在维持神经系统兴奋性的稳定与平衡上起着重要的作用。EAA 不但可通过与相应受体结合参与中枢神经系统信息传递,而且还可以作为内源性兴奋毒素破坏中枢神经细胞,导致中枢神经功能障碍,谷氨酸通过 NMDA 受体参与对纹状体刻板行为的调节,并影响纹状体 DA 释放。在纹状体一些多突中间神经元,可同时接受皮质和丘脑的髓板内核群谷氨酸能神经传出的信息,通过 AMPA 和 NMDA 受体使 DA 能活动进一步增强。据报道应用正电子发射断层显像技术,用示踪物 $^{18}$ 氟标记去氧葡萄糖($^{18}$FDG)时,能在 TS 患者脑影像中发现,其基底神经节葡萄糖的利用率平均超出正常水平的 16%。在对脑缺血的研究中发现,兴奋性氨基酸,如谷氨酸、丙氨酸、门冬氨酸等,逸出细胞外可发生神经毒性作用,影响神经功能。如在以上多种类型的动物模型的生化改变中,很多伴有脑内谷氨酸增高的现象。微量注射谷氨酸激动剂 KA 和 AMPA 到纹状体的背侧和腹侧,可以导致大鼠运动异常,该区域认为是接受皮质感觉和运动功能投射的部位,而此

作用可以被 AMPA 阻断剂 DNQX 所阻断。有报道称兴奋性氨基酸可能在发育早期对基底节和边缘系统过度的营养作用,导致神经元数量异常地增多和突触过度派生以致异常环路的形成,产生多发性抽动和秽语。直接注射谷氨酸进入纹状体可直接诱导抽动障碍症状的出现,笔者等也观察到谷氨酸对发育期大鼠脑发育的影响,与抽动障碍的症状发生有关,说明谷氨酸参与抽动障碍的发病,进一步提示饮食结构的持久改变尤其是幼儿期的影响或许是近年来国内抽动障碍发病率升高的因素之一。

中脑腹侧被盖(ventral tegmental area of the midbrain,VTA)的非 N-甲基-门冬氨酸(non-NMDA)受体,已公认可以使听神经核(nucleus acumbens,NAC)的 DA 释放增多。动物实验中应用 dizocilpine(NK-801),可诱导动物出现明显的过度活动并伴随 NAC 的 DA 水平的增高,预先向 VTA 注入 non-NMDA 的阻断剂 CNQX 的动物,则不出现以上变化,所以,该结果表明 VTA 内的 non-NMDA 受体参与以上过程,这与 Brito 建议的抽动障碍神经生物学发病假说一致,由此也提示参与抽动障碍发病的受体机制远比现已了解的要复杂得多。

**(二)个体发育对抽动障碍发病影响的研究**

在抽动障碍发病过程的研究中,大脑发育的重要性已被长期以来的临床观察所证实,人类大脑神经细胞的功能特点,及其控制机制的研究和大脑不同发育成熟时期的研究,为探讨该病与大脑各成熟时期之间的关系提供了重要依据。随着对抽动障碍认识的加深,人们已经充分认识到了大脑生长发育各个重要阶段受损与成年期持久性病理损害之间的必然联系,许多人类抽动障碍被认为是起因于妊娠及围产早期。抽动障碍

动物模型对病因学方面更进一步的研究非常重要，在 Roger Kurlan 提出的假说(1994)中认为：抽动障碍可能是儿童正常脑发育的一种表现，尤其是基底神经节在发育过程中不同程度的异常表现，如抽动障碍、OCD 和 ADHD 这些症状在一定的环境因素和遗传因素作用下可以出现，其中遗传因素决定症状的程度，而环境因素决定是否表现抽动障碍的症状，估计至少有 3% 的儿童只在童年时期有短暂的症状或几乎没有症状。有报道表明食物成分可以影响某些行为，如维生素 $B_1$ 或色氨酸的缺乏和过量的丙氨酸，能促进或诱导攻击行为的出现，动物进行 3 周以上特殊食物的独养，则出现一系列的抽动障碍症状，并且脑内出现明显的 DA 受体浓度的改变，其变化程度与症状出现程度相关。

神经元及神经胶质细胞，可促进中枢神经系统的结构和功能的修复与重建。获得公认的神经回路发育缺陷假说认为，抽动障碍是由于在脑发育早期基因改变和/或外部原因导致的皮质-纹状体发育早期基因改变和环路功能异常，根据这一理论研究出的转基因模型和基因工程类的抽动障碍模型，表面效度直接，种类多样，可以用来作为不同的研究需要，但因其成本高、来源少，较少用于药物的筛选。PPI 模型对感觉门控系统的发育缺陷的研究有很大的帮助。刘秀梅等利用大鼠抽动障碍的模型，采用立体定向脑内注射法，将神经干细胞移植到大鼠纹状体内，结果减少抽动障碍大鼠的刻板行为，从某一方面印证了抽动障碍神经细胞损伤的假说，这或许为抽动障碍的临床治疗提供了一条新的探索途径。

### (三) 自身免疫对抽动障碍发病影响的研究

近年来抽动障碍发生的免疫假说引起了人们极大的兴趣。免疫学的异常可以解释部分易感人群发生的潜在机制，即抽动障碍发病与由 A 族溶血性链球菌或其他病原体所触发的自身免疫机制有关，大量的实验研究证实，免疫调节机制的确参与了抽动障碍的发生。与这一免疫假说有关的动物模型也就应运而生，而且这些免疫介导的动物模型如果建立在基因工程模型的基础上，则表现出由生殖细胞遗传的基因通过干细胞影响到神经抗原的特异性，出现了某些特异的抗体分子识别的特异抗原区，这可能是导致抗体介导的抽动障碍患者易感的原因，而其实质则有待于进一步利用免疫介导的和基因工程结合的抽动障碍动物模型探讨。

### (四) 遗传对抽动障碍发病影响的研究

比人类较低等的动物如小鼠有超过 90% 的基因组与人类相同，与抽动障碍有关的大多数基因和大脑基质在人类、灵长类和啮齿类动物之间都相同。尽管大脑结构不完全相同，但是在发育中高级的大脑皮质，特别是皮质-纹状体-苍白球-丘脑回路中的联系，在各物种之间多数相同，因此动物模型对人类遗传方面的研究有很大参考价值。而抽动障碍遗传特征较强，在抽动障碍研究的进展中，有可能涉及基底神经节结构和发展的基因相关多态性和突变的各个方面。*SLITRK1* 基因突变抽动障碍患者的比例虽不大，但可提供一个探索发病机制的角度，比如 *SLITRK1* 敲除小鼠就是一个抽动障碍相关的模型，*SLITRK1* 的蛋白和分子调制活动的研究具有帮助确定抽动障碍的基因位点和作用等意义。

### (五) 抽动障碍动物模型在心理治疗方法和新技术探索中的应用

抽动障碍的治疗目前很大程度上依赖于药物，正如很多人类疾病的治疗都是建立在不完全了解其病因的基础上，抽动障碍疗法的探索主要是靠对神经系统的生理和抽动障碍病理学方面进展的有限的了解。但是抽动障碍本身的很多症状与自我感觉的心理因素有关,仅靠药物治疗解决不了,临床观察到抽动障碍的抽动症状可以作为一种操作性条件反射加以负强化,所以尝试应用"习惯逆转治疗(habit reversal therapy,HRT)"等一些心理疗法作为一种治疗手段,这也同时对抽动障碍伴随的 OCD 等共患病症状有一定疗效。但类似的疗法在动物模型上就很难发挥操作与完成。可是,作为研究深部脑刺激(deep brain stimulation,DBS)等治疗新方法,动物模型则可以帮助探索对抽动障碍治疗的刺激位点、刺激强度等参数。应激刺激和分离饲养动物诱导的抽动障碍模型,在一定程度上帮助我们了解了心理环境因素等对抽动障碍的影响和对新技术、新治疗手段的探索。

### (六) 抽动障碍动物模型在解剖病理学中的应用

1957 年就有人报道,在一例抽动障碍的尸解研究中,结果发现,死亡患者脑部纹状体含有丰富 DA 的细胞群中有一种异常的细胞类型。学者 Pulst 推测抽动障碍患者在锥体外系中,特别是在纹状体部位,可能存在着一种亚显微病灶,这种病灶可能与该区的产伤、发育不良或变性有关。如通过动物实验大鼠的脑组织病理切片和免疫组化发现,IDPN 诱导的抽动障碍动物模型发现大脑海马区神经元结构及数目出现明显病理性改变,主要累及海马及周边核团(尾核、壳核、隔核、纹状体)神经元的功能。目前的实验研究尚缺乏足够有关抽动障碍的形态学发现,相信随着未来更深入的比较形态学的研究,结合包括组织化学研究技术在内的各种研究方法,同时在人类和实验动物模型上进行观察和比较,能进一步揭示抽动障碍的病因和病理改变。

目前国内抽动障碍动物模型以 IDPN、DOI 等化学因素诱导的动物模型为主,主要研究抽动障碍防治药物的作用机制,侧重于模型的表面效度、预测效度,而结构效度模型的研究略显不足。而国外抽动障碍动物模型以生物因素诱发模型、基因工程模型为主,探究抽动障碍可能的发病机制,侧重于模型的结构效度,尤其重视神经回路模型的研究。随着各国学者对抽动障碍发病机制研究的日益深入,结构效度动物模型的研究将会成为抽动障碍动物模型研究的热点、难点和发展趋势。总之,抽动障碍动物模型的研究和运用,不仅对研究人类抽动障碍非常有价值,而且对以后该病的治疗学、药效学甚至正常人脑功能的研究都有着不可估量的价值和意义。

## 第四节　抽动障碍的动物实验研究与转化应用

在转化医学领域中,动物模型也被广泛用于开发抽动障碍的新药。抽动障碍动物实验研究在揭示抽动障碍的病理生理学机制方面已经取得了显著的进展,这些进展为临床治疗提供了新的方向和治疗方法。许多治疗抽动障碍药物的作用机制通过动物模型实验获得。抽动障碍动物实验研究是开发抽动障碍治疗药物及进行人类抽动障碍临床试验的重要科学依据。

例如,通过给小鼠和大鼠注射药物,如IDPN、苯丙胺、阿朴吗啡、6-OHDA、DOI、巴氯芬、谷氨酸受体激动剂等化学因素诱发性动物模型以及免疫介导和应激刺激诱导的动物模型,可以引起类似于人类抽动障碍的运动障碍。这些模型已经被广泛用于研究如 DA、5-HT、GABA 和谷氨酸能神经递质系统,以及其相关的神经信号通路在抽动障碍发生发展中的作用,为理解抽动障碍的病理生理学的发展,研究新的治疗方式提供了重要的支持。

除了上述诱发性抽动障碍动物模型,基因工程动物模型也越来越被广泛应用于抽动障碍的研究中。例如,通过破坏小鼠基因中的某些关键因子 *MAOA* 基因、*SLITRK1* 基因,可以使小鼠表现出类似于人类抽动障碍的症状。利用基因工程手段将人类相关基因导入小鼠实验动物体内或者敲除或敲降相关基因的表达等,可获得与人类抽动障碍相似的症状表现,从而揭示疾病发生机制。

虽然动物模型为研究和治疗抽动障碍提供了一些重要的发现和突破,但由于抽动障碍的复杂性和个体差异性,使用动物模型仍然存在一定的局限性。因此,与临床试验相结合,才能更好地理解抽动障碍的病理生理学,并开发有效的治疗方法,帮助抽动障碍患者更好地控制症状和提高生活质量。

## 专家提示

- 抽动障碍动物模型的评价包括表面效应、预测效应、结构效应。
- 常用的抽动障碍的模型包括化学因素、免疫介导的诱发动物模型,以及转基因和基因突变的基因工程模型。
- 抽动障碍的动物模型可应用于抽动障碍病因学的研究、疾病发生机制及新药的开发等。

（陈燕惠　柯钟灵　刘　健）

## 参考文献

1. JOHNSON KA, WORBE Y, FOOTE KD, et al. Tourette syndrome: clinical features, pathophysiology, and treatment. Lancet Neurol, 2023, 22 (2): 147-158.

2. AUGUSTINE F, SINGER HS. Merging the pathophysiology and pharmacotherapy of tics. Tremor Other Hyperkinet Mov (NY), 2019, 8: 595.

3. LONG H, WANG C, RUAN J, et al. Gastrodin attenuates neuroinflammation in DOI-induce Tourette syndrome in rats. J Biochem Mol Toxicol, 2019, 33: e22302.

4. 柯钟灵, 陈燕惠. 抽动障碍动物模型的研究进展. 中国实验动物学报, 2020, 28 (3): 416-422.

5. LAMOTHE H, TAMOUZA R, HARTMANN A, et al. Immunity and Gilles de la Tourette syndrome: a systematic review and meta-analysis of evidence for immune implications in tourette syndrome. Eur J Neurol, 2021, 28 (9): 3187-3200.

6. GILBERT DL. Inflammation in tic disorders and obsessive-compulsive disorder: are PANS and PANDAS a path forward？ J Child Neurol, 2019, 34 (10): 598-611.

7. BAUMGAERTEL C, SKRIPULETZ T, KRONENBERG J, et al. Immunity in Gilles de la Tourette-syndrome: results from a cerebrospinal fluid study. Front Neurol, 2019, 10: 732.

8. HONGYAN L, ZHENYANG S, CHUNYAN W, et al. Lipopolysaccharide aggravated DOI-induced Tourette syndrome: elaboration for recurrence of Tourette syndrome. Metab Brain Dis, 2017, 32 (6): 1929-1934.

9. LONG H, WANG C, RUAN J, et al. Gastrodin attenuates neuroinflammation in DOI-induce Tourette syndrome in rats. J Biochem Mol Toxicol, 2019, 33 (5): e22302.

10. WILLNER P. Validation criteria for animal models of human mental disorders: learned helplessness as a para-

digm case. Prog Neuropsychopharmacol Biol Psychiatry, 1986, 10 (6): 677-690.

11. GODAR SC, MOSHER LJ, DI GIOVANNI G, et al. Animal models of tic disorders: A translational perspective Sean. J Neurosci Methods, 2014, 238: 54-69.

12. DIAMOND BI, REYES MG, BORISON R. A new animal model for Tourette syndrome. Adv Neurol, 1982, 35: 221-225.

13. LEMMON ME, GRADOS M, KLINE T, et al. Efficacy of glutamate modulators in tic suppression: A double-blind, randomized control trial of D-serine and riluzole in Tourette syndrome. Pediatr Neurol, 2015, 52 (6): 629-634.

14. CAMPBELL KM, DE LECEA L, SEVERYNSE DM, et al. OCD-Like behaviors caused by a neuropotentiating transgene targeted to cortical and limbic D1+ neurons. J Neurosci, 1999, 19 (12): 5044-5053.

15. FOWLER SC, MOSHER LJ, GODAR SC, et al. Assessment of gait and sensorimotor deficits in the D1CT-7 mouse model of Tourette syndrome. J Neurosci Methods, 2017, 292: 37-44.

16. QI Y, ZHENG Y, LI Z, et al. Genetic studies of tic disorders and Tourette syndrome. Methods Mol Biol, 2019, 2011: 547-571.

17. ZHONGLING K, YANHUI C, GUOFENG C, et al. Neuroinflammation in a rat model of Tourette syndrome. Front Behav Neurosci, 2022, 16: 710116.

18. SMITH ID, TODD MJ, BENINGER RJ. Glutamate receptor agonist injections into the dorsal striatum cause contralateral turning in the rat: involvement of kainate and AMPA receptors. Eur J Pharmacol, 1996, 301 (1-3): 7-17.

19. ZALCMAN S, MURRAY L, DYCK DG, et al. Interleukin-2 and-6 induce behavioral-activating effects in mice. Brain Res, 1998, 811 (1-2): 111-121.

20. MUELLER PJ, FYK-KOLODZIEJ BE, AZAR TA, et al. Subregional differences in GABAA receptor subunit expression in the rostral ventrolateral medulla of sedentary versus physically active rats. J Comp Neurol, 2020, 528 (6): 1053-1075.

21. CHANNER B, MATT SM, NICKOLOFF-BYBEL EA, et al. Dopamine, immunity, and disease. Pharmacol Rev, 2023, 75 (1): 62-158.

22. FOX MA, PANESSITI MG, HALL FS, et al. An evaluation of the serotonin system and perseverative, compulsive, stereotypical, and hyperactive behaviors in

dopamine transporter (DAT) knockout mice. Psychopharmacology (Berl), 2013, 227 (4): 685-695.

23. JINDACHOMTHONG K, YANG C, HUANG Y, et al. White matter abnormalities in the Hdc knockout mouse, a model of tic and OCD pathophysiology. Front Mol Neurosci, 2022, 15: 1037481.

24. LI H, WANG Y, ZHAO C, et al. Fecal transplantation can alleviate tic severity in a Tourette syndrome mouse model by modulating intestinal flora and promoting serotonin secretion. Chin Med J, 2022, 135 (6): 707-713.

25. MARTINO D, JOHNSON I, LECKMAN JF. What does immunology have to do with normal brain development and the pathophysiology underlying Tourette syndrome and related neuropsychiatric disorders? Front Neurol, 2020, 11: 567407.

26. KREILAUS F, CHESWORTH R, EAPEN V, et al. First behavioural assessment of a novel Immp2l knockdown mouse model with relevance for Gilles de la Tourette syndrome and autism spectrum disorder. Behav Brain Res, 2019, 374: 112057.

27. WANG D, TIAN HL, CUI X, et al. Effects of Jian-Pi-Zhi-Dong decoction on the expression of 5-HT and its receptor in a rat model of Tourette syndrome and comorbid anxiety. Med Sci Monit, 2020, 26: e924658.

28. CADEDDU R, BÄCKSTRÖM T, FLORIS G, et al. Isoallopregnanolone reduces tic-like behaviours in the D1CT-7 mouse model of Tourette syndrome. J Neuroendocrinol, 2020, 32 (1): e12754.

29. YANG L, WANG X, LIU X, et al. Striatal syntaxin 1A is associated with development of Tourette syndrome in an iminodipropionitrile-induced animal Model. Dis Markers, 2022, 2022: 1148191.

30. RAPANELLI M, FRICK L, JINDACHOMTHONG K, et al. Striatal signaling regulated by the H3R histamine receptor in a mouse model of tic pathophysiology. Neuroscience, 2018, 392: 172-179.

31. TIAN X, OU G, HU S, et al. Integrated network pharmacology and experimental verification to explore the molecular mechanism of Jingxin Zhidong formula for treating Tic disorder. J Ethnopharmacol, 2023, 305: 116114.

32. Swerdlow NR. Update: studies of prepulse inhibition of startle, with particular relevance to the pathophysiology or treatment of Tourette Syndrome. Neurosci Biobehav Rev, 2013, 37 (6): 1150-1156.

第二十章

# 互联网上与抽动障碍
# 有关的信息资源

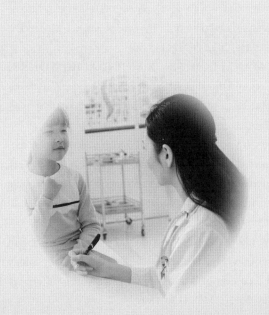

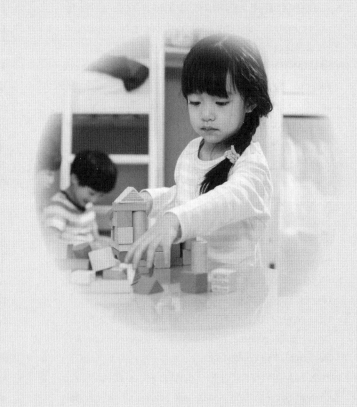

互联网（internet）是一个覆盖全球的开放信息网，由各种不同类型和规模的、独立运行和管理的计算机网络组成的世界范围的巨大计算机网络——全球性计算机网络，为当今世界上最大的计算机网络服务系统，有"信息高速公路"之称，是一个不断扩大与更新的巨大信息库，代表着不断增长的无限的信息资源。它超越地域的限制，时刻为全人类提供宝贵的信息。由于它的信息内容包罗万象，又具有极好的时效性，因而显得日益重要，且不可替代。组成互联网的计算机网络包括小规模的局域网（LAN）、城市规模的区域网（MAN）以及大规模的广域网（WAN）等。这些网络通过普通电话线、高速率专用线路、卫星、微波和光缆等线路把不同国家的大学、公司、科研部门以及军事和政府等组织的网络连接起来。自 20 世纪 60 年代以来，互联网以指数形式的速度扩展，为人们提供了一种全新的信息交换方式，人们可以通过互联网浏览网页、上传或下载需要的资源、发送电子邮件、在线聊天、网上购物、使用 ChatGPT 等。它已成为人们在科学研究、社会生活、商业活动等诸多方面共享信息的重要手段。

## 第一节　互联网上与医学有关的信息资源

### 一、接入互联网

接入互联网的方法比较多，接入方式可以分为两大类：直接连接和间接连接。直接连接是单台电脑通过专线、拨号等方式连接互联网；间接连接是多台电脑通过专门的网络设备或通过网络服务，共享同一个互联网的接入点，连接到互联网。家庭用户大多采用直接连接方式，单位用户一般都采用间接连接方式，即通过局域网接入因特网。

互联网的接入方式通常有以下几种：①利用公共电话网接入：利用一条可以连接互联网服务供应商（internet service provider，ISP）的电话线、一个账号和调制解调器拨号接入。其优点是简单、成本低廉；缺点是传输速度慢，线路可靠性差，影响电话通信。②综合业务数字网（integrated service digital network，ISDN）：窄带 ISDN（NISDN）以公共电话网为基础，采用同步时分多路复用技术。它由电话综合数字网（telephone integrated digital network）演变而来，向用户提供端到端的连接，支持一切话音、数字、图像、传真等业务。目前应用较广泛。虽然采用电话线路作为通信介质，但它并不影响正常的电话通信。而宽带 ISDN（BISDN）是以光纤干线为传输介质的，采用异步传输通信模式 ATM 技术。③非对称数字用户线路（asymmetric digital subscriberline，ADSL）：ADSL 是以普通电话线路作为传输介质，在双绞线上实现上行高达 640kbps 的传输速度，下行高达 8Mbps 的传输速度。只需在线路两端加装 ADSL 设备，就可获得 ADSL 提供的宽带服务。利用 ADSL 上网时，ADSL Modem 产生三个信息通道，即一个为标准电话通道；一个为 640kbps~1Mbps 上行通道；一个为 18Mbps 的高速下行通道。④有线电视网(cable television network):遍布全国,许多地方提供有线电视网接入互联网方式,速率可达10Mbps以上。但是有线电视网是共享带宽的,在某个时段(繁忙时)会出现速率下降的现象。⑤光纤接入(FDDI):利用光纤电缆兴建的高速城域网,主干网络速率可高达几十Gbps,并推出宽带接入。光纤可铺设到用户的路边或楼前,可以以100Mbps以上的速率接入(光纤并不入户)。⑥卫星接入:一些ISP提供卫星接入互联网业务,适合偏远地区需要较高带宽的用户。需安装小口径终端(VSAT),包括天线和接收设备,下行数据的传输率一般为1Mbps左右,上行通过ISDN接入ISP。⑦DDN专线:专线的使用是被用户独占的,费用很高,有较高的速率,有固定的IP地址,线路运行可靠,连接是永久的,带宽范围在64kbps~8Mbps。

目前最常用的接入方式是ADSL接入,就是通常所说的宽带接入。使用ADSL方式接入互联网,首先要在ISP处开通ADSL服务,获取用户名和密码,安装好ADSL Modem,然后在计算机操作系统中建立好拨号连接即可。ADSL使用电话线作为传输介质,支持宽带应用服务,能够提供高速的上传和下载服务,实现上网与打电话两不误,而且上网速度比普通Modem连接或ISDN连接快几十倍。与传统Modem比较,其连接方式基本一样,只不过中间多了一个分频器。另外,Modem变成了ADSL Modem,而且从ADSL Modem连接到计算机的线路是双绞线,其他线路都是电话线。

使用ADSL不仅可以实现单台计算机接入互联网,还可通过增加路由器、交换机等设备实现小型局域网接入互联网,常用于家庭用户和中、小型企事业单位,能实现家庭用户或同一单位的资源共享。

无线接入也是目前使用较多的互联网接入方式,要实现无线接入,需要有一个无线网络覆盖的区域,需要的设备有无线网卡和无线路由器,无线路由器是在原有的路由器功能上增加了无线访问的功能。安装好相应的设备以后,在计算机操作系统中搜索无线网络并接入即可。

## 二、互联网常用服务方法

互联网提供的服务非常丰富,除了能够浏览网页和发送电子邮件外,可以使用微信、QQ和朋友在线聊天,及时交流;可以拥有自己的网络空间,发表日志,上传图片;还可以足不出户,在线购物,在线学习,使用ChatGPT等。

### (一) 使用微信

微信(wechat)是腾讯公司于2011年1月21日推出的一个为智能终端提供即时通信服务的免费应用程序。微信提供公众平台、朋友圈、消息推送、微信支付等功能,微信用户可以通过"摇一摇""搜索号码""附近的人""扫二维码方式"添加好友和关注公众平台。微信用户可以通过智能手机客户端与好友分享文字与图片,并支持语音聊天、视频对讲、建立微信群等功能。微信软件本身完全免费,使用任何功能都不会收取费用。

### (二) Email

Email即电子邮件,是一种通过互联网与其他用户进行联系的现代化通信手段。收发电子邮件是现在很流行的一种通信方式,相较传统的通信方式,电子邮件更为简便、快捷和高效。只要申请了电子邮箱,任何人都可以随时随地给其他人发送邮件。

### (三) 使用QQ

QQ是一种即时通信软件,它允许用户即时

在线聊天,还可以实现便捷的文件传输、音视频对话、发送趣味表情包等多种功能。在电脑上安装了 QQ 软件后,双击桌面上的"腾讯 QQ"图标,启动 QQ,申请 QQ 账号;拥有了 QQ 账号以后,就可以用它和朋友们在线交流了。

### (四) 使用博客

博客(blog)就是以网络作为载体,简易迅速便捷地发布自己的心得,及时有效轻松地与他人进行交流,再集丰富多彩的个性化展示于一体的综合性平台。博客是现在流行的个性化个人空间,也可以理解为是个人网页,内容按照时间顺序排列,并且不断更新。只要申请开通了博客,就可以在上面书写日志、上传图片等。现在提供博客服务的网站有很多,比较有名的有新浪博客(blog.sina.com.cn)、网易博客(blog.163.com)、搜狐博客(blog.sohu.com)等。

### (五) 网上购物

是现在很流行的一种网络服务,它使人们可以足不出户就能买到自己需要的各种物品。现在有很多大型网站都提供网上购物服务,比较有名的网上购物网站有淘宝、京东、当当、拼多多、唯品会、亚马逊等。在网站上购物,要先注册,拥有自己的用户名和密码,注册过程和邮箱注册、博客申请过程类似。

### (六) 使用 ChatGPT

ChatGPT 的全名为 Chat Generative Pre-trained Transformer,称为聊天生成预训练变换器,即智能聊天机器人,它是由美国开放人工智能研究中心(OpenAI)研发的大型语言模型,于 2022 年 11 月 30 日发布。ChatGPT 是人工智能技术驱动的自然语言处理工具,通过理解输入语言文本需求快速搜索,帮助人们在浩瀚的数据海洋中精确地检索出所需要的数据信息,并归纳成语言交流文本。它能够通过学习和理解人类的语言来进行对话,还能根据聊天的上下文进行互动,真正像人类一样来聊天交流,甚至能完成撰写邮件、视频脚本、文案、翻译、代码等任务。

## 三、互联网在医学领域的应用

互联网是目前世界上最大的信息资源库,含有众多与医学有关的信息资源,其在医疗、科研、教学工作中应用十分广泛。互联网为医学界提供了多种服务,如进行网上免费的医学文献检索,查阅许多专业电子版杂志,利用电子邮件(Email)进行快速通信,利用专题讨论组(mailing list)和网络新闻组(newsgroup)进行学术交流等。1995 年 4 月,中国第一次成功地利用互联网进行了远程会诊,在短短 15 天内,就有 84 人通过电子邮件对罕见的铊中毒作出正确的诊断,为抢救成功提供了及时有力的指导,在全国引起了很大的反响。可见,在电脑应用日益广泛的今天,作为现代医务工作者,应该掌握联通互联网收集医学参考资料的方法,以便更好地为医学科研、教学和临床服务。

### (一) 搜索信息

要在海量的互联网信息资源中快速找到自己需要的资讯,就要用到搜索引擎。它是互联网用户进行信息查询的最主要工具。它采用一定的策略在互联网中搜索信息,对信息进行分解、提取、组织和处理,为用户提供检索服务,起到信息导航的作用。搜索引擎,包括通用搜索引擎和医学专业搜索引擎。常用的通用搜索引擎有百度(www.baidu.com)、谷歌(www.google.cn)、雅虎(www.yahoo.com)、搜狗(www.sogou.com)等,常用的医学专业搜索引擎有 medexplorer(www.medexplorer.com)、Health A to Z(www.healthatoz.

com)、medical matrix（www.medmatrix.org/index. asp）等。使用搜索引擎检索信息，要先设定好搜索的关键字或检索词条。在网络中检索到的文本和图片等信息资料，可以进行下载保存。除了使用 IE 自带的下载功能下载网络资源外，还可以使用专业的下载工具来加快下载速度，常用的下载工具有迅雷、快车、闪电、电驴等。医务人员可以通过搜索引擎检索到互联网上海量与医学相关的文献数据，以最短的时间得到最新的中英文医学信息资料或医学指导。

WWW（world wide web），又称为 Web，或万维网，是目前互联网上最方便、使用最火爆的信息服务类型。通过万维网可以存取世界各地的超媒体文件，包括文字、图形、声音、动画、资料库及各种软件。万维网是当今全球最大的电子资料库，存储着大量的信息资源，涉及社会、生活、科学的各个领域，而且每天、每个时刻都在增加新的内容和数据。Web 的特点是超文本，即如对某个高光点的词或者图像有兴趣，用鼠标点一下，与此有关的信息就出现在屏幕上，这种链接方式称作超文本。用户不必知道这些信息储存在何处，它所在的服务器可能近在隔壁，也可能远在万里之外。它的网址以"https：//www."或者"http：//www."开头，通过超联方式自动寻找目标机构。互联网上有成千上万个网站，以文字、数据、图像、声音等形式提供信息。

### （二）学术交流

利用互联网的虚拟环境，在网络上进行学术交流是医学交流发展的新趋势，如举办网络医学专题讨论、医学专业网络视频会议等。这样既能节省大量的人力、物力，又开阔了研究人员的视野，达到了很好的交流效果。这种学术交流方式必将对医学发展产生深远的影响。有关医学的

专题讨论组众多，涉及医学各个方面，而且成员来自不同的国家。经常参与专题讨论，可开阔研究人员的视野，随时掌握本领域的最新动向。要参加相关医学专题讨论组，只要向相关讨论组发一封电子邮件，提出申请，获批准后就会定期或不定期地收到相应专题讨论组的电子邮件。网络会诊往往通过邮件讨论组的方式进行，将需要会诊的资料发往相关的讨论组，即可进行疑难病例网络会诊。互联网上的医学专题讨论组可使医务工作者与国内外同行保持接触，了解本领域的最新研究成果。

专题讨论组是互联网较流行的应用项目，主要功能是探讨问题。它可供一批用户围绕一个共同感兴趣的专题用 Email 进行讨论，所有成员都可以参与讨论、发表意见、通报最新科研成果等。参加专题讨论组需事先注册，告知自己的 Email 地址。有些专题讨论有专人监督，由一个专题主持人检查所有成员发来的信件，确定哪些信件的内容可以发往其他成员，这些专题讨论往往质量较高。

网络新闻组是上网的用户只要在计算机上安装一个新闻组阅读器软件，即可完成申请加入新闻组，从服务器上读取新闻组消息，编写要发表的消息。它是互联网的另一种信息来源，由一批趣味相投者在网上组成讨论组，与专题讨论组相似，但用户无需注册，只需键入新闻组的地址，即可收到其中的信息。它有些类似某种爱好者协会，目前在互联网上估计有 10 000 个以上的新闻组，每个新闻组对某一特殊的问题进行专门的讨论，利用新闻组寄发的资料是公开的，任何人均可阅读，可看别人的文章，也可把自己的观点发送出去。用户通过互联网并遵守网络礼仪可参与上万个几乎覆盖当今生活全部内容的新闻

交流和讨论。

接入互联网数字化媒体技术召开线上视频会议,这种新型线上会议模式能够跨越时空距离,方便快捷,操作简单,随时随地都可以召集线上会议,大大节省了会议的经费与时间。随着互联网技术的发展,线上网络视频会议正在成为医学学术交流与讨论互动的重要平台,能够满足稳定性、安全性、多人视频交互、回放留存、多平台分发等要求。常用的线上视频会议平台为Zoom、腾讯、全时云、有道云、天翼云、钉钉、华为云(WeLink)等。

### (三) 远程医疗

远程医疗(telemedicine)是医学和通信技术两大领域相结合的产物。从广义上讲是使用远程通信技术和计算机多媒体技术提供医学信息和服务,包括远程诊断、远程会诊及护理、远程教育、远程医学信息服务等所有医学活动。从狭义上讲,远程医疗是指远程影像学、远程诊断及会诊、远程护理等医疗活动。这部分功能包括一些人工智能诊断软件或专家系统,提供对疾病的初步识别和诊断。远程病史传送可用于联络会诊临床医学各个专业领域的疑难病例,特别适合我国地域辽阔、地区发展不平衡、医疗资源有限的国情。此外,最近火爆的ChatGPT,也有辅助专家远程线上诊疗患者的功能。

## 第二节 与抽动障碍有关的网上信息资源

### 一、国内外抽动障碍专业网站

随着计算机的日益普及和互联网的飞速发展,在医学领域里各专业网站如雨后春笋般被建立起来。通过上网浏览和查询医学专业网站,能够方便和快捷地获取自己感兴趣的医学信息。就抽动障碍而言,一些国家和地区在成立了Tourette综合征协会(Tourette Syndrome Association, TSA)后,又相继建立了自己的专业网站;我国于2019年3月3日建立中国抽动障碍协作组网站(Website of tic disorders association in China),网址为www.chinatd.org.cn,隶属于中国抽动障碍协作组管理。中国台湾和中国香港妥瑞症协会网站分别为www.ttfa.org.tw和https://tourette.org.hk。抽动障碍协会网站提供的服务内容主要包括介绍该专业协会机构的大致情况、资料信息分类、专业会刊的内容、最新研究成果公示、发布新闻和学术会议通知、医生或研究人员信息交流讨论专栏、患者及其家属俱乐部、与其他网站以及著名搜索引擎的链接等。各个国家抽动障碍协会网站提供的服务内容是有所不同的,有些网站内容很丰富,而有的网站内容比较简单。表20-1列举的是29个国家Tourette综合征协会建立的抽动障碍专业网站。直接进入这些Tourette综合征协会网站(Website of Tourette Syndrome Association)浏览其网页上的内容,可以了解本病的有关知识、研究动态以及其他相关信息等。

一些国家的专业机构还建立了有关抽动障碍的网页,丰富了本病的网上信息资源,如

Tourette 综合征网址为 www.tourettesyndrome. org，抽动障碍帮助网址为 www.tourettehelp.com，抽动障碍病例资料库网址为 www.cw.bc.ca/childrens/mhrev05/cats/rescat01.html，Tourette 综合征附加症（Tourette Syndrome Plus）网址为 www.tourettesyndrome.net 等。直接访问这些专业网站，能够了解到丰富的抽动障碍知识。

表 20-1　Tourette 综合征协会网站一览表

| 国家或地区 | 协会或协作组名称 | 网址 |
| --- | --- | --- |
| 阿根廷（Argentina） | Asociación Argentina para el Síndrome de Tourette | www.facebook.com/asociacionargentinasindromedetourette/ |
| 澳大利亚（Australia） | Tourette Syndrome Association of Australia | www.tourette.org.au |
| 奥地利（Austria） | Österreichische Tourette Gesellschaft | www.tourette.at |
| 比利时（Belgium） | Iktic Tourettevereniging België vzw | www.iktic.be |
| 巴西（Brazil） | Astoc St | www.astocst.com.br |
| 加拿大（Canada） | Tourette Canada | https：//tourette.ca |
| 加勒比国家联盟（Association of Caribbean States） | The Caribbean Tourette Association | https：//caribbeantourettes.webs.com |
| 智利（Chile） | Chilean Tourrete Foundation | www.tourettechile.cl |
| 中国（China） | 中国抽动障碍协作组 | www.chinatd.org.cn |
| 捷克（Czech Republic） | ATOS | www.atosaci.cz |
| 丹麦（Denmark） | Dansk Tourette Forening | www.tourette.dk |
| 芬兰（Finland） | Suomen Tourette-ja OCD-yhdistys ry | www.tourette.fi |
| 法国（France） | Association Française du Syndrome de Gilles de la Tourette | www.france-tourette.org |
| 德国（Germany） | Tourette-Gesellschaft Deutschland e.V.（TGD），InteressenVerband Tic & Tourette Syndrom e.V.，abbr.IVTS e.V.，LifeTiccer e.V. | www.tourette-gesellschaft.de，https：//iv-ts.de，www.lifeticcer.de |
| 匈牙利（Hungary） | Magyar Tourette-szindróma Egyesület | www.tourette.hu |
| 冰岛（Iceland） | Tourette-samtökiná Íslandi | www.tourette.is |
| 意大利（Italy） | AIST Onlus Associazione Italiana Sindrome di Tourette | www.tourette-aist.com |
| 日本（Japan） | Tourette Association Japan | http：//tourette-japan.org |
| 墨西哥（Mexico） | Fundación Mexicana de Tourette | https：//tourette.mx |
| 荷兰（Netherlands） | Stichting Gilles de la Tourette | www.tourette.nl |

续表

| 国家或地区 | 协会或协作组名称 | 网址 |
| --- | --- | --- |
| 新西兰（New Zealand） | Tourette's Association New Zealand | www.tourettes.org.nz |
| 挪威（Norway） | Norsk Tourette Forening | www.touretteforeningen.no |
| 波兰（Poland） | Polskie Stowarzyszenie Syndrom Tourette's | www.tourette.pl |
| 葡萄牙（Portugal） | Associação Portuguesa de Síndrome de Tourette | www.touretteportugal.pt |
| 瑞典（Sweden） | Riksförbundet Attention | https：//attention.se |
| 瑞士（Switzerland） | Tourette Gesellschaft Schweiz | www.tourette.ch |
| 土耳其（Turkey） | Türkiye Tik ve Tourette Sendromu Gönüllüleri | www.facebook.com/touretteturkiyegonulluleri |
| 美国（United States） | Tourette Association of America（TAA），NJ Center for Tourette Syndrome and Associated Disorders | www.tourette.org，www.njcts.org |
| 英国（United Kingdom） | Tourettes Action，Tourettes-Syndrome inclusion in the community，Tourettes Alliance，Tourettes Scotland | www.tourettes-action.org.uk，www.tic-yorkshire.co.uk，http：//tourettealliance.org，www.tourettescotland.org |

## 二、抽动障碍中英文医学文献检索

关于抽动障碍的网上文献检索，可以直接进入中国生物医学文献服务系统网站（http：//sinomed.imicams.ac.cn/），由中国医学科学院医学信息研究所/图书馆开发研制。其资源丰富，能全面、快速地反映国内外生物医学领域研究的新进展，功能强大，是集检索、免费获取、个性化定题服务、全文传递服务于一体的生物医学中外文整合文献服务系统，涵盖中外文生物医学文献数据库、英文会议文摘数据库、中国医学科普文献数据库等。其中中国生物医学文献数据库收录1978年以来1 800多种中国生物医学期刊，以及汇编、会议论文的文献题录600余万篇，全部题录均进行主题标引和分类标引等规范化加工处理。年增文献50余万篇，双周更新。西文生物医学文献数据库收录6 500余种世界各国出版的重要生物医学期刊文献题录2 000余万篇，年增文献60余万篇，双周更新。需要注册获取用户名和密码后方可使用。连通互联网进入到中国生物医学文献服务系统网页后，键入抽动障碍（或Tourette综合征等）及相关检索词，通过搜索即可检索到有关抽动障碍的研究题录、作者、文献出处，部分还附有摘要。如果需要进一步了解详细的研究内容，可根据查阅到的文献出处再去查找原文。

关于抽动障碍的网上中文文献全文检索，可直接进入万方医学网（http：//med.wanfangdata.com.cn/）、中国知网（www.chkd.cnki.net）、中华医学期刊全文数据库（https：//www.yiigle.com/）等，可以检索到所需要的文献，并能够下载全文；上述为付费网站，通过注册获取用户名和密码后方可使用。也可以进入包含有中文生物医学文献的免费网站,如中国卫生事业网(www.imicams.ac.cn)等,通过输入检索词即可查询到所需要的抽动障碍资讯。

抽动障碍的外文文献检索通常采用MEDLINE,这是非常重要的信息资源,能够在短时间内通过网络知晓国外有关本病的研究现状。MEDLINE是美国国立医学图书馆(The National Library of Medicine,NLM)生产的国际性综合生物医学信息书目数据库,是当前国际上最权威的生物医学文献数据库,内容包括美国《医学索引》(Index Medicus,IM)的全部内容和《牙科文献索引》(Index to Dental Literature)、《国际护理索引》(International Nursing Index)的部分内容。MEDLINE收录1966年以来世界70多个国家和地区出版的3 400余种生物医学期刊的文献,近960万条记录。目前每年递增30万~35万条记录,以题录和文摘形式进行报道,其中75%是英文文献,70%~80%文献有英文文摘。Medline主要提供有关生物医学和生命科学领域的文献,数据可回溯到1949年。可通过主题词、副主题词、关键词、篇名、作者、刊文、ISSN、文献出版、出版年、出版国等进行检索。PubMed是免费的网上Medline数据库,它还包含一些最新的尚未被索引的文献。登录MEDLINE的检索界面PubMed(www.ncbi.nlm.nih.gov/PubMed),访问者不需要注册就可直接进入页面实施检索。在查询框中键入有关抽动障碍的英文关键词或主题词,再选择检索年限等限制,然后点击Search键即可开始检索。MEDLINE提供的是摘要,如果对论文感兴趣,需要原文,可通过在线期刊(online journals)在网上查阅或者到当地图书馆查阅,也可通过电子邮件(Email)向作者索取。

## 三、搜索引擎

在互联网上获得信息的主要方式是使用能够进行信息检索的工具,因为网上海量的资源是十分丰富和庞杂的,为了找到有用的信息,需要借助搜索引擎(search engine)方能完成。搜索引擎是互联网上提供信息搜寻中介服务的专业服务器,用户在互联网上查阅信息和资料时,通过访问搜索引擎站点,按分类或关键词的线索,索取关于各类信息所在页面地址的注释和说明。许多中外文搜索引擎网站收集了医学专业领域的网上资源,通过这些搜索引擎节点能够查找到有关抽动障碍方面的研究内容。就中文搜索引擎网站而言,如百度(www.baidu.com)等,进入其中任一网站后,在搜索框内键入抽动障碍、抽动症或抽动等主题词,点击搜索就能查询到相应的结果目录,搜索引擎给出的结果中隐含着指向具体内容页面的超文本链接指针,可以根据需要用鼠标点击相关的目录一级一级地向下搜索,就可以查看到具体的信息内容。

 专家提示

- 互联网是目前世界上最大的信息资源库,含有众多与医学有关的信息资源,其在医疗、科研、教学工作中应用十分广泛,在医学领域的应用主要包括搜索信息、学术交流、远程医疗等。

- 与抽动障碍有关的网上信息资源包括30多个国家和地区建立的有关Tourette综合征协会专业网站,关于抽动障碍的网上中英文文献全文检索数据库及中英文搜索引擎、网站等。

(刘智胜)

## 参考文献

1. 左方. 网络中文医学文献检索途径与方法. 黔南民族医专学报, 2015, 28 (4): 301-304.

2. 陈开红, 王东. 外文医学信息检索方法及技巧. 检验医学与临床, 2014, 11 (17): 2487-2488.

3. 郎宇翔, 杨艳萍. 基于文献的生物医学知识发现研究综述. 2021, 42 (10): 33-41.

# 附录

## 一、说明

本指南为国家中医药管理局立项的"2014年中医药部门公共卫生服务补助资金中医药标准制修订项目"之一，项目负责部门为中华中医药学会，由天津中医药大学第一附属医院承担，在中医临床诊疗指南制修订专家总指导组和儿科专家指导组的指导、监督下实施。

### （一）临床证据的检索策略

以"抽动""多发性抽动症""抽动障碍""诊断""治疗""中医药""中西医结合"等检索词，检索中国期刊全文数据库（CNKI）、中文科技期刊数据库（维普）、万方全文数据库、中国优秀博硕士学位论文全文数据库等，检索年限从建库到2017年7月；以"Tourette""Tic disorder""TS""Diagnosis""Chinese Medicine"等作为检索词，检索 MEDLINE、COCHRANE 图书馆、Clinical Trial 等，检索年限近25年，选择中医及中西医结合治疗性文献作为评价对象。对于来自同一单位同一时间段的研究和报道以及署名为同一作者的实质内容重复的研究和报道，则选择其中1篇作为目标文献。

手工检索：文献主要来源于中、西医儿科教材，诊疗指南，标准，规范，药品说明书以及相关专著，同时搜集未公开发表的科研报告、学位论文、会议论文等文献。

根据以上检索策略，项目工作组在文献检索阶段共搜集到与本病相关的文献1 142篇。

### （二）文献评价

随机临床试验的评价结合 Cochrane 偏倚风险评价工具进行，选出采用改良 Jadad 量表评分≥3分的文献作为指南的证据。非随机临床试验的评价采用 MINORS 条目评分，选出评分≥13分的文献作为指南的证据。荟萃分析的评价采用 AMSTAR 量表进行文献质量评价，选出评分≥5分的文献作为指南的证据。

### （三）证据评价分级和文献推荐级别

依据《ZYYXH/T473-2015 中华中医药学会标准·中医临床诊疗指南编制通则》证据分级及推荐强度参考依据中的参考文献提出的中医文献依据分级标准，对所搜集的文献做出分级。

在文献评价的基础上，形成循证证据的推荐建议。推荐强度标准参考依据采用2001年国际感染论坛（ISF）提出的 Delphi 法推荐级别分级标准。将形成推荐建议的证据来源列入参考文献。

## 二、范围

本指南提出了抽动障碍的诊断、辨证、治疗、预防和调护建议；本指南适用于18周岁以下人群抽动障碍的诊断、治疗和调护；本指南适合中医科、儿科、精神科等相关临床医师使用。

## 三、术语和定义

下列术语和定义适用于本指南。

抽动障碍(tic disorders)是起病于儿童或青少年时期的一种神经精神障碍性疾病,临床以不自主、反复、突发、快速的、重复、无节律性的一个或多个部位运动抽动和/或发声抽动为主要特征。好发年龄5~10岁,男孩多于女孩,男女比例(3~5):1。少数患儿至青春期可自行缓解,有的患儿可延续至成人。属于中医学"肝风""慢惊风""抽搐""瘛疭""筋惕肉瞤"等范畴。

## 四、诊断

### (一) 临床表现

抽动障碍以运动抽动和发声抽动为临床核心症状。

运动抽动表现为不自主的肌肉抽动,可波及面部、颈部、肩部、躯干及四肢,具体表现为挤眉、眨眼、咧嘴、耸鼻、面肌抽动、仰头、甩头、扭肩、甩手、鼓腹、踢腿、跺脚等。

发声抽动表现为异常的发音,如喉中"吭吭""咯咯"、吼叫声、呻吟声、秽语等。

抽动反复发作,有迅速、突发、刻板的特点,呈多发性、慢性、波动性,可受意志的暂时控制,也可因感受外邪、压力过大、精神紧张、情志失调、久看电视或久玩电子游戏等因素而加重或反复。有的还伴有情绪行为症状,如急躁易怒、胆小、任性、自伤或伤人,也可共患1种或多种心理行为障碍,包括儿童多动症、学习困难、强迫障碍、睡眠障碍、品行障碍等。

### (二) 相关检查

可选择进行脑电图、头颅 MRI、血铅、抗链球菌溶血素"O"、铜蓝蛋白测定、神经系统体检查等以利于鉴别诊断。

可测耶鲁综合抽动严重程度量表(YGTSS)、多发性抽动综合量表(TSGS)等以了解抽动病情轻重程度;必要时可进行多动症量表、儿童行为量表、学习困难量表、智商测定量表等测量以了解共患病情况。

### (三) 诊断标准

目前主要采用临床描述性诊断方法,依据患儿抽动症状及相关伴随精神行为表现进行诊断。参考 2013 年美国精神医学学会出版的《精神障碍诊断与统计手册》(第 5 版)(DSM-V)抽动障碍诊断标准。

1. **Tourette 综合征** ①在疾病的某段时间内存在多种运动和1个或更多的发声抽动,尽管不一定同时出现;②抽动的频率可以有强有弱,但自第 1 次抽动发生起持续超过 1 年;③18 岁之前发生;④这种障碍不能归因于某种物质(例如可卡因)的生理效应或其他躯体疾病(例如亨廷顿舞蹈症、病毒后脑炎)。

2. **持续性(慢性)运动或发声抽动障碍** ①单一或多种运动或发声抽动持续存在于疾病的过程中,但并非运动和发声两者都存在;②抽动的频率可以有强有弱,但自第 1 次抽动发生起持续至少 1 年;③18 岁之前发生;④这种障碍不能归因于某种物质(例如可卡因)的生理效应或其他躯体疾病(例如亨廷顿舞蹈症、病毒后脑炎);⑤从不符合 Tourette 综合征的诊断标准。

3. **暂时性抽动障碍** ①单一或多种运动和/或发声抽动;②自第 1 次抽动发生起持续少于 1 年;③18 岁之前发生;④这种障碍不能归因于某种物质(例如可卡因)的生理效应或其他躯体疾病(例如亨廷顿舞蹈症、病毒后脑炎);⑤从不符合 Tourette 综合征或持续性(慢性)运动或发声抽动障碍的诊断标准。

#### （四）需与抽动障碍鉴别的病种

需要与以下疾病鉴别：肌阵挛型癫痫、结膜炎、咽喉炎、多动障碍、肌阵挛、痉挛性斜颈、风湿性舞蹈症、肝豆状核变性、肌张力障碍、药源性抽动、心因性抽动、手足徐动症等疾病。

## 五、辨证

#### （一）肝亢风动证

抽动频繁有力，多动难静，面部抽动明显，摇头耸肩，吼叫，任性，自控力差，甚至自伤自残，伴烦躁易怒，头晕头痛，或胁下胀满，舌红、苔白或薄黄，脉弦有力。

#### （二）外风引动证

喉中异声或秽语，挤眉眨眼，每于感冒后症状加重，常伴鼻塞流涕，咽红咽痛，或有发热，舌淡红、苔薄白，脉浮数。

#### （三）痰火扰神证

抽动有力，喉中痰鸣，异声秽语，偶有眩晕，睡眠多梦，喜食肥甘，烦躁易怒，口苦口干，大便秘结，小便短赤，舌红、苔黄腻，脉滑数。

#### （四）气郁化火证

抽动频繁有力，秽语连连，脾气急躁，面红耳赤，头晕头痛，胸胁胀闷，口苦喜饮，目赤咽红，大便干结，小便短赤，舌红、苔黄，脉弦数。

#### （五）脾虚痰聚证

抽动日久，发作无常，抽动无力，嘴角抽动，皱眉眨眼，喉中痰声，形体虚胖，食欲缺乏，困倦多寐，面色萎黄，大便溏，舌淡红、苔白腻，脉沉滑。

#### （六）阴虚风动证

肢体震颤，筋脉拘急，摇头耸肩，挤眉眨眼，口出秽语，咽干清嗓，形体消瘦，头晕耳鸣，两颧潮红，手足心热，睡眠不安，大便干结，尿频或遗尿，舌红绛、少津，苔少光剥，脉细数。

## 六、治疗

#### （一）治疗原则

以息风止动为基本治疗原则。根据疾病的不同证候和阶段，分清正虚与邪实的关系，辨证论治。实证以平肝息风，豁痰定抽为主；虚证以滋肾补脾，柔肝息风为主；虚实夹杂证治当标本兼顾，攻补兼施。由于本病具有慢性、波动性的特点，故需要较长时间的药物治疗，可配合针灸等法综合处理。

#### （二）分证论治

1. **肝亢风动证** 治法：平肝潜阳，息风止动。主方：天麻钩藤饮（《杂病证治新义》）加减（推荐级别：D）。常用药：天麻、钩藤、石决明、栀子、黄芩、益母草、茯神、全蝎等。加减：头晕头痛者，加川芎、菊花；头部抽动者，加葛根、蔓荆子；肢体抽动明显者，加鸡血藤、木瓜、伸筋草等；口角抽动者，加黄连、生白附片；眨眼明显者，加菊花、谷精草、木贼、僵蚕。

2. **外风引动证** 治法：疏风解表，息风止动。主方：银翘散（《温病条辨》）加减（推荐级别：D）。常用药：金银花、连翘、牛蒡子、薄荷、桔梗、枳壳、黄芩、荆芥穗、木瓜、伸筋草、天麻、全蝎等。加减：清嗓声明显者，加金果榄、胖大海、玄参等；眨眼明显者，加菊花、决明子；吸鼻明显者，加辛夷、苍耳子、白芷。

3. **痰火扰神证** 治法：清火涤痰，宁心安神。主方：黄连温胆汤（《六因条辨》）加减（推荐级别：D）。常用药：黄连、法半夏、陈皮、枳实、竹茹、茯苓、瓜蒌、胆南星、石菖蒲等。加减：烦躁易怒者，加柴胡、龙齿；大便秘结者，加大黄、芒硝等；吸鼻明显者，加辛夷、苍耳子、白芷；喉部异常发声者,加射干、青果、锦灯笼、山豆根。

**4. 气郁化火证** 治法:清泻肝火,息风止动。主方:清肝达郁汤(《重订通俗伤寒论》)加减(推荐级别:C)。常用药:栀子、菊花、牡丹皮、柴胡、薄荷、钩藤、白芍、蝉蜕、琥珀粉、茯苓等。加减:急躁易怒者,加龙胆、青黛;大便秘结者,加槟榔、瓜蒌子;喉中有痰者,加浙贝母、竹茹。

**5. 脾虚痰聚证** 治法:健脾柔肝,行气化痰。主方:十味温胆汤(《世医得效方》)加减(推荐级别:C)。常用药:陈皮、法半夏、枳实、茯苓、炒酸枣仁、五味子、太子参、白术等。加减:痰热者,加黄连、胆南星、瓜蒌;肝郁气滞者,加柴胡、郁金、白芍;纳少者,加焦六神曲、炒麦芽等。

**6. 阴虚风动证** 治法:滋阴养血,柔肝息风。主方:大定风珠(《温病条辨》)加减(推荐级别:D)。常用药:龟甲、鳖甲、牡蛎、地黄、阿胶、鸡子黄、麦冬、白芍、甘草等。加减:心神不宁者,加茯神、钩藤、炒酸枣仁等;多动者,加石决明、煅磁石、龙骨;注意力不集中、学习困难明显者,加石菖蒲、远志、益智仁;病久者,加丹参、红花等。

**(三) 中成药**

1. 菖麻熄风片(药物组成为白芍、天麻、石菖蒲、珍珠母、远志),每片 0.53g,4~6 岁,每次 1 片;7~11 岁,每次 2 片;12~14 岁,每次 3 片,均每日 3 次。用于肝风内动夹痰证(推荐级别:A)。

2. 九味熄风颗粒(药物组成为天麻、熟地黄、龙胆、龟甲、钩藤、龙骨、僵蚕、青礞石、法半夏),每袋 6g,开水冲服,4~7 岁,每次 6g;8~10 岁,每次 9g;11~14 岁,每次 12g,均每日 2 次,或遵医嘱。疗程 6 周。用于肾阴亏损,肝风内动证(推荐级别:B)。

**(四) 针灸疗法**

**1. 针刺治疗** 主穴:百会、四神聪、风池、合谷、内关、肝俞、脾俞、太冲、足三里穴(推荐级别:

D)。配穴:眨眼者,加印堂、攒竹、迎香;皱眉者,加印堂、鱼腰、丝竹空;耸鼻者,加攒竹、迎香;口角抽动者,加地仓、颊车;面部抽动者,加地仓、颊车、四白;颈部抽动者,加天柱、大椎、列缺;肩部抽动者,加肩髃、肩髎、肩贞;上肢抽动者,加外关、肩髃、曲池、手三里、内劳宫;腹部抽动者,加天枢、关元、中脘;下肢抽动者,加丰隆、阳陵泉;喉出怪声者,加廉泉、天突、膻中、鱼腰;注意力不集中者,加神门;情绪不稳、烦躁者,加神庭;睡眠不好者,加安眠、照海;肝风内动证者,加行间;心脾两虚证者,加心俞、丰隆、膈俞(推荐级别:D)。针刺深度根据患儿的胖瘦情况及穴位的可刺深度而定。疗程视病情而定。

**2. 耳针治疗** 耳穴贴压或耳穴微电流刺激。主穴:皮质下、神门、心、肝、肾、脾、交感。配穴:眨眼、皱眉者,加目 1 穴;皱鼻、吸鼻者,加内鼻穴、外鼻穴;咧嘴、努嘴者,加口穴;四肢抽动者,加交感;喉中异声者,加咽喉穴。每 5 日 1 次,每日按压刺激 3 次,每次 2 分钟;休息 2 日,再进行下一次治疗(推荐级别:C)。

**(五) 推拿疗法**

推揉脾土,捣小天心,揉五指节,运内八卦,分阴阳,推上三关,揉涌泉、足三里(推荐级别:D)。

**(六) 心理行为疗法**

**1. 心理支持法** 向家长讲解抽动障碍的性质,让家长了解心理治疗的重要性,消除家长对患儿病情的过分焦虑、担心、紧张的心态。注意对患儿的教育方法,以建立起良好的信任关系。不要溺爱,对患儿合理定位,培养患儿独立面对困难、挫折的能力及适应社会环境的能力,培养患儿积极乐观的生活态度。对年龄较大、有自主调节能力的患儿,在专业医生的指导下学习心理暗示、放松情绪。关心爱护患儿,主动亲近患儿,使其心理上感到温暖。鼓励患儿正常交往,帮助其正确处理与同伴的关系,正确面对讥讽、嘲笑。正确处理好学习问题,改正不良学习习惯,提高其自信心,消除其自卑心理,及时帮助,纠正患儿的不良动作和行为(推荐级别:C)。

**2. 行为矫正法** 当患儿出现面部及肢体抽动时,立即利用对抗反应来加以控制。同时,让患儿认识到抽动的不良性,并对自身的病情有一个比较正确的认识,积极争取改善。

**3. 行为转移法** 在症状发生时转移注意力,停止当前正进行的活动,转为更具吸引力的活动。对年龄较小的患儿,由家长引导在症状出现时分散其注意力以缓解症状。

**(七) 神经调控疗法**

采用脑电生物反馈、经颅磁刺激及经颅微电流刺激等神经调控疗法(推荐级别:D)。

# 七、预防和调护

育龄期妇女应注意围产期保健。患儿应增强体质,维持规律的生活,预防感冒。多做能分散注意力的游戏;不看或少看电视、电脑,不看惊险刺激类节目及书籍。环境要尽量冷色调。不过分在精神上施压,少责罚、多安慰、鼓励;家长不要有攀比心理及期望过高的思想;避免家庭纷争、家庭暴力等。饮食清淡,忌食辛辣刺激、兴奋性食物,不吃含铅的食物,少食方便食品及含有防腐剂、添加剂的食品。

(戎 萍 马 融 韩新民 吴海娇)

**致谢本诊疗指南的工作组专家(以姓氏笔画为序):** 王俊宏(北京中医药大学东直门医院),王素梅(北京中医药大学东方医院),王晓燕(郑州市中医院),王雪峰(辽宁中医药大学附属医院),许华(广州中医药大学第一附属医院),孙丽平(长春中医药大学附属医院),李安源(山东省立医院),吴敏(上海交通大学医学院附属新华医院),张伟(黑龙江中医药大学附属第一医院),张骠(南京市中医院),岳维真(湖北省中医院),郑宏(河南中医药大学第一附属医院),侯林毅(首都医科大学附属北京儿童医院),徐金星(大庆市中医医院),高树彬(厦门市中医院),薛征(上海市中医医院)。

**备注:** 全文刊登在《中医儿科杂志》2019年第6期上。需要查阅原文者,参见:戎萍,马融,韩新民,等. 中医儿科临床诊疗指南·抽动障碍(修订)[J]. 中医儿科杂志,2019,15(6):1-6.

## 附录二 抽动障碍诊断标准

### 一、中华医学会《中国精神障碍分类与诊断标准第3版》(CCMD-3,2001)关于抽动障碍的诊断标准

**1. 短暂性抽动障碍** ①有单个或多个运动抽动或发声抽动,常表现为眨眼、扮鬼脸或头部抽动等简单抽动。②抽动天天发生,1天多次,至少已持续2周,但不超过12个月。某些患者的抽动只有单次发作,另一些可在数月内交替发作。③18岁前起病,以4~7岁儿童最常见。④不是由于Tourette综合征、风湿性舞蹈症、药物或神经系统其他疾病所致。

2. **慢性运动或发声抽动障碍** ①不自主运动抽动或发声,可以不同时存在,常 1 天发生多次,可每天或间断出现;②在 1 年中没有持续 2 个月以上的缓解期;③18 岁前起病,至少已持续 1 年;④不是由于 Tourette 综合征、风湿性舞蹈症、药物或神经系统其他疾病所致。

3. **Tourette 综合征** Tourette 综合征是以进行性发展的多部位运动抽动和发声抽动为特征的抽动障碍,部分患者伴有模仿言语、模仿动作,或强迫、攻击、情绪障碍,及注意缺陷等行为障碍,起病于童年。①症状标准:表现为多种运动抽动和一种或多种发声抽动,多为复杂抽动,两者多同时出现。抽动可在短时间内受意志控制,在应激下加剧,睡眠时消失。②严重标准:日常生活和社会功能明显受损,患者感到十分痛苦和烦恼。③病程标准:18 岁前起病,症状可延续至成年,抽动几乎天天发生,1 天多次,至少已持续 1 年以上,或间断发生,且 1 年中症状缓解不超过 2 个月。④排除标准:不能用其他疾病来解释不自主抽动和发声。

## 二、世界卫生组织《国际疾病分类第十一次修订本(ICD-11)》(2018)关于抽动障碍的诊断标准

1. **暂时性抽动障碍(PTD)** ①病程中具有一种或多种运动和 / 或发声抽动;②自首次抽动出现持续时间短于 1 年;③18 岁以前起病;④抽动症状不是其他疾病状态(如亨廷顿舞蹈症),也不归因于某种物质或药物对中枢神经系统的影响(如安非他命),包括药物撤退效应(如苯二氮䓬类);⑤不符合 Tourette 综合征或慢性运动或发声抽动障碍诊断标准。

2. **慢性运动抽动障碍** ①持续一种或多种运动抽动形式;②抽动的频率时强时弱,但自首次运动抽动发生起持续时间超过 1 年;③18 岁前起病;④抽动症状不是其他疾病状态(如亨廷顿舞蹈症),也不归因于某种物质或药物对中枢神经系统的影响(如安非他命),包括药物撤退效应(如苯二氮䓬类);⑤不符合 Tourette 综合征诊断标准。

3. **慢性发声抽动障碍** ①持续一种或多种发声抽动形式;②抽动的频率时强时弱,但自首次发声抽动发生起持续时间超过 1 年;③18 岁前起病;④抽动症状不是其他疾病状态(如亨廷顿舞蹈症),也不归因于某种物质或药物对中枢神经系统的影响(如安非他命),包括药物撤退效应(如苯二氮䓬类);⑤不符合 Tourette 综合征诊断标准。

4. **Tourette 综合征** ①病程中具有多种运动抽动和一种或多种发声抽动,两者不必同时出现;②抽动的频率可以时强时弱,但自首次出现抽动发生起持续时间超过 1 年;③18 岁前起病;④抽动症状不是其他疾病状态(如亨廷顿舞蹈症),也不归因于某种物质或药物对中枢神经系统的影响(如安非他命),包括药物撤退效应(如苯二氮䓬类)。

## 三、美国精神病学会《精神障碍诊断与统计手册》(第 5 版修订版)(DSM-5-TR,2022)关于抽动障碍的诊断标准

1. **暂时性抽动障碍** ①病程中具有一种或多种运动和 / 或发声抽动;②自首次抽动出现持续时间短于 1 年;③18 岁以前起病;④这种障碍不能归因于某种物质(如可卡因)的生理效应或

其他躯体疾病(如亨廷顿舞蹈症或病毒感染后脑炎)所致；⑤不符合 Tourette 综合征或慢性运动或发声抽动障碍诊断标准。

**2. 慢性运动或发声抽动障碍**　①病程中具有一种或多种运动或发声抽动,但运动和发声抽动两者并非同时出现；②抽动的频率时强时弱,但自首次抽动发生起持续时间超过 1 年；③18 岁前起病；④这种障碍不能归因于某种物质(如可卡因)的生理效应或其他躯体疾病(如亨廷顿舞

蹈症或病毒感染后脑炎)所致；⑤不符合 Tourette 综合征诊断标准。

**3. Tourette 综合征**　①病程中具有多种运动抽动和一种或多种发声抽动,两者不必同时出现；②抽动的频率可以时强时弱,但自首次出现抽动发生起持续时间超过 1 年；③18 岁前起病；④这种障碍不能归因于某种物质(如可卡因等)的生理效应或其他躯体疾病(如亨廷顿舞蹈症或病毒感染后脑炎)所致。

---

## 附录三　注意缺陷多动障碍诊断标准

### 一、中华医学会《中国精神障碍分类与诊断标准第 3 版》(CCMD-3, 2001)关于注意缺陷多动障碍的诊断标准

注意缺陷多动障碍是发生于儿童时期(多在 3 岁左右),与同龄儿童相比,表现为同时有明显注意集中困难、注意持续时间短暂,及活动过度或冲动的一组综合征。症状发生在各种场合(如家里、学校和诊室),男童明显多于女童。

【症状标准】

1. **注意障碍**　至少有下列 4 项：

(1)学习时容易分心,听见任何外界声音都要去看看。

(2)上课很不专心听讲,常东张西望或发呆。

(3)做作业拖拉,边做边玩,作业又脏又乱,常少做或做错。

(4)不注意细节,在做作业或其他活动中常常出现粗心大意的错误。

(5)丢失或特别不爱惜东西(如常把衣服、书本等弄得很脏、很乱)。

(6)难以始终遵守指令完成家庭作业或家务劳动等。

(7)做事难于持久,常常一件事没做完,又去干别的事。

(8)与他说话时,常常心不在焉,似听非听。

(9)在日常活动中常常丢三落四。

2. **多动**　至少有下列 4 项：

(1)需要静坐的场合难于静坐或在座位上扭来扭去。

(2)上课时常做小动作,或玩东西,或与同学讲悄悄话。

(3)话多,好插嘴,别人问话未完就抢着回答。

(4)十分喧闹,不能安静地玩耍。

(5)难以遵守集体活动的秩序和纪律,如在玩游戏时抢着上场,不能等待。

(6)干扰他人的活动。

(7)好与小朋友打逗,易与同学发生纠纷,不

受同伴欢迎。

(8)容易兴奋和冲动,有一些过火的行为。

(9)常在不适当的场合奔跑或登高爬梯,好冒险,易出事故。

**【严重标准】**

对社会功能(如学业成绩、人际关系等)产生不良影响。

**【病程标准】**

起病于 7 岁前(多在 3 岁左右),符合症状标准和严重标准至少已 6 个月。

**【排除标准】**

排除精神发育迟滞、广泛发育障碍、情绪障碍。

## 二、世界卫生组织《国际疾病分类第十一次修订本(ICD-11)》(2018)关于注意缺陷多动障碍的诊断标准

注意缺陷和 / 或多动 / 冲动症状持续至少 6 个月,超过预期年龄及智力发育水平变化的正常范围,症状随着年龄及疾病严重程度变化而变化。

### 1. 症状标准

(1)注意缺陷:症状是持续的,对学习、职业、社交直接造成负面影响,典型症状如下:

1)对那些不能提供正向刺激及反馈的任务难以保持注意力,或需要持续付出精力;不能仔细注意细节;在作业或工作任务中犯粗心大意的错误;不能完成任务。

2)很容易被外界刺激或与任务无关的想法所分心;当别人与之对话时,常常看起来没有在听;经常表现为像在做白日梦或者在关注别的东西。

3)丢三落四:在日常活动中很健忘;很难记得去完成即将到来的日常任务或活动。

注明:当个体在参与那些有正向集中刺激或反馈的活动时,注意力不集中会表现得不明显。

(2)多动 / 冲动:多动 / 冲动症状是持续的,对学习、职业或社交直接造成负面影响。这些症状在结构化场景里倾向于表现得更加明显,通常需要行为控制。典型症状如下:

1)过度活动;要求坐好的时候常常擅自离开座位;经常到处跑;难以坐着保持一动不动(小年龄儿童);感觉到坐立不安,对保持安静和静止不动感到不舒服(青少年和成年人)。

2)难以安静地参加活动;说太多话。

3)在学校、工作场合中抢着回答问题;难以按序等待说话、玩游戏或参加活动;干扰别人交谈或打游戏。

4)不经思考、不顾风险及后果对及时刺激作出反应并立即采取行动(如从事可能对身体造成伤害的行为;冲动作出决定;不计后果地驾驶)。

### 2. 病程标准

注意缺陷和 / 或多动 / 冲动症状通常在 12 岁之前出现,一些个体可能在青春期或者成年时期首次发病。

### 3. 空间标准

注意缺陷和 / 或多动 / 冲动必须在多种环境或情景中表现出来(如家、学校、工作,和朋友或亲人),但是可能根据情景需要或结构不同而不同。

### 4. 排除标准

(1)疾病症状不能用其他精神类疾病更好地去解释(如焦虑或恐惧相关障碍,神经认知疾病如谵妄)。

(2)疾病症状不能归因于物质(如可卡因等)或药物(如支气管扩张剂、甲状腺素替代治疗药物)对于中枢神经系统的影响,包括撤退效应,也

不归因于神经系统器质性疾病。

# 三、美国精神病学会《精神障碍诊断与统计手册》(第5版修订版)(DSM-V-TR,2022)关于注意缺陷多动障碍的诊断标准

要求满足标准1~5:

**1. 症状标准** 持续的注意缺陷和/或多动/冲动的模式,干扰了社会功能或生长发育,具有以下(1)和/或(2)特征:

(1)注意缺陷症状:具有以下6项(或更多)症状持续至少6个月,且达到了与发育水平不相符的程度,并直接对社交、学术或职业活动造成负面影响。

注明:这些症状不仅仅表现为对立行为、违拗、敌对,或不能理解任务或指令。对于年龄较大的青少年和成年人(年龄在17岁以上),至少需要下列症状中的5项:

1)在学习、工作或其他活动中,常常不注意细节或犯粗心所致的错误(如忽视或遗漏细节,工作不精确)。

2)在工作或游戏活动中,注意力难以持久(如在听课、对话或长时间阅读中注意力难以持久)。

3)当别人与之对话时,常常看起来没有在听(如即使在没有任何明显干扰的情况下也会心不在焉)。

4)常常不能按照指令完成作业、日常家务或工作(如开始任务后很快不能集中注意力,并且很容易分散注意力)。

5)常常难以组织任务和活动(如难以管理有条理的任务;难以把材料和物品放置得整整齐齐;凌乱、工作没有头绪;不善于时间管理;不能在截止日期内完成)。

6)常常回避、厌恶或勉强参与需要持久精力的任务(如回避学校作业或家庭作业;对于年龄较大的青少年和成年人则是回避准备报告、填写表格、阅读冗长的文章等)。

7)常常在完成任务或活动时丢三落四(如学校的资料、铅笔、书本、工具、钱包、钥匙、文件、眼镜、手机)。

8)常常容易因外界刺激而分心(对于年龄大的青少年和成年人,可能包括不相关的想法)。

9)在日常活动中常常丢三落四(如做家务、外出办事;对于年龄较大的青少年和成年人则是回电话、付账单、约会)。

(2)多动/冲动症状:具有以下多动、冲动症状中至少6项,且持续至少6个月,且达到了与发育水平不相符的程度,并直接对社交、学术或职业活动造成负面影响。

注:这些症状不仅仅表现为对立行为、违拗、敌对,或不能理解任务或指令。对于年龄较大的青少年和成年人(年龄在17岁以上),至少需要存在下列症状中的5项:

1)常常手脚动个不停,或在座位上扭来扭去。

2)在教室或其他要求坐好的场合,常常擅自离开座位(如在教室、办公室或其他办公场所或其他需要保持在原地的场所离开他所在的位置)。

3)常常在不适当的场合跑来跑去或爬上爬下(注:对于青少年或成年人,可仅限于坐立不安的感受)。

4)常常无法安静地玩耍或参与业余活动。

5)常常一刻不停地活动,表现得好像有个机器在驱动他(如在餐厅或会议室很难长时间保持静止不动或会感到不舒服;其他人可能会觉得不安或难以跟上)。

6）常常说话过多。

7）常常别人问话未完就抢着回答问题（如接别人的话，不能等待交谈的顺序）。

8）在活动中常常不能耐心排队等待轮换上场（如正在排队中）。

9）常常打断或干扰别人（如插入别人的对话、游戏或活动；没有询问或未经允许就开始使用他人的东西；对于青少年和成年人，可能干扰或接管他人正在做的事）。

**2. 病程标准**　12 岁之前即存在若干注意缺陷或多动 / 冲动的症状。

**3. 空间标准**　若干注意缺陷或多动 / 冲动症状至少在两种场所中出现（如在家里、学校或工作中；和朋友或亲属互动中；或在其他活动中）。

**4. 严重程度标准**　在社交、学业或职业功能上具有临床意义损害的明确证据。

**5. 排除标准**　这些症状不是在精神分裂症或其他精神性障碍的病程中，亦不能用其他精神障碍性疾病更好地进行解释（如心境障碍、焦虑障碍、分离障碍、人格障碍、物质中毒或戒断效应）。

标注 ADHD 分类：

混合型：如果在过去的 6 个月内，同时符合诊断标准 A（注意缺陷）和诊断标准 B（多动 / 冲动）。

注意缺陷为主型：如果在过去的 6 个月内，符合诊断标准 A（注意缺陷），但不符合诊断标准 B（多动 / 冲动）。

多动 / 冲动为主型：如果在过去的 6 个月内，符合诊断标准 B（多动 / 冲动），但不符合诊断标准 A（注意缺陷）。

部分缓解：先前符合全部诊断标准，但在过去的 6 个月内不符合全部诊断标准，且症状仍然导致社交、学业或职业功能方面的损害。

标注目前的严重程度分度：

轻度：存在非常少的超出诊断所需的症状，且症状导致社交或职业功能方面的轻微损伤。

中度：症状或功能损害介于"轻度"和"重度"之间。

重度：存在非常多的超出诊断所需的症状，或存在若干特别严重的症状，或症状导致明显的社交或职业功能方面的损害。

## 附录四　强迫障碍诊断标准

### 一、中华医学会《中国精神障碍分类与诊断标准第 3 版》（CCMD-3, 2001）关于强迫障碍的诊断标准

强迫障碍指一种以强迫症状为主的神经症，其特点是有意识的自我强迫和反强迫并存，两者

强烈冲突使患者感到焦虑和痛苦；患者体验到观念或冲动系来源于自我，但违反自己意愿，虽极力抵抗，却无法控制；患者也意识到强迫症状的异常性，但无法摆脱。病程迁延者要以仪式动作为主而精神痛苦减轻，但社会功能严重受损。

**1. 症状标准**

（1）符合神经症的诊断标准，并以强迫症状

为主,至少有下列一项:①以强迫思想为主,包括强迫观念、回忆或表象,强迫性对立观念、穷思竭虑、害怕丧失自控能力等;②以强迫行为(动作)为主,包括反复洗涤、核对、检查或询问等;③上述内容的混合形式。

(2)患者称强迫症状起源于自己的内心,不是被外界或别人强加的。

(3)强迫症状反复出现,患者认为没有意义并感到不快,甚至痛苦,因此试图抵抗,但不能奏效。

**2. 严重标准** 社会功能受损(指的是患者工作、学习、交友、家庭等方面的状态)。

**3. 病程标准** 符合症状标准至少已有3个月。

**4. 排除标准**

(1)排除其他精神障碍的继发性强迫症状,如精神分裂症、抑郁症或恐惧症等。

(2)排除脑器质性疾病特别是基底神经节病变的继发性强迫症状。

## 二、世界卫生组织《国际疾病分类第十一次修订本(ICD-11)》(2018)关于强迫障碍的诊断标准

**1. 症状标准** 存在持续的强迫思维或强迫行为。

(1)强迫思维是指反复的、持续的想法(如污染),图像(如暴力场景)或冲动、强迫(如刺伤别人),这些想法往往是侵入性的、不必要的,通常和焦虑情绪相关。个体通常试图通过忽略或抑制内心的强迫思维或执行强迫行为进而达到将其中和的目的。

(2)强迫行为是指重复的行为或仪式,包括重复的心理活动,个体会严格按照规则或为了

达到"完整感"而觉得有必要执行这些行为或仪式。例如反复洗手、检查、对物体进行排序。类似的心理行为包括在内心重复特定的语句进而防止负面结果的发生,反复回忆确保个体没有造成伤害,以及在心里清点物品。强迫行为要么与害怕的事件没有产生现实的联系(如对称放置物品防止心爱的物品受到伤害),要么发生过度行为(如每天洗澡洗数小时以防止生病)。

**2. 严重程度标准** 强迫思维和强迫行为是耗时的(如每天要花1小时以上的时间),对个人、家庭、社会、教育、职业或其他重要领域功能造成严重痛苦或损害。要想机体功能得以维持,只能通过大量额外的努力。

**3. 排除标准** 排除其他疾病引起的继发性强迫症状(如基底节缺血性卒中),也不能归因于某种物质或药品滥用对中枢神经系统的影响(如苯丙胺)及其戒断效应。

## 三、美国精神病学会《精神障碍诊断与统计手册》(第5版修订版)(DSM-Ⅴ-TR,2022)关于强迫障碍的诊断标准

**1. 症状标准** 具有强迫思维、强迫行为或两者皆有。

强迫思维被定义为以下(1)和(2):

(1)在该障碍的某段时间内,感受到反复的、持续的、侵入性的和不必要的想法、冲动或表象,大多数个体会引起显著的焦虑或痛苦。

(2)个体试图去忽略或压抑此类想法、冲动或想象,或试图用其他想法或行为去中和它们(如通过某种强迫行为)

强迫行为被定义为以下(1)和(2):

（1）重复的行为（如洗手、排序或检查）或心理活动（如祈祷、数数、重复默诵字词），个体感觉到这些（重复行为或心理活动）是作为应对强迫思维或根据必须严格执行的规则而被迫执行的。

（2）重复行为或心理活动的目的主要是防止或减轻焦虑、痛苦或防止一些可怕事件或情况的发生；然而这些重复行为或心理活动并不能如预期般地起到减轻或抵消的效果，或者明显是过度的。

注明：幼儿可能无法明确表达这些重复行为或心理活动的目的。

**2. 严重程度标准** 这些强迫思维或强迫行为必须是耗时的（如每天会耗1小时以上的时间），或引起临床意义的痛苦，或社交、职业或其他重要领域功能的损害。

**3. 排除标准**

（1）此强迫症状不能归因于某种物质的生理效应（如毒品、药物滥用）或其他躯体疾病。

（2）这种障碍不能用其他精神障碍性疾病进行更好地解释［如广泛性焦虑障碍中的过度担心，躯体变形障碍的外貌先占观念，囤积障碍的难以丢弃或放弃物品，拔毛癖（拔毛障碍）中的拔毛发，抓痕（皮肤抓痕）障碍中的皮肤抓痕，刻板运动障碍中的刻板行为，进食障碍中的仪式化进食行为，物质相关及成瘾障碍中物质或赌博的先占观念，疾病焦虑障碍中患有某种疾病的先占观念，性欲倒错障碍中的性冲动或性幻想，破坏性、冲动控制及品行障碍中的冲动，重度抑郁障碍中的内疚思维，精神分裂症谱系及其他精神病性障碍中的思维插入或妄想性的先占观念，或孤独症谱系障碍的重复行为模式］。

## 附录五　耶鲁综合抽动严重程度量表

### 一、说明

耶鲁综合抽动严重程度量表（Yale Global Tic Severity Scale，YGTSS）旨在通过一系列量纲（如数字、频率、强度、复杂性和干扰）评估抽动症状总的严重程度。应用耶鲁综合抽动严重程度量表的评定者需具有抽动障碍的临床经验。最终评定是基于全部现有的资料并反映出临床医生对每一评定项目的总体印象。

会见的形式是半组织的（semistructured），接见者应先填写抽动观察表（即一份近一周内发生的运动抽动和发声抽动观察表，根据父母或患者的讲述及评定过程中的观察予以填写）。然后按照各个项目进行提问，用参考点内容作引导。

## 二、抽动调查表

1. **运动抽动的描述（本周出现的运动抽动情况）**

    a. 简单运动抽动（快的、突然的、无意义的）：

       - 眨眼      - 眼睛转动      - 鼻子动      - 嘴动

       - 做怪相      - 头动      - 耸肩      - 臂动

       - 手动      - 腹部紧张      - 腿或脚或脚趾动

       - 其他_____

    b. 复杂运动抽动（较慢的、有目的的）：

       - 眼的表情和转动      - 嘴动

       - 面部动作和表情      - 头部姿势和动作

       - 肩的姿势      - 臂和手的姿势

       - 书写抽动      - 肌张力障碍姿势

       - 弯曲（屈身）或转体      - 旋转

       - 腿、脚或脚趾动

       - 与抽动相关的强迫行为（触摸、轻拍、修饰发鬓、起夜）

       - 秽亵行为

       - 自我辱骂（具体说明）_____

       - 阵发性抽动（具体列举出）

        持续_____秒钟

       - 不抑制的行为（具体说明）_____

       （不要将此项包括在评定顺序表中）

       - 其他_____

       - 说明任何管弦乐队的模式或运动抽动的顺序_____

2. **发声抽动的描述（本周出现的发声抽动情况）**

    a. 简单发声抽动（快、无意义的声音）：

       声音、喧叫声（周期性的：咳嗽、清嗓子、嗅、吹口哨、模仿动物的声音或鸟叫声）。

       其他（具体列出）_____

    b. 复杂发声抽动（语言：单字、短语、句子）：

       - 音节：(列明)_____

       - 单字：(列明)_____

       - 秽语：(列明)_____

       - 模仿言语_____

- 重复言语＿＿＿＿＿＿＿＿＿＿＿＿＿＿＿＿＿＿＿

- 言语中断＿＿＿＿＿＿＿＿＿＿＿＿＿＿＿＿＿＿＿

- 言语不规则（具体说明）＿＿＿＿＿＿＿＿＿＿＿＿

- 不抑止的说话（具体说明）＿＿＿＿＿＿＿＿＿＿＿

（不要将此项包括在评定顺序表中）

- 陈述任何管弦乐队的模式或发声抽动的顺序＿＿＿＿＿＿＿＿＿

## 三、顺序表（Ordinal Scales）（除非另有说明，分别评定运动抽动和发声抽动）

a. 次数： 运动抽动分数（    ）　　　发声抽动分数（    ）

分数　　说明

0　　无

1　　抽动 1 次

2　　多次不连续的抽动（2~5 次）

3　　多次不连续的抽动（5 次以上）

4　　多种不连续抽动加上至少有 1 次是多种同时的相同模式抽动或有顺序的抽动，以致难以分清不连续抽动。

5　　多种不连续抽动加上有 2 次的多种同时的管弦乐队的模式或有顺序的抽动，以致难以分清不连续抽动。

b. 频率： 运动抽动分数（    ）　　　发声抽动分数（    ）

分数　　说明

0　　无：无抽动行为的迹象。

1　　很少：前一周中有抽动行为，不是经常发生，常常不是每天都抽动。如有一阵抽动，常常是短暂和罕见的。

2　　偶然的：抽动经常每天有，但一天当中也有长时间的不抽动，有时发生一阵抽动，但持续时间一次不超过几分钟。

3　　时常发作：每天都抽动，长达 3 小时不抽动是常有的。抽动的发作是有规律的，但可能被限于一个单独的姿势。

4　　几乎总在抽动：实际上每天醒着的时候都在抽动，持续抽动的间期是有规律的，抽搐常发作且不限于一个单独的姿势。

5　　总在发作：实际上是一直在抽，间歇很难看出，且间歇时间最多不超过 5~10 分钟左右。

c. 强度： 运动抽动分数（    ）　　　发声抽动分数（    ）

分数　　说明

0　　无

1　最小强度:抽动看不出也听不见(仅根据患者自己的体验)或者抽动比同样的自主行为更无力,因其强度小,不易被注意到。

2　轻微强度:抽动不比同样的自主行为或声音更有力,由于强度小,不易被看出来。

3　中等强度:抽动比同样的自主行为较有力,但不超出同样的自主行为和声音的范围,由于其有力的特点,可引起别人的注意。

4　明显的强度:抽动比同样的自主行为和声音较有力并有夸张的特征。因其力量和夸张的特点,这种抽动常常引起别人的注意。

5　严重的强度:抽动极有力,表情夸张,由于其强烈的表情,这种抽动引起人们的注意并可能导致有身体受伤的危险(意外事故、挑逗或自我伤害)。

d. 复杂性:运动抽动分数(　　)　　　发声抽动分数(　　　)

分数　说明

0　无:如果有抽动很明显具有"简单"的抽动特征(突然、短暂、无目的)。

1　边缘:抽动并不明显的有"简单"的特征。

2　轻度:抽动有明显的"复杂"性(外表上是有目的的)并有模仿的短暂的"自动"行为,如修饰、发出音节或短的"ah huh""hi"的声音,这些可能就是伪装。

3　中度:抽动更加"复杂"(外表更有目的性并持续),且可有多种肌群同时抽动,以致难以伪装,但可被认为是合理的或"解释"为正常行为或正常说话(撕、轻敲、说"当然"或"宝贝",短的模仿言语)。

4　明显的:抽动有非常"复杂"的特点并趋向于持续的多种肌群同时性抽动,这些是难以伪装,不能轻易地合理地认为是正常行为或说话,因为有持续性或不正常的、不恰当的、奇怪的或猥亵的特点(长时间的面部扭曲、抚摸生殖器、模仿语言、不成句的说话、多次反复地说"你这是什么意思"或发出"fu"或"sh"的声音)。

5　严重:抽动伴有长时间的多种肌群同时抽动或发声,这不可能被掩饰或者轻易地、合理地解释为正常行为或说话,因为有持续时间长、极不正常、不恰当、奇怪或猥亵的特点(长时间的显露或说话,常常是带有猥亵行为,自我辱骂或秽语)。

e. 干扰:　运动抽动分数(　　)　　　发声抽动分数(　　　)

分数　说明

0　无

1　极轻度:抽动时并不中断连贯的行为或说话。

2　轻度:抽动时偶然中断连贯的行为或说话。

3　中度:抽动时常常中断连贯的行为或说话。

4　明显的:抽动时常常中断连贯的行为或说话,偶尔中断想干什么的行动或交往。

5　严重的:抽动时常常中断想干什么的行动或交往。

f. 全部损害分数:(　　　　)

　　分数　　说明(参考点)

　　0　　无

　　10　　极轻度:抽动在自尊方面、家庭生活、社交、学习或工作上带来一点困难(偶尔的忐忑不安、担心未来,由于抽动,家庭紧张气氛有所增加;朋友或熟人有时用一种焦急的方式注视和谈论抽动)。

　　20　　轻度:抽动对自尊方面、家庭生活、社交、学习或工作带来少量的困难。

　　30　　中度:抽动对自尊方面、家庭生活、社交、学习或工作带来明显的问题(焦虑发作、家庭里周期性的苦恼和烦乱,经常被人嘲弄或回避社交,由于抽动周期性地影响学习或工作。

　　40　　明显的:抽动对自尊方面、家庭生活、社交、学习或工作带来严重的困难。

　　50　　严重的:抽动对自尊方面、家庭生活、社交、学习或工作带来极大的困难[带有自杀念头的严重忧郁症、家庭破裂(分开/离婚、分居),断绝社交——由于在社会上名声不好和回避社交,生活受到严格的限制,离开学校或失去工作]。

## 四、分数单

姓名＿＿＿＿＿＿＿＿　　　　　　　日期＿＿＿＿＿＿＿＿

年龄＿＿＿＿＿＿＿＿　　　　　　　性别＿＿＿＿＿＿＿＿

信息来源＿＿＿＿＿＿＿＿＿＿＿＿＿＿＿＿＿＿＿＿＿＿＿＿＿＿

评定者＿＿＿＿＿＿＿＿

运动抽动:

　　次数　　　　　　　　　　　　　　　　　　　　　　(　　　)

　　频率　　　　　　　　　　　　　　　　　　　　　　(　　　)

　　强度　　　　　　　　　　　　　　　　　　　　　　(　　　)

　　复杂性　　　　　　　　　　　　　　　　　　　　　(　　　)

　　干扰　　　　　　　　　　　　　　　　　　　　　　(　　　)

　　总的运动抽动分数　　　　　　　　　　　　　　　　(　　　)

发声抽动:

　　次数　　　　　　　　　　　　　　　　　　　　　　(　　　)

　　频率　　　　　　　　　　　　　　　　　　　　　　(　　　)

　　强度　　　　　　　　　　　　　　　　　　　　　　(　　　)

　　复杂性　　　　　　　　　　　　　　　　　　　　　(　　　)

　　干扰　　　　　　　　　　　　　　　　　　　　　　(　　　)

　　总的发声抽动分数　　　　　　　　　　　　　　　　(　　　)

全部功能损害分数 （　　）

总的严重程度分数（运动抽动＋发声抽动＋功能损害） （　　）

引自：Leckman JF，Riddle MR，Hardin MT.The Yale Global Tic Severity Scale：Initial Testing of a Clinician-Rated Scale of Tic Severity.J Am Acad Child Adolesc Psychiatry，1989，28（4）：566-573.

## 附录六　先兆冲动量表

姓名 _____ 年龄 _____ 地址（学校、诊所、家或其他）_____

日期 _____ 诊断（如果知道）_____

提示语：根据每次抽动前的异常感觉，勾选下列 1~9 项中合适的选项。

| 编号 | 我的感觉如何？ | 没有 | 有一些 | 比较多 | 非常多 |
|---|---|---|---|---|---|
| 1 | 抽动发生前，我感觉到了内在有痒的感觉 | | | | |
| 2 | 抽动发生前，在我脑子里或身体上感受到了压力 | | | | |
| 3 | 抽动发生前，我感到"心烦意乱"或内心紧张 | | | | |
| 4 | 抽动发生前，我觉得有些事情不是"恰到好处" | | | | |
| 5 | 抽动发生前，我感到有什么事情未完成的感觉 | | | | |
| 6 | 抽动发生前，我感到内在的"能量"要迸发出来的感觉 | | | | |
| 7 | 抽动发生前，我几乎一直都有这些感觉 | | | | |
| 8 | 这些感觉发生在我每次抽动时 | | | | |
| 9 | 抽动之后，痒的感觉、压力、紧张不安的感觉、"能量"要迸发出来的感觉、某事不"恰到好处"或有什么事情未完成的感觉会消失，至少会消失一段时间 | | | | |
| 10 | 我能控制住抽动，即使只有很短的时间 | | | | |
| | 总分（第 10 项除外） | | | | |

适用年龄：8 岁以上

计分方法：先兆冲动量表包括 9 个计分条目（第 10 项除外），1~4 级评分，没有 =1 分，有一些 =2 分，比较多 =3 分，非常多 =4 分，9 项评分相加得出总分，>10 分表示存在先兆冲动（感觉抽动）。得分越高表明先兆冲动越多。

总分解释：最低分数是 9 分，最高分数是 36 分；>10 分表示可能存在先兆冲动（感觉抽动）。其中 10~12 分表示轻度的先兆冲动；13~25 分表示中等强度的先兆冲动；26~30 分表示高等强度的先兆冲动，一般伴有明显的功能损害；得分 31 及以上表明强度极高的先兆冲动，存在明显的功能损害。

备注：_____

引自：Premonitory Urge for Tics Scale（PUTS）：initial psychometric results and examination of the premonitory urge phenomenon in youths with Tic disorders.J Dev Behav Pediatr，2005，26（6）：397-403.

## 附录七 Tourette 综合征的问题与回答

《Tourette 综合征的问题与回答》手册（*Questions and Answers about Tourette Syndrome*）是由美国 Tourette 综合征协会（Tourette Syndrome Association of America）于 1997 年编辑出版的科普资料，该手册内容由 20 个问题（Q）与回答（A）组成，对 Tourette 综合征患者及其家属，临床医生和其他相关人员均有一定的指导意义。征得美国 Tourette 综合征协会的同意，并授权刘智胜将该手册的全部内容译成中文，以便于提高对 Tourette 综合征的认识与了解，有利于世界各国进行相互交流。20 个问题与回答译文如下，供我国医学同道及有关人员参考。

### 1. Tourette 综合征是什么？

**答**：Tourette 综合征（Tourette syndrome，TS）是一种以抽动为特征的神经精神性疾病，所指的抽动为突然的、不自主的、快速的和重复的动作或发声。其症状包括：①在病程中某些时候存在着多种运动抽动和一种或多种发声抽动，但不一定必须同时存在；②一天内抽动发作多次（通常为一阵阵发作），几乎天天如此，或间歇发生，病程超过一年；③抽动的数量、频度、形式和部位呈现周期性的变化，其严重程度可交替增减，有时抽动能完全缓解几周乃至数月；④在 18 岁以前发病。

用"不自主"来描述 Tourette 综合征的抽动症状，有时是令人费解的。众所周知，大多数 Tourette 综合征患者对他们的症状是有控制能力的。人们所没有意识到的是，抽动虽能受意识控制数秒乃至数小时，但可能只是在推迟更严重抽动的暴发。抽动是无法抵抗的，而且最终必须表现出来（就好像打喷嚏有一种动力驱动一样）。Tourette 综合征患者通常在学习或工作时能够推迟抽动的发生，而后寻求一个僻静的地方释放他们的症状。一般来讲，在紧张和焦虑时抽动增加，而在放松的情况下或被一件令人感兴趣的任务吸引时，抽动减少。

Tourette 综合征不是一种变性病，其智力和寿命与普通人没有什么不同。

### 2. 如何描述一个典型的 Tourette 综合征病例？

**答**："典型"这个词并不适合描述 Tourette 综合征。Tourette 综合征症状表现从非常轻微到很严重的都有。而大多数病例的抽动属于轻度。

### 3. 秽语是 Tourette 综合征的典型症状吗?

答:当然不是。事实上,那些诅咒、说下流话、污言秽语及含混不清的谩骂声,只见于不到 15% 的 Tourette 综合征患者。然而,媒体经常过分渲染这种症状的影响。

### 4. 引起抽动的原因是什么?

答:原因尚不清楚。目前的研究表明 Tourette 综合征源于一种被称为多巴胺的神经递质的代谢异常。毫无疑问,其他的神经递质如 5- 羟色胺的代谢异常也与 Tourette 综合征的发病有关。

### 5. 如何诊断 Tourette 综合征?

答:诊断来自于对症状的观察及对发病史的评价。无血液分析或其他的神经检测手段被用来诊断 Tourette 综合征。一些医生可能愿意用 EEG、CT、MRI 或某些化验检查来排除那些易与 Tourette 综合征相混淆的疾病。测试量表被用来评估抽动的严重程度。

### 6. Tourette 综合征的首发症状是什么?

答:最常见的首发症状是面部的抽动,诸如快速地眨眼或嘴角抽动。然而,不自主的发声(如清嗓子和吸鼻声等)或者肢体的抽动,可能也是首发症状。对少数患者而言,起病即表现为多发运动抽动和发声抽动。

### 7. 抽动如何分类?

答:Tourette 综合征分为简单抽动和复杂抽动两大类。

(1)简单抽动:

简单运动抽动——眨眼、摇头、耸肩及做怪相等。

简单发声抽动——清嗓子、尖叫及发出其他的吵闹声、吸鼻声和弹响舌头声等。

(2)复杂抽动:

复杂运动抽动——跳跃、触摸他人和物体、闻东西及旋转,极少见的还会出现撞击和撕咬自己的自残现象。

复杂发声抽动——说一些没有前后关系的话,极少数的还会说出秽亵的话(社会所不能接受的言词)。

Tourette 综合征的抽动或抽动样症状是非常广泛的。症状的复杂性经常让患者的家人、朋友、老师及雇主感到困惑,让他们相信这些动作或发声是无意识的则非常困难。

### 8. 怎样治疗 Tourette 综合征?

答:大多数 Tourette 综合征患者的抽动或行为症状对他们的日常生活并无影响,因而并不需要药物治疗。当症状干扰患者功能时,需应用药物帮助控制症状。这些药物包括氟哌啶醇(haloperidol)、可乐定(clonidine)、哌咪清(pimozide)、氟奋乃静(fluphenazine)和氯硝西泮(clonazepam)。而用于治疗注意缺陷多动障碍的中枢兴奋剂,如利他林(ritalin)、匹莫林(pemoline,cylert)和右苯丙胺(dexedrine),可能加重抽动,故它们的应用是有争议的。强迫观念与行为严重妨碍日常功能,氟西汀(fluoxetine)、氯米帕明(clomipramine)、舍曲林(sertraline)、利培酮(risperidone)和帕罗西汀(paroxetine)等药物可以考虑应用。

能够最大程度控制症状的药物剂量因人而异,并且必须由医生来仔细估计。药物的应用需从小剂量开始,逐渐加量至能最大限度地缓解症状而且产生的副作用最小。药物的副作用包括:体重增加、肌肉僵硬、疲倦、运动不宁和社交障碍。某些副作用需用特殊的药物治疗才能减轻。诸如抑郁和认知能力受损副作用可能需要减少药量或换药。

其他治疗方式也是有所帮助的。心理治疗能够对 Tourette 综合征患者提供帮助，某些行为疗法是教患者用一种抽动来代替另一种抽动，这是可取的。放松疗法及生物反馈疗法的应用可以减轻引起抽动增多的紧张反应。

### 9. 早期治疗 Tourette 综合征重要吗？

**答**：重要，特别是其症状被某些人认为稀奇古怪、富破坏性和令人害怕的时候，早期治疗就显得尤为重要。有时，Tourette 综合征的症状会遭到同伴、邻居、老师，甚至偶遇者的嘲笑和排斥。父母亲因为孩子的奇怪行为而一筹莫展。孩子则会被吓唬，被剥夺玩耍权利，或者导致无法享受正常亲情关系。这些问题在青春期可能变得更为突出。为了避免心理上受到伤害，早期诊治是至关重要的。此外，对于比较严重的病例，采用药物控制症状是可行的。

### 10. 除抽动之外，所有 Tourette 综合征患者都伴有行为问题吗？

**答**：不是这样的。不过，许多患者都伴有下列一种或一种以上的行为问题，包括：

（1）强迫观念：包括一些重复的并不必要的或麻烦的想法。

（2）强迫性和仪式化行为：多发生于当一个人认为一件事必须反复做和／或以某种方式做的时候。比如，用一只手触摸一件物品后，又用另一只手触摸同种物品。或反复检查火炉熄了没有。患儿有时会央求父母亲重复一句话多次，直到它"听起来顺耳"。

（3）注意缺陷障碍伴或不伴多动（ADD 或 ADHD）：在许多 Tourette 综合征患者可以出现注意缺陷障碍（ADD）或注意缺陷多动障碍（ADHD）。患儿在 Tourette 综合征症状出现以前，可能会有多动表现。注意缺陷多动障碍症状包括：注意力不集中，做事虎头蛇尾，无法聆听，易被干扰，做事没有计划，不断变换活动，需要太多的监管和坐立不安。成年人可能也会有多动症表现，诸如过分冲动行为、注意力不集中和来回走动。不伴多动的注意缺陷障碍包括以上除了活动过多以外的所有症状。当注意缺陷多动障碍患儿长大成人后，多动可能通过坐立不安表现出来，而注意力不集中及任性冲动则会长期存在下去。

（4）学习困难：包括阅读困难、书写困难、计算困难和认知问题。

（5）冲动行为：很少见，可能导致攻击行为或不合时宜的动作。还会发生蔑视和发怒行为。

（6）睡眠障碍：Tourette 综合征患者多有这类问题，包括频繁的夜惊、梦游或梦语。

### 11. 患有 Tourette 综合征的学生需要特殊教育吗？

**答**：患 Tourette 综合征的学生作为一个群体，其智商在平均水平，许多人需要进行特殊教育。有资料表明他们可能存在学习困难。学习困难加上注意力不集中和难以克制的频繁的抽动是需要特殊教育帮助的。经常需要帮助的内容包括：用录音磁带、打字机或计算机等解决在阅读和书写时的困难，不限时的测验（如果出现发声性抽动应在私人房间里进行）和当抽动变得难以克制时，允许离开教室。一些患儿需要额外的帮助，如在娱乐室里对他们进行教学。

当困难在学校里无法解决时，需要进行教育评估。在联邦法律的支持下一项结论鉴定作为

"其他健康损害",将有助于为患儿提供一项个人教育计划(IEP)。这个计划是有关学校特殊教育问题的。这种方法能使妨碍年轻人发挥潜力的学习困难明显减少。由于患者需要特殊的帮助,这些无法在公立学校得到相应教育的患儿,将在特殊学校注册,从而得到最好的辅导。

## 12. Tourette 综合征会遗传吗?

**答**:遗传学研究表明,Tourette 综合征是作为显性基因而被遗传的,这种基因在不同的家庭成员中呈现不同的症状。Tourette 综合征患者在每一次妊娠过程中,有 50% 的机会将这种基因遗传给她的孩子。其遗传素质可能表现为 Tourette 综合征,也可能表现为轻微的抽动,或者表现为无任何抽动症状的强迫观念与行为。众所周知,对那些诊断出 Tourette 综合征的家庭而言,轻微抽动及强迫观念与行为的发生率比普通人家庭高得多。

后代的性别也影响基因的表达。Tourette 综合征患者的孩子,作为基因携带者,男孩发病的概率至少要比女孩高 3~4 倍。在那些遗传了该基因的孩子中,大约只有 10% 孩子的病情严重到需要医疗关注。在一些病例中,Tourette 综合征可能没有遗传因素影响,这些 Tourette 综合征属于散发病例。出现这种情况的原因尚不清楚。

## 13. 有立竿见影的治愈 Tourette 综合征方法吗?

**答**:还没有。

## 14. Tourette 综合征的病情能够缓解吗?

**答**:许多 Tourette 综合征患者的经历表明,他们在青少年晚期或 20 岁左右症状会有所减轻。大多数 Tourette 综合征患者在他们长大成人以后,病情不会加重,而会向好的方向发展,这类 Tourette 综合征患者能够过上正常人的生活。大约有 1/3 的患者在成人后,抽动症状会完全缓解。

## 15. 美国有多少人患有 Tourette 综合征?

**答**:由于许多 Tourette 综合征患者没有被诊断,因而无法得到一个准确的数字。据国家健康研究所估计,大约有 10 万美国人患有 Tourette 综合征。一些遗传学研究显示,如果慢性多发性抽动和短暂性抽动被统计在内的话,Tourette 综合征的发病率则可能达到 1∶200。

## 16. Tourette 综合征的历史是怎样的?

**答**:1825 年,首例 Tourette 综合征病例在医学文献中被报道。是一名叫 Marquise de Dampierre 的贵族妇女,她的症状表现为身体许多部位不自主的抽动和各种发声(包括秽语和模仿言语)。后来,法国神经病学家 Georges Gilles de la Tourette 在 1885 年首次描述了 9 个病例,他的名字则被用来命名该病。有一些名人被认为患有 Tourette 综合征,如语言学家 Samuel Johnson 和法国作家 Andre Malraux。

## 17. 当前 Tourette 综合征研究的中心是什么?

**答**:自 1984 年以来,Tourette 综合征协会(Tourette Syndrome Association,TSA)已在大量与 Tourette 综合征相关的科学领域内,直接为重要的调查研究工作提供资金。最近的研究热点是了解 Tourette 综合征如何从上一代传至下一代的,研究者们正在致力于 Tourette 综合征的基因定位研究。Tourette 综合征协会支持国际科学家群体形成一个网络来分享他们知道的有关 Tourette 综合征的遗传情况,通过网络进行系统的合作以解决他们所不知晓的问题。一直在进行 Tourette 综合征的大家系研究将可获得新的结果。与此同时,有关脑生化的研究工作继续进行着,以便于更好地了解 Tourette 综合征和获得新的治疗方法。

## 18. 为 Tourette 综合征患者家庭提供什么性质的帮助?

**答**:Tourette 综合征协会地方分会及其支持组织让 Tourette 综合征患者家庭互相交流彼此的看法,他们对相同问题的想法和感受。家庭疗法常常是很有帮助的。对 Tourette 综合征的父母来说,他们必须在认识和过分保护之间做到不偏不倚。对小孩的某些行为,父母要能判断出是否是 Tourette 综合征的症状或是不良的行为习惯,然后做出相适宜的反应。对于社会不可接受的行为,父母要尽可能鼓励小孩控制他的行为,学会用社会更能接受的行为去替代那些不被社会接受的行为。父母要尽可能多地给 Tourette 综合征患儿独立的机会。

## 19. Tourette 综合征协会是一个什么样的组织?

**答**:Tourette 综合征协会(TSA)创立于 1972 年,它是唯一一个不带赢利性质的、自愿参加的民间会员组织。协会致力于:①查找 Tourette 综合征病因;②发现 Tourette 综合征治疗方法;③控制 Tourette 综合征的影响。

会员包括患者、他们的亲属和其他有兴趣的相关人士。协会制作和传播教育资料给个人、专业人员、康复机构、教育和政府部门;帮助 Tourette 综合征患者及家庭,以解决与本病相关的问题;为 Tourette 综合征研究工作提供资金,以便于最终找到 Tourette 综合征的病因和根治方案。同时,协会要不断改进治疗手段和寻求新药。

Tourette 综合征协会还着眼于:①在紧要关头通过信息和相关联的服务来为 Tourette 综合征家庭提供直接帮助;②为科学家、临床工作者和其他在 Tourette 综合征研究领域里工作的人们组织专题讨论会;③增强大众对 Tourette 综合征的理解和认识;④维护好专业人士的联合数据库;⑤筹备 Tourette 综合征脑库计划,该计划包括为科学研究搜集急需组织的工作;⑥为全美和世界上成千上万的会员提供服务;⑦通过大会展览、文化传播及全国性的会议,提高 Tourette 综合征专业人员对本病健康护理的能力;⑧发展和管理好从事 Tourette 综合征诊治工作的医生名单;⑨组织和协助地方分支机构,并支持美国和世界各国 Tourette 综合征机构;⑩向政府反映会员的意见,诸如特殊用药需求、健康保险及就业等问题。

## 20. 为什么要加入 Tourette 综合征协会?

**答**:(1)通过支持 Tourette 综合征协会来减少人们对 Tourette 综合征的偏见,增进公众对 Tourette 综合征的了解。

(2)帮助进行 Tourette 综合征患者的早期诊断和正确治疗。

(3)收到 Tourette 综合征协会按季度出版的业务通讯,包含有关 TS 治疗、研究方案和最新的科学发现。

(4)通过会议与其他的家庭沟通,讨论最常见的问题和相互提供支持。

(5)折价获得录像带及出版物。

(6)参与 Tourette 综合征协会的宣传节目。

(7)参加 Tourette 综合征协会组织的国内会议时,有资格折价缴纳登记费。

（8）帮助征服 Tourette 综合征。

**备注：**《Tourette 综合征的问题与回答》全文刊登在《实用儿科临床杂志》1998 年第 6 期上。

需要查阅原文者，参见：刘智胜．Tourette 综合征的问题与回答．实用儿科临床杂志，1998，13（6）：347-349，352．

## 附录八　Tourette 综合征国际联络组织及成员

下面列举的是有关 Tourette 综合征协会及国际联络员（International Contacts）联系方式，涉及 50 个国家和地区。所有资料来自美国 Tourette 综合征协会，可在互联网上查询到，网址为 https：//tourette.org/about-us/partner-network/international/。鉴于国际间交流普遍采用英文通联方式，故未将下面的内容翻译成中文。

◆ ALBANIA（阿尔巴尼亚）：

**Mira Kapisyzi**

University Hospital Center

"Mother Theresa"

Dibra Street 372

Tirana，Albania

Tel：+ 355692089070 or 35542373154

Fax：+ 3554223641

Email：kapisyzi@albaniaonline.net

◆ ARGENTINA（阿根廷）：

**Asociación Argentina para el Síndrome de Tourette**

**En la Ciudad Autónoma de Buenos Aires（Argentina）**

**Brindamos asesoramiento a las familias，**

**realizamos jornadas de difusión para los docentesy profesionales de la salud，charlas en las escuelas.**

Fundadora：Prof.Andrea Bonzini

Docente，madre de adolescente con ST.

Co-fundador：Dr.Luis Lehmann

Médico，Terapeuta Cognitivo，padece Tourette.

Email：astourettearg@gmail.com

Website：www.facebook.com/asociacionargentina sindromedetourette/

**Guillermo Tyberg**

**Williams 1.800**

Barrio Los Ceibos

Rincon De Milberg

1648 Tigre-Prov.De Buenos Aires

Tel：54-911-5183-0319

Email：gtyberg@gmail.com

**Maria Beatriz Moyano，M.D. & Maria Belen Prieto，Ph.D.**

Centro interdisciplinario de Tourette，TOC y Trastornos Asociados（CITTTA）

Grupo de Autoyuda de Tourette

Calle Cabello 34622 do piso depto "A" Buenos

Aires Argentina

Tel：541148037967 & 5491164157629

Email：moyanomariabeatriz@gmail.com 和

　　bprieto@citaargentina.com

**Angeles Matos**

Psicólogo

Calle Cabello 34622 do piso depto "A"

Buenos Aires Argentina

Tel：54118037967

Email：angelesmatos@gmail.com

◆ AUSTRALIA（澳大利亚）:

**Tourette Syndrome Association of Australia**

Robyn Latimer，President

Support Group Coordinator

PO Box 1173

Maroubra，NSW 2035，Australia

Tel：+ 9382-3726

Email：info@tourette.org.au

Website：www.tourette.org.au

**Dr Phyllis Chua**

The University of Melbourne

Level 5161 Barry Street

The University of Melbourne

Parkville 3010 VIC Australia

Tel：61-3-13-6352

Email：fae-feedback@unimelb.edu.au（university

　　inquiry address）

◆ AUSTRIA（奥地利）:

**Mara Stamenkovic，M.D.**

Psychiatrists at Privatklinik Döbling

Neurologist

Heiligenstädter Str.57-63，A-1190

Vienna，Austria

Tel：43-1-360-660

**Dr.Shird Dieter Schindler**

Facharzt für Psychiatrie

Josefstädterstr.56/14

1080 Wien，Austria

Tel.：+431404003543

Fax：+4369949230800

Email：shird@a1.net or shird.schindler@wienkav.at

◆ BELGIUM（比利时）:

**Gilles de la TOURETTE**

Vera Casier Cassimon，Pres.（Flemish）

vzw Vlaamse Vereniging Gilles de la Tourette

J.Nauwelaertstraat 7

2210 Wijnegem，Belgium

Tel：+ 32-3-354-3669

Fax：+ 32-3-353-6791

Email：info@tourette.be or boonen.kets@

　　telenet.be

Website：www.tourette.be

◆ BRAZIL（巴西）:

**Euripedes C.Miguel，M.D.，Ph.D.**

**Faculdade de Medicina da Universidade de São**

　　**Paulo，Departamento de Psiquiatria da**

　　**FMUSP.**

Rua Ovidio Pires de Campos，785-1° andar-sala

　　3-Ala Sul

Cerqueira Cesar

05403-010-Sao Paulo，SP-Brasil

Tel：(11)266-16962

**Ana Hounie**

Rua Itapicuru 369/1505，Perdizes

São Paolo-SP

Brazil

Tel：551136667724

Email：ana.hounie@gmail.com

Website：http：//toctourette.blogspot.com.br/

**Alice de Mathis，Ph.D.**

Rua Pernambuco 197

Sao Paolo

Brazil 012210-020

Tel：55-11-9946-9696

Email：alicemathis@gmail.com

◆ BULGARIA（保加利亚）：

**Dr.Dimiter Terziev，Child Psychiatrist**

Head of the Day Treatment Unit，Assistant Professor

University Hospital Aleksandrovska

"St.Nicolas" Child and Adolescent Psychiatric Clinic

1，Georgi Sofiiski Street

1431-Sofia，Bulgaria

Tel：35929230986 or 02/9230375

Email：dislter@yahoo.co.uk

Website：www.alexandrovska.com

◆ CANADA（加拿大）：

**Dr.Kelly Ann Cartwright，PsyD**

Psychologist | Psychologue

Certified CBIT Therapist

Lakeshore Psychology & Wellness Centre

15 Avenue Cartier，Suite 1，

Pointe-Claire，Québec H9S 4R5

Tel：(514)320-6296

www.lakeshorepsychology.ca

Email：info@lakeshorepsychology.ca

**Tourette Syndrome Foundation of Canada**

Lynn McLarnon，Executive Director

195-5945 Airport Rd

Mississauga，ON L4V 1R9

Tel：905-673-2255 or 1-800-361-3120（from within Canada only）

Fax 905-673-2638 or 1-800-387-0120（from within Canada only）

Email：tsfc@tourette.ca

Website：https：//tourette.ca

**Yves Dion，M.D.**

Psychiatrist

CHUM Notre Dame

1560 rue Sherbrooke Est.

Montreal，Quebec H2L 4N1，Canada

Tel：(514)890-8123

Fax：(514)412-7711

**Ayda Tekok-Kilic，Ph.D.**

Broch University-Child and Youth Studies Department

500 Glenridge Avenue

St.Catharines，Ontario，Canada

L2S 3A1

Tel：(905)688-5550 ext.3937

Email：atekokkilic@brochu.ca

**Dr.Gail Kumchy,Ph.D.**

Clinical Psychologist

Consults in Clinical,Neuropsychology,and
Rehabilitation

Capacity Assessments in the Province of Ontario

197 George Street

Sarnia,ON N7T4N6

Canada

Tel:(519)339-0113

Fax:(773)829-4433

Email: scintillapsych@yahoo.com

**Kathleen Kelava,MC**

Registered Psychologist

Pinnacle Psych

Calgary,AB

Canada

*Offering virtual services only*

Tel:(403)969-2622

Email: kathleen@pinnaclepsych.ca

Website: http://www.pinnaclepsych.ca

◆ CHILE(智利):

**Dr.Pedro Chana**

Neurologist

Belisario Prat 1597b

Independencia

Santiago,Chile

Tel:(56)27321927

Email: chanapedro@gmail.com

Website: www.cetram.org

◆ CHINA(中国):

**Zhisheng Liu,M.D.**

Department of Neurology,Wuhan Children's
Hospital

No.100 Hongkong Road,Wuhan 430016,CHINA

Tel: +86-27-82433145

Fax: +86-27-82423687

Email: liuzsc@126.com

Website: www.chinatd.org.cn

◆ COLOMBIA(哥伦比亚):

**Silvia Restepo**

Psychology Ph.D.

Calle 5A Sur.#32

Medellin,Colombia

Tel: 57-4-266-8793

Fax: 57-4-311-6131

Email: serg@une.net.co

**Samy Arman**

Health and Wellness

Holistic Therapies

Naturopathic Medicine and Natural Therapies

Barranquilla-Colombia

Tel: +(575)-3850282

Mobile: +(57)-3006113195/3127078636

Email: contacto@samyarman.com

Website: www.samyarman.com or www.sintoni
zacioncelular.com

◆ CROATIA(克罗地亚):

**Dubravka Kocijan-Hercigonja**

Neurologija

HITUDIM

Lipovečka 17,Zagreb

Tel：013646817

Fax：013690694

Website：www.hitudim.hr/en

**Tomislav Babic，M.D.，Ph.D.**

Consultant Neurologist/Professor of Neurology

Medical School of Zagreb，Dept.of Neurology

10 000 ZAGREB，Kišpaticeva 12，Croatia

Tel：+ 3851217280

Email：tomislav.babic@zg.tel.hr

◆ CZECH REPUBLIC**(捷克共和国)：**

**ATOS（Association of Patients with Tourette Syndrome）**

Ondrej Fiala，President

Goetheho 15，Praha 6，160 00

Czech Republic

Tel：+ 420607724338

Email：atos@atos-os.cz

Website：http：//www.atos-os.cz

**Charles University**

Dept.of Neurology，1st Medical Faculty，

Katerinska 30，

Praha 2，120 00，

Czech Republic

Phone：+420224965550

Email：neuro@lf1.cuni.cz

Website：https：//neurologie.lf1.cuni.cz/1LFNK-1.html

◆ DENMARK**(丹麦)：**

**Dansk Tourette Forening**

Kirsten Kristensen

Sollerodvej 76

DK 2840 Holte

Denmark

Tel.+ 45-45-80-07-53

Email：kk@tourette.dk

**Anne Gersdorff Korsgaard，M.D.**

Neurologist，Skt.Anne Plads 2-4，5th

DK 5000 Odense C，Denmark

Tel：+ 4566140750

Fax：+ 4566148266

Email：agk@dadlnet.dk

◆ ECUADOR**(厄瓜多尔)：**

**Carlos Leon-Andrade，M.D.**

Casilla 17-16127 CEQ

Quito，Ecuador

Tel：+ 593463-361

Hospital Metropolitano

Psychiatry

Mariana de Jesus y Calle A

Centro Medico Metropolitano of 307

Quito

Tel：593-2-225-6580

Email：carleon@andinanet.net

◆ EGYPT**(埃及)：**

**Amira Seif El Din，M.D.**

Professor of Mental Health

Community Medicine Department

Faculty of Medicine

Alexandria University

36，Mustafa Fahmi Street

Gleem，Alexandria

Egypt

Email：amira@contact.com.eg

◆ ESTONIA（爱沙尼亚）：

**PILLE TABA，M.D.**

Neurologist

Associate Professor of Neurology

Unversity of Tartu

Puusepa 8-H452

51014 Tartu

Estonia

Tel：+3725189319

Fax +3727318509

Email：Pille.Taba@kliinikum.ee

◆ FINLAND（芬兰）：

Finish MS Society

Suomen MS-liittory

Vaihemäentie 10

PL 15，21251 Masku

Tel：(02) 4392111

Email：tiedotus@ms-liitto.fi

**Finnish Tourette Association**

**Suomen Tourette Yhdistys**

Finlands Tourette Förening

Piilopolku 302130

Expoo Finland

Tel：+ 358-9-411-00-430

Fax：+ 358-9-451-2969

**Järjestösuunnittelija Päivi Reinikka**

Tel：0452707388

Email：paivi.reinikka@tourette.fi

**Toiminnanjohtaja Tuula Savikuja**

Email：tuula.savikuja@tourette.fi

**Minna Piispanen**

Email：minna.piispanen@tourette.fi

◆ FRANCE（法国）：

**Association Francaise Syndrome Gilles de la**
 **Tourette**

M.François Lefebvre

22 rue Théophile Vacher

95160 Montmorency

Tel：0608031607

Email：francois.lefebvre@france-tourette.org

Marie-Anne Thivolle

Tel：0472769498

Website：http：//www.france-tourette.org

◆ GERMANY（德国）：

**Tourette-Gesellschaft Deutschland（TGD e.V.）**

**President**

**Michele Dunlap**

Zentrum für Seelische Gesundheit

Klinik für Psychiatrie，Sozialpsychiatrie und
 Psychotherapie

Carl-Neuberg-Str.1

30625 Hannover

Tel：+491733819193

Email：michele.dunlap@tourette-gesellschaft.de

Website：www.tourette-gesellschaft.de

**Prof.Dr.med.Johannes Hebebrand**

Head of the Department of

Child and Adolescent Psychiatry

LVR-Klinikum Essen

University Duisburg-Essen

Wickenburgstr.21，45147 Essen，Germany

Tel：+492018707-466

Fax：+492018707-302

Email：johannes.hebebrand@uni-duisburg-
  essen.de

**Prof.Dr.Veit Roessner**

Child & Adolescent Psychiatry

Director

Child & Adolescent Psychiatry Clinic University
  of Dresden

Schubertstrasse 42

01326 Dresden

Germany

Tel：+493514582244

Fax：+493514585754

Email：veit.roessner@uniklinikum-dresden.de

website：http：//kjp-dresden.de/

◆ GREECE(希腊)：

**Peristera Paschou，Ph.D.**

Assistant Professor of Population Genetics，

Dept.of Molecular Biology and Genetics

Democritus University of Thrace Greece

Tel：+302551030658

Email：ppaschou@mbg.duth.gr

European Society for the Study of Tourette
  Syndrome（http：//tourette-eu.org）

◆ HUNGARY(匈牙利)：

**Zsanett Tarnok**

Vadaskert Alapítvány a Gyermekek Lelki

Egészségéért

H-1021 Budapest

H_vösvölgyi út 116

Tel：36-1-392-1429

Fax：36-1-392-1411

Email：tarnok@vadasnet.hu

**Julia Gadoros，M.D.，Ph.D.**

Director of Child Psychiatry

Vadaskert Clinic

Lipotmezei Str.5

1021 Budapest

Hungary

Tel：36-1-392-1410

Mobil：36-70—370-8410

Fax：36-1-392-1411

Email：gadorosju@gmail.com

◆ ICELAND(冰岛)：

**Tourette-samtökin á íslandi**

Arna Garðarsdóttir，President

Disaras 6，kjallar

110 Reykjavik，Iceland

Tel：+3546944824

Email：tourette@tourette.is

Website：www.tourette.is

◆ INDIA(印度)：

**Dr.Madhuri Behari**

Professor & Head，

Department of Neurology，

All India Institute of Medical Sciences，

New Delhi 110029，India

Ph.Office：+911126594856 & 26588886

Fax：+911126588166

Email：madhuribehari@hotmail.com

**Dr.Mohit Bhatt，M.B.B.S.，M.D.，DM**

Asst.Professor of Neurology

Kokilaben Dhirubhai Ambani Hospital

Rao Saheb Achutrao Patwardhan Marg，

Four Bunglows，

Andheri（W）

Mumbai-400053

Tel：91（98）-670-40404

Fax：91（22）30972030

Email：mohit.h.bhatt@relianceada.com

**Shyamal Kumar Das，M.D.**

Reader，Dept.of Neuromedicine

Bangur Institute of Neurology

52/1 A，Shambhunath Pandit Street

Calcutta 70025，India

Q No.-74，Minto Park Govt.Housing estate

247/1，A J C Bose road，

Kolkata-700027.

Email：das_sk70@hotmail.com

**Dr.Uday Muthane**

14th Cross，24th Main，1ST Block，

HSR Layout，

Bangalore-560102，India

Tel：+（91）-（80）-25725562 or 26595562

Website：www.grotal.com/DrUdayMuthane

**Dr.K.Radhakrishnan，M.D.，DM，FAMS，**
**FAAN**

Director & Senior Professor，

Department of Neurology，

Sree Chitra Tirunal Institute for Medical Sciences
and Technology（SCTIMST），

Trivandrum-695011，Kerala，India.

Tel：91-471-2524282

Fax：91-471-2446433

Email：krk@sctimst.ac.in or kurupath.rad-
hakrishnan@gmail.com

**Dr.Asha Kishore**

Department of Neurology

Sree Chitra Tirunal Institute of Medical Sciences
& Technology

Thiruvananthapuram，Kerala，India

Pin code：695011

Phone：91-471-2524262

Fax：91-471-2446433

Email：asha@sctimst.ac.in

Website：http：//www.sctimst.ac.in

◆ IRELAND（爱尔兰）:

**Tourette Syndrome Association of Ireland**

c/o Carmichael House，

North Brunswick Street，

Dublin 7，

Ireland

Helpline mobile number-00353872982356

Email：support@tsireland.ie

Website：www.tsireland.ie

**Dr.Tom Moran，**

Cons.Child Psychiatrist

The National Children's Hospital

Dublin 24

Ireland

Tel：353-1-215-7400

Email：moranto@tcd.ie

Tourette Alliance of Northern Ireland Click here

### ◆ ISRAEL(以色列)：

**TSA in Israel**

P.O.Box 6935

Rosh Ha-Ayin，Israel 48632

Imber Anat-Research Coordinator

Tel：(Home)：+972-3-901-2956

(Cell)：+972-50-5932062

Email：Imber Anat-Research Coordinator

Tel(Home)：+972-3-901-2956

(Cell)：+972-50-5932062

Email：tsaisrael@gmail.com

**Prof.Alan Apter**

(treats Children)

Schneider Children's Medical Center of Israel-
   Matta and Harry Freund Neuropsychiatry
   Tourette Clinic

Website：homepage：http：//www.schneider.org.il/Eng/
   Index.asp？CategoryID=65 & ArticleID=464

Tel：+972-3-9253232

Fax：+972-3-9194132

Email：eapter@clalit.org.il

**Prof.Nir Giladi**

(treats Adults)

Neurology Department-in The Tel Aviv Sourasky
   Medical Center(Ichilov)

**Website：http：//www.tasmc.org.il/sites/en/
   Personnel/Pages/giladi–nir.aspx**

Email：nirg@tasmc.health.gov.il

**Prof.Varda Gross-Tsur**

(treats Children)

Shaare Zedek Clinic for treatment of children
   with Tourette Syndrome

Website：http：//www.szmc.org.il/NewsHigh
   lights/ShaareZedekopensclinicfortreatmentofc
   hildre/tabid/899/Default.aspx

Tel：+972-2-6555414/02-6555345

Fax：972-2-6555672

Email：gros@szmc.org.il

**Prof.Doron Gothelf**

(treats Children)

Child and Adolescent Psychiatry Unit in The
   Chaim Sheba Medical Center

Website：http：//eng.sheba.co.il/Sheba_Hospitals/
   The_Edmond_and_Lily_Safra_Childrens_
   Hospital/Child_and_Adolescent_Psychiatry_
   Unit/

Tel：972-3-5302572/972-52-6669360

Email：Doron.Gothelf@sheba.health.gov.il

**Dr.Sharon Hassin**

(treats Adults)

**Sheba clinic for Parkinson's disease and
   movements disorders**

Website：http：//eng.sheba.co.il/Sheba_
   Hospitals/Acute_Care_Hospital/Division_of_
   Internal_Medicine/Neurology/28.htm

Tel：+972-3-5305864

Email：sharon.hassin@sheba.health.gov.il

◆ ITALY（意大利）：

**AIST**

Centro Malattie Extrapiramidali e Sindrome di
  Tourette

IRCCS Galeazzi

Via R.Galeazzi,4

20161 Milano

Phone：338-5037984 or 338-6148677

Email：Milletic.aist@gmail.com

Website：www.tourette.it

**Prof.Mauro Porta**

Tourette Clinic

Ospedale IRCSS Galeazzi

Milano,Italy

Tel：39-2-662141 or 39-35-886412

Fax：+390-35-885-789

Email：mauroporta@libero.it

**Gabriele Masi,M.D.**

Division of Child Neurology & Psychiatry

University of Pisa

Via dei Giacinti 2

56018 Calambrone（Pisa）Italy

Tel：+39-050-886-111

Fax：+39-050-886-247

Email：gabriele.masi@inpe.unipi.it

**Francesco Cardona M.D.**

Department of Pediatrics and Child Neuropsychiatry

Sapienza University of Rome

Via dei Sabelli,108

00185 Rome-Italy

Tel：+39-06-44712288

Fax：+39-06-44712229

Email：francesco.cardona@uniroma1.it

**Prof.Dr.Renata Rizzo**

Chief Child and Adolescent

Neurology and Psychiatry Unit

Catania University

Azienda Policlinico

Via S.Sofia 78

Catania 95126,Italy

**Tourette Roma Onlus**

Via Andrea di Bonaiuto 39/41

00142 Roma,Italy

https：//www.touretteroma.it

info@touretteroma.it

www.facebook.com/TouretteRomaOnlus

◆ JAPAN（日本）

**Tourette Syndrome Association of Japan,Inc.**

Michito TAKAGI,President

4-24-10-406 Honcho,Kokubunji,Tokyo 185-0012

JAPAN

TEL/FAX：+81-42-325-4785

Email：fushicho-21c@dab.hi-ho.ne.jp

Touretter's Page URL：http：//www.dab.hi-ho.
  ne.jp/fushicho-21c/

**Yukio Fukuyama,M.D.**

Child Neurology Institute

6-12-17-201,Minami-Shinagawa,Shinagawa-ku

Tokyo 140-0004,Japan

Tel.：81-3-5781-7680

Fax：81-3-3740-0874

Email：yfukuyam@sc4.so-net.ne.jp

**Yukiko Kano，M.D.，Ph.D.**

Department of Child Psychiatry

The University of Tokyo Hospital

**7-3-1 Hongo，Bunkyo-ku，Tokyo 113-8655，**

**JAPAN**

Tel. & Fax.：+81-3-5800-8664

Email：kano-tky@umin.ac.jp

**Tetsuo Kida**

**CEO**

Japan CBIT Association，Inc

4-8-11 Toyonaka-city，Osaka-pref.560-0002，

Japan

Tel.81-6-7506-3820

Email：kidatpyo@cbitjapan.com

#### ◆ KOREA（朝鲜）：

**Heejoo Kim**

CBIT，social skills development group sessions

**The Rudolph Center：Korea Institute for**

**Children's Social Development**

1-23 Nokbun，Eunpyeoung

Seoul，South Korea.

Email：kimhee@rudolph.co.kr

**Boram Kim**

BCBA，CBIT

**The Korea Institute for Children's Social**

**Development Rudolph Child Research**

**Center**

8-3，jinheung-ro 16-gil

Seoul，NA 03369

Email：midnightangeles@rudolph.co.kr

#### ◆ MALTA（马耳他）：

**Dr Ethel Felice**

Klinika San Guzepp

38 Pjazza Vittorja

Naxxar NXR1701

Malta

Phone：2141-6789

Email：info@klinikasanguzepp.com

Website：https：//www.facebook.com/klinika

sanguzepp/

#### ◆ MALAYSIA（马来西亚）：

Hiro Koo

Cognitive Behavioural Hypnotherapist

**APA-The Society of Psychological Hypnosis**

**（59610305）**

Malaysian Psychological Association（PSIMA）-

B 288/14

Email：newmindcentre@gmail.com

Website：http：//www.newmindcentre.com/

#### ◆ MEXICO（墨西哥）

**FUNDACIÓN MEXICANA DE TOURETTE**

Phone：+52-55-7671-9592

Email：graether@tourette.mx

Website：tourette.mx/contacto/

**Dr.Jesus Gomez-Plascencia**

Eclipse 2745 J.del Bosque

Guadalajara，Jal 44520，Mexico

Tel：+ 33-3647-0328

**Humberto Nicolini,M.D.,Ph.D.**

Grupo Médico Carracci

Hospital Psiquiátrico Fray Bernardino Alvarez

Universidad Autónoma de la Ciudad de México

Carracci 107,col Extremadura Insurgentes,

　C.P.03740,México D.F.

México.Tel 56113028 Fax:(5255)33300108

Email: nicolini_humberto@yahoo.com

website: www.gmc.org.mx

**Mayra Cecilia Martinez Mallen,M.D.**

Psychiatrist

Hospital ABC Campus Santate

Centro Neurologico

Mexico City,Mexico

Tel: 166-47-091

Email: mayraocd@gmai.com

◆ NETHERLANDS(荷兰):

**Stichtung Gilles de la Tourette**

Secretary-Ingrid Bor

Postbus 925

3160 AC RHOON

The Netherlands

Tel: 09007766554

Email: info@tourette.nl

Website: www.tourette.nl

◆ NEW ZEALAND(新西兰)

**Tourette's Association of New Zealand**

33 Brabourne Street,Hillsborough

Christchurch 8022,New Zealand

Email: info@tourettes.org.nz

http://www.tourettes.org.nz/home

Facebook: http://www.facebook.com/tourette

　syndromenz

**Maria Rowena B.Victorino,M.Ed.,RN,BSN**

Registered Nurse(Renal)

Northshore Hospital | Renal Department

Waitemata District Healthboard

122 Shakespeare Road,Takapuna

Northshore City,Auckland,New Zealand

Maria.Victorino@waitematadhb.govt.nz

Mobile: +64211379096

◆ NORWAY(挪威):

President

Jorunn M Bakke

**Norsk Tourette forening**

Tel: +4792046183

Email: bakkjor@online.no

**Norsk Tourette Forening**

Bragernes Torg 13

NO-3017 Drammen

Tel: +4731411055,Tuesday-Thursday 9am-3pm

Email: post@touretteforeningen.no

Website: www.touretteforeningen.no

**Gerd Strand**

Director

**Norwegian Resource Center for AD/HD,**

　**Tourette Syndrome and Narcolepsy**

**Oslo University Hospital TRUST,Ulleval**

NO-0407 OSLO

Office: +4723016030

Fax：+4723016031

Email1：gerd.strand@nasjkomp.no

Email2：gerd.strand@ulleval.no

Web：http：//www.nasjkomp.no

◆ PHILIPPINES（菲律宾）：

**Philippine Tourette Syndrome Association**

**Founders：**

**Maria Victorino，M.Ed.，RN，BSN**

Tel：+64211379096

Email：marowenaab@yahoo.com

Website：www.ptsa.org.ph

Marlon Barnuevo

Tel：63917-8538650

Email：barnuevo@yahoo.com

◆ POLAND（波兰）：

Maciej Soborczyk

President

**Polskie Stowarzyszenie Syndrom Tourette'a Centrum Organizacji Pozarzadowych "SZPITALNA"**

ul.Szpitalna 5/5

00-031 Warszawa

Poland

Tel：(48 22)8289128 ext.143（helpline open Wednesday 17：00-18：00）

Email：tourette@tourette.pl

Website：www.tourette.pl

**Piotr Janik，M.D.，Ph.D.**

SP CSK，Medical University of Warsaw，

Department of Neurology

Banacha 1A

02-097 Warszawa Poland

Tel：+48-608-055-039

Email：Piotr.janik@wum.edu.pl

◆ PORTUGAL（葡萄牙）：

**Jose M.Vale，M.D.**

Neurology Department-Egas Moniz Hospital

Rua da Junqueira，126

1349-019 Lisboa

Tel：210431000

Fax：210432430

Email：jvale.neuro@fcm.unl.pt

**Ana Salomé dos Santos Francisco da Silva Roque，OT，MSc**

+41762474622

Salomesilva22@gmail.com

Private/day clinic for children

Services Offered：Occupational Therapy and CBIT

Portugal（C-040419169）

◆ RUSSIA（俄罗斯）：

**Professor V.Zykov**

Head of Child Neurology

Chair of Russian Medical Academy of Post-Graduate Education.

Tushinskaya children's hospital，

28 Geroyev Panfilovtsev Str.，

123373，Moscow.Russia

Russia.

Fax：Tel.：+7(495)496-62-12

Email: childneur@mtu-net.ru, zykov_vp@mail.ru

◆ SCOTLAND(苏格兰):

**Tourette Scotland**

Ruth Smith

Project Co-ordinator

Inveralmond Business Centre

Auld Bond Road

Perth PH1 3FX

Tel: 01738646742

Email: info@tourettescotland.org

**Dr.Dorothy Taylor, MBBS DCH MRC Psych, Medical Advisor**

Consultant Child & Adolescent Psychiatrist

Stratheden Hospital, Stratheden Hospital

Springfield, Cupar, KY15 5RR

Tel: 01334652611

Email: help@tourettescotland.org

◆ SINGAPORE(新加坡):

**Dr.Tan Chay Hoon**

Department of Pharmacology

National University of Singapore

10 Kent Ridge Crescent

Singapore 0511

Tel:(65)65163310

Fax:(65)67730579

Email: phctanch@nus.edu.sg

◆ SOUTH AFRICA(南非):

**Cape Province**

**Alida J Kotze**

(Psychiatrist)

19 Mountain View Crescent

Durbanville 7550

Tel:(021)976-7157

Fax:(021)976-0744

Special Interests: Attention Deficit Hyperactivity Disorder, Obsessive-Compulsive Disorder, Tourette Syndrome

**Brigit Schlegel**

(Pediatric Neurologist)

110 Constantiaberg Medi-Clinic

Plumstead 7800

Tel:(021)761-4967

Special Interests: Attention Deficit Hyperactivity Disorder, Tourette Syndrome

**Adri van der Walt**

(Neurological Pediatrician)

Panorama Medical Center

First floor, room 139

Panorama, 7500

Tel:(021)930-0250

Fax: 0866189-419

Email: adrimed@iafrica.com

Special Interests: Attention Deficit Hyperactivity Disorder, Tourette Syndrome

**Dr Elizabeth M Peter-Ross**

(Senior Psychiatrist)

Alexandra and Groote Schuur Hospitals

Department of Psychiatry and Mental Health

University of Cape Town

South Africa

Tel：+27215035019

Fax：+27215111919

**Tourette's Disorder Information & Support**

Nicolette du Toit（Durbanville）083-292-5481

**Pretoria-Gauteng Province**

**Alet Mattheus**

（Educational Psychologist）

PO Box 42139,

Moreletapark, Pretoria, 0044

Tel：0834520255 or 0129973340

**George Gericke**

Clinical Head：AMPATH Genetics Division

www.ampath.co.za

Professor；Department of Biomedical Sciences,

 Tshwane University of Technology, Pretoria,

 South Africa.

Tel：+ 27123442005

Fax：+ 27123446207

**Johannesburg-Gauteng Province**

**Prof Chris Szabo**

Chair

Department of Psychiatry

University of the Witwatersrand

Medical School

7 York Road

Parktown

2193

South Africa

Tel：+ 27117172026

Fax：+ 27117172423

Email：Christopher.Szabo@wits.ac.za or

moosamy@medicine.wits.ac.za

sees adult patients

**Prof David Saffer**

（Neurologist）

University of the Witwatersrand

Private Bag X39

Johannesburg

2000

South Africa.

Tel：+ 27114883558

Fax：+ 27114883889

Email：moosamy@medicine.wits.ac.za

sees adult patients

**Karin Willemsa, National Director**

The Parkinson's Disease & Related Movement

 Disorders Association of SA

PO Box 3990

Randburg

Gauteng, South Africa 2125

Tel：+ 27113262112

Fax：+ 27113263041

Karin.pasa@tiscali.co.za

**Durban, KwaZulu Natal Province**

**Sandy Hodges**

Tourettes Support and Awareness

Durban, KwaZulu Natal

Tel：0834416937

Email：guthod@gmail.com

◆ SOUTH KOREA（韩国）:

**Professor Michael Hong**

Seoul National Univ.Children's Hospital

Div.of Child & Adolescent Psychiatry

28 Yeongon-Dong,Chongno-gu

Seoul 110-744,Korea

Tel：+ 82-2-072-2890

Fax：+ 82-2-747-0785

Website：http：//www.snuh.org

**Soo Churl Cho,M.D.**

Dept.of Neuropsychiatry

College of Medicine

Seoul National University

28 Yeongun-Dong,Chongro

Seoul 110-744,Korea

Tel：+ 82-2-072-2890

Fax：+ 82-2-747-0785

Website：http：//www.snuh.org

**Young-Suk Paik,M.D.**

Wonkwang Univ.Neuropsychiatric Hospital

144-23 Dongsan-dong,Iksan

Chonpuk 570-060,South Korea

Tel.+(653)840-6005

Fax：+(653)840-6069

Website：www.wonkwang.ac.kr

◆ SPAIN(西班牙)：

**Eduardo Tolosa,M.D.**

Servei de Neurologia，

Hospital Clinic

Villaroel,170,08036 Barcelona,Spain

Tel：+ 34-93-227-5414 or 5400 X3088/Laura

　　Maragall/

Fax：+ 34-93-227-5783

Email：ETOLOSA@clinic.ub.es or lmaragal@

clinic.ub.es

**Ramon Pujades**

Fundació Síndrome Tourette

Web：www.fundaciotourette.org

Info@fundaciotourette.org

667412899

Rambla Volart 83,08041 Barcelona(Spain)

◆ SWEDEN(瑞典)：

**Svensk Tourette Forening**

Kungsgardets Sjukhus

St.Johannesgatan 28

S 75233 Uppsala,Sweden

Tel.：46-18560904

Fax：46-18560901

Email：info@tourette.se

◆ SWITZERLAND(瑞士)：

**Swiss French-Speaking Syndrome Gilles de la
　Tourette Association**

tourette-romandie

Case postale 102

1000 Lausanne 12

Suisse

Tel：41 (0) 795737715

Email：info@tourette-romandie.ch

Website：http：//www.tourette.ch

**Prof.Dr.med.Dipl.Psych.S.Walitza**

Zentrum fur Kinder und Jugendpsychiatrie

Universität Zurich

Neumuensteralle 9

CH-8032 Zurich

Switzerland

Tel：41-43-499-2730

Fax：41-43-499-2502

Email：Susanne.walitza@kjpdzh.ch

**Ana Salomé dos Santos Francisco da Silva Roque，OT，MSc**

+41762474622

Salomesilva22@gmail.com

Privat/Tages Klinik für Kinder-Zurich

8008 Zürich，Switzerland

Services Offered：Occupational Therapy and CBIT

Licensed in Switzerland（ERGOFH2019412），Portugal（C-040419169）and United Kingdom（OT74843）

◆ TAIWAN（中国台湾）：

**Huei-Shyong Wang，M.D.**

Division of Neurology，Chang Gung Children's Hospital

University College of Medicine President，Taiwan Child Neurology Society Creative

President，Taiwan Tourette Family Association

5，FU-SHIN ST.，KWEISHAN，TAOYUAN，333 TAIWAN

Tel：886-3-3281200 Ext.8212

Fax：886-3-3288957

Email：wanghs444@adm.cgmh.org.tw

**Chin Ying Ho，M.D.**

Pediatrician

No26-1，Ln 31

Xinghua 3rs str.

Guishan Township

Taoyuan County 333

Taiwan（R.O.C.）

Tel：0928-548-538

Email：Celine67@kimo.com

◆ TURKEY（土耳其）：

**Oguz Karamustafaliogly，M.D.**

Professor of Psychiatry

Teyfik Saglan Cod.13/2 Bakirkoy

Istanbul

Turkey 34747

Tel：90-212-583-8253

Email：oquzkaramustafa@superonline.com

**M.Yanki Yazgan，M.D.**

Prof.Yanki Yazgan，M.D.

Güzel Günler Health Services，Inc.

Güllü Sok.4，Levent；Besiktas，Istanbul

Turkey 34330

Tel：＋90-212-2782771

Email：yanki.yazgan@gmail.com or yanki. yazgan@yale.edu

Turkey Tik & Tourette Syndrome Volunteers Platform

Instagram：instagram.com/turkiyetiktourette

◆ UNITED KINGDOM（英国）：

**Tourettes Action**

The Meads Business Centre

19 Kingsmead

Farnborough

Hants

GU14 7SR

Telephone Helpline：+4403007778427

Email：help@tourettes-action.org.uk

**Ana Salomé dos Santos Francisco da Silva Roque，OT，MSc**

+41762474622

Salomesilva22@gmail.com

Private/day clinic for children

Services Offered：Occupational Therapy and CBIT

United Kingdom（OT74843）

◆ United States of America（美国）:

**Tourette Association of America**

42-40 Bell Boulevard，Suite 507 Bayside，

New York 11361，USA.

Tel：(718)224-2999

Fax：(718)279-9596

Email：ts@tourette.org

Website：https：//tourette.org/

◆ VENEZUELA（委内瑞拉）:

**Edgard Belfort.M.D.**

Venezuelan Central University，

Av.Libertador，Edif.Majestic No.148

Urb.La Campiña，

Caracas 1050，Venezuela

Tel：212-763-1184

Fax：212-232-1104

Email：belfortwpase@gmail.com or belfort.ed@gmail.com

# 中英文名词对照索引